U0392922

"生命早期1000天营养改善与应用前沿"
编委会

顾问

陈君石　国家食品安全风险评估中心，中国工程院院士

孙宝国　北京工商大学，中国工程院院士

陈　坚　江南大学，中国工程院院士

张福锁　中国农业大学，中国工程院院士

刘仲华　湖南农业大学，中国工程院院士

主任

任发政　中国农业大学，中国工程院院士

副主任

荫士安　中国疾病预防控制中心营养与健康所，研究员

编委（按姓氏汉语拼音排序）

边振甲　中国营养保健食品协会

陈　伟　北京协和医院

崔　红　首都医科大学附属北京友谊医院

戴耀华　首都儿科研究所

邓泽元　南昌大学

丁钢强　中国疾病预防控制中心营养与健康所

董彩霞　甘肃省疾病预防控制中心

付　萍　中国疾病预防控制中心营养与健康所

葛可佑　中国疾病预防控制中心营养与健康所

姜毓君　东北农业大学

蒋卓勤　中山大学预防医学研究所

李光辉　首都医科大学附属北京妇产医院

厉梁秋　中国营养保健食品协会

刘　彪　内蒙古乳业技术研究院有限责任公司

刘烈刚　华中科技大学同济医学院

刘晓红　首都医科大学附属北京友谊医院

毛学英　中国农业大学

米　杰　首都儿科研究所

任发政　中国农业大学

任一平　浙江省疾病预防控制中心

邵　兵　北京市疾病预防控制中心

王　晖　中国人口与发展研究中心

王　杰　中国疾病预防控制中心营养与健康所

王　欣　首都医科大学附属北京妇产医院

吴永宁　国家食品安全风险评估中心

严卫星　国家食品安全风险评估中心

杨慧霞　北京大学第一医院

杨晓光　中国疾病预防控制中心营养与健康所

杨振宇　中国疾病预防控制中心营养与健康所

荫士安　中国疾病预防控制中心营养与健康所

曾　果　四川大学华西公共卫生学院

张　峰　首都医科大学附属北京儿童医院

张玉梅　北京大学

国家出版基金项目
NATIONAL PUBLICATION FOUNDATION

CN FA 中国营养保健食品协会推荐用书

生命早期1000天
营养改善与应用前沿

*Frontiers in Nutrition Improvement and
Application During the First 1000 Days of Life*

孕妇和乳母营养

Nutrition in Pregnant and Lactating Women

李光辉 | 主编
王 欣 |

化学工业出版社
·北京·

内容简介

本书从宫内胎儿生长发育，生命初期生长发育的调节与应对，营养素需要量与推荐摄入量或适宜摄入量，宫内生长受限或/和早期环境暴露对不良妊娠和出生结局的影响，微量营养素营养状态在生命早期发育中的作用以及改善孕妇乳母营养状况的重要性，微生态环境（母体和婴儿肠道）与生存，孕产妇与哺乳期妇女和婴幼儿营养状态的评价与干预以及营养相关慢性疾病胚胎起源等方面，系统论述了生命早期1000天获得适宜营养的重要性。

本书适合作为围产期工作人员、妇幼保健人员、妇幼营养研究专业人员与相关专业研究生的参考书。

图书在版编目（CIP）数据

孕妇和乳母营养 / 李光辉，王欣主编． —北京：
化学工业出版社，2024.3
（生命早期1000天营养改善与应用前沿）
ISBN 978-7-122-44662-6

Ⅰ.①孕… Ⅱ.①李…②王… Ⅲ.①孕妇–饮食营养学②产妇–饮食营养学 Ⅳ.①R153.1

中国国家版本馆CIP数据核字（2024）第015440号

责任编辑：李 丽 刘 军　　　　　　　文字编辑：向 东
责任校对：李 爽　　　　　　　　　　　装帧设计：王晓宇

出版发行：化学工业出版社（北京市东城区青年湖南街13号　邮政编码100011）
印　　装：中煤（北京）印务有限公司
710mm×1000mm　1/16　印张27¼　字数490千字
2024年6月北京第1版第1次印刷

购书咨询：010-64518888　　　　　　　　售后服务：010-64518899
网　　址：http://www.cip.com.cn
凡购买本书，如有缺损质量问题，本社销售中心负责调换。

定　　价：188.00元　　　　　　　　　　版权所有　违者必究

《孕妇和乳母营养》编写人员名单

主编

李光辉　王　欣

副主编

郑　薇　杨振宇　董彩霞　刘　蓉

编写人员（按姓氏汉语拼音排序）

毕　烨　陈俊熹　戴永梅　董彩霞　段一凡　范建霞
韩秀明　姜　珊　李光辉　李　静　李依彤　李　媛
李智文　刘　蓉　潘丽莉　庞学红　宋　伟　滕　越
王　佳　王　杰　王淑霞　王雯丹　王　欣　王子莲
肖　梅　严　欣　杨振宇　荫士安　张玉梅　赵　蕾
郑　薇

序一

生命早期 1000 天是人类一生健康的关键期。良好的营养支持是胚胎及婴幼儿生长发育的基础。对生命早期 1000 天的营养投资被公认为全球健康发展的最佳投资之一，有助于全面提升人口素质，促进国家可持续发展。在我国《国民营养计划（2017—2030 年）》中，将"生命早期 1000 天营养健康行动"列在"开展重大行动"的第一条，充分体现了党中央、国务院对提升全民健康的高度重视。

随着我国优生优育政策的推进，社会各界及广大消费者对生命早期健康的认识发生了质的变化。然而，目前我国尚缺乏系统论述母乳特征性成分及其营养特点的系列丛书。2019 年 8 月，在科学家、企业家等的倡导下，启动"生命早期 1000 天营养改善与应用前沿"丛书编写工作。此丛书包括《孕妇和乳母营养》《婴幼儿精准喂养》《母乳成分特征》《母乳成分分析方法》《婴幼儿膳食营养素参考摄入量》《生命早期 1000 天与未来健康》《婴幼儿配方食品品质创新与实践》《特殊医学状况婴幼儿配方食品》《婴幼儿配方食品喂养效果评估》共九个分册。丛书以生命体生长发育为核心，结合临床医学、预防医学、生物学及食品科学等学科的理论与实践，聚焦学科关键点、热点与难点问题，以全新的视角阐释遗传 - 膳食营养 - 行为 - 环境 - 文化的复杂交互作用及与慢性病发生、发展的关系，在此基础上提出零岁开始精准营养和零岁预防（简称"双零"）策略。

该丛书是一部全面系统论述生命早期营养与健康及婴幼儿配方食品创新的著作，涉及许多原创性新理论、新技术与新方法，对推动生命早期 1000 天适宜营养的重要性认知具有重要意义。该丛书编委包括国内相关领域的学术带头人及产业界的研发人员，历时五年精心编撰，由国家出版基金资助、化学工业出版社出版发行。该丛书是母婴健康专业人员、企业产品研发人员、政策制定者与广大父母的参考书。值此丛书付梓面世之际，欣然为序。

任发政

2024 年 6 月 30 日

序二

　　儿童是人类的未来，也是人类社会可持续发展的基础。在世界卫生组织、联合国儿童基金会、欧盟等组织的联合倡议下，生命早期1000天营养主题作为影响人类未来的重要主题，成为2010年联合国千年发展目标首脑会议的重要内容，以推动儿童早期营养改善行动在全球范围的实施和推广。"生命早期1000天"被世界卫生组织定义为个人生长发育的"机遇窗口期"，大量的科研和实践证明，重视儿童早期发展、增进儿童早期营养状况的改善，有助于全面提升儿童期及成年的体能、智能，降低成年期营养相关慢性病的发病率，是人力资本提升的重要突破口。我国慢性非传染性疾病导致的死亡人数占总死亡人数的88%，党中央、国务院高度重视我国人口素质和全民健康素养的提升，将慢性病综合防控战略纳入《"健康中国2030"规划纲要》。

　　"生命早期1000天营养改善与应用前沿"丛书结合全球人类学、遗传学、营养与食品学、现代分析化学、临床医学和预防医学的理论、技术与相关实践，聚焦学科关键点、难点以及热点问题，系统地阐述了人体健康与疾病的发育起源以及生命早期1000天营养改善发挥的重要作用。作为我国首部全面系统探讨生命早期营养与健康、婴幼儿精准喂养、母乳成分特征和婴幼儿配方食品品质创新以及特殊医学状况婴幼儿配方食品等方面的论著，突出了产、学、研相结合的特点。本丛书所述领域内相关的国内外最新研究成果、全国性调查数据及许多原创性新理论、新技术与新方法均得以体现，具有权威性和先进性，极具学术价值和社会价值。以陈君石院士、孙宝国院士、陈坚院士、张福锁院士、刘仲华院士为顾问，以任发政院士为编委会主任、荫士安教授为副主任的专家团队花费了大量精力和心血著成此丛书，将为创新性的慢性病预防理论提供基础依据，对全面提升我国人口素质，推动 21 世纪中国人口核心战略做出贡献，进而服务于"一带一路"共建国家和其他发展中国家，也将为修订国际食品法典相关标准提供中国建议。

中国营养保健食品协会会长

2023 年 10 月 1 日

前言

健康与疾病的发育起源（developmental origins of health and disease，DOHaD）假说，认为包括营养因素在内的生命早期环境因素可对个体成年期非传染性疾病（如肥胖、高血压、2型糖尿病及心血管其他疾病等）和精神疾患等造成显著而持续的影响。因此，改善生命早期母体营养状况，指导生命早期母体膳食营养及微量营养素的合理摄入对子代全生命周期健康意义深远。

本书以生命早期1000天营养改善为主题，按照孕前期、孕期及哺乳期顺序，系统论述了生命早期生长发育的调节与应对、营养素需要量与适宜摄入量、微量营养素营养状态在生命早期发育中的作用、妊娠相关疾病的营养防治以及孕产妇与哺乳期妇女营养状态的评价与干预，强调了生命早期1000天获得适宜营养的重要性。同时，本书关注生命早期营养与相关环境因素的科研进展，介绍了肠道微生物及环境污染物与生命早期营养及代谢性疾病的相关研究。本书适用于各级妇幼保健人员、妇幼营养研究专业人员与相关专业研究生等。

本书编者为国内产科学、营养学、内分泌学、妇幼保健、健康教育、流行病学等多学科领域的权威专家，在生命早期1000天营养的理论研究和临床实践方面具有丰富的经验。在本书编写过程中，各位编者查阅了大量中外最新文献，秉持着严谨的治学态度及精益求精的探索精神，历经数次讨论及校正方全部成稿。在此向参与本书编写及在编写过程中提供帮助的专家和同道表示衷心的感谢和崇高的敬意。

希望本书能为广大妇幼保健工作人员开展营养保健工作提供帮助，限于编写时间及水平有限，不足及遗漏之处殷切希望广大读者予以批评指正，以求再版时改进与完善。

　　最后，非常感谢书中每位作者对本书所做出的贡献。本书是获得 2022 年度国家出版基金的"生命早期 1000 天营养改善与应用前沿"丛书的组成部分，在此感谢国家出版基金的支持，同时感谢中国营养保健食品协会对本书出版给予的支持。

编者

2024 年 3 月

目录

第 1 章

概论

从怀孕开始到出生后满 2 岁的 1000 天，被认为是儿童营养状况改善的关键窗口期。这个时期的营养状况将对母婴健康状况产生长期 / 持续的影响，而且是不可逆的。国际社会普遍认为，对孕期妇女及时采取针对性营养干预对于初产妇营养状况的改善、母婴健康状况的好转以及降低围生期并发症均具有积极的现实意义，也是效价比最高的。

1.1　孕产期营养对母婴健康的不良影响

妇女怀孕期间体内生理过程和物质代谢发生明显变化，对营养素需要量显著增加，以满足孕期组织生长和血容量增加、胎盘和胎儿生长发育以及母体营养储备，为分娩后哺乳做准备。因此孕期提供充足的营养是胎儿正常成长的基础，孕前和孕期的营养状态将会直接影响妊娠进程、胚胎早期发育、妊娠合并症发生风险[1]，而且还将影响其后代成年时罹患营养相关慢性病的易感性[2-5]。

1.1.1　缺乏微量营养素的不良影响

根据全国性调查，我国孕妇微量营养素缺乏仍很常见[6-10]。例如维生素 D、B族维生素、维生素 C 和矿物质（如钙、铁、锌）缺乏等，微量营养素参与体内诸多生命攸关的重要物质代谢过程。育龄妇女易缺乏的矿物质与维生素及其缺乏原因和危险因素汇总于表 1-1 和表 1-2。

表1-1　育龄妇女易缺乏的矿物质

矿物质	主要功能作用	不良影响	缺乏原因	危险因素
铁	红细胞血红蛋白必需组成成分，从肺部运输氧至其他组织的载体；细胞内电子传递介质；组织中多种重要酶的组成部分	小细胞低色素性贫血，影响学习认知能力，影响运动能力、做工能力，增加分娩低出生体重儿和母婴死亡风险	膳食来源铁不能满足需要（包括维生素 C），或失血增多，或食物中存在较多干扰铁吸收成分，发生营养性缺铁性贫血	经血丢失，妊娠需要量增加，青春期生长发育突增期，素食，营养不良，疟疾，导致失血的钩虫或其他寄生虫感染
碘	合成甲状腺激素必需成分，甲状腺激素影响机体新陈代谢、生长发育	胎儿期和新生儿期缺碘导致脑和神经系统不可逆损害、智力低下，最常见为克汀病；也可导致生长发育迟缓，甲状腺肿等	长期碘摄入量不足（经食物和食盐）。食物/食盐中碘含量取决于生存环境中碘含量	膳食低碘，碘盐摄入量不足
钙	血液凝固、肌肉收缩、神经传导、骨骼和牙齿形成	皮质类固醇骨质疏松症	钙摄入量不足，主要是奶类食品摄入不足	膳食中低奶类食品，绝对素食，青春期生长发育突增期
锌	体内百余种酶的辅酶，参与体内物质代谢过程	胚胎早期缺乏增加发生神经管畸形风险，影响胚胎和儿童生长发育	膳食锌摄入量不足，尤其以植物性食物为主的膳食	膳食中缺少动物性食物，绝对素食，青春期生长发育突增期

表 1-2　育龄妇女易缺乏的维生素

维生素	主要功能作用	不良影响	缺乏原因	危险因素
叶酸	作为核酸和氨基酸代谢的辅酶	神经管畸形、神经功能和脑发育异常、巨幼细胞贫血等	膳食叶酸和/或叶酸补充剂摄入量不足	摄入量低，MTHFR C677T 多态性高流行率、吸收障碍
维生素 B_{12}	作为核酸和氨基酸代谢的辅酶	巨幼细胞贫血	膳食维生素 B_{12} 摄入量不足或吸收障碍	摄入量低，素膳（不含奶蛋）或绝对素膳，萎缩性胃炎相关的胃酸过少
维生素 D	维持正常血钙和磷水平及骨矿化、肌肉收缩、神经传导等	失血和骨质疏松等多种代谢性疾病	食物来源低，深色皮肤和缺少户外日光暴露	膳食中低维生素 D，缺少日光暴露，青春期生长发育突增期，使皮肤不能接受日光直射的着装

1.1.2　生命早期 1000 天营养不良的近远期影响

生命早期 1000 天是儿童营养状况改善的窗口期（宫内发育直至出生后 2 岁），也是大脑以及身体发育的关键时期，发育快、营养需求大、需求全面，反映了体内外环境与遗传的相互作用，而且结局不可逆转。

1.1.2.1　儿童营养状况改善的窗口期

生命早期 1000 天母婴营养状态和养育环境的优劣，将会影响儿童健康状况和未来的发育潜能（如影响劳动生产力相关的学习认知能力、做工能力等）。

（1）营养是物质基础　营养学研究结果证明，生命早期 1000 天是奠定生命质量和影响后续可持续发展以及发展轨迹的关键时期，生命早期 1000 天充足合理的营养是保证胚胎正常发育、生命早期体格增长和大脑得到最佳发育的物质基础。

（2）影响发育潜能　生命早期 1000 天良好营养和养育环境，将会给儿童创造更好的生长发育机遇和条件，使儿童身心（智力与体能）发育潜能得到充分发展，也是联合国千年发展目标之一。

（3）影响出生结局　生命早期 1000 天充足的营养可降低出生缺陷发生率、增强对感染性疾病的抵抗力和降低成年期对营养相关慢性病的易感性；孕妇营养不良（低体重或超重和肥胖）则会影响胚胎发育和生育结局。

1.1.2.2　对儿童营养与健康状况的近期影响与远期健康效应

胚胎期和婴幼儿期营养不良不仅将会对儿童的营养与健康状况产生直接的近

期影响，而且还将影响到儿童的远期健康状况，即成年期罹患营养相关慢性病的易感性（营养相关慢性病发展轨迹），如图 1-1 所示。

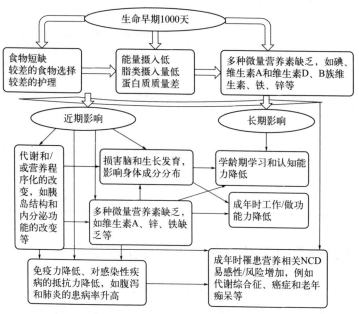

图 1-1　生命早期 1000 天营养缺乏对儿童的不良影响

NCD—非传染性慢性疾病

（1）直接（近期）影响　孕期和婴幼儿期经历食物短缺和 / 或营养不良，将会导致儿童易发生蛋白质-能量营养不良、缺铁性贫血、维生素 A 缺乏和抗感染性疾病能力降低、维生素 D 缺乏和佝偻病以及其他多种微量营养素缺乏等，损害儿童大脑与体格发育和影响身体成分分布以及体内物质代谢过程；同时面临罹患诸如肺炎等感染性疾病的高风险，增加儿童死亡风险[11-13]。

① 蛋白质-能量营养不良：胎儿期和出生后 2 岁，如孕妇的膳食能量低，脂类和蛋白质质量差以及婴幼儿期添加的辅食质量和数量不能适应生长发育需求，儿童容易发生蛋白质-能量营养不良，增加儿童低体重、生长迟缓的发生率，增加感染性疾病的易感性和死亡率，还将影响儿童体格生长和学习认知发育潜能[11, 14]。

② 缺铁性贫血：孕期患缺铁性贫血或缺铁可使孕妇本身和胎儿生长发育受到影响（宫内发育迟缓），早产、低出生体重，增加小于胎龄儿发生率和围产期死亡率；孕妇铁的营养状态直接影响新生儿体内铁储备[15]，导致较多婴儿和幼儿易患缺铁性贫血，孕期补充铁剂可得到明显改善[16]。贫血增加儿童患感染性疾病的易感性。妊娠期母体铁缺乏还可能对所分娩儿童的学习认知能力和行为以及做工能力等产生长期不良影响。

③ 维生素 A 缺乏：在我国贫困农村和偏远地区，婴幼儿维生素 A 缺乏率和边缘性缺乏率还相对较高，这与胚胎期营养状况和早期添加的辅食质量差有关，已知维生素 A 缺乏会导致抗感染性疾病能力降低，增加儿童患感染性疾病［如呼吸道感染（肺炎）和肠道感染（腹泻）等］的风险。已证明这种情况下补充维生素 A 可明显改善，同时也可改善儿童的生长发育状况[17]。

④ 维生素 D 缺乏和佝偻病：维生素 D 缺乏是影响胎儿生长、骨骼代谢和胎儿免疫系统发育的危险因素，改善孕妇维生素 D 营养状态有助于胎儿达到最佳的生长发育状态[18]。孕期严重维生素 D 缺乏，婴儿易发生先天性佝偻病；孕妇维生素 D 缺乏与妊娠期并发症有关（包括子痫前期、妊娠糖尿病等），还与不良出生结局有关，如早产、低出生体重、胎儿生长受限和佝偻病等，这些将会对儿童的正常生长和骨骼发育产生长期不良影响[4]。

⑤ 其他多种微量营养素缺乏：由于孕期膳食供给不平衡和出生后早期喂养方式与辅食添加不合理，常会导致多种微量营养素缺乏。除了前面提到的铁、维生素 A 和维生素 D 以及钙，其他常见缺乏的微量营养素还有锌、维生素 B_2、维生素 B_{12}、维生素 C 等，这些微量营养素对胎儿的正常生长和儿童期的生长发育都是必需的。这些微量营养素缺乏将会影响儿童食欲与味觉，出现异食癖、口角炎、舌炎等临床症状以及生长发育和认知能力发育迟缓、低体重等营养缺乏病。例如，给低血浆锌的孕妇补锌可显著增加新生儿出生体重和头围[19]；一项系统综述和 Meta 分析（荟萃分析）结果显示，给孕妇补充含叶酸的产前多种维生素补充剂不仅可减少新生儿神经管缺陷，还可降低先天性心脏病的风险[20]。一项 Meta 分析结果显示，给孕妇补充多种微量营养素可显著降低低出生体重发生率［相对风险 RR=0.86，95%CI（置信区间）=0.79 ~ 0.93］和降低小于胎龄儿发生率（RR=0.92，95%CI=0.86 ~ 0.98）[21]。上述结果提示保证孕期微量营养素供给的重要意义。

（2）长期健康效应　生命早期经历营养不良（如胎儿期和 / 或婴幼儿期多种微量营养素缺乏），可能通过改变基因表达和蛋白质代谢（表观遗传）等途径影响成年后的健康状况和对慢性病的易感性，如营养相关慢性病，包括高血压、糖尿病、高脂血症以及其他代谢性疾病和神经性疾病等"发育源性疾病"；由于对儿童早期体格和智力发育产生的负面影响，将会持续影响到以后的学习能力、认知能力，导致注意力和专注持久力下降以及创造力和工作能力降低[22-26]。

1.1.3　营养过剩对母婴健康的近远期影响

不良出生结局发生率以及围产儿死亡率、新生儿神经管畸形发生率等均与其母亲（孕期）的营养和健康状况有直接和间接关系，包括孕期超重与肥胖、妊娠期高血压疾病（hypertensive disorders in pregnancy, HDP）和妊娠糖尿病（gestational diabetes mellitus, GDM）等妊娠并发症。这些并发症影响母婴健康，严重时可危及母婴生命，也是围产期母婴死亡率发生较高的常见并发症。

1.1.3.1　超重与肥胖

孕产妇中超重与肥胖呈升高趋势，是影响母婴健康的常见营养问题 [5]。孕妇超重与肥胖（包括孕前超重与肥胖和孕期增重过多）会影响妊娠结局，除了会对母体和后代产生近期影响（包括代谢异常，如 GDM、子痫前期等），会出现产后出血和感染以及产后体重滞留，不良妊娠结局（如死胎、早产、难产与剖宫产、巨大儿、出生缺陷）等，还可能会对后代长期健康状况产生一系列不良影响 [27-32]，如增加发生肥胖以及 2 型糖尿病、心脑血管疾病等慢性病风险 [33, 34]。很多动物模型实验结果显示，母代（孕期）营养过剩影响子代的能量代谢和免疫功能，而且这种影响可能持续至子二代 [35-38]。

生命早期适宜营养（质量和数量）在预防不良妊娠结局中发挥重要作用。基于国际或美国推荐值判断，目前我国妇女孕期增重处于适宜范围的比例较低，增重不足与增重过多两者并存（约占 50%），根据我国孕妇的健康状况、孕期疾病、妊娠结局和产后母婴健康状况制定了我国妇女孕期适宜体重增加值及范围（WS/T 801—2022）；对于超重和肥胖的孕妇，应研究早期生活方式干预（运动、膳食、如何科学减重咨询与指导等）预防孕妇超重和肥胖以及起到降低 GDM 患病率的效果 [39]。

1.1.3.2　妊娠期高血压疾病

妊娠期高血压疾病（HDP）是妊娠期间最常见的并发症，包括妊娠高血压、子痫前期-子痫、妊娠合并高血压及高血压伴发子痫前期等一组常见病 [40]，多项调查结果显示，HDP、重度 HDP 的发病率呈明显上升趋势，且孕妇发病的孕周明显提前 [41-43]。HDP 危险因素既有遗传因素，又有社会心理因素。多因素分析数据显示，除了孕产妇高龄、经产妇、多胎妊娠、母亲妊娠期高血压疾病史、基础舒张压高等是 HDP 的危险因素，孕前 BMI 和孕期肥胖及某些膳食因素（如钙和维生素 D 缺乏）也被认为是重要的危险因素。

HDP 严重影响母婴健康，是导致孕产妇和围产儿死亡率增加的常见原因之一；增加产后出血、胎盘早剥、新生儿窒息、早产、剖宫产、死胎、新生儿低出生体重及死亡的风险 [40, 44]；HDP 病情越重、发病时间越早，围产儿的死亡风险越高 [45]。根据《中国卫生健康统计年鉴》，2019 年和 2020 年全国孕产妇主要死亡原因前三位分别是产科出血、心脏病和 HDP，2020 年我国孕产妇死亡率为 16.9/（1.0×10^5），

HDP 造成的孕产妇死亡率为 1.8/（1.0×10⁵）[46]。HDP 的发生机制尚未明确，可能与免疫、遗传、钙磷代谢平衡失调有关，积极防治 HDP 是保证母婴平安、降低母婴死亡率的必要措施，应以膳食预防和临床治疗并重。

1.1.3.3　妊娠糖尿病

妊娠糖尿病（GDM）是孕期最常见的并发症之一，以往不良生育结局史、孕前体质指数（BMI）过高、高龄妊娠、受教育程度低、家族糖尿病史等是 GDM 的高危因素 [18, 47, 48]，而且孕期超重和肥胖也被认为是 GDM 的危险因素。尽管不同地区 GDM 患病率差异很大，全球报告的孕期 GDM 患病率为 2% ～ 6%，多项流行病学调查结果显示，亚洲地区 GDM 患病率处于较高水平，膳食因素、膳食模式、肠道菌群（如益生菌）状况等与 GDM 发生、发展密切相关。

虽然膳食因素与 GDM 发生间的因果关系仍有争议，但是以植物性食物为主的膳食模式（低能量 / 低升糖指数膳食）有助于降低患 GDM 的风险 [49]，而高动物蛋白质、高脂肪和低碳水化合物的膳食模式可能增加发生 GDM 的风险 [50]。早发现 GDM、及时有效控制血糖水平，对改善 GDM 孕妇的妊娠结局具有重要意义。我国传统植物性食物为主的膳食模式，辅以适量鱼、禽、蛋、奶是控制 GDM 的首选饮食疗法，需注意，应避免摄取过量水果。采取少食多餐、多摄入富含膳食纤维和维生素的食物是较好的膳食方案 [51]。为避免产生饥饿性酮症，不要过分限制饮食或节食。科学规律的身体活动，被认为是预防和管理 GDM 的非侵入性治疗方法 [49, 52]；采用科学的营养疗法可以降低空腹血糖、餐后 2h 血糖，以及减少孕 28 周、32 周、36 周和分娩时的体重增长；试验证明，与对照组相比，可以降低妊娠期净增重和不良妊娠结局的发生率 [53]。从孕中期开始进行生活方式的干预，包括运动 / 身体活动和健康膳食以及体重控制咨询等，可降低 GDM 发病率、减缓病情进展或代谢失调、预防孕妇过多体重增长和肥胖、降低不良妊娠结局（如巨大儿和剖宫产等）的发生率 [39, 54-56]。

维生素 D 缺乏可能与胰岛素抵抗有关，也被认为是 GDM 的危险因素 [57]。对于确诊 GDM 的孕妇给予二甲双胍、胰岛素或两者联合治疗可降低早产和小于胎龄儿等不良妊娠结局风险 [58]。

GDM 除与母婴不良健康结局升高有关 [59, 60]，还会对子代健康产生长期不良影响 [61]，如增加剖宫产、早产、分娩巨大儿、胎儿窘迫、代谢紊乱、高胆红素血症、生长失衡以及其他并发症发生率等 [59, 60]。

1.1.3.4　腓肠肌痉挛

孕妇对各种营养素需求均较孕前增加，其中，钙是矿物质中需要量增加最多的微量营养素。我国居民传统膳食中缺少富含钙的食品（奶类及其制品），孕妇钙摄入量仅达到推荐摄入量（RNI）的 30% ～ 40%。孕期缺钙，会引起孕妇体内多种生理功能变化，由于血清钙的降低使神经兴奋性增高而出现腓肠肌痉挛，俗称"小腿痉挛"，是我国妇女妊娠期一种常见症状，孕中、晚期最明显。与 2002 年全国调查结果（城乡合计 34.6%）相比，2012 年我国妇女妊娠期腓肠肌痉挛发生率没有得到明显改善，这与人群维生素 D 和钙营养状况仍没有得到显著改善有关 [9, 10, 62]。我国孕期妇女缺钙现象普遍，孕期应增饮奶类，必要时需在医生指导下服用维生素 D 与钙剂，有助于降低孕妇先兆子痫发生风险。尽管补充维生素 D 和钙剂可有效缓解和预防腓肠肌痉挛，但是补充钙剂的量、持续时间与效果也有待研究。

1.1.3.5　微量营养素摄入量过多的危害

众所周知孕妇微量营养素缺乏相当常见，产前适量补充可使母婴获得许多益处。然而，在积极预防孕妇微量营养素缺乏时，必须要注意预防通过日常食用的食品、强化食品和多种营养素补充剂摄入过多的风险。一般情况下，通过日常膳食不会摄入过多的微量营养素。孕期摄入营养素过量常因对同一种微量营养素摄取过多 / 或摄取了多种相同的微量营养素补充剂 [63]。长期摄入过量微量营养素的风险见表 1-3。目前关于孕期过量摄取微量营养素的特定风险方面的信息仍十分有限 [63]。

（1）水溶性维生素　大多数水溶性维生素被过量摄入的发生风险相对较低，这与水溶性维生素进入体内的吸收、转运、储存和代谢特点有关，即吸收受限、体内储备能力有限，且摄入过多的部分易于排出。与摄取过量叶酸相关的已知风险仅限于维生素 B_{12} 缺乏风险，即过量摄取叶酸掩盖了维生素 B_{12} 缺乏症引起的恶性贫血。表 1-3 中详细列出的烟酸、叶酸、维生素 B_6 的潜在不良作用是由于摄入过量补充剂导致的。对于多种水溶性维生素（包括硫胺素、核黄素、维生素 B_{12} 和维生素 C），人体对大剂量补充剂有良好耐受性，几乎没有文献记载过摄入过量的风险。虽然有报道称孕后期服用大剂量维生素 C，可能存在胎儿维生素 C 依赖，但是这样的报道未得到其他证据的证实。

（2）脂溶性维生素　与水溶性维生素相比，由于脂溶性维生素易于吸收和储存，发生过量摄入的风险较高。众所周知，大剂量维生素 A 被证明具有胚胎致畸作用。妊娠初期服用大量维生素 A 会导致出生缺陷，致畸的最小剂量为 10000IU/d，然而这种情况通常发生在孕妇服用特别大剂量补充剂的情况下。由于经食物摄入维生素 D 还不到 RNI 的 10%，因此由食物引起的维生素 D 中毒罕见。过量维生素 D 的风险常见于成年人，而且多是由服用大剂量维生素 D 补充剂引起的。如孕妇长期服用过量维生素 D 补充剂，发生维生素 D 中毒的风险会明显增加 [64, 65]。表 1-3 中详细列出的维生素 E 潜在不良作用通常发生在摄取过量补充剂的情况下。

表 1-3　长期摄入过量微量营养素的风险

微量营养素	超过 UL[①]值的风险	其他风险	孕期特定的风险
维生素 A	成人发生肝功能异常；育龄妇女增加胎儿发育缺陷和先天出生缺陷发生风险	饮酒增加维生素 A 毒性，包括肝毒性；急性毒性（有多种短暂影响，包括恶心、呕吐和头痛及婴儿胀气）	出生缺陷
硫胺素（维生素 B_1）	没有确定	没有确定	没有确定
核黄素（维生素 B_2）	没有确定	没有确定	没有确定
烟酸	严重皮肤潮红等（可能包括灼热、发痒、刺痛和变红）	胃肠道影响，感觉功能紊乱和葡萄糖不耐受（烟酸引起）	没有确定
维生素 B_6	感觉神经病	没有确定	没有确定
维生素 B_{12}	没有确定	没有确定	没有确定
叶酸	维生素 B_{12} 缺乏的个体，大剂量叶酸补充促进或加剧神经损害	掩盖维生素 B_{12} 缺乏症引起的恶性贫血	没有确定
维生素 C	渗透性腹泻和其他胃肠道疾病	没有确定	没有确定（有报道可能存在胎儿维生素 C 依赖）
维生素 D	高钙血症和相关的毒性（厌食和体重减轻最终导致血管和组织钙化，伴有肾脏和心血管的损害）	可能增加全死因死亡、某种癌症、心血管疾病和骨折和摔倒的风险	胎盘钙化灶
维生素 E	出血	可能增加出血性卒中风险，剂量过高可能促氧化损伤	
铜	肝损害	恶心和其他胃肠道疾病	没有确定
硒	脱发／指甲变脆	肠胃不适，皮疹和呼吸大蒜味，疲劳，易怒和神经系统异常	没有确定
碘	升高促甲状腺激素（TSH）	甲状腺功能紊乱，甲状腺肿	没有确定
铁	胃肠道影响（即便秘、恶心、呕吐、腹泻和腹痛）	摄入量较高时，同时服用铁锌补充剂，可降低锌吸收	没有确定
锌	降低铜营养状态	抑制免疫反应，降低高密度脂蛋白胆固醇，急性胃肠道不适	没有确定

① UL 指可耐受最高摄入量。

注：改编自 Gernand. Annals of the New York Academy of Sciences, 2019, 1444(1): 22-34.

（3）矿物质　与脂溶性维生素相似，某些矿物质（易于吸收和储存）发生过量的风险相对较高；在有些交通不便地方，个别矿物质的摄入量取决于生活环境中的含量，如我国自然环境存在硒和／或氟含量低、中（正常）、高和中毒地区，摄入量主要受当地食物和饮水中含量影响，存在硒和／或氟中毒的问题 [66]。

1.2　孕产期营养对子代健康影响的机制

健康与疾病的发育起源（developmental origins of health and disease, DOHaD）假说可以解释孕期营养状况对子代健康影响的作用机制。生命早期营养程序化理论，即胎儿期和婴幼儿期是人体各组织器官形成、发育及逐渐成熟的关键时期。环境因素，特别是营养供给不仅对婴幼儿关键期的生长发育发挥重要作用，还将影响其成年后的健康状况与营养相关慢性病发展轨迹 [67-71]。

1.2.1　孕产期营养对子代影响的概念假说

1.2.1.1　胎儿起源假说

20 世纪 90 年代，英国流行病学教授 Barker 首先提出冠心病、糖尿病等成人慢性病的胎儿起源（fetal origins of adult disease, FOAD）假说 [72]，即胎儿宫内发育期间，经历不良因素时，胎儿为适应宫内营养不良环境，自身的代谢和相关器官的组织结构发生适应性调节，包括血管、胰腺、肝脏和肺脏等组织和器官在代谢机制上发生永久性改变，进而演变为对某些成人期慢性病（如 2 型糖尿病、冠心病、高血压、肿瘤等）易感性的体质，此假说首次将宫内环境与成人健康联系起来。

1.2.1.2　营养程序化

1998 年，Lucas[73] 首次提出营养程序化（nutrition programming）的概念，即生命发育初期（出生后 2 岁以内），也是对环境变化和不良因素的敏感期，特别是营养性损害的敏感期，机体为了适应环境中不良营养性损害（缺乏或过量）的刺激，在细胞和分子水平上发生了相应调控性改变，产生了适应性克隆选择或带分化功能的母细胞增殖。当损害消失后，这些改变依然长期存在，从而使组织细胞的数量或比例发生永久性改变。发育敏感时期的营养状况将对机体结构、功能产生长远或终身影响。

1.2.1.3 代谢程序化

随后，Ozanne[74] 研究团队提出了"代谢程序化"（metabolic programming）理论，即出生后早期，机体为了适应环境中不良营养状况而发生包括胰岛素结构和内分泌功能的改变，同时产生靶器官对这些内分泌激素的敏感性下降，这种影响可持续至成年期，造成成年时对某些疾病的易感性增加，如 2 型糖尿病，说明代谢轴的营养程序化在出生后早期即已开始。

1.2.1.4 健康与疾病的发育起源假说

进入 21 世纪，国外学者提出"健康与疾病的发育起源"（DOHaD）假说 [67-71]，完善了 FOAD 假说和代谢程序化理论，较完整地提出了人类在发育过程早期经历的不良因素（如宫内外营养不良），将增加成年期罹患糖尿病、心血管疾病、哮喘、肿瘤、骨质疏松或神经、精神性疾病的易感性。DOHaD 假说拓展了 FOAD 假说，将早期发育相关的致病风险关键期从宫内延伸到宫外，将疾病范围从代谢相关的糖尿病、高脂血症等代谢因素导致的心血管病等疾病拓展到神经、精神性疾病，甚至药理学领域，将影响因素从单独营养缺乏、营养不良扩大到其他不良刺激，甚至行为和精神因素等。

1.2.2 孕产期营养对子代影响的理论支撑

1.2.2.1 节俭基因表型

Hales 和 Barker[75] 通过对糖尿病的研究，提出节俭基因表型假设，即早期发生营养不良时（食物短缺），机体为提高短期内存活率而产生代谢性适应性改变，如通过增加能量供应而获益，保证重要脏器的发育，如大脑。然而这样的状态被永久性编程为节俭基因而终生存在并决定了个体的易感性，造成胰岛素抵抗并影响胰岛 β 细胞的结构与功能。当进入食物供给充足环境时，机体会产生胰岛素抵抗，导致糖耐量异常和 2 型糖尿病发生的风险增加。

1.2.2.2 发育可塑性

发育可塑性指的是发育过程中，基于不同的环境变化，一种基因能够产生许多不同的生理和形态变化。发育可塑性试图调节基因的表达，产生与预测环境最适宜的表型。因为发育可塑性的存在，发育中的胎儿可通过改变其发育轨迹以适应将来的环境。发育可塑性使胎儿有可能更好地适应环境，如宫内营养不良，胎儿会产生内分泌和生理方面的适应性改变，包括为了利用有限的营养维持生存，减小体形和减慢物质代谢过程等改变[76]。在变化的环境中，发育可塑性的优势表现在能够产生与所处环境相适应的表观基因型。

1.2.2.3 生长加速

生长加速通常发生于低出生体重儿，这些新生儿大部分在刚出生的最初几年出现"追赶生长"的现象，有些儿童生长缓慢，而有些则显示过度生长。2004 年 Singhal 和 Lucas 提出了生长加速假说（growth acceleration hypothesis）：早期过度喂养导致的体格快速生长，通过下丘脑垂体程序化以调控远期健康结局，影响肥胖和心血管疾病发生的编程。按照生长加速假设的观点，并不是出生时或其他任何年龄时的体重都会对成年期的健康有重要影响，可能是在生长落后（如出生低体重）情况下，出现的生长加速是成年期营养相关慢性病（如糖耐量异常、高血压和高脂血症）的危险因素[77-80]。这一假说证明出生后 6 月龄内纯母乳喂养有好处，因为与人工喂养相比，母乳喂养儿早期生长发育速度较为缓慢。

1.2.2.4 表观遗传学

表观遗传学（epigenetics）是指不涉及 DNA 序列改变的基因或者蛋白质表达的变化，可以在发育和细胞增殖过程中稳定传递的遗传学分支学科，主要研究内容包括 DNA 甲基化、组蛋白共价修饰、染色质重塑、基因沉默和 RNA 编辑等调控机制[81, 82]。生命早期某些营养素可通过表观遗传机制影响远期健康，如蛋白质、含硫甲基供体（维生素 B_{12}、叶酸、胆碱、甜菜碱），改变子代基因的甲基化，能量代谢相关基因的表达，结果可能影响将来成年期发生胰岛素抵抗、肥胖、肿瘤、精神疾病和自身免疫性疾病等的风险[83-85]。

孕产妇的营养状况改善已引起我国政府的高度重视。在我国《国民营养计划（2017—2030 年）》主要目标中多项内容涉及孕产妇和 5 岁以下儿童，包括到 2030 年，孕妇和 5 岁以下儿童贫血率控制在 10% 以下，0 ～ 6 个月婴儿纯母乳喂养率在 2020 年的基础上提高 10%，5 岁以下儿童生长迟缓率下降至 5% 以下。而且，将"生命早期 1000 天营养健康行动"列为"开展重大行动"的第一条。关注和改善孕产妇营养与健康状况，积极主动应对双重挑战（营养缺乏和营养过量 / 失衡），预防多种微量营养素缺乏，有利于提高下一代身体素质，为国家可持续发展提供人才储备。

1.3 改善孕期营养与健康状况的展望

我国孕妇的膳食结构仍不尽合理，多数微量营养素摄入水平低于 RNI 或适宜摄入量，孕妇贫血仍是常见的营养缺乏病；城市孕妇超重与肥胖发生率和妊娠合并症呈上升趋势，需要关注对妊娠结局的影响。

1.3.1 贯彻落实相关的法律法规

我国政府一直把妇女营养与健康状况的改善作为促进性别平等的优先领域，应完善和落实国家颁布实施的《中华人民共和国母婴保健法》《中华人民共和国人口与计划生育法》等法律，以及《中国妇女发展纲要（2021—2030 年）》；重视满足妇女在生命周期各阶段的健康服务需求，改善孕妇的营养与健康状况，提高其生存质量。

1.3.2 应对孕妇营养状况面临的双重挑战

多项调查结果显示，城乡孕妇均不同程度存在营养不平衡的问题，即存在营养缺乏和 / 或营养过剩，因此重视和改善孕妇的营养与健康状况，是预防不良出生结局、新生儿及婴儿营养不良较为经济、简单而有效的措施，也是使我国人口综合素质改善进入良性循环的重要措施之一。

1.3.3 关注高龄妇女的孕前问题

在我国全面放开"三孩"后，有较多年龄较大妇女怀孕或准备生育二胎或三胎，其本身可能孕前就存在超重或肥胖、血糖异常等代谢性疾病，如糖尿病或脂质代谢异常，因此应研究早发现、早干预、早治疗及可接受的方法。

1.3.4 关注孕期微量营养素营养状况

城乡孕妇微量营养素缺乏或不平衡较为常见。目前我国多种微量营养素补充或营养改善用于 GDM、HDP 的干预试验甚少。需要根据我国孕妇的营养特点、存在的突出营养与健康问题，研究孕期甚至备孕期（孕前 3 ～ 6 个月）多种微量营养素联合补充的时机、持续时间和剂量。

（李光辉，董彩霞，王欣）

参考文献

[1] Ramakrishnan U, Grant F, Goldenberg T, et al. Effect of women's nutrition before and during early pregnancy on

maternal and infant outcomes: A systematic review. Paediatr Perinat Epidemiol, 2012, 26 (Suppl 1): S285-S301.

[2] Perkins A V, Vanderlelie J J. Multiple micronutrient supplementation and birth outcomes: The potential importance of selenium. Placenta, 2016, 30: S61-S65.

[3] Owens N J. Vitamin D supplementation for women during pregnancy: Summary of a Cochrane review. Explore (NY), 2019, PubMed PMID: 31818726.

[4] Agarwal S, Kovilam O, Agrawal D K. Vitamin D and its impact on maternal-fetal outcomes in pregnancy: A critical review. Crit Rev Food Sci Nutr, 2018, 58(5): 755-769.

[5] Catalano P M, Shankar K. Obesity and pregnancy: Mechanisms of short term and long term adverse consequences for mother and child. BMJ, 2017, 356: j1.

[6] Obanewa O, Newell M L. Maternal nutritional status during pregnancy and infant immune response to routine childhood vaccinations. Future Virol, 2017, 12(9): 525-536.

[7] 胡贻春，陈竞，李敏，等. 2010—2012 年中国城市孕妇贫血及维生素 A、维生素 D 营养状况. 中华预防医学杂志，2017, 51(2): 125-131.

[8] 李浩，倪君君，郑春梅. 2016 年我国北方地区孕妇维生素 A、E 营养状况调查. 中国医药导报，2019, 16(9): 64-67, 82.

[9] 赵丽云，丁钢强，赵文华. 2015—2017 年中国居民营养与健康状况监测报告. 北京：人民卫生出版社，2022.

[10] 杨振宇. 中国居民营养与健康状况监测报告之九：2010—2013 年中国 0～5 岁儿童营养与健康状况. 北京：人民卫生出版社，2020.

[11] Singh M B, Fotedar R, Lakshminarayana J, et al. Studies on the nutritional status of children aged 0-5 years in a drought-affected desert area of western Rajathan, India. Public Health Nutr, 2006, 9: 961-967.

[12] Walker C L, Rudan I, Liu L, et al. Global burden of childhood penumonia and diarrhoea. Lancet, 2013, 381: 1405-1416.

[13] Nishikiori N, Abe T, Costa D G, et al. Who died as a result of the tsunami? Risk factors of mortality among internally displaced persons in Sri Lanka；a retrospective cohort analysis. BMC Public Health, 2006, 6: 73.

[14] Renzaho A M. Mortality rates, prevalence of malnutrition, and prevalence of lost pregnancies among the drought-ravaged population of Tete Province, Mozambique. Prehospital and Disaster Medicine, 2007, 22: 26-34.

[15] Gambling L, Kennedy C, Mcardle H J. Iron and copper in fetal development. Semin Cell Dev Biol, 2011, 22(6): 637-644.

[16] Cogswell M E, Parvanta I, Ickesl L, et al. Iron supplementation during pregnancy, anemia, and birth weight: A randomized controlled trial. Am J Clin Nutr, 2003, 78(4): 773-781.

[17] 池美珠，朱琳，金芳芳，等. 孕妇维生素 D 水平与婴幼儿神经发育影响的初步研究. 中国实用医药，2017, 12(15): 25-27.

[18] Hypponen. Vitamin D for the prevention of preeclampsia? A hypothesis. Nutr Rev, 2005, 63(7): 225-232.

[19] 杨立颖，张巍，范玲，等. 北京城区健康育龄妇女血清 25-羟维生素 D 水平及胰岛素抵抗的关系. 中国妇产科临床杂志，2012, 13(4): 263-266.

[20] Cheng Z, Gu R, Lian Z, et al. Evaluation of the association between maternal folic acid supplementation and the risk of congenital heart disease: A systematic review and meta-analysis. Nutr J, 2022, 21(1): 20.

[21] Haider B A, Bhutta Z A. Multiple-micronutrient supplementation for women during pregnancy. Cochrane Database Syst Rev, 2017, 4(4).

[22] Mithal A, Wahl D A, Bonjour J P, et al. Global vitamin D status and determinants of hypovitaminosis D. Osteoporos Int, 2009, 20(11): 1807-1820.

[23] 丁艳, 徐茵, 王翼, 等. 妊娠早期妇女维生素 D 营养状况调查. 中华临床营养杂志, 2018, 26(5): 278-283.

[24] 李艳会. 广州孕妇维生素 D 营养现状及其与糖脂代谢和妊娠结局关系研究 [D]. 广州: 南方医科大学, 2020.

[25] 王兆坤, 张文楼, 曾晓雯, 等. 脐带血元素水平对早产和足月婴幼儿神经行为发育影响的队列研究. 环境与职业医学, 2022, 39(7): 723-729.

[26] 宋淑军, 张文颖, 司少艳, 等. 孕期 VD 缺乏以及对胎儿的影响. 中国骨质疏松杂志, 2013, 19(9): 998-1002.

[27] 王雪茵, 张小松, 周敏, 等. 孕期负性生活事件与妊娠结局的关系. 卫生研究, 2019, 48(5): 774-779.

[28] Huang H Y, Chen H L, Feng L P. Maternal obesity and the risk of neural tube defects in offspring: A meta-analysis. Obes Res Clin Pract, 2017, 11(2): 188-197.

[29] Jacob L, Kostev K, Kalder M. Risk of stillbirth in pregnant women with obesity in the United Kingdom. Obes Res Clin Pract, 2016, 10(5): 574-579.

[30] 王杰, 段一凡, 庞学红, 等. 2013 年中国足月单胎产妇孕期增重情况及适宜范围探讨. 中华预防医学杂志, 2018, 52(1): 31-37.

[31] Felisbino-Mendes M S, Moreira A D, Velasquez-Melendez G. Association between maternal nutritional extremes and offspring mortality: A population-based cross-sectional study, Brazil, Demographic Health Survey 2006. Midwifery, 2015, 31: 897-903.

[32] Pacce S, Saure C, Mazza C S, et al. Impact of maternal nutritional status before and during pregnancy on neonatal body composition: A cross-sectional study. Diabetes & Metabolic Syndrome: Clinical Research & Reviews, 2016, 10S: S7-S12.

[33] Mamun A A. Maternal obesity during pregnancy is associated with adult offspring cardiovascular morbidity and mortality but may represent confounding by other factors. Evid Based Med, 2014, 19(3): 111.

[34] Perng W, Oken E, Dabelea D. Developmental overnutrition and obesity and type 2 diabetes in offspring. Diabetologia, 2019, 62(10): 1779-1788.

[35] 周群, 李炯, 张燚, 等. 母代营养过剩对雄性子代能量代谢的影响. 华中科技大学学报（医学版）, 2017, 46(3): 258-264.

[36] 王永梅, 柏青. 产前营养过剩对子代小鼠糖脂代谢的影响. 临床和实验医学杂志, 2018, 17(19): 2044-2046.

[37] 陈丹纯, 唐本玉, 郭蕾, 等. 生后营养过剩对雌性 SD 大鼠生长的影响. 中山大学学报（医学版）, 2019, 40(3): 401-406.

[38] 林慧, 陈茜, 刘欣梅, 等. 宫内营养过剩对子代单核细胞及 NK 细胞免疫反应的影响. 上海交通大学学报（医学版）, 2018, 38(7): 753-758.

[39] 刘小玮, 王怡, 王蕊. 初产妇孕期负性生活事件调查及不良妊娠结局分析. 中国计划生育学杂志, 2023, 31(5): 1027-1031.

[40] Kintiraki E, Papakatsika S, Kotronis G, et al. Pregnancy-Induced hypertension. Hormones (Athens), 2015, 14(2): 211-223.

[41] 于曼, 张建华, 张华. 妊娠期高血压疾病的临床流行病学分析. 实用妇产科杂志, 2012, 28(7): 581-585.

[42] 周爱芬, 赵瑾珠, 章一鸣, 等. 武汉市妊娠期高血压疾病及其不良妊娠结局大样本流行病学分析. 中国妇幼保健, 2013, 28(18): 2957-2960.

[43] 荫士安, 王欣. 关注高龄妊娠妇女的营养与健康. 中华预防医学杂志，2018, 52(1): 9-13.

[44] 何玥, 文师吾, 谭红专, 等. 妊娠高血压综合征对新生儿出生体重的影响及其与其他因素的交互作用研究. 中华流行病学杂志, 2014, 35(4): 397-400.

[45] 叶荣伟, 刘英惠, 马蕊, 等. 妊娠高血压综合征、剖宫产与围产儿死亡关系的前瞻性研究. 中华流行病学杂志，2009, 30(9): 891-894.

[46] 马琼, 焦嘉慧, 王宝珠, 等. 2010年至2020年我国孕产妇死亡相关性分析及预测. 中华围产医学杂志, 2023, 26(6): 482-489.

[47] Lin P C, Hung C H, Chan T F, et al. The risk factors for gestational diabetes mellitus: A retrospective study. Midwifery, 2016, 42: 16-20.

[48] Eades C E, Cameron D M, Evans J M M. Prevalence of gestational diabetes mellitus in Europe: A meta-analysis. Diabetes Res Clin Pract, 2017, 129: 173-181.

[49] Carolan-Olah M, Durate-Gardea M, Lechuga J. A systematic review of interventions for Hispanic women with or at risk of gestational diabetes mellitus (GDM). Sex Reprod Healthc, 2017,13: 14-22.

[50] 杨振宇. 膳食营养干预预防妊娠期糖尿病. 中华预防医学杂志，2018, 52(1): 101-106.

[51] 毕烨, 王杰, 段一凡, 等. 2015年中国女性妊娠中晚期增重状况及影响因素. 卫生研究, 2022, 51(3): 392-396, 416.

[52] Wang C, Wei Y, Zhang X, et al. Effect of regular exercise commenced in early pregnancy on the incidence of gestational diabetes mellitus in overweight and obese pregnant women: A randomized controlled trial. Diabetes Care, 2016, 39(10): e163-e164.

[53] Shi M, Liu Z L, Steinmann P, et al. Medical nutrition therapy for pregnant women with gestational diabetes mellitus—A retrospective cohort study. Taiwan J Obstet Gynecol, 2016, 55(5): 666-671.

[54] Wang C, Wei Y, Zhang X, et al. A randomized clinical trial of exercise during pregnancy to prevent gestational diabetes mellitus and improve pregnancy outcome in overweight and obese pregnant women. Am J Obstet Gynecol, 2017, 216(4): 340-351.

[55] Kennelly M A, McAuliffe F M. Prediction and prevention of Gestational Diabetes: An update of recent literature. Eur J Obstet Gynecol Reprod Biol, 2016, 202: 92-98.

[56] Chasan-Taber L. Lifestyle interventions to reduce risk of diabetes among women with prior gestational diabetes mellitus. Best Pract Res Clin Obstet Gynaecol, 2015, 29(1): 110-122.

[57] Wang O, Nie M, Hu Y Y, et al. Association between vitamin D insufficiency and the risk for gestational diabetes mellitus in pregnant Chinese women. Biomed Environ Sci, 2012, 25: 399-406.

[58] Silva A L, Amaral A R, Oliveira D S, et al. Neonatal outcomes according to different therapies for gestational diabetes mellitus. J Pediatr (Rio J), 2017, 93(1): 87-93.

[59] de Carvalho L S, de Oliveira A A D, Grabovski T C M, et al. Maternal prepregnancy obesity and gestational diabetes influence on adverse perinatal outcomes.Arch Endocrinol Metab, 2023, 67(4): e000605.

[60] Grandi C, Tapia J L, Cardoso V C. Impact of maternal diabetes mellitus on mortality and morbidity of very low birth weight infants: A multicenter Latin America study. J Pediatr (Rio J), 2015, 91(3): 234-241.

[61] Monteiro L J, Norman J E, Rice G E, et al. Programming and gestational diabetes mellitus. Placenta, 2016, 48(Suppl 1): S54-S60.

[62] 胡贻椿, 陈竞, 李敏, 等. 2010—2012年中国城市孕妇贫血及维生素A、维生素D营养状况. 中华预防医学杂志, 2017, 51(2): 125-131.

[63] Gernand A D. The upper level: Examining the risk of excess micronutrient intake in pregnancy from antenatal supplements. Ann N Y Acad Sci, 2019, 1444(1): 22-34.

[64] Kistler A, Galli B, Horst R, et al. Effects of vitamin D derivatives on soft tissue calcification in neonatal and calcium mobilization in adult rats. Arch Toxicol, 1989, 63(5): 394-400.

[65] Jones G. Pharmacokinetics of vitamin D toxicity. Am J Clin Nutr, 2008, 88(2): 582S-586S.

[66] Yang G, Zhou R, Yin S, et al. Studies of safe maximal daily dietary selenium intake in a seleniferous area in China. Ⅰ. Selenium intake and tissue selenium levels of the inhabitants. J Trace Elem Electrolytes Health Dis, 1989, 3(2): 77-87.

[67] Calkins K, Devaskar S U. Fetal origins of adult disease. Curr Probl Pediatr Adolesc Health Care, 2011, 41(6): 158-176.

[68] Morley R. Fetal origins of adult disease. Semin Fetal Neonatal Med, 2006, 11(2): 73-78.

[69] Hanson M A, Gluckman P D. Developmental origins of health and disease—global public health implications. Best Pract Res Clin Obstet Gynaecol, 2015, 29(1): 24-31.

[70] Feng A, Wang L, Chen X, et al. Developmental Origins of Health and Disease (DOHaD): Implications for health and nutritional issues among rural children in China. Biosci Trends, 2015, 9(2): 82-87.

[71] Luo Z C, Fraser W D, Julien P, et al. Tracing the origins of "fetal origins" of adult diseases: Programming by oxidative stress? Med Hypotheses, 2006, 66(1): 38-44.

[72] Barker D J. The fetal and infant origins of disease. Eur J Clin Invest, 1995, 25(7): 457-463.

[73] Lucas A. Programming by early nutrition: An experimental approach. J Nutr, 1998, 128(2 Suppl): S401-S406.

[74] Ozanne S E. Metabolic programming in animals. Br Med Bull, 2001, 60: 143-152.

[75] Hales C N, Barker D J. The thrifty phenotype hypothesis. Br Med Bull, 2001, 60: 5-20.

[76] Bateson P, Barker D, Clutton-Brock T, et al. Developmental plasticity and human health. Nature, 2004, 430(6998): 419-421.

[77] Brenseke B, Prater M R, Bahamonde J, et al. Current thoughts on maternal nutrition and fetal programming of the metabolic syndrome. J Pregnancy, 2013, 2013: 368461.

[78] Hales C N, Barker D J, Clark P M, et al. Fetal and infant growth and impaired glucose tolerance at age 64. BMJ, 1991, 303(6809): 1019-1022.

[79] Hales C N, Ozanne S E. The dangerous road of catch-up growth. J Physiol, 2003, 547(Pt 1): 5-10.

[80] Painter R C, de Rooij S R, Bossuyt P M, et al. Blood pressure response to psychological stressors in adults after prenatal exposure to the Dutch famine. J Hypertens, 2006, 24(9): 1771-1778.

[81] 董玉玮，侯进慧，朱必才，等．表观遗传学的相关概念和研究进展．生物学杂志，2005, 22(1): 1-3.

[82] Safi-Stibler S, Gabory A. Epigenetics and the developmental origins of health and disease: Parental environment signalling to the epigenome, critical time windows and sculpting the adult phenotype. Seminars in Cell & Developmental Biology, 2020, 97: 172-180.

[83] Chen Q W, Zhu X Y, Li Y Y, et al. Epigenetic regulation and cancer (review). Oncol Rep, 2014, 31(2): 523-532.

[84] Labrie V, Pai S, Petronis A. Epigenetics of major psychosis: Progress, problems and perspectives. Trends Genet, 2012, 28(9): 427-435.

[85] Hedrich C M, Crispin J C, Rauen T, et al. cAMP responsive element modulator (CREM) alpha mediates chromatin remodeling of CD8 during the generation of CD3[+] CD4[−] CD8[−] T cells. J Biol Chem, 2014, 289(4): 2361-2370.

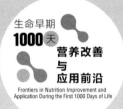

生命早期
1000天
营养改善
与
应用前沿
Frontiers in Nutrition Improvement and
Application During the First 1000 Days of Life

孕妇和乳母营养
Nutrition in Pregnant and Lactating Women

第 2 章

妊娠期代谢及体重变化

怀孕期间，母体为了适应胎儿生长发育、产后哺乳和补充母体损耗的需要，机体的新陈代谢方面发生了一系列的改变，伴随体重的增加、营养成分吸收增加和物质代谢加速等。本章将重点介绍妊娠期代谢变化及相关的体重变化，并分析孕期增重的影响因素。

2.1 妊娠期生理与代谢变化

2.1.1 妊娠期母体生理与代谢变化

2.1.1.1 母体各系统的改变

妊娠期生殖系统发生重大变化。子宫孕育胚胎和胎儿，同时在分娩中发挥重要作用，是妊娠期变化最大的器官，其重量、容量和形状均发生改变。非孕期子宫重量约为 50g，至足月分娩时增加至 1100g 左右，较孕前增加 20 多倍；子宫体积达 35cm×25cm×22cm，宫腔容量由 10mL 增加至 5000mL 左右[1]。妊娠期间卵巢停止排卵，并停止新的卵泡成熟。在绒毛膜促性腺激素的刺激下，卵巢黄体生长为妊娠黄体，妊娠黄体体积较大，可形成囊腔，是产生雌激素、孕激素的主要结构[1]。

妊娠期血容量增加，以适应循环系统、子宫胎盘及各组织器官的需求。血容量从 6～8 周起增加，孕中期增加最快，至孕 32～34 周达高峰，并维持此水平至分娩。与非孕期相比，血容量增加 40%～50%，包括 1000mL 血浆与 450mL 红细胞的增加[1]。

妊娠期间母体出现免疫适应，以确保母亲对胎儿的耐受性。研究表明，妊娠期仍维持体液和先天免疫，但细胞免疫反应降低。孕酮、雌激素和松弛素等激素与妊娠相关的变化可能介导免疫细胞功能和细胞因子产生的变化，如促进抗炎细胞因子 IL-10 的产生，而 IL-10 可下调细胞介导的免疫反应[2]。而新兴的免疫代谢领域研究则指出，妊娠期间的免疫改变与机体代谢、脂肪蓄积相互影响。一方面，母体免疫适应性对糖酵解、三羧酸循环、磷酸戊糖途径，以及脂肪酸氧化及合成、氨基酸代谢等多种代谢途径均有影响。另一方面，机体代谢的变化也影响免疫机制，如氨基酸代谢可影响免疫应答，色氨酸分解代谢增加可抑制 T 细胞的活化和增殖；脂肪组织通过分泌瘦素、抵抗素、脂联素等细胞因子，调控机体炎症反应；各种免疫细胞亚群，包括 NK、DC、T 和 B 细胞，可通过瘦素受体对瘦素产生反应等[3]。

2.1.1.2 母体新陈代谢改变

妊娠期间机体代谢发生了重大变化，但其机制远未阐明。最初认为妊娠期的代谢变化主要是为了适应胎儿生长发育的营养需求，但进一步研究发现许多代谢变化在孕早期就已经出现，而此时胎儿尚小，并未对母体产生大的代谢和营养需求，这说明妊娠期的代谢变化是非常复杂和广泛的[4]。

（1）总能量　总体来说，母体基础代谢率在妊娠早期稍有下降，随后逐渐升高，至孕中、晚期较孕前期增加15%～20%，每日能量需求增加约300～450kcal（1cal=4.184J）。根据世界卫生组织（2004年）估计，妊娠期引起总能量需求增加为77100kcal[5]。

（2）糖代谢　母体血糖水平主要受胰岛素分泌调节，胰岛素增加细胞对葡萄糖的摄取，抑制肝葡萄糖释放。母体血糖水平由胰岛β细胞分泌的胰岛素与胰岛素清除率之间的平衡调控，同时受母体肝脏、肌肉及脂肪的胰岛素敏感性影响。妊娠早期，葡萄糖耐量正常或略有改善，血容量增加引起空腹血糖下降，外周肌肉组织对胰岛素和肝脏基础葡萄糖的敏感性正常或增加15%。而在妊娠后期胰腺分泌胰岛素增多，胎盘产生的胰岛素酶、激素等拮抗胰岛素，致其敏感性下降，因而空腹血糖值略低，餐后血糖及胰岛素水平升高，以利于胎儿葡萄糖的供给。妊娠期糖代谢的特点和变化也易引起GDM的发生[6]。有学者认为妊娠期存在"加速饥饿"现象，即指妊娠期对禁食反应更为强烈，包括血糖下降更为明显，血浆游离脂肪酸（FFA）和酮体生成增加。此外，胰岛素对氨基酸和脂肪代谢也有重要的调节作用。

（3）脂代谢　妊娠早、中期由于孕激素水平的升高导致食欲增强，摄食增加，肠道对脂肪吸收能力亦增加，促进了乳糜微粒的形成。同时孕早期胰岛素敏感性有所上升，抑制脂肪酶活性、促进脂肪酸再酯化等途径促进脂肪酸及脂质合成，并抑制脂肪组织释放FFA；孕早期脂蛋白脂肪酶和甘油激酶活性增加，甘油三酯（triglyceride, TG）及脂肪合成增加，因而孕早、中期母体脂肪大量储存，体重随之增加。妊娠期脂肪细胞的改变包括功能和形态学改变，脂肪细胞肥大以适应脂肪储存的需求，同时胰岛素受体增加[4]。

随妊娠进展胎儿对营养需要进一步增加，早期的合成代谢逐渐被分解代谢所取代。妊娠中末期及妊娠晚期由于雌激素、人胎盘催乳素（human placental lactogen, HPL）以及胰岛素抵抗水平的日益升高，脂肪中的脂解活性增强和脂蛋白脂肪酶（lipoprotein lipase, LPL）活性降低导致脂肪存储减少甚至停止。妊娠晚期脂肪大量分解引起母体高脂血症，从而为胎儿的生长及产后哺乳提供原料[4]。

妊娠期各种脂蛋白组分浓度均存在生理性升高。特别是TG水平上升明显，至孕晚期升至原来的2～4倍，总胆固醇（total cholesterol, TC）增加约50%，极低密度脂蛋白（very low density lipoprotein, VLDL）大约可增加2.5倍，低密度脂蛋白（low density lipoprotein, LDL）可增加1.6倍。这几种脂蛋白浓度均在孕足月时达到峰值。而高密度脂蛋白（high density lipoprotein, HDL）浓度峰值发生在孕中期，大约较孕早期增加1.5倍，此后浓度降低，孕足月升高大约1.2倍。TG水平上升幅度最大，主要由于富含 TG 的脂蛋白更多地进入血循环，而肝脏脂肪酶、低密度脂蛋白、极低密度脂蛋白清除率降低。分娩后血清 FFA 于 3 天内，TG 于两周内恢复至孕前水平。

（4）氨基酸代谢　孕期对蛋白质的需要量明显增加，蛋白质分解代谢下降，呈正氮平衡（至 27 周母体蛋白增加 0.9kg，胎儿胎盘增加 0.5kg），除供给胎儿生长发育及子宫、乳房增大需要外，还为分娩期消耗做准备。若蛋白质储备不足，血浆蛋白减少，则组织间液增加，出现水肿 [4]。

一般情况下母体血浆氨基酸水平较孕前下降；血清总蛋白含量于孕早期下降，至孕中期达到平台期（约较非孕女性低 1g/dL）。这与胎盘氨基酸摄取增加、胰岛素水平上升以及肝脏糖异生作用增强有关 [4]。

（5）其他代谢改变　妊娠期总钾、钠储存增加，但由于血容量增加，血清中钾、钠浓度与非孕期相近。妊娠期血清磷水平无明显变化，血清镁浓度下降。孕期约需要储备 40g 钙，其中胎儿生长发育需要大量钙，足月妊娠胎儿骨骼储存约 30g 钙，其中 80% 在妊娠最后 3 个月积累。妊娠期孕妇约需要 1000mg 的铁，其中 300mg 转运至胎盘、胎儿，500mg 用于母体红细胞生成，200mg 通过各种生理途径（主要为胃肠道）排泄。孕期铁的需求主要在妊娠晚期，约 6 ~ 7mg/d。

随着代谢组学技术的发展与应用，可高通量检测体内小分子代谢产物，在揭示人体孕期代谢变化方面展示出独特的优势。Liang 等的研究针对 30 名孕妇每周收集一次血液样本进行代谢组学检测，研究结果证实妊娠期约有 4995 项代谢特征、460 种可注释化合物及 34 条代谢途径发生改变。增加最为显著的是甾体激素雌三醇-16-葡萄糖醛酸酯、雌酮 3-硫酸酯和四氢脱氧皮质酮，这三种激素的增加速度都快于众所周知的类固醇孕酮和 17α-羟基孕酮；而怀孕期间减少的代谢物主要是脂类或类脂分子。利用其中 2 ~ 3 种代谢物即可以精准预测分娩时间，而大多数代谢物变化在分娩后迅速恢复到基线水平。这些结果共同表明，怀孕期间的新陈代谢是一个动态的、精确的程序化过程 [1]。

（6）微生物组改变与代谢　近年来研究证实，微生物组与宿主互相作用形成的稳态对人体代谢健康至关重要。微生物广泛分布于人体的消化道、泌尿生殖系统、呼吸道及皮肤等部位，微生物及其代谢产物对宿主的代谢、免疫、激素水平均能产生显著影响。妊娠期口腔、肠道菌群构成均发生显著变化。其中，肠道微生物量占人体总微生物量的 78%，在调控宿主代谢过程中发挥重要作用。有研究动态分析了正常孕妇妊娠早、中、晚三期的肠道菌群，发现孕期肠道菌群发生了重构，妊娠早期肠道微生物构成与非孕期相似，而孕晚期放线菌门和变形菌门细菌计数上升，α 菌群多样性显著下降，而 β 菌群多样性上升，呈慢性炎症特征 [7]。将孕晚期肠道菌群移植给无菌小鼠可诱发小鼠肥胖及胰岛素抵抗 [7]。肠道微生物与孕妇体重密切相关，可以影响孕妇葡萄糖和 FFA 的吸收、脂肪细胞因子的分泌，影响人体代谢，刺激免疫系统，与 GDM、妊娠期高血压疾病发生相关 [8]，并影响胎儿生长发育。

人体生殖道微生物也发生显著变化，生殖道微生物包括阴道、宫颈管、宫腔、输卵管及盆腔菌群，这些菌群结构高度相关。阴道微生物以乳酸杆菌为主，对于预防细菌、病毒感染非常重要，孕期阴道微生物多样性减少、稳定性增加，乳酸杆菌富集，有助于防止妊娠期感染 [9]。

2.1.2 胎儿生理代谢特征及其调控

2.1.2.1 胎儿各系统发育

胎儿心血管循环系统受肺循环阻力高及胎盘脐带循环的影响，不同于出生后，所需营养物质及排出的代谢产物，均需经胎盘转运至母体。胎儿期胎盘代替肺功能进行气体交换，但出生前胎儿已经具备呼吸道、肺循环及呼吸肌。胎儿内分泌系统发育较早，甲状腺于妊娠第 6 周发育，妊娠 10 ～ 12 周能合成甲状腺激素，妊娠第 12 周胎儿胰腺开始分泌胰岛素，胎儿肾上腺发育良好，能产生大量甾体激素。胎儿肾脏于妊娠 11 ～ 14 周具有排尿功能，于 16 周基本建立胃肠功能 [10]。

2.1.2.2 胎儿生理代谢特点

胎儿组织中的脂肪酸氧化酶活性很低，很少利用脂肪供能，因而葡萄糖是胎儿生长发育的主要供能底物 [11]。母体内的葡萄糖以易化扩散的形式进入胎盘，小部分被胎儿直接利用，其余在胎盘中合成糖原储备，在需要时经胎盘的糖酵解酶转变为葡萄糖供胎儿利用。胎儿血糖亦较母体低 15% ～ 20%。如果孕早期因妊娠反应导致碳水化合物摄入不足，母体将动用脂肪来供给。若脂肪动员过快，氧化不完全时易产生酮体，酮体可进入羊水中，胎儿如缺乏葡萄糖而利用羊水中的酮体作为能量的来源，对脑及神经系统会有不良影响。

母体高甘油三酯 / 三酰甘油（TG）及游离脂肪酸（FFA）水平是胎儿脂肪蓄积的重要影响因素。妊娠期 TG 合成增加，脂肪组织存在胰岛素抵抗，FFA 释放增加。母血中增加的脂质、TG、FFA 及酮体等，均可用于母体代谢和胎儿生长的糖原及脂肪储备。FFA 在胎儿发育中起重要作用，可维持细胞膜流动性、渗透性和构象，并且可作为细胞能量来源。孕妇体内脂肪酸及其代谢产物与整个妊娠过程密切相关，其可在支持细胞生长和发育、维持细胞信号传导以及调节细胞结构与功能等方面发挥关键作用。

由于胎儿早期肝脏尚未发育成熟，缺乏合成氨基酸的酶，因此所有的氨基酸均是胎儿的必需氨基酸，必须由母体供给。胎儿体内氨基酸水平高于母体，这主要受胎盘调节。胎盘通过转运功能、蛋白质的合成、氧化及非必需氨基酸的转氨基作用调控胎儿体内的氨基酸水平。

2.1.2.3　胎儿生长及代谢的调控

胎儿宫内发育受遗传和环境因素影响。孕期不良环境对胎儿的生长、代谢乃至子代成年后的代谢性疾病发生均有显著影响。孕期不良环境除先天遗传因素外，很大程度上指孕期宫内环境欠佳，如宫内存在环境污染物、药物等，以及母体营养欠佳或处于疾病状态。环境因素在短期内虽然无法改变 DNA 序列，但可以通过表观遗传学修饰作用影响胚胎和胎儿的发育。表观遗传学变化是指可遗传的基因表达变异，不涉及 DNA 序列改变。这些可遗传变异包括酶促 DNA 甲基化和组蛋白修饰的变化，如甲基化、乙酰化等，以及非编码 RNA。这一宫内发育时期遭受的损伤导致组织结构与功能永久改变的过程被称为"宫内编程"[12, 13]。

随着受精卵分裂形成胚泡并植入子宫内膜，表观遗传学印记的重建即已开始。"宫内编程"影响胚胎发育，如荷兰饥荒队列研究表明，不利的母体环境可能影响基因位点的表观遗传学变异，引起成年后罹患心血管疾病的风险增加[14, 15]。如肥胖也可通过表观遗传学机制传递给下一代[16]，肥胖母亲的脐带间充质干细胞更易分化为脂肪细胞，并影响新生儿出生时的体脂含量；而母体高血糖可能通过 DNA 甲基化影响胎儿生长发育等[17]。研究表明，下丘脑-垂体-肾上腺（hypothalamic-pituitary-adrenal, HPA）轴是机体应激反应的重要神经内分泌轴，在妊娠期及出生的应激防御应答中发挥重要作用，也是宫内发育过程中造成胎儿生长及代谢异常的重要靶点。宫内环境可能通过 HPA 轴发育编程改变，从而影响出生体重，并增加成年后多种慢性疾病发生风险[18]。

2.1.3　胎盘的生理代谢与主要功能

人胎盘生理功能极其复杂，具有物质交换及代谢、分泌激素和屏障功能，对于母体代谢、胎儿的正常生长发育至关重要。

2.1.3.1　物质交换

物质交换是胎盘的主要功能。胎儿通过胎盘从母体摄取营养物质及氧气，排出代谢废物及二氧化碳，其交换方式主要有简单扩散、易化扩散、主动转运、入胞及出胞作用等。氧和二氧化碳在胎盘中通过简单扩散的形式进行交换，相当于胎儿呼吸系统的功能。水、钠、钾、镁的交换方式主要为简单扩散，而钙、磷、碘、铁大都以主动转运的方式从母体向胎儿转运。葡萄糖以易化扩散的方式从母体进入胎儿体内，氨基酸主要通过主动转运的方式通过胎盘屏障，蛋白质则以入胞和出胞作用方式从母体向胎儿转运。脂类一般不直接通过胎盘屏障，而是先分解为FFA，以简单扩散的形式进入胎儿体内再重新合成。脂溶性维生素A、D、E、K等主要以简单扩散方式通过胎盘屏障，水溶性维生素多以主动转运的方式进入胎儿体内。激素类仅有少量可通过简单扩散的方式进入胎儿体内。胎儿代谢产物如尿素、尿酸、肌酐、肌酸等经胎盘转运至母血，再排出体外[1]。

（1）葡萄糖转运　胎盘营养物质的转运是母体营养影响胎儿生长发育的主要途径。葡萄糖是胎儿生长发育的主要能量来源，转运不足可导致胎儿生长受限，主要表现为胎儿脂肪和糖原储存不足；胎盘转运过度则导致巨大儿的发生。母体生理状态的改变将影响营养物质的转运，如母体高血糖将增加葡萄糖的转运[19]。葡萄糖在母胎间的转运通过细胞膜上的葡萄糖转运蛋白（glucose transporter, GLUT）介导的易化扩散实现，受胎盘GLUT密度、母胎间葡萄糖浓度梯度及胎盘自身葡萄糖代谢影响。其中GLUT1是介导葡萄糖母胎转运的主要限速环节，而GLUT4是介导胰岛素调控胎盘葡萄糖摄取的关键因子，GLUT的表达受到胰岛素信号通路的调控，进而影响葡萄糖的胎盘转运[20]。

（2）脂类转运　与葡萄糖相比，脂类的转运调控更为复杂，胎盘具有调控FFA摄取、储存及释放的功能，进而影响胎儿的生长发育及体脂成分。胎盘不能直接转运脂蛋白，TG需水解成FFA才能通过胎盘。人类胎盘表达5种脂肪酸转运蛋白，以及两种特异性水解酶：脂蛋白脂酶和内皮脂肪酶。胎盘中脂肪酸结合蛋白（fatty acid binding protein, FABP）和转运蛋白以及脂蛋白脂酶（lipoprotein lipase, LPL）、内皮脂肪酶（endothelial lipase, EL）在脂肪酸转运中起重要作用。LPL和EL分别水解富含TG和HDL-C的脂蛋白和磷脂，释放FFA。FFA与胎盘中FABP结合并被转运至胎血循环。在妊娠晚期，胎盘优先运输对胎儿生长发育至关重要的长链多不饱和脂肪酸，特别是花生四烯酸和二十二碳六烯酸等[21]。胆固醇是细胞膜的必需成分，也是合成胆汁酸和类固醇激素的前体，并且参与细胞增殖、分化及细胞间信息传递。母体胆固醇可通过胎盘内皮细胞转运至胎儿循环，在孕晚期母体来源的胆固醇平均约占胎儿胆固醇库的22%～40%。剩余胆固醇主要用于合成类固醇激素[20]。此外胎儿自身也可以合成胆固醇[22]。

（3）氨基酸转运　胎盘氨基酸的转运是一个复杂的过程，对胎儿发育至关重要。胎儿吸收、代谢及生物合成所需的蛋白质均来自胎盘转运。氨基酸转运受损会导致胎儿生长受限，从而对胎儿和出生后婴儿产生近远期健康影响。胎盘的大小、血流、胎盘滋养细胞微绒毛膜表面积等影响胎盘摄取母体氨基酸，而氨基酸转运受体则影响氨基酸向胎儿转运。胎盘氨基酸转运受体是介导氨基酸跨膜转运的一类膜蛋白，属于溶质载体蛋白超家族（SLC），按功能可分为累积转运受体、交换转运受体和促进转运受体三类。累积转运受体介导氨基酸经微绒毛膜向合体滋养层的摄取，交换转运受体介导氨基酸在合体滋养层内生成新的氨基酸，促进转运受体介导氨基酸经基底膜进入胎儿血循环[23]。氨基酸的胎盘转运受代谢及氨基酸信号影响，如亮氨酸可经哺乳动物雷帕霉素靶蛋白（mammalian target of rapamycin, mTOR）信号通路调控氨基酸转运受体的活性，进而影响其转运[24]。

（4）胎盘转运异常与胎儿体重　当胎盘的大小与重量、表面受体表达、通透性，或子宫/脐带血流量发生改变时，可引起胎盘灌注不均，导致胎儿代谢率降低及内分泌发生适应性改变。胎儿可通过心血管适应性调整血液供应，以保障胎儿大脑及其他重要器官的生长。在失代偿的情况下，胎儿出现缺氧、乳酸血症和蛋白质分解增加[25]。有研究表明，当胎盘结构和功能发生改变时，对不同营养素的转运影响不同，如胎儿生长受限（fetal growth restriction, FGR）的胎儿胎盘氨基酸转运受体表达下降，而 GLUT1 葡萄糖转运受体表达不变，因而对胎儿生长发育及代谢的影响亦不同[26]。

另外，当母体处于特殊状态下，如高血糖、肥胖等，胎盘 mTOR 信号通路过表达，过度激活胎盘表达转运受体，导致葡萄糖、氨基酸、脂肪酸等营养物质经胎盘转运增加，增加巨大儿的发生风险[19, 22, 27]。

2.1.3.2　防御屏障功能

胎儿与母体血液在胎盘内进行物质交换通过的结构即为胎盘屏障，可阻止母血中有害物质进入胎儿血液。胎盘屏障作用有限，各种病毒及大部分药物均可通过胎盘，影响胎儿生长发育。母血中抗体 IgG 也可通过胎盘，使胎儿出生后获得被动免疫。

2.1.3.3　胎盘分泌功能

胎盘同时还是一个内分泌器官，能合成和分泌大量物质，包括各种激素和酶。这些激素对维持妊娠非常重要，其功能包括调控子宫内膜蜕膜化、促进胎盘生长及血管生成、调节子宫内膜容受性、促进胚胎着床、促进免疫耐受和促进胎儿发育等[28]。

胎盘合成和分泌的蛋白质类激素包括人绒毛膜促性腺激素（human chorionic gonadotropin, HCG）和人胎盘催乳素（human placental lactogen, HPL）。HCG 于胚胎第二周起由合体滋养层细胞产生，大量存在于孕妇血、尿中，于受精后 7 天出现于母血中，妊娠第 9 ~ 11 周达到高峰，孕 3 个月后显著下降，产后从血中消失。

HCG具有垂体前叶黄体生成素和卵泡刺激素的活性，可与促性腺受体结合，维持黄体存在和行使功能，以维持妊娠。HPL与人垂体生长激素和催乳素分子结构相似，于妊娠第6周出现，随后逐渐升高，于妊娠36～37周达到高峰，分娩后消失。HPL具有促进蛋白质合成作用，可促进胎儿生长，还有文献证实HPL可促黄体生成，促糖原合成和红细胞生成。在葡萄糖供应不足时可刺激脂肪分解，使FFA增加，供给母体应用而节省葡萄糖供给胎儿[1, 29]。

胎盘分泌人绒毛膜促性腺激素释放激素、人绒毛膜促甲状腺激素释放激素、人绒毛膜阿片样肽等肽类激素及前列腺素，可调节其他胎盘激素水平、维持妊娠或促进胎儿甲状腺发育等。胎儿-胎盘单位还分泌大量甾体类激素，包括人胎盘孕酮、人胎盘雌激素、人胎盘雄激素等。除上述激素外，胎盘还可分泌多种生长因子及其他细胞因子，参与维持妊娠及胎儿生长[1]。

2.2 妊娠期妇女增重的构成

2.2.1 妊娠期增重的推荐范围

我国国家卫生健康委员会发布的《妊娠期妇女体重增长推荐值标准》（WS/T 801—2022）[30]，规定了我国妇女单胎自然妊娠体重增长推荐值，见表2-1。

表2-1 妊娠期妇女体重增长范围及妊娠中期和晚期每周体重增长推荐值

妊娠前体质指数分类	总增长值范围 /kg	妊娠早期增长值范围 /kg	妊娠中期和晚期每周体重增长值及增长范围 /kg
低体重（BMI①<18.5kg/m²）	11.0～16.0	0～2.0	0.46（0.37～0.56）
正常体重（18.5kg/m²≤BMI<24.0kg/m²）	8.0～14.0	0～2.0	0.37（0.26～0.48）
超重（24.0kg/m²≤BMI<28.0kg/m²）	7.0～11.0	0～2.0	0.30（0.22～0.37）
肥胖（BMI≥28.0kg/m²）	5.0～9.0	0～2.0	0.22（0.15～0.30）

① BMI为"体质指数"。

2.2.2 妊娠期妇女的增重分布

孕妇妊娠期体重变化存在个体化差异，一般单胎妊娠妇女孕期体重共增加约12.5kg，其中胎儿、胎盘、羊水约5kg，子宫及乳房约1.5kg，循环血量及组织液约3kg，孕妇体内脂肪储存约3kg[31]。孕期体重并非呈线性增加，而是孕早期增加较少，孕中期、孕晚期增加较多。表2-2总结了各孕周增重的分布情况。

表 2-2　妊娠期增重的分布

组织及体液	累计增重 /g			
	孕 10 周	孕 20 周	孕 30 周	孕 40 周
胎儿	5	300	1500	3400
胎盘	20	170	430	650
羊水	30	350	750	800
子宫	140	320	600	970
乳房	45	180	360	405
血液	100	600	1300	1450
细胞外液	0	30	80	1480
母体脂肪蓄积	310	2050	3480	3345
总计	650	4000	8500	12500

注：来源于 Hytten 等，1991 年 [31]。

2.2.2.1　妊娠期各阶段增重的构成

妊娠期增重的构成可分为总水分、非脂肪成分及脂肪成分。随着妊娠的进展，蛋白质、脂肪、水及矿物质分别沉积于胎儿、胎盘、羊水、子宫、乳腺及脂肪组织。这些成分随着孕周和体重增加呈现不同的储存速度。平均来说，妊娠期体重增加包括 42% 的脂肪成分与 58% 的非脂肪成分。表 2-3 是妊娠各阶段增重的构成。

表 2-3　妊娠各阶段增重的构成

项目	孕早期 / (g/d)	孕中期 / (g/d)	孕晚期 / (g/d)	总储存量 / (g/280d)
体重增加	17	60	54	12000
蛋白质储存	0	1.3	5.1	597
脂肪储存	5.2	18.9	16.9	3741

注：来源于世界卫生组织数据，2004 年。

2.2.2.2　身体总水分增加

孕期水潴留增加，属于妊娠期生理性改变，母体总体液量增加约为 6 ～ 7L，其中胎儿、胎盘、羊水约 3.5L，其余分布在子宫、乳房组织、血容量及组织间液。按 12.5kg 总增重估算，水分增加分别分布在胎儿（2414g）、胎盘（540g）、羊水（792g）、子宫（800g）、乳腺（304g）、血液（1267g）、无水肿或仅腿部水肿的情况下细胞外液（1496g），或者广泛水肿情况下细胞外液（4697g）[31]。

2.2.2.3　非脂肪成分增加

妊娠期非脂肪成分的蓄积主要指蛋白质的储存，主要发生在孕晚期。研究表明，足月时胎儿、胎盘共重均4kg，其中约500g为蛋白质。按比例来说，蛋白质主要在胎儿体内积累（42%），此外还在子宫（17%）、血液（14%）、胎盘（10%）和乳房（8%）等处储存[31]。近年来多采用总钾含量来估计蛋白质的储存情况，所得的蛋白质储存量估计值低于1991年Hytten等的估算值。

2.2.2.4　脂肪成分增加

妊娠期母体脂肪约蓄积3.3kg，对支持胎儿生长发育、母亲产后哺乳均有重要意义。脂肪储存主要为皮下脂肪蓄积（占总脂肪量76%）。其中，大部分的脂肪蓄积在躯干，16%在大腿，4%在上臂，在小腿和前臂分别有1%[32]。产后脂肪动员的对象主要为大腿脂肪。

2.2.3　胎儿及附属物的生长特点

胎儿的生长发育及其附属物的增重是孕期体重增加的重要组成部分，胎儿及附属物（胎盘、羊水等）重量约占总体重增加的35%[33]。胎儿及附属物在体内并非随孕周呈线性增长，而是在各孕期表现出不同的特点。

2.2.3.1　胎儿

（1）胎儿生长模式　人胚胎从受精起发育经历38周（约266天），孕周从末次月经第1日起计算，通常比受精时间提前2周，按此计算妊娠全过程约280日，即40周。妊娠10周以内（受精后8周）为胚胎期，是器官分化、形成时期。妊娠第11周（受精第9周）至分娩为胎儿期，这一阶段胎儿逐渐长大，各器官、系统继续发育完善，并出现功能活动[10]。

胎儿在体内的生长并非呈线性[34]，孕早期为胚胎分化及器官形成的关键时期，而重量增加幅度缓慢，孕11～12周时胎儿平均重量为45.4g。孕中、晚期胎儿生长速度增加，至达到最大速度。孕28周时胎儿平均重量约为1kg，随后12周增长2.5kg。孕早期胎儿生长速度基本一致，个体间差异较小，而孕中、晚期胎儿体重增长则出现明显的个体化差异[35]。

根据出生体重可将新生儿分为低出生体重儿（<2500g）、正常出生体重儿（2500～3999g）和巨大儿（≥4000g）。进一步结合孕周，可将新生儿分为小于胎龄儿（small for gestational age, SGA）、适于胎龄儿（appropriate for gestational age,

AGA）及大于胎龄儿（large for gestational age, LGA）。SGA 是指出生体重低于同胎龄平均体重的第 10 百分位数（或低于同胎龄平均体重的 2 个标准差）的新生儿；而 LGA 是指出生体重高于同胎龄平均体重的第 90 百分位数（或高于同胎龄平均体重的 2 个标准差）的新生儿 [10, 34]。

新生儿出生体重受遗传和环境因素影响，包括胎儿基因型（如性别、染色体异常等）及遗传（如父母亲身高、体重）、母亲年龄、产次、分娩孕周、母体营养状况及疾病状态、胎盘功能、胎儿分泌的激素、生长因子、药物及烟酒等多种因素。母体并发症如妊娠高血压疾病、自身免疫性疾病、吸烟等会影响胎儿生长，而母体高血糖则导致胎儿生长过快。我国胚胎学工作人员根据中国人正常胚胎发育的调查资料，编制了我国胚胎发育时刻表（表 2-4），详述了各孕周胎儿的平均身长、体重等 [1]。

（2）胎儿身体成分　出生时胎儿身体脂肪成分占比 12% ～ 16%，对于出生体重为 3500g 的新生儿，平均体脂含量为 16.2%，其他身体成分为非脂肪成分，主要包括糖原、蛋白质和水。新生儿约含 40g 糖原，主要分布于肌肉和肝脏，蛋白质比例为 12.8%，其余为水分。影响胎儿身体成分的因素，包括基因，产次，孕前肥胖，孕期增重，母体并发症如妊娠糖尿病（GDM），环境因素如吸烟、居住海拔等 [35]。

2.2.3.2　胎盘

胎盘是介于母体和胎儿之间的重要且复杂的器官，是由胎儿的羊膜、叶状绒毛膜和母体的底蜕膜共同组成的圆盘状结构物。羊膜为附着在胎盘胎儿面的半透明薄膜，无血管、神经及淋巴，厚约 0.02 ～ 0.05mm。叶状绒毛膜是胎盘的主要结构。滋养层细胞分裂增殖为细胞滋养层细胞、合体滋养层细胞，其内面有一层胚外中胚层，共同组成绒毛膜，其形成经历 3 个阶段，分别为初级绒毛、次级绒毛和三级绒毛。一个初级绒毛干及其分支形成一个胎儿叶，一个次级绒毛干及其分支形成一个胎儿小叶。每个胎盘有 60 ～ 80 个胎儿叶和 200 个胎儿小叶。次级绒毛干再分支形成三级绒毛。底蜕膜来自胎盘附着部位的子宫内膜，占胎盘很小部分 [10, 34]。

研究表明，胎盘重量增加与胎儿的生长和体重增加呈正相关，在 24 周之前胎盘体积呈线性增加，孕晚期胎盘生长速度减慢。胎盘重量为 10 ～ 12 周均重 51g，12 ～ 14 周均重 66g，14 ～ 16 周均重 85g，16 ～ 18 周均重 110g，18 ～ 20 周均重 141g[8]。胎盘体积于孕 21 周时达 200cm³，28 周达 300cm³，足月时达 500cm³[36]。胎盘发育的第一个阶段持续到 36 周，这一阶段实质和非实质组织均增加。第二阶段为 36 周至足月，为胎盘成熟期，特征为胎儿生长继续，但胎盘功能或实质组织未增加 [10]。足月胎盘重约 500g，直径 15 ～ 20cm，中央厚，周边薄，平均厚度为

单位：cm

表2-4 中国人胚胎发育时刻表

周龄	身长	顶臀长	上肢长	下肢长	手长	脚长	枕额径	双顶径	头围	胸围	腹围	体重/g
3		1										0.32
4		1.1										0.42
5		1.25										0.75
6		1.59	0.72	0.70	0.28	0.29						
8		2.58	2.60	2.15	0.42	0.46	1.2	0.8	3.5	3.1	2.7	2.27
9	6.7	4.8	4.50	4.00	0.6	0.7	1.8	1.3	4.8	4.2	3.5	8.5
10	9.3	6.5	6.3	4.8	0.8	0.9	2.2	1.9	6.2	5.2	4	19.4
11～12	11.9	8.4	7.3	6.7	1.2	1.4	2.9	2.5	8.2	6.8	5.5	45.4
13～14	13.2	9.3	8.5	7.9	1.4	1.5	3.3	2.8	9.2	7.7	6.4	92.6
15～16	21.2	14.7	9.8	9.1	2.2	2.6	5.1	4.1	14.3	12.1	10.1	145.7
17～18	24.3	16.7	10.9	10.3	2.7	3.2	5.8	4.6	16.2	13.9	11.5	231.9
19～20	27.4	18.5	10.7	11.4	3.1	3.6	6.4	5.1	18.1	15.4	12.8	343.3
21～22	29.7	20.2	11.9	12.3	3.4	4.1	7.0	5.5	19.8	16.8	14.0	519.2
23～24	32.5	22.0	13.4	13.5	3.8	4.6	7.6	6.0	22.1	18.4	15.6	689.9
25～26	35.2	23.9	14.6	14.6	4.2	5.1	8.3	6.5	23.8	20.0	17.3	918.7
27～28	37.8	25.7	15.0	15.4	4.6	5.6	9.0	7.1	25.6	21.7	18.7	1150.7
29～30	40.2	27.2	15.9	16.9	5.0	6.0	9.5	7.6	27.1	23.3	20.3	1437.9
31～32	42.3	28.8	20.2	20.0	5.2	6.3	9.8	7.9	28.3	24.6	21.6	1732.7
33～34	44.4	30.4	18.3	18.7	6.6	7.9	11.5	9.4	33.7	31.6	28.3	3132.2
35～36	46.5	30.5	19.3	19.4	5.8	7.1	10.6	8.8	31.1	27.6	24.4	2302.6
37～38	49.6	33.9	20.2	20.0	6.3	7.7	11.1	9.2	33.0	30.5	27.2	2905.2
39～40	50.5	34.1	19.8	19.5	6.6	7.9	11.5	9.4	33.7	31.6	28.3	3132.2
41	51	34.1			6.6	7.7	11.5	9.5	34.3	32.1	29.13	3169.8

2.5cm[1]。胎盘成分随孕周变化，约88%的胎盘成分为水，11%为蛋白质，1%为脂肪[37]。

2.2.3.3　羊水

羊水为充满在羊膜腔内的液体。妊娠早期，羊水主要是母体血清经胎膜进入羊膜腔的透析液，而水分和小分子物质可通过未角化的胎儿皮肤，也是羊水的一个来源。妊娠中期以后，羊水主要来源于胎儿尿液及肺液体渗出，主要去向为胎儿吞咽及膜内吸收。

羊水量随妊娠进展增加，8周时羊水体积增速为10mL/周；在13周时，这一速率增加到25mL/周；到21周时则达到最大值，为60mL/周；随后速度下降，到33周增速降为零。妊娠10周时羊水量约为30mL，36～38周时达到高峰，约为1000～1500mL，随后逐渐减少，平均每周减少145mL左右，至妊娠足月时羊水量约为500～1000mL，平均为800mL。过期妊娠羊水量明显减少，可降低至300mL以下。

2.2.3.4　其他

胎膜由外层的平滑绒毛膜及内层羊膜组成，以维持羊膜腔完整性，保护胎儿。脐带是连接胎儿与胎盘的条索状组织，足月时脐带长30～100cm，平均约55cm，直径0.8～2.0cm，表面为羊膜，内有一条脐静脉、两条脐动脉，是母儿气体及物质交换的重要通道。

2.3　孕期母体增重总结

综上，妊娠期母亲体重及身体成分发生了重大变化，这一阶段胎儿亦从受精卵生长发育成熟。随着孕期母体体重改变及胎儿生长发育，母体、胎盘的生理及代谢也相应地发生显著变化。母体代谢与胎盘-胎儿单元的生理及代谢相互作用，是维持母体健康及胎儿生长发育的基础。其中任一环节出现异常或代谢紊乱，均将对母亲和胎儿的妊娠结局及远期健康产生深远影响。

（郑薇，李光辉）

参考文献

[1] 曹泽毅. 中华妇产科学. 2版. 北京：人民卫生出版社，2005.

[2] Chang J, Streitman D. Physiologic adaptations to pregnancy. Neurol Clin, 2012, 30(3): 781-789.

[3] Thiele K, Diao L, Arck P C. Immunometabolism, pregnancy, and nutrition. Seminars in Immunopathology, 2018, 40(2): 157-174.

[4] Hadden D R, Mclaughlin C. Normal and abnormal maternal metabolism during pregnancy. Semin Fetal Neonatal Med, 2009, 14(2): 66-71.

[5] WHO. Human Health Requirements. Food and Nutrition Technical Report Series 1[R]. Rome: Food and Agriculture Organization of the United Nations, 2004: 53.

[6] Mcintyre H D, Catalano P, Zhang C, et al. Gestational diabetes mellitus. Nat Rev Dis Primers, 2019, 5(1): 47.

[7] Koren O, Goodrich J K, Cullender T C, et al. Host remodeling of the gut microbiome and metabolic changes during pregnancy. Cell, 2012, 150(3): 470-480.

[8] Chen X, Li P, Liu M, et al. Gut dysbiosis induces the development of pre-eclampsia through bacterial translocation. Gut, 2020, 69(3): 513-522.

[9] 姚雪，王威 . 人体微生物组与母胎健康研究进展 . 国际妇产科学杂志，2018, 45(1): 5-10.

[10] 谢幸，孔兆华，段涛 . 妇产科学 . 9 版 . 北京：人民卫生出版社，2018.

[11] Hay W W Jr. Placental-fetal glucose exchange and fetal glucose metabolism. Trans Am Clin Climatol Assoc, 2006, 117: 321-339.

[12] Kwon E J, Kim Y J. What is fetal programming? A lifetime health is under the control of in utero health. Obstet Gynecol Sci, 2017, 60(6): 506-519.

[13] Barker D J, Eriksson J G, Forsen T, et al. Fetal origins of adult disease: Strength of effects and biological basis. Int J Epidemiol, 2002, 31(6): 1235-1239.

[14] Tobi E W, Goeman J J, Monajemi R, et al. DNA methylation signatures link prenatal famine exposure to growth and metabolism. Nat Commun, 2014, 5: 5592.

[15] Roseboom T J, Van Der Meulen J H, Ravelli A C, et al. Effects of prenatal exposure to the Dutch famine on adult disease in later life: An overview. Twin Res, 2001, 4(5): 293-298.

[16] Rohde K, Keller M, La Cour Poulsen L, et al. Genetics and epigenetics in obesity. Metabolism, 2019, 92: 37-50.

[17] Elliott H R, Sharp G C, Relton C L, et al. Epigenetics and gestational diabetes: A review of epigenetic epidemiology studies and their use to explore epigenetic mediation and improve prediction. Diabetologia, 2019,62 (12): 2171-2178.

[18] Xiong F, Zhang L. Role of the hypothalamic-pituitary-adrenal axis in developmental programming of health and disease. Front Neuroendocrinol, 2013, 34(1): 27-46.

[19] 张婉怡，杨慧霞 . 妊娠期高血糖胎盘葡萄糖转运代谢的研究进展 . 中华围产医学杂志，2018, 21(10): 687-694.

[20] Larque E, Ruiz-Palacios M, Koletzko B. Placental regulation of fetal nutrient supply. Curr Opin Clin Nutr Metab Care, 2013, 16(3): 292-297.

[21] Duttaroy A K, Basak S. Maternal dietary fatty acids and their roles in human placental development. Prostaglandins Leukot Essent Fatty Acids, 2020, 155: 102080.

[22] 孔令英，杨慧霞 . 妊娠期糖尿病孕妇血脂变化与胎盘脂质转运 . 中华妇幼临床医学杂志（电子版），2013, 9(1): 5-8.

[23] Cleal J K, Lofthouse E M, Sengers B G, et al. A systems perspective on placental amino acid transport. J Physiol, 2018, 596(23): 5511-5522.

[24] Goberdhan D C, Wilson C, Harris A L. Amino acid sensing by mTORC1: Intracellular transporters mark the spot. Cell Metab, 2016, 23(4): 580-589.

[25] Cetin I, Alvino G. Intrauterine growth restriction: Implications for placental metabolism and transport. A review. Placenta, 2009, 30(Suppl A): S77-S82.

[26] Godfrey K M. The role of the placenta in fetal programming—a review. Placenta, 2002, 23(Suppl A): S20-S27.

[27] Myatt L, Maloyan A. Obesity and placental function. Semin Reprod Med, 2016, 34(1): 42-49.

[28] Costa M A. The endocrine function of human placenta: An overview. Reprod Biomed Online, 2016, 32(1): 14-43.

[29] Newbern D, Freemark M. Placental hormones and the control of maternal metabolism and fetal growth. Curr Opin Endocrinol Diabetes Obes, 2011, 18(6): 409-416.

[30] 中华人民共和国国家卫生健康委员会. 妊娠期妇女体重增长推荐值标准：WS/T 801—2022. 北京：中国标准出版社，2022.

[31] Hytten F, Chamberlain G. Clinical physiology in obstetrics. Oxford: Blackwell Scientific Publications, 1991.

[32] Sohlstrom A, Forsum E. Changes in adipose tissue volume and distribution during reproduction in Swedish women as assessed by magnetic resonance imaging. Am J Clin Nutr, 1995, 61(2): 287-295.

[33] Pitkin R M. Nutritional support in obstetrics and gynecology. Clin Obstet Gynecol, 1976, 19(3): 489-513.

[34] Grantz K L. Fetal growth curves: Is there a universal reference? Obstet Gynecol Clin North Am, 2021, 48(2): 281-296.

[35] Rasmussen K M, Yaktine A L.Weight gain during pregnancy: Reexamining the guidelines. Washington (DC): National Academies Press, 2009.

[36] Bleker O P, Hoogland H J. Short review: Ultrasound in the estimation of human intrauterine placental growth. Placenta, 1981, 2(3): 275-278.

[37] Widdowson E M, Spray C M. Chemical development in utero. Arch Dis Child, 1951, 26(127): 205-214.

第 3 章

中国孕妇孕期增重及适宜体重范围

　　体重管理是孕期保健的重要内容之一，适宜的孕期增重（gestational weight gain, GWG）对良好的妊娠结局具有重要作用。不适宜的孕期体重增长既影响母亲的健康，又影响胎儿的发育。孕期增重过多不仅会增加母亲妊娠高血压、妊娠糖尿病、产后肥胖等疾病的发生率，还面临分娩巨大儿、剖宫产、产后高体重滞留率等风险 [1-3] 以及子代成年后患营养相关慢性病的风险 [4-6]；相反，孕期体重增加过低则增加分娩低出生体重儿的风险 [7-9]，而且与高生长迟缓率有关 [10]。孕期体重增加是一个动态非匀速的过程，不同孕期体重的增加速率并不相同，每一个阶段的不适宜体重增长都可能对妊娠结局产生不良影响。已有研究结果证实，孕中期体重增加情况是婴儿出生体重的预测因子之一 [11]。孕中期体重增加不足将会导致胎儿宫内生长发育迟缓，增加小于胎龄儿发生风险，而孕中期体重增加过多又是分娩大于胎龄儿的独立危险因素 [12]。孕晚期增重过多则增加早产和剖宫产的风险 [7]。我国关于大人群不同孕期体重增加及相关因素的研究较少 [12]。研究不同孕期的增重情况及其影响因素，对孕期体重的管理具有重要意义，可为研究孕期体重管理措施提供科学依据。

3.1 孕期适宜体重增长判定

关于孕期妇女适宜体重增长的判定，目前主要采用世界卫生组织（World Health Organization, WHO）的 BMI 分类标准和美国医学研究所（Institute of Medicine, IOM）的孕期体重增加范围评价孕前 BMI 和孕期体重增加的状况 [13, 14]，IOM 标准如表 3-1 所示。

表 3-1　IOM 孕期体重增加范围的判定

孕前体重状况	（WHO）BMI/（kg/m²）	推荐增重范围 /kg	孕中、晚期增重速率 /（kg/ 周）
消瘦	<18.5	12.5 ～ 18.0	0.51（0.44 ～ 0.58）
正常体重	18.5 ～ 24.9	11.5 ～ 16.0	0.42（0.35 ～ 0.50）
超重	25.0 ～ 29.9	7.0 ～ 11.5	0.28（0.23 ～ 0.33）
肥胖	≥ 30	5.0 ～ 9.0	0.22（0.17 ～ 0.27）

注：由于 IOM 标准仅给出整个孕早期增重标准为 0.5 ～ 2kg，没有按照孕周制定标准，无法评价孕早期的增重状况。

3.2 我国孕妇不同孕期增重及其影响因素

3.2.1 不同孕期孕妇基本情况

3.2.1.1 2010 ～ 2012 年中国居民营养与健康状况监测

基于《2010—2012 年中国居民营养与健康状况监测报告》中孕妇的调查结果，共有 3614 名孕妇资料被纳入分析孕妇不同孕期增重，年龄（26.8±4.6）岁，其中孕早期 809 人，孕中期 1441 人，孕晚期 1364 人。按照 WHO 标准，调查对象孕前超重率为 7.2%，肥胖率为 0.7%，其他一般基本情况及食物摄入情况见表 3-2 和表 3-3。

表 3-2　不同孕期基本情况 [n（占比 /%）]

因素	孕早期	孕中期	孕晚期
民族			
汉族	714（88.3）	1310（90.9）	1208（88.6）
少数民族	95（11.7）	131（9.1）	156（11.4）
受教育情况			
小学 / 文盲 / 未上学	67（8.3）	114（7.9）	116（8.5）

续表

因素	孕早期	孕中期	孕晚期
初中	296（36.6）	505（35.0）	585（42.9）
高中	199（24.6）	369（25.6）	313（22.9）
大专	149（18.4）	273（19.0）	232（17.0）
大学及以上	98（12.1）	180（12.5）	118（8.7）
年人均收入[①]			
<2万元	564（69.7）	869（65.9）	861（69.8）
2万元≤收入<3.5万元	158（19.5）	250（19.0）	232（18.8）
≥3.5万元	87（10.8）	200（15.2）	141（11.4）
户外活动时间			
少于1h	364（45.0）	593（41.1）	528（38.7）
1.1～2h	273（33.7）	484（33.6）	475（34.8）
2.1h以上	172（21.3）	364（25.3）	361（26.5）
怀孕次数[①]			
1	518（64.2）	883（61.4）	811（59.6）
2	214（26.5）	423（29.4）	415（30.5）
≥3	75（9.3）	133（9.2）	134（9.9）
生育次数[①]			
0	240（55.3）	428（52.5）	380（47.5）
1	178（41.0）	368（45.1）	389（48.7）
≥2	16（3.7）	20（2.4）	30（3.8）
居住地区			
大城市	155（19.2）	318（22.1）	285（21.0）
中小城市	244（30.2）	397（27.6）	356（26.2）
普通农村	243（30.1）	462（32.1）	434（32.0）
贫困农村	165（20.5）	262（18.2）	283（20.8）
孕前体重状况			
消瘦	143（17.7）	304（21.1）	215（15.8）
正常	595（73.7）	1031（71.7）	1030（75.9）
超重	62（7.7）	95（6.6）	105（7.7）
肥胖	7（0.9）	9（0.6）	8（0.6）
年龄（$\bar{x}\pm SD$）	26.9±4.7	26.8±4.4	26.7±4.7
孕前体重/kg	53.3±8.0	52.7±7.5	53.2±7.5
目前体重/kg	56.8±8.9	59.8±8.5	65.8±9.0
增加体重/kg	3.45±4.70	7.15±4.39	12.62±5.18
身高/cm	159.4±5.5	159.4±5.1	159.0±5.4
孕前BMI/（kg/m²）	21.0±2.9	20.71±2.7	21.0±2.8

① 该项存在缺失值，部分调查对象没有回答该问题。

表 3-3　不同孕期食物摄入状况 P_{50} （$P_{25} \sim P_{75}$）　　　　　单位：g/d

食物	孕早期	孕中期	孕晚期
主食	263.4（185.7 ~ 366.0）	264.1（192.3 ~ 361.9）	291.6（195.6 ~ 380.3）
豆类	11.1（5.0 ~ 20.2）	12.3（5.5 ~ 22.0）	11.1（4.9 ~ 20.6）
蔬菜类	182.9（105.7 ~ 279.6）	184.9（112.7 ~ 286.0）	198.7（111.9 ~ 307.1）
菌藻类	9.1（3.7 ~ 20.8）	10.1（4.0 ~ 22.5）	9.3（3.3 ~ 21.4）[①]
水果类	151.3（76.0 ~ 270.6）	169.7（89.0 ~ 308.1）[①]	170.1（76.2 ~ 298.6）[①]
乳类	107.1（25.0 ~ 250.0）	142.9（32.6 ~ 257.3）	136.9（28.6 ~ 267.1）
肉类	64.3（35.7 ~ 120.1）	74.1（39.7 ~ 127.1）	71.8（38.6 ~ 123.3）
水产品	21.4（7.1 ~ 48.6）	26.9（9.9 ~ 57.1）	20.6（6.7 ~ 51.2）
蛋类	35.3（17.1 ~ 60.0）	46.2（21.4 ~ 60.0）	41.5（19.3 ~ 60.0）[①]
零食	36.8（14.3 ~ 76.3）	39.1（17.8 ~ 77.1）	38.7（14.3 ~ 79.0）
饮料	28.2（4.2 ~ 90.2）[①]	26.7（4.7 ~ 74.3）	20.0（2.7 ~ 71.4）

① 孕中期和孕晚期不同增重水平之间膳食单因素比较有统计学差异。

3.2.1.2　2015 年中国成人慢性病与营养监测

根据 2015 年中国成人慢性病与营养监测数据分析，采用多阶段分层与人口成比例整群随机抽样方法选取样本，共采集样本 8512 名，通过问卷调查收集孕妇一般情况和孕前体重，分析我国女性围孕期一般状况，探寻影响孕期体重变化的因素。结果显示，2015 年孕妇平均年龄为（28.0±4.6）岁，超过 35 岁的高龄孕妇占 7.9%，城乡之间高龄孕妇比例差异无统计学意义；以中国 BMI 标准判定，2015 年孕妇孕前低体重率、适宜率、超重率和肥胖率分别为 16.0%、66.0%、14.9%、3.1%；孕妇妊娠中期增重不足率、适宜率、过多率分别为 14.6%、27.2%、58.2%；妊娠晚期增重不足率、适宜率、过多率分别为 12.7%、31.5%、55.8%。孕前超重女性较孕前适宜体重者发生妊娠中期增重过多的 OR 为 1.53（95%CI：1.19 ~ 1.99），发生妊娠晚期增重过多的 OR 为 2.05（95%CI：1.59 ~ 2.63）。与 2010 ~ 2012 年的监测结果相比，2015 年孕期增重过多率城乡均呈升高趋势。经产妇（生育第二胎）是妊娠晚期增重适宜的保护因素。上述结果提示，2015 年我国孕妇孕前低体重、妊娠中晚期增重不足情况得到改善，但孕前超重、肥胖率和妊娠中晚期增重过多率增加 [15, 16]。

3.2.2 影响孕期体重增加的因素

3.2.2.1 单因素分析

参照美国 IOM 标准，我国妇女孕中、晚期增重率中位数为 32.6%，孕中、晚期适宜增重率分别为 30.5% 和 34.8%。孕前消瘦的妇女，孕中、晚期体重增加明显，分别为 （7.6±4.5）kg 和 （13.6±4.6）kg。孕前超重肥胖的妇女孕中、晚期增重较少，分别为 （4.3±2.8）kg 和 （10.8±5.6）kg。孕前不同 BMI 影响孕中、晚期增重。单因素分析结果显示，孕中期体重增加程度与调查对象的受教育程度有关，孕晚期体重增加程度则与调查对象的民族、受教育程度、运动时间、居住地区有关（表 3-4）。

3.2.2.2 影响孕中期增重的多因素逻辑回归模型分析

将单因素分析中，对孕中期增重有统计学意义的因素纳入多因素逻辑回归模型（Logistic 回归模型），在孕中期，与摄入水果适量的孕妇相比，食用水果较少的孕妇孕中期增重不足的 OR （95%CI）值为 1.57（1.06 ～ 2.33），食用水果较多的孕妇孕中期增重过多的 OR （95%CI）值为 1.46（0.99 ～ 2.16），孕中期摄入较多水果可能为孕中期体重增加过多的危险因素（表 3-5）。

3.2.2.3 影响孕晚期增重的多因素 Logistic 回归模型分析

将单因素分析中对孕晚期增重有统计学意义的因素纳入多因素 Logistic 回归模型，大城市是孕晚期增重不足的独立危险因素，由于汉族是孕晚期增重不足的保护因素，居住地类型和民族存在较强交互作用，将孕妇分为少数民族和汉族两层，分别进行多因素 Logistic 回归模型分析。少数民族孕妇在孕晚期，与贫困农村的孕妇相比，大城市孕妇增重不足 OR （95%CI）值为 8.55（2.15 ～ 33.96）；与贫困农村相比普通农村孕晚期增重过多的 OR （95%CI）值为 4.13（1.27 ～ 13.39）。汉族孕妇在孕晚期，与贫困农村相比，中小城市孕晚期增重不足的 OR （95%CI）值为 0.56（0.33 ～ 0.95），普通农村孕晚期增重过多的 OR （95%CI）值为 1.46（0.99 ～ 2.15），孕晚期居住在普通农村可能为汉族女性孕晚期增重过多的危险因素；每天户外活动少于 1h 的孕妇孕晚期增重过多的风险是户外活动大于 1h 孕妇孕期增重过多的 1.32 倍（1.02 ～ 1.72）（表 3-5）。

表3-4 不同孕期不同增重类型的单因素分析 [n（占比/%）]

因素	孕中期					孕晚期				
	增重不足	增重适量	增重过多	χ²值	P值	增重不足	增重适量	增重过多	χ²值	P值
民族				2.41	0.299				18.32	<0.001
汉族	204（15.6）	396（30.2）	710（54.2）			208（17.2）	421（34.9）	579（47.9）		
少数民族	25（19.1）	44（33.6）	62（47.3）			48（30.8）	53（34.0）	55（35.3）		
学历				9.62	0.047				9.07	0.059
高中及高中以下	175（17.7）	305（30.9）	508（51.4）			202（19.92）	362（35.70）	450（44.38）		
大专	31（11.36）	83（30.4）	159（58.2）			40（17.2）	72（31.0）	120（51.7）		
大学及以上	23（12.8）	52（28.9）	105（58.3）			14（11.9）	40（33.9）	64（54.2）		
年人均收入				7.16	0.128				7.23	0.124
偏低（<2万元）	149（17.2）	263（30.3）	457（52.6）			181（21.0）	289（33.6）	391（45.4）		
中等（2万元≤收入<3.5万元）	39（15.6）	83（33.2）	128（51.2）			37（16.0）	84（36.2）	111（47.8）		
较高（≥3.5万元）	21（10.5）	59（29.5）	120（60.0）			18（12.8）	52（36.9）	71（50.4）		
运动时间				3.36	0.186				6.99	0.030
≤1h	106（17.9）	182（30.7）	305（51.4）			89（16.9）	170（32.2）	269（51.0）		
>1h	123（14.5）	258（30.4）	467（55.1）			167（20.0）	304（36.4）	365（43.7）		
生育次数				0.71	0.950				6.78	0.148
0	67（15.7）	128（29.9）	233（54.4）			77（20.2）	120（31.5）	184（48.3）		
1	58（15.7）	112（30.4）	199（53.9）			68（17.5）	153（39.3）	168（43.2）		
≥2	4（20.0）	7（35.0）	9（45.0）			8（26.7）	8（26.7）	14（46.7）		
居住地区				7.19	0.303				28.29	<0.001
大城市	53（16.7）	97（30.5）	168（52.8）			66（23.0）	88（30.7）	133（46.3）		
中小城市	56（14.1）	130（32.7）	212（53.3）			44（12.2）	128（35.4）	184（51.7）		
普通农村	87（18.8）	130（28.1）	245（53.0）			79（18.2）	142（32.6）	214（49.2）		
贫困农村	33（12.6）	83（31.6）	147（55.9）			67（23.4）	116（40.6）	103（36.0）		

表 3-5 影响孕中、晚期增重情况的多因素 Logistic 回归模型分析

孕期	因素	增重不足					增重过多				
		β值	标准误差	χ²值	OR（95%CI）值	P值	β值	标准误差	χ²值	OR（95%CI）值	P值
孕中期	水果摄入 适量				1.00						
	较少	0.45	0.20	5.02	1.57 (1.06～2.33)	**0.025**	−0.01	0.14	0.01	0.99 (0.75～1.30)	0.928
	较多	0.17	0.30	0.31	1.19 (0.65～2.15)	0.577	0.38	0.20	3.58	1.46 (0.99～2.16)	0.059
孕晚期	少数民族 居住地区 贫困农村				1.00						
	普通农村	0.71	0.70	1.02	2.03 (0.51～8.04)	0.311	1.42	0.60	5.59	4.13 (1.27～13.39)	**0.018**
	中小城市	1.11	0.73	2.31	3.03 (0.73～12.64)	0.129	0.50	0.71	0.51	1.66 (0.42～6.60)	0.475
	大城市	2.15	0.70	9.30	8.55 (2.15～33.96)	**0.002**	0.51	0.76	0.45	1.66 (0.38～7.34)	0.502
	汉族 居住地区 贫困农村										
	普通农村	−0.04	0.24	0.03	0.96 (0.60～1.54)	0.871	0.38	0.20	3.54	1.46 (0.99～2.15)	0.060
	中小城市	−0.59	0.27	4.70	0.56 (0.33～0.95)	**0.030**	0.30	0.21	2.13	1.35 (0.90～2.02)	0.145
	大城市	0.18	0.28	0.42	1.20 (0.70～2.05)	0.515	0.28	0.23	1.56	1.33 (0.85～2.08)	0.212
	运动时间 ＞1h										
	≤1h	−0.04	0.18	0.04	0.96 (0.68～1.37)	0.832	0.28	0.13	4.39	1.32 (1.02～1.72)	**0.036**

3.3 我国孕妇孕期体重增加适宜范围

根据美国女性孕期增重对孕期和产后母婴疾病风险，IOM 分别在 1990 年和 2009 年制定和修订了孕期体重增加推荐值[17]，该推荐值被广泛应用于多个国家的临床指导与科学研究，促进了国际数据比较[1, 18, 19]。我国临床上多参照 IOM 标准进行孕期保健指导[17]。然而，由于中国和美国人群在遗传特征（身高、体重等）、

膳食结构、孕期并发症和分娩结局等方面存在较大差异，以美国人群数据建立的IOM 孕期增重推荐值可能不适合直接用于指导我国女性。而且，中国和美国对超重（BMI 分别为 ≥ 24kg/m² 和 ≥ 25kg/m²）和肥胖（BMI 分别为 ≥ 28kg/m² 和 ≥ 30kg/m²）的定义不同[20]，也导致我国无法直接引用 IOM 孕期增重推荐值。因此，以我国女性孕前 BMI、孕期增重和母婴健康状况数据为依据，建立适宜于我国女性的孕期增重推荐值是孕产妇临床指导和促进母婴健康的重要工具。

3.3.1 判定范围的依据及相关定义

3.3.1.1 判定依据

（1）乳母　指 2 岁以下儿童的母亲。

（2）孕前 BMI 分组　根据中国《成人体重判定》[21]，将乳母划分为孕前低体重（BMI<18.5kg/m²）、正常体重（BMI 18.5 ～ 23.9kg/m²）、超重（BMI 24.0 ～ 27.9kg/m²）和肥胖（BMI ≥ 28.0kg/m²）。

（3）孕期增重评价　采用 IOM 的推荐范围评价孕期增重适宜情况（表 3-1）[17]，超过推荐范围上限为过多，低于推荐范围下限为不足，处于推荐范围内为适宜。

（4）体重滞留　产后体重减去孕前体重[17]，高体重滞留定义为产后 0 ～ 5 个月、6 ～ 11 个月、12 ～ 23 个月的体重滞留分别 ≥ 7kg、≥ 6kg 和 ≥ 5kg[17, 22]。

（5）儿童出生及生长状况评价　儿童出生体重 >4.0kg 为巨大儿，出生体重 <2.5kg 为低体重儿。用 WHO Anthro v3.2.2 软件计算儿童生长发育 Z 评分，年龄别体重 Z 评分（WAZ）、年龄别身长 Z 评分（LAZ）、身长别体重 Z 评分（WLZ），均小于−2 分别为低体重、生长迟缓和消瘦，WLZ > 2 为超重，WLZ > 3 为肥胖[23]。

（6）理想人群　指具有良好妊娠结局和良好母婴体格状况的乳母。其中良好妊娠结局指无妊娠高血压及糖尿病、自然分娩，儿童出生体重正常的人群；良好母婴体格状况指母亲非高体重滞留，儿童未发生低体重、生长迟缓、消瘦、超重及肥胖。

3.3.1.2 孕期增重适宜范围的计算

（1）疾病风险法计算孕期增重适宜范围　在孕前体重正常乳母组，将孕期增重以每 1kg 分为 1 组，共 22 组；在孕前低体重、超重和肥胖乳母组，将孕期增重以每 2kg 分为一组，分别有 10 组、11 组和 7 组，计算不同孕期增重组的不良妊娠结局和不良母婴体格状况（高体重滞留、剖宫产、孕期高血压、巨大儿、低体重儿、儿童超重肥胖、儿童低体重、儿童生长迟缓）发生风险，将疾病发生风险接近的组合并，再次计算各组疾病发生风险，得出疾病发生风险相对较低的孕期增重范围[17, 24, 25]。

（2）四分位法计算孕期增重适宜范围与孕期增重的再评价　筛选理想人群（具

有良好妊娠结局和具有良好母婴体格状况），计算理想人群孕期增重的 $P_{25} \sim P_{75}$，若理想人群 $P_{25} \sim P_{75}$ 与疾病风险较低的孕期增重范围重合性较高，则将理想人群 $P_{25} \sim P_{75}$ 作为孕期增重适宜范围[26-29]。根据计算出来的孕期增重适宜范围对样本人群的孕期增重重新进行评价。

3.3.2 不同孕前 BMI 孕妇孕期增重状况

纳入分析的共 8323 名乳母[15]，年龄为 27.6（24.7 ～ 31.1）岁，其中汉族占 89.5%（7446 名），产后时间为 9.2（4.9 ～ 14.5）个月。孕前 BMI 为 20.8（19.2 ～ 22.9）kg/m²，孕前低体重、正常体重、超重和肥胖者分别占 15.5%（1288 名）、68.8%（5730 名）、13.3%（1103 名）和 2.4%（202 名）；乳母的孕期增重为 15.0（10.0 ～ 19.0）kg。根据 IOM 孕期增重推荐范围，孕期增重不足、适宜和过多检出率分别为 27.2%（2263 名）、36.2%（3016 名）和 36.6%（3044 名）。

孕期增重不足、适宜、过多组妊娠高血压患病率、剖宫产率、巨大儿出生率、低体重儿出生率、儿童超重肥胖率、儿童生长迟缓率、产后高体重滞留率差异均有统计学意义，除低体重儿出生率和儿童生长迟缓率为孕期增重不足组最高外，其余均表现为孕期增重过多组最高。详见表 3-6。

表 3-6 孕期增重不足、适宜和过多组母婴健康状况比较　　　　单位：%

项目	孕期增重不足组	孕期增重适宜组	孕期增重过多组	χ^2 值	P 值
妊娠高血压患病率	1.8(40/2237)	2.1(62/2997)	3.5(107/3033)	19.84	<0.001
妊娠糖尿病患病率	2.8(62/2241)	2.8(83/3000)	3.3(99/3034)	1.65	0.437
剖宫产率	39.3(889/2263)	44.9(1355/3015)	54.4(1654/3043)	125.25	<0.001
巨大儿出生率	6.1(137/2231)	8.2(245/2994)	12.6(381/3024)	70.17	<0.001
低体重儿出生率	2.5(55/2231)	2.0(60/2994)	1.3(40/3024)	9.49	0.009
儿童超重肥胖率	12.8(280/2195)	11.7(343/2929)	16.2(477/2945)	27.07	<0.001
儿童生长迟缓率	6.5(143/2199)	3.9(114/2934)	3.5(102/2953)	30.95	<0.001
儿童低体重率	1.5(33/2216)	1.3(37/2934)	1.0(29/2968)	2.82	0.244
儿童消瘦率	1.7(38/2195)	1.5(43/2929)	1.5(44/2945)	0.66	0.718
乳母高体重滞留率	23.3(519/2232)	38.5(1143/2970)	58.8(1753/2982)	683.01	<0.001

3.3.3 分析孕期增重与妊娠结局及母婴体格状况的关系

3.3.3.1 孕前低体重乳母

孕前低体重乳母的不同孕期增重与妊娠结局及母婴体格状况的关系详见图 3-1。

以孕期增重 12.0 ～ 17.9kg 组为参照组，则孕期增重 <12.0kg 组发生生长迟缓的比值比（OR，95%CI）值为 2.13（1.13 ～ 4.01）；孕期增重 ≥ 18.0kg 组发生高体重滞留的 OR（95%CI）值为 2.79（2.16 ～ 3.62）。

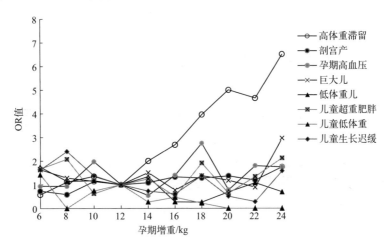

图 3-1　孕前低体重乳母的孕期增重与妊娠结局及母婴体格状况的关系

孕期增重分组说明：6.0kg 组为 <8.0kg，24.0kg 组为 ≥ 24.0kg，其余为每差 2.0kg 为一组

3.3.3.2　孕前正常体重乳母

孕前正常体重乳母的孕期增重与妊娠结局及母婴体格状况的关系详见图 3-2。以孕期增重 11.0 ～ 14.9kg 为参照组，孕期增重 <11.0kg 增加低体重儿出生率和儿童生长迟缓风险，OR（95%CI）值分别为 2.25（1.27 ～ 3.99）和 1.51（1.09 ～ 2.09）；孕期增

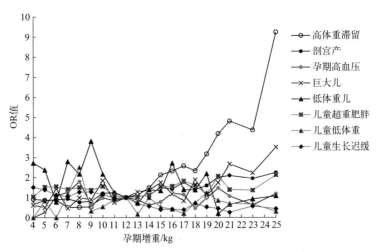

图 3-2　孕前正常体重乳母的孕期增重与妊娠结局及母婴体格状况的关系

孕期增重分组说明：4.0kg 组为 <5.0kg，25.0kg 组为 ≥ 25.0kg，其余为每差 1.0kg 为一组

重≥15kg剖宫产、巨大儿、儿童超重肥胖和乳母高体重滞留OR（95%CI）值分别为1.60（1.40～1.82）、1.70（1.34～2.14）、1.58（1.29～1.95）和2.99（2.58～3.47）。

3.3.3.3 孕前超重乳母

孕前超重乳母的孕期增重与妊娠结局及母婴体格状况的关系详见图3-3。以孕期增重8.0～13.9kg为参照组，则孕期增重≥14.0kg剖宫产和乳母高体重滞留OR（95%CI）值分别为1.66（1.28～2.15）和3.06（2.30～4.07）。

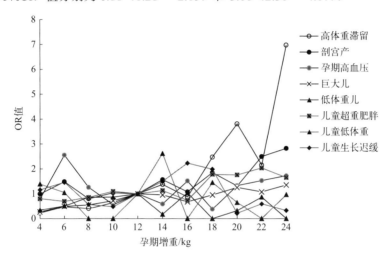

图3-3 孕前超重乳母的孕期增重与妊娠结局及母婴体格状况的关系
孕期增重分组说明：4.0kg组为<6.0kg，24.0kg组为≥24.0kg，其余为每差2.0kg为一组

3.3.3.4 孕前肥胖乳母

孕前肥胖乳母的孕期增重与妊娠结局及母婴体格状况的关系详见图3-4。以孕期增重6.0～9.9kg为参照组，则孕期增重≥10.0kg发生高体重滞留OR（95%CI）值为5.90（1.33～26.27）。

3.3.4 乳母孕期适宜增重范围

孕前低体重、正常体重和超重女性，具有良好妊娠结局组的孕期增重低于不具有良好妊娠结局组，详见表3-7；具有良好妊娠结局并具有良好母婴体格状况组的孕期增重低于不具有良好妊娠结局和（或）不具有良好母婴体格状况组，详见表3-8。仅考虑妊娠结局时，孕前低体重、正常体重和超重女性中具有良好妊娠结局者的孕期增重P_{50}分别为15.0kg、14.0kg和12.0kg；同时考虑妊娠结局和母婴体格状况时，孕前低体重、正常体重和超重女性中具有良好妊娠结局和良好母婴

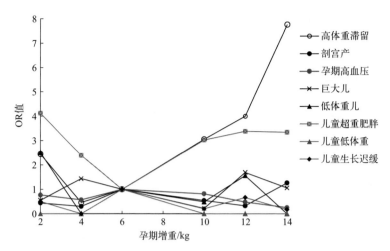

图 3-4　孕前肥胖乳母的孕期增重与妊娠结局及母婴体格状况的关系

孕期增重分组说明：2.0kg 组为 <4.0kg，6.0kg 组为 6.0 ～ 9.9kg，14.0kg 组为 ≥ 14.0kg，
其余为每 2kg 为 1 组

体格状况者的孕期增重 P_{50} 分别为 14.0kg、12.5kg 和 10.1kg。若以具有良好妊娠结局和良好母婴体格状况人群孕期增重的 P_{25} ～ P_{75} 作为孕期增重适宜范围，则孕前低体重、正常体重、超重和肥胖女性的孕期增重适宜范围分别为 11.5 ～ 18.0kg、10.0 ～ 15.0kg、8.0 ～ 14.0kg 和 5.0 ～ 11.5kg。

表 3-7　良好妊娠结局和非良好妊娠结局组孕期增重比较

孕前 BMI /（kg/m²）	良好妊娠结局组		非良好妊娠结局组		H 值	P 值
	人数	P_{50}（P_{25} ～ P_{75}）/kg	人数	P_{50}（P_{25} ～ P_{75}）/kg		
<18.5	687	15.0（12.0 ～ 19.5）	601	16.0（13.0 ～ 20.0）	321.69	0.015
18.5 ～ 23.9	2680	14.0（10.0 ～ 17.5）	3050	15.0（11.0 ～ 20.0）	1149.96	<0.001
24.0 ～ 27.9	386	12.0（10.0 ～ 15.1）	717	13.0（10.0 ～ 18.0）	172.24	0.007
≥ 28.0	58	10.0（5.0 ～ 13.0）	144	11.0（7.0 ～ 15.0）	26.00	0.352

表 3-8　良好妊娠结局及良好母婴体格状况组与其他组孕期增重比较

孕前 BMI /（kg/m²）	调查人数	良好妊娠结局和良好母婴体格状况组		其他组		H 值	P 值
		人数	P_{50}（P_{25} ～ P_{75}）/kg	人数	P_{50}（P_{25} ～ P_{75}）/kg		
<18.5	1288	323	14.0（11.5 ～ 18.0）	965	16.0（13.0 ～ 20.0）	119.91	<0.001
18.5 ～ 23.9	5730	1337	12.5（10.0 ～ 15.0）	4393	15.0（11.0 ～ 20.0）	424.27	<0.001
24.0 ～ 27.9	1103	172	10.1（8.0 ～ 14.0）	931	13.4（10.0 ～ 18.0）	56.41	<0.001
≥ 28.0	202	19	10.0（5.0 ～ 11.5）	183	10.9（7.0 ～ 15.0）	7.00	0.229

注："其他组"为不具有良好妊娠结局和（或）不具有良好母婴体格状况组。

3.3.5　计算孕期增重适宜范围并对样本人群孕期增重再评价

以本研究获得的孕期增重适宜范围为标准，则样本人群中孕期增重不足、适宜和过多的比例分别为 15.7%（1303 名）、45.0%（3744 名）和 39.4%（3276 名），与根据 IOM 标准计算的孕期增重不足、适宜和过多的检出率差异有统计学意义（x^2=345.36，$P<0.001$）。

按照 IOM 标准，我国孕妇孕中、晚期合计适宜增重率处于全球平均水平[18]，与荷兰的一项研究结果相近（33.0%）[30]，低于美国疾控中心 2011 年监测报告的结果（48%）[31]，但孕中期和孕晚期适宜增重率均优于巴西（28.5%，22.0%）[7]。我国孕期增重不适宜问题值得关注。

3.4　孕期妇女体重适宜增重范围

孕期体重增加包括胎儿和母亲组织液、去脂肪体重以及脂肪的增加。但若脂肪增加过多，多余的脂肪堆积在母亲内脏和皮下脂肪组织中，易引发代谢性疾病。据报道，按照美国国家科学院医学研究所（IOM）孕期增重增加推荐标准，全球仅有 1/3 的孕妇处于适宜增重范围内，不适宜的孕期增重对母亲和胎儿所带来的危害已成为 21 世纪的重大公共问题[18]。

3.4.1　影响孕期体重增长的因素

遗传与种族、环境因素、经济状况与居住环境、受教育程度，以及孕前 BMI、体力 / 身体活动状况、膳食和营养状况以及临床因素等与孕期过多的体重增长有关[32-35]。

3.4.1.1　孕前 BMI

有研究表明，孕前 BMI 是孕期增重的重要影响因素，怀孕前超重或肥胖的妇女孕期增重过多的风险较高[19, 36, 37]；然而也有研究结果显示，孕前 BMI 与孕期增重适宜率并无相关，无论女性孕前 BMI 是多少都存在孕期异常体重增加的风险[38]。基于我国营养状况监测中孕期体重的研究，虽然孕前 BMI 不同的孕妇孕中、晚期增重值差异有统计学意义，多因素 Logistic 分析结果显示，孕前 BMI 与孕中、晚期增重不足率、适宜率、过多率之间无明显关联。这可能与孕期增重的判断标准有关，IOM 标准在我国的适用性以及孕前 BMI 与孕中、晚期增重率的相关性还需要进一步研究和分析。

适宜的孕前体重是获得良好妊娠结局、促进母婴健康的重要保护因素。孕前超重者高血压、糖尿病、剖宫产和巨大儿发生率升高[17]。孕前体重还影响产后母子健康风险[39, 40]。

3.4.1.2 膳食

基于我国营养与健康状况监测数据的多因素分析结果，孕中期摄入水果量低于《中国居民膳食指南（2022）》推荐量是孕中期增重不足的危险因素。一项澳大利亚成年人的研究结果也表明体重过轻的女性水果摄入量低于该国膳食推荐量[41]。这可能一方面由于水果含有人体所需的各种矿物质、维生素、有机酸以及生物活性物质，是许多疾病的保护因素[42]，也是能量的来源之一，水果摄入过少，导致膳食模式中能量改变，摄入能量不足。另一方面，基于经济数据的研究表明，对水果的购买力可以反映经济状况，如果购买水果的能力提高，说明消费者可以负担起更多的食物，以致购买其他能量食物的能力增加。水果消费量较少则其他方面的食物消费也可能较少[42-44]，从而可能导致孕中期增重不足。

3.4.1.3 种族或民族与居住环境

孕晚期增重不足受到民族和居住地的交互影响，少数民族孕晚期增重不足率高于汉族。一些数据表明，不同的种族或民族对孕期体重增加的认识存在差异[35]。有研究者认为少数民族妇女孕期体重的变化受到个人、家庭、信仰以及社区健康传播等多方面影响[45]。针对少数民族和汉族人群的研究现实，居住在大城市的少数民族孕妇孕晚期增重不足的风险更高，而居住在普通农村的少数民族孕妇孕晚期增重过多的风险更高[35, 45]。这可能是大城市少数民族流动人口占多数，人口社会保障缺失的缘故[46]。而农村地区营养状况得到改善[47]，但孕期营养健康教育知识获取不足[48, 49]，孕妇得不到适宜的孕期增重指导[50, 51]，再加上我国孕期"一个人吃，两个人补"的传统观念等原因导致孕妇营养过剩，普通农村妇女孕晚期体重增加过多。居住地为中小城市是汉族孕妇孕晚期增重不足的保护因素，考虑与城市女性居民社会-生活空间问题相关[52]，具体原因还应进一步研究。

3.4.1.4 体力活动程度

有研究结果提示限制或减少孕期体力活动与孕期体重增加过多有较强的相关性[53]。孕期适当的身体活动可以减少孕期增重过多情况的发生[54]；队列研究结果表明孕期身体活动的减少是孕期体重增重过多的危险因素之一[37]。世界卫生组织（WHO）提示，适度的膳食干预和运动干预可以降低妊娠期增重过多的风险[55]。

因此若无医学禁忌，日常进行的多数身体活动和运动对孕妇都是安全的，提倡孕晚期孕妇根据自身状况和习惯，结合主观感觉进行适量的身体活动。

3.4.2 孕妇孕期增重适宜范围

基于我国 2013 年 30 个省调查对象的孕期增重良好妊娠结局和非良好妊娠结局组孕期增重比较（表 3-7），孕前体重正常 BMI（$18.5 \sim 23.9kg/m^2$）妇女的孕期增重 P_{50} 为 14.0kg，$P_{25} \sim P_{75}$ 为 $10.0 \sim 17.5$kg，与美国 [17, 56]、挪威 [57]、丹麦 [58]、芬兰 [18] 的结果接近，高于日本 [59] 和韩国 [60]。按照 IOM 的推荐范围，我国女性孕期增重存在过多和不足的双重问题。

孕期增重推荐适宜值是指导女性孕期体重管理，促进母婴健康的重要临床指标。建立孕期增重适宜范围的方法主要有患病率法 [17, 24, 25] 和四分位法 [26-29]，对于足月分娩孕妇，患病率法使用最多的指标是低体重儿和巨大儿出生率。IOM 在 2009 年根据美国人群超重肥胖率、巨大儿出生率和产后体重滞留患病率的上升趋势，将肥胖女性的适宜值从 ≥ 7.0kg 修改为 $5 \sim 9$kg。四分位法以理想人群（获得良好妊娠结局）的 $P_{25} \sim P_{75}$ 为适宜范围。

利用我国 2013 年 30 个省孕妇孕期增重数据，分别用患病率法和四分位法推算了适宜范围，两种方法获得的适宜增重范围具有较高的一致性。与 IOM 的推荐范围相比，以我国孕妇理想增重人群的 $P_{25} \sim P_{75}$ 作为适宜范围评定调查对象孕期增重，发现有更低比例的人群为孕期增重不足（15.7% 与 27.2%），更高比例的人群为孕期增重适宜（45.0% 与 36.2%），较高比例的人群为增重过多（39.4% 与 36.6%）。因此，用我国理想人群孕期增重 $P_{25} \sim P_{75}$ 作为适宜范围比 IOM 标准更有助于控制孕期增重过多。然而由于我国孕妇营养状况监测中获得的孕前肥胖者的比例较少，因此尚需要进一步扩大样本量验证这些人群的适宜值。

（王杰，毕烨，段一凡，姜珊，庞学红，杨振宇）

参考文献 ━━━

[1] Kim S Y, Sharma A J, Sappenfield W, et al. Preventing large birth size in women with preexisting diabetes mellitus: The benefit of appropriate gestational weight gain. Prev Med, 2016, 91: 164-168.

[2] van Rossem L, Wijga A H, Gehring U, et al. Maternal gestational and postdelivery weight gain and child weight. Pediatrics, 2015, 136(5): e1294-e1301.

[3] Godoy A C, Nascimento S L, Surita F G. A systematic review and meta-analysis of gestational weight gain recommendations and related outcomes in Brazil. Clinics (Sao Paulo), 2015, 70(11): 758-764.

[4] 王清，田志红，张莉，等 . 糖耐量正常孕妇晚孕期增重速率对新生儿体重及母儿健康结局的影响 . 中华围产医学杂志, 2016, 19(11): 842-849.

[5] Subhan F B, Colman I, McCargar L, et al. Higher pre-pregnancy BMI and excessive gestational weight gain are risk factors for rapid weight gain in infants. Matern Child Health J, 2017, 21(6): 1396-1407.

[6] 范岩峰，许榕仙，蔡李倩，等. 孕期体重增长及营养治疗对妊娠期糖尿病结局的影响. 中华预防医学杂志，2010, 44(10): 903-907.

[7] Drehmer M, Duncan B B, Kac G, et al. Association of second and third trimester weight gain in pregnancy with maternal and fetal outcomes. PLoS One, 2013, 8(1): e54704.

[8] Wen T Y, Lv Y W. Inadequate gestational weight gain and adverse pregnancy outcomes among normal weight women in China. Int J Clin Exp Med, 2015, 8(2): 2881-2886.

[9] Li C M, Liu Y J, Zhang W Y. Joint and independent associations of gestational weight gain and pre-pregnancy body mass index with outcomes of pregnancy in Chinese women: A retrospective cohort study. PLoS One, 2015, 10(8): e0136850.

[10] Xie C B, Epstein L H, Eiden R D, et al. Stunting at 5 years among SGA newborns. Pediatrics, 2016, 137(2): e20152636.

[11] Sommer C, Sletner L, Mørkrid K, et al. Effects of early pregnancy BMI, mid-gestational weight gain, glucose and lipid levels in pregnancy on offspring's birth weight and subcutaneous fat: A population-based cohort study. BMC Pregnancy Childbirth, 2015, 15: 84.

[12] Tuncalp Ö, Pena-Rosas J P, Lawrie T, et al. WHO recommendations on antenatal care for a positive pregnancy experience-going beyond survival. BJOG, 2017, 124(6): 860-862.

[13] Rasmussen K M, Yaktine A L. Weight gain during pregnancy: reexamining the guidelines. Washington DC: National Academies Press, 2009.

[14] Gilmore L A, Redman L M. Weight gain in pregnancy and application of the 2009 IOM guidelines: Toward a uniform approach. Obesity (Silver Spring), 2015, 23(3): 507-511.

[15] 毕烨，王杰，段一凡，等. 2015 年中国女性妊娠中晚期增重情况及影响因素. 卫生研究，2022, 51（3）：393-396/427.

[16] 赵丽云，丁钢强，赵文华，等. 2015—2017 年中国居民营养与健康状况监测报告. 北京：人民卫生出版社，2022: 208-220.

[17] IOM, NRC. Weight Gain During Pregnancy: Reexamining the Guidelines. Washington DC: The National Academies Press, 2015.

[18] Gilmore L A, Klempel-Donchenko M, Redman L M. Pregnancy as a window to future health: Excessive gestational weight gain and obesity. Semin Perinatol, 2015, 39(4): 296-303.

[19] Morisset A S, Dubois L, Colapinto C K, et al. Prepregnancy body mass index as a significant predictor of total gestational weight gain and birth weight. Can J Diet Pract Res, 2017, 78(2): 66-73.

[20] 国家卫生健康委疾病预防控制局. 中国居民营养与慢性病状况报告（2020 年）. 北京：人民卫生出版社，2021.

[21] 中华人民共和国国家卫生和计划生育委员会. 成人体重判定：WS/T 428—2013. 北京：中国质检出版社，中国标准出版社，2013.

[22] 王杰，杨振宇，庞学红，等. 2013 年中国乳母产后体重滞留状况及其影响因素. 中华预防医学杂志，2016 (12): 1067-1073.

[23] WHO. WHO child growth standards: Length/height-for-age, weight-for-age, weight-for-length, weight-for-height and body mass index-for-age: methods and development. Geneva: World Health Organization, 2006: 312.

[24] 沈艳辉，李竹，季成叶，等. 孕前体重孕期增重与新生儿出生体重的关系. 中华围产医学杂志，

2000, 3(2): 77-79.

[25] 杜鹃, 奚琦, 刘学敏, 等. 我国北方地区单胎足月初产妇孕期体重增长适宜范围. 中国妇幼保健, 2011, 26(14): 2112-2114.

[26] Wong W, Tang N L, Lau T K, et al. A new recommendation for maternal weight gain in Chinese women. J Am Diet Assoc, 2000, 100(7): 791-796.

[27] Yang S P, Peng A N, Wei S, et al. Pre-pregnancy body mass index, gestational weight gain, and birth weight: A cohort study in China. PLoS One, 2015, 10(6): e0130101.

[28] 王文鹏, 陈芳芳, 米杰, 等. 孕妇孕期适宜体质量增加范围的探讨及其与新生儿出生体质量的关系. 中华妇产科杂志, 2013, 48(5): 321-325.

[29] 赵彩虹, 张碧藻. 单胎妊娠期孕妇足月时增重的临床范围研究. 实用预防医学, 2014, 21(4): 412-415.

[30] Tielemans M J, Erler N S, Leermakers E T M, et al. A priori and a posteriori dietary patterns during pregnancy and gestational weight gain: The generation R study. Nutrients, 2015, 7(11): 9383-9399.

[31] Dalenius K, Rindley P, Smith B, et al. Pregnancy nutrition surveillance 2010 report. Atlanta: U.S. Department of Health and Human Services, Centers for Disease Control and Prevention, 2012.

[32] Kouba I, Del Pozzo J, Lesser M L, et al. Socioeconomic and clinical factors associated with excessive gestational weight gain. Arch Gynecol Obstet, 2023: 1-9.

[33] Silva T P R D, Viana T G F, Duarte C K, et al. Environmental factors associated with excessive gestational weight gain: A meta-analysis and systematic review. Cien Saude Colet, 2023, 28(1): 171-180.

[34] Reis M O, Maia de Sousa T, Oliveira M N S, et al. Factors associated with excessive gestational weight gain among brazilian mothers. Breastfeed Med, 2019, 14(3): 159-164.

[35] Brooten D, Youngblut J M, Golembeski S, et al. Perceived weight gain, risk, and nutrition in pregnancy in five racial groups. J Am Acad Nurse Pract, 2012, 24(1): 32-42.

[36] Samura T, Steer J, Michelis L D, et al. Factors associated with excessive gestational weight gain: Review of current literature. Glob Adv Health Med, 2016, 5(1): 87-93.

[37] Yeo S, Crandell J L, Jones-Vessey K. Adequacy of prenatal care and gestational weight gain. J Womens Health (Larchmt), 2016, 25(2): 117-123.

[38] Yekta Z, Ayatollahi H, Porali R, et al. The effect of pre-pregnancy body mass index and gestational weight gain on pregnancy outcomes in urban care settings in Urmia-Iran. BMC Pregnancy Childbirth, 2006, 6: 15.

[39] Rong K, Yu K, Han X L, et al. Pre-pregnancy BMI, gestational weight gain and postpartum weight retention: A meta-analysis of observational studies. Public Health Nutr, 2015, 18(12): 2172-2182.

[40] Nehring I, Schmoll S, Beyerlein A, et al. Gestational weight gain and long-term postpartum weight retention: A meta-analysis. Am J Clin Nutr, 2011, 94(5): 1225-1231.

[41] Charlton K, Kowal P, Soriano M M, et al. Fruit and vegetable intake and body mass index in a large sample of middle-aged Australian men and women. Nutrients, 2014, 6(6): 2305-2319.

[42] Slavin J L, Lloyd B. Health benefits of fruits and vegetables. Adv Nutr, 2012, 3(4): 506-516.

[43] Briggs A D, Kehlbacher A, Tiffin R, et al. Assessing the impact on chronic disease of incorporating the societal cost of greenhouse gases into the price of food: An econometric and comparative risk assessment modelling study. BMJ Open, 2013, 3(10): e003543.

[44] Nnoaham K E, Sacks G, Rayner M, et al. Modelling income group differences in the health and economic impacts of targeted food taxes and subsidies. Int J Epidemiol, 2009, 38(5): 1324-1333.

[45] Tovar A, Chasan-Taber L, Bermudez O I, et al. Knowledge, attitudes, and beliefs regarding weight gain

during pregnancy among Hispanic women. Matern Child Health J, 2010, 14(6): 938-949.

[46] 李吉和，马冬梅，常岚 . 当前中国城市少数民族流动人口基本特征——基于中、东部地区穆斯林群体的调查 . 云南民族大学学报（哲学社会科学版），2013, 30(5): 44-51.

[47] 赵丽云，丁钢强，赵文华，等 . 2015—2017 年中国居民营养与健康状况监测报告 . 北京：人民卫生出版社，2022: 303-306.

[48] 韩小英，龙晓宇，迟心左，等 . 不同户籍孕妇产检及妊娠结局比较的探讨 . 中国临床保健杂志，2010 (5): 483-484.

[49] 钟业超，金松 . 海南不同地区孕妇产检情况分析 . 海南医学，2013, 24(16): 2447-2449.

[50] 刘英 . 鹿泉市孕产妇对孕期体重认知行为的调查分析及对策研究 . 中国妇幼保健，2014, 29(23): 3797-3799.

[51] 虞慧君，廖晓琼，陈晓菲 . 孕产妇对孕期体重认知行为的调查分析及对策 . 中国优生与遗传杂志，2009, 17(4): 82-83.

[52] 王锴，李开宇 . 基于女性地理学视角的中国城市女性居民社会 - 生活空间研究综述 . 云南地理环境研究，2012, 24(4): 18-24.

[53] Restall A, Taylor R S, Thompson J M D, et al. Risk factors for excessive gestational weight gain in a healthy, nulliparous cohort. J Obes, 2014, 2014: 148391.

[54] Herring S J, Nelson D B, Davey A, et al. Determinants of excessive gestational weight gain in urban, low-income women. Women's Health Issues, 2012, 22(5): e439-e446.

[55] Guelinckx I, Devlieger R, Mullie P, et al. Effect of lifestyle intervention on dietary habits, physical activity, and gestational weight gain in obese pregnant women: A randomized controlled trial. Am J Clin Nutr, 2010, 91(2): 373-380.

[56] Johnson J L, Farr S L, Dietz P M, et al. Trends in gestational weight gain: the Pregnancy Risk Assessment Monitoring System, 2000—2009. Am J Obstet Gynecol, 2015, 212(6): e801-e808.

[57] von Ruesten A, Brantsaeter A L, Haugen M, et al. Adherence of pregnant women to Nordic dietary guidelines in relation to postpartum weight retention: results from the Norwegian Mother and Child Cohort Study. BMC Public Health, 2014, 14: 75.

[58] Baker J L, Gamborg M, Heitmann B L, et al. Breastfeeding reduces postpartum weight retention. Am J Clin Nutr, 2008, 88(6): 1543-1551.

[59] Koh H, Tanimura K, Nakashima Y, et al. Changes in gestational weight gain and birth weight in women who delivered at Hyogo Prefectural Kaibara Hospital in Tamba, Japan during 27 years. Kobe J Med Sci, 2015, 61(3): E82-E88.

[60] Heo J M, Kim T H, Hahn M H, et al. Comparison of the effects of gestational weight gain on pregnancy outcomes between non-diabetic and diabetic women. Obstet Gynecol Sci, 2015, 58(6): 461-467.

第 **4** 章

中国孕妇的膳食状况

　　孕期作为孕育生命的特殊生理时期，其膳食营养状况作为生命早期 1000 天发生、发展机遇窗口期的重要因素，与母亲及子代双方的近期和远期健康状况密切相关 [1]。孕妇负责自身及胎儿营养的双重供给，即孕妇不仅要维持自身的营养需要和消耗，还要保证胎儿的生长发育需要，而且还需要一定的营养储备用于分娩和产后哺乳，因此孕期能量和营养素储备对于预防不良妊娠结局非常重要 [2-8]。近年来，随着人民生活水平的不断提高，孕期的营养越来越受到重视，然而由于营养知识缺乏使孕妇盲目补充营养，造成膳食结构不合理、营养过剩等情况，严重影响母婴健康。孕期合理营养、食物多样、均衡的膳食结构与膳食模式以及适宜的能量和营养素摄入量对母体和胎儿的近期及远期健康都至关重要。

4.1 孕期妇女食物消费量

基于 2010 ～ 2013 年我国居民营养与健康状况监测报告[9]，我国城乡和不同孕期妇女的食物消费量，如图 4-1 所示。孕妇的主食以大米和小麦面粉为主，与2002 年相比，孕妇的谷薯类食品、蔬菜的消费量明显降低，而乳类、肉类、水产品、蛋类食品和水果的消费量增加［图 4-1（a）］。图 4-1（b）～（d）为不同孕期妇女的食物消费量，孕中、晚期孕妇的乳类制品消费量高于孕早期（+20g/d）；而饮料消费量则降低，不同孕期孕妇的其他食物的消费量差异不明显。

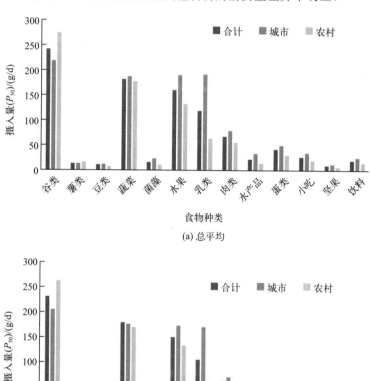

(a) 总平均

(b) 孕早期

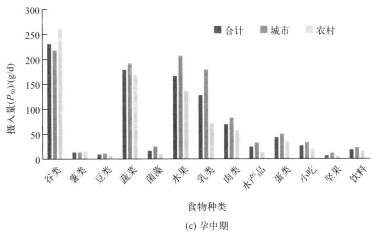

(c) 孕中期

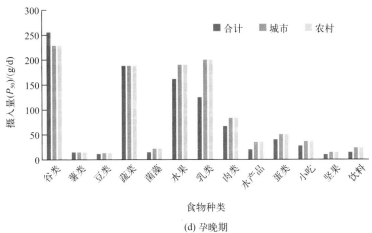

(d) 孕晚期

图 4-1　我国孕妇食物消费量
改编自《中国居民营养与健康状况监测报告（2010—2013）》[9]

　　通过分析 2010～2013 年我国居民营养与健康状况监测结果，与 2002 年的调查结果相比，粮谷类食物摄入总量略有下降，蔬菜和食用油摄入量基本稳定，水果摄入量变化不大，而城乡居民畜禽肉类食品摄入量增加明显，奶类及其制品摄入量下降明显[10]。《中国居民营养与慢性病状况报告（2020 年）》显示，基于 2015～2019 年我国的居民营养与健康状况监测结果，我国居民的膳食结构不合理，脂肪供能比持续增加，高油、高糖等能量密度高、营养素密度低的食物摄入较多，蔬菜、水果、豆及豆制品摄入量明显不足，主食精细化，奶类制品消费量仍然处于较低水平。

4.2 孕期妇女营养素摄入量

4.2.1 能量和宏量营养素摄入量

孕妇的能量、蛋白质和必需氨基酸、脂肪和脂肪酸、碳水化合物以及维生素和矿物质等都是支持胎儿发育所必需的重要营养素。在 2010 ～ 2013 年中国居民营养与健康状况监测中，基于三天 24h 膳食调查方法获得了我国孕妇食物消费量，计算了营养素摄入量 [9]。结果显示，孕妇总能量摄入量全国中位数为 8673.5kJ，其中城市和农村分别为 8248.8kJ 和 8826.7kJ；孕早期、孕中期和孕晚期分别为 8203.9kJ、9438.4kJ 和 8621.5kJ。全国、城市和农村孕妇不可溶性膳食纤维摄入量中位数分别为 9.3g/d、8.5g/d、9.4g/d；孕早期、孕中期和孕晚期妇女分别为 9.3g/d、9.5g/d、9.2g/d。图 4-2（a）为全国、城市和农村孕妇的蛋白质、脂肪和碳水化合物摄入量的中位数，图 4-2（b）为不同孕期妇女摄入量的中位数。

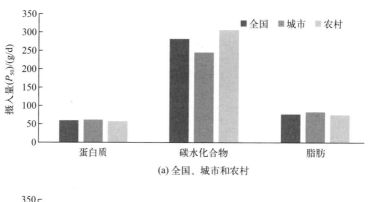

(a) 全国、城市和农村

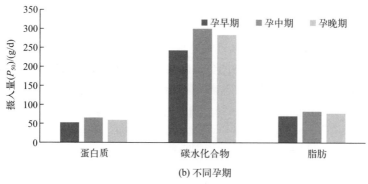

(b) 不同孕期

图 4-2　我国孕妇宏量营养素摄入量
改编自《中国居民营养与健康状况监测报告（2010—2013）》[9]

根据 1992 ～ 2015 年的第四次全国居民营养调查 / 监测数据分析，我国城市居民宏量营养素供能比的变化趋势是来自碳水化合物的能量逐渐降低，而脂肪提供的能量增加明显，结果如图 4-3 所示。

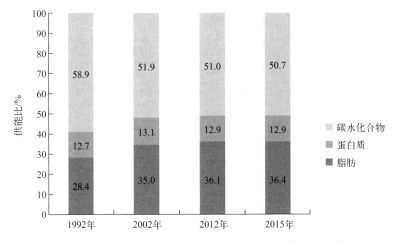

图 4-3　1992 ～ 2015 年我国城市居民宏量营养素供能比的变化趋势

4.2.2　微量营养素摄入量

2010 ～ 2012 年我国城乡孕妇微量营养素每天摄入量中位数，如表 4-1（全国、城市和农村的中位数）和表 4-2（不同孕期的中位数）[9]；除了硫胺素、核黄素、钠、镁、锰、铜，其他微量营养素的摄入量城市孕妇高于农村孕妇，这与城市孕妇乳类、肉类、蛋类食物的消费量高于农村有关（图 4-1）。除了视黄醇活性当量（RAE）、维生素 E 和硒，其他大多数微量营养素摄入量从孕中期开始增加（表 4-2）。

表 4-1　2010 ～ 2012 年中国城乡孕妇微量营养素每天摄入量

指标	全国	城市	农村
视黄醇 /μg	77.1	117.7	64.2
视黄醇活性当量 /μg	194.3	258.2	176.7
硫胺素 /mg	0.9	0.8	0.9
核黄素 /mg	0.7	0.7	0.7
烟酸 /mg	13	14.1	12.9
抗坏血酸 /mg	73.3	80.7	69.8
维生素 E/mg	29.5	36.7	28.3
α-生育酚当量 /mg	7.6	8.6	7.1

指标	全国	城市	农村
钾 /g	1.4753	1.6323	1.4712
钠 /g	4.7028	4.4147	4.8811
钙 /g	0.2961	0.3871	0.2638
镁 /g	0.2579	0.2562	0.2612
铁 /mg	19.1	20.3	18.7
锰 /mg	5.2	4.7	5.5
锌 /mg	9.9	10.2	9.8
铜 /mg	1.8	1.7	1.8
磷 /g	0.8948	0.9211	0.8881
硒 /μg	41.7	45.1	41

注：引自《中国居民营养与健康状况监测报告（2010—2013）》。[9]

表 4-2　2010～2012 年中国孕妇不同孕期微量营养素每天摄入量

指标	孕早期	孕中期	孕晚期
视黄醇 /μg	52.5	87.9	79.1
视黄醇活性当量 /μg	205.1	199.5	190.8
硫胺素 /mg	0.8	0.9	0.9
核黄素 /mg	0.6	0.7	0.7
烟酸 /mg	11.5	14.4	13.0
抗坏血酸 /mg	65.2	72.1	78.1
维生素 E/mg	31	24.6	31.8
α-生育酚当量 /mg	7.2	7.2	7.7
钾 /g	1.4682	1.4753	1.5312
钠 /g	4.4838	4.5264	5.0447
钙 /g	0.2334	0.292	0.3079
镁 /g	0.247	0.261	0.256
铁 /mg	17.8	19.7	19.3
锰 /mg	4.9	5.4	5.2
锌 /mg	8.5	11	9.6
铜 /mg	1.6	1.9	1.7
磷 /g	0.81	0.9212	0.9009
硒 μg	36.1	43.4	21.1

注：引自《中国居民营养与健康状况监测报告（2010—2013）》。[9]

4.2.3 营养素摄入量满足推荐摄入量或适宜摄入量的程度

4.2.3.1 能量和宏量营养素摄入量

根据 2010～2013 年我国居民营养与健康状况监测报告中的孕妇营养素摄入量[9]，与推荐的不同孕期膳食能量平均需要量相比[11]，孕早期和孕中期妇女能量摄入量中位数均超过了平均需要量，分别为 108.9%（1960.7kcal/d）和 107.4%（2255.5kcal/d），而孕晚期妇女能量摄入量中位数（2058.3kcal/d）则低于平均需要量（91.5%）。孕早期和孕中期妇女蛋白质摄入量中位数接近推荐摄入量，分别达到 96.3% 和 93.0%，而孕晚期妇女摄入量中位数则相差很多（仅达到 78.8%）。孕期妇女脂肪摄入量中位数提供的能量均超过总能量的 20%～30%，孕早期、孕中期、孕晚期妇女分别为 35.96%、36.1% 和 31.5%。碳水化合物摄入量中位数提供的能量均在推荐范围（50%～65%）之内，孕早期、孕中期、孕晚期妇女分别为 54.0%、57.5% 和 50.6%。上述结果提示，我国孕期妇女来自脂肪的能量较高，家庭人均每日烹调用油达 43.2g，高于 30g 每天的推荐值上限[12]，与孕期增重过多和孕期合并症的增加有一定的关联。

4.2.3.2 微量营养素摄入量

基于 2010～2013 年我国居民营养与健康状况监测中孕妇膳食微量营养素摄入量[9]，与我国居民膳食营养素推荐摄入量相比[11]，大部分孕妇的膳食维生素 A、维生素 C、钙、硒的摄入量没有达到推荐摄入量，而钠摄入量高于适宜摄入量和预防慢性非传染性病的推荐摄入量，这与家庭人均每日烹调用盐量大幅超过 5g/d 推荐量的调查结果是一致的[12]。孕中期和孕晚期孕妇的膳食锌、硒、维生素 A 的摄入量达到推荐摄入量的比例高于孕早期孕妇，孕中期和孕晚期孕妇的钙和铁摄入量达到平均需要量和推荐摄入量的比例低于孕早期。由于我国传统膳食构成中缺少富含维生素 D 和钙的食物，估计城乡孕妇维生素 D 摄入量通常还不到推荐摄入量的 10%，钙摄入量范围为 250～600mg/d，因此我国孕妇中维生素 D 和钙缺乏十分普遍。在我国全面放开"二孩、三孩"后，30～35 岁甚至更大年龄妇女怀孕的比例增加，在原本就存在钙摄入量不足基础上，妊娠期钙缺乏更为明显，同时伴有长期维生素 D 缺乏和其他微量营养素摄入量不足，发生妊娠合并症和不良妊娠结局的风险明显增加。

基于 2015～2019 年我国的居民营养与健康状况监测结果，我国孕妇膳食摄入的维生素 A、钙不足的问题依然突出；视黄醇、维生素 C、钙和维生素 D、维生素 B_1、维生素 B_2、锌等微量营养素摄入量不足的风险仍较高，其中以维生素 D

和钙缺乏或不足尤为突出。

4.2.3.3　区域性调查结果

区域性调查结果也显示相似变化趋势，我国城乡孕妇的能量及营养素的主要来源仍以传统食物为主，部分孕妇膳食结构不合理，多种微量营养素缺乏很常见，农村地区更为突出。孕妇膳食构成不合理，蔬菜类、奶类、水果摄入量不足，鱼虾类摄入严重不足，畜禽肉类食品和盐摄入量过多；营养素摄入不均衡，钠、磷、锌、维生素 E 摄入过多，镁、钾、碘、硒、维生素 A、维生素 D、维生素 B_1、维生素 B_2、维生素 C 摄入量不足，钙、叶酸摄入量严重不足[13]。有研究通过计算机辅助支持决策系统计算孕妇膳食微量元素摄入量，以《中国居民膳食营养素参考摄入量（2023 版）》为评价标准，分析不同妊娠期孕妇的膳食微量元素摄入水平。结果显示，孕早期妇女，钙、钠、铁、锌、碘的日摄入量分别为推荐摄入量（RNI）的 83.65%、156.61%、103.01%、108.73%、17.91%；孕中期妇女，钙、钠、铁、锌、碘的摄入量分别为 RNI 的 73.15%、123.97%、106.42%、87.68%、19.57%；孕晚期妇女，钙、钠、铁、锌、碘的摄入量分别为 RNI 的 86.05%、133.80%、91.07%、84.73%、22.95%[14]。

4.2.3.4　小样本调查结果

小样本调查结果显示，孕期总能量、碳水化合物、蛋白质、脂肪的摄入量与新生儿出生体重呈正相关[15]；对于营养不良的妇女，给予蛋白质-能量平衡膳食可显著降低死胎、低出生体重儿和小于胎龄儿的风险[16]。孕期多种微量营养素（如叶酸、维生素 B_{12}、维生素 D、钙、铁、铜、锌、硒等）缺乏发生不良妊娠结局的风险增加，如先兆流产、早产、胎膜早破、宫内生长发育迟缓等[17]。观察性研究结果显示，改善孕前及妊娠早期维生素和矿物质营养状况（如补充铁、锌、碘、叶酸和其他 B 族维生素等），可降低子代低出生体重和 / 或小于胎龄儿和早产的风险[18]。怀孕晚期碳水化合物、蛋白质及各种微量元素的摄入量与新生儿出生体重呈现密切相关的关系。其中，维生素 A、B 族维生素、钙、铁的摄入量方面，均与出现巨大儿的概率呈负相关的关系。而母体碳水化合物和总能量以及锌的摄入量与其产下巨大儿的概率则呈现出正相关的关系[19]。农村地区的孕妇膳食营养素摄入量研究显示，除维生素 A、维生素 C、钙和铁以外，其他各营养素摄入量与新生儿出生体重皆呈正相关关系。总能量、碳水化合物和锌的摄入量与巨大儿发生率显示正相关关系，而维生素 A、维生素 B_2、钙、铁摄入量则显示负相关关系。适量增加总能量和蛋白质摄入量可以降低低出生体重儿的发生概率[20]。

4.3 膳食模式与妊娠合并症及妊娠结局的关系

近年来，越来越多的研究开始关注孕期不同膳食模式对妊娠合并症及妊娠结局的影响。因为食物成分以及营养素之间并不是孤立存在的，各种食物与营养素之间存在交互影响，仅通过对单一营养素或食物成分的研究并不能解释这些相互作用。膳食模式研究被认为能较为全面地概括个体的膳食特点，有助于进一步了解孕期膳食状况对妊娠合并症（如妊娠糖尿病）和妊娠结局的影响。表4-3中列出了近年来关于我国孕期妇女膳食模式与妊娠合并症和妊娠结局关系的研究，包括妊娠糖尿病（gestational diabetes mellitus, GDM）、孕期增重、孕期贫血、新生儿出生体重、婴儿认知发育等。

表4-3　孕妇膳食模式与妊娠合并症和妊娠结局关系的研究

题目	调查时间与对象	膳食模式	结果	作者及局限性
孕期膳食模式与妊娠糖尿病的关联研究	2021年12月至2022年7月，在新疆医科大学第一附属医院产检，449名孕24～28周的孕妇	根据因子载荷较高食物种类分成如下膳食模式：①薯类-杂粮；②禽畜肉类-甜点；③奶蛋-水产品；④菌类蔬菜-动物内脏；⑤水果-豆类；⑥咸菜-面食；⑦饮料-坚果	89例诊断为GDM，患病率19.82%。多因素Logistic回归模型分析，以薯类-杂粮模式为参考，禽畜肉类-甜点模式（OR=0.242，95%CI：0.086～0.678）和水果-豆类模式（OR=0.093，95%CI：0.025～0.342）与GDM患病存在统计学关联；相比于薯类-杂粮模式，禽畜肉类-甜点模式、水果-豆类模式可能降低GDM的发生风险	马奕竹等[21] 回顾性单中心调查，存在可能影响结果的回忆偏倚
主成分分析法研究深圳地区妊娠糖尿病孕妇营养素摄入及膳食模式调查	2018年1月至2021年9月，在深圳地区4所医院进行常规产检，孕期≤16周的1289名孕妇	采用食物频率调查受试者妊娠22～26周食物摄入情况，根据主成分分析得到5种膳食模式：①蔬菜-大豆；②坚果-谷物；③禽肉-海鲜；④鱼-肉-蛋；⑤米面-水果	Logistic回归模型分析，校正混杂因素，鱼-肉-蛋模式和米面-水果模式得分水平与GDM存在显著关联，孕妇增加对鱼-肉-蛋模式的依从性将增加罹患GDM的风险，增加对米面-水果模式的依从性将降低GDM发生风险	文慧丽等[22] 主成分分析中膳食模式归类受主观影响，食物频率调查存在回忆偏倚

题目	调查时间与对象	膳食模式	结果	作者及局限性
孕中期膳食模式与孕期增重关系的前瞻性研究	2017 年 2～7 月，在成都三甲妇幼保健医疗机构产前门诊，首次就诊孕 8～14 周 1004 名孕妇	参照《中国食物成分表》18 类食物，获得 3 种孕中期膳食模式：①奶蛋全谷物型膳食模式；②饮料甜点型膳食模式；③传统型膳食模式	多重线性回归分析，饮料甜点型膳食模式因子得分与孕期总增重和孕晚期增重速率之间呈正相关（分别为 β=0.370, 95%CI: 0.103～0.636, P=0.007; β=0.014, 95%CI: 0.000～0.027, P=0.049），传统型膳食模式因子得分与孕期总增重呈负相关（β=−0.285, 95%CI: −0.555～−0.015, P=0.039）	蔡聪捷等[23] 24h 回顾法调查 3 日内摄入食物的种类及数量，可能存在回忆偏倚
北京市妇女孕期膳食与孕期增重关系的研究	2018 年 4 月至 2020 年 12 月 108 名孕妇，分别于孕 12 周和孕 37 周，采用半定量食物频率问卷进行膳食调查	使用主成分分析，提取三种主成分：①奶类、大豆、坚果、瘦畜禽肉、鱼虾类、蔬菜类；②高大豆类、精加工谷物和薯类、低蛋类；③水果类和薯类食物	孕期增重与瘦畜禽肉类食物和薯类食物的摄入量呈正相关（$P<0.05$），与奶类和鱼虾类食物的摄入量呈负相关（$P<0.05$）；以高大豆类、精加工谷物和薯类、低蛋类食物摄入为主要特征的膳食模式得分与孕期增重呈显著正相关（$P<0.05$）	陈宇涵等[24] 主成分分析提取的膳食模式归类受主观影响，食物频率调查存在回忆偏倚，且半定量的偏差较大
基于因子分析研究孕妇膳食模式与妊娠期体质量增长的关系	2020 年 1 月至 2021 年 3 月，在盘锦辽油宝石花医院产科门诊产检，830 名妊娠中期孕妇进行 24h 膳食调查	采用因子分析构建 3 种膳食模式：主食模式、均衡模式、西方模式	Logistic 回归模型分析，主食模式高分组中妊娠早期体重增长量和妊娠中期体重增长速率超过 IOM 标准的风险均较高；西方模式高分组中妊娠中期体重增长速率超过 IOM 标准的风险较高；均衡模式高分组中妊娠中期体重增长速率超过 IOM 标准的风险较低，提示膳食模式中主食模式和西方模式与妊娠期体重增长过多有关	孙雪等[25] 调查人群存在地域局限性，24h 膳食调查问卷通常难以反映一个时期的膳食状况
新疆维吾尔自治区孕妇膳食模式与贫血的关系	2019 年 7 月至 2020 年 7 月，新疆 4 个县（市）401 名 4～42 周孕妇	基于主成分分析，归纳 6 种膳食模式：①海产-粗粮；②干海菜-禽肉；③精制谷物-畜肉内脏；④蔬果-坚果；⑤酸奶-加工肉；⑥奶蛋-坚果类	Logistic 回归模型分析，精制谷物-畜肉内脏膳食模式贫血发生风险最低，与除蔬果-坚果模式外其他各膳食组差异均有统计学意义（$P<0.05$）	杨振等[26] 从孕早期到分娩，跨度较大，例数少，影响因素很多，易导致分析结果偏倚

题目	调查时间与对象	膳食模式	结果	作者及局限性
孕早期饮食模式与新生儿出生体重的关联研究	2020年10月至2021年9月，在湖北省妇幼保健院和山西医科大学第一医院产检，妊娠<16周1139名妇女	因子分析得出6种膳食模式：①动物蛋白为主型；②营养丰富型；③酒精型；④饮料型；⑤熏烤-腌制型；⑥主食-豆制品型	回归结果：动物蛋白为主型模式中分组发生低出生体重风险比低分组降低54%（OR=0.46，95%CI：0.24～0.89）；熏烤-腌制型模式高分组发生低出生体重儿风险是低分组的2.19倍（OR=2.19，95%CI：1.04～4.63）；营养丰富型模式高分组发生巨大儿风险是低分组的2.64倍（OR=2.64，95%CI：1.15～6.06），提示孕早期的膳食模式可能影响新生儿出生体重	罗娟等[27]受试者为产科门诊就诊孕妇，采用食物频率问卷，均可能存在一定选择性或回忆偏倚
农村妇女孕期膳食模式对婴儿认知发育的影响	2018年1月至2019年12月，228对进入队列研究的母亲和其所生满12月龄婴儿	基于主成分分析，孕中晚期3种膳食模式：腌制型（包括腌菜/酸菜、火腿/腌肉），动物蛋白型（包括动物内脏、畜禽肉、鱼虾），传统型（包括土豆/红薯、米面及制品、蔬菜）	多元回归分析：孕期越偏向传统型膳食模式，婴儿认知得分越低（β=-12.272，P=0.002），即孕期传统型膳食有可能延迟婴儿认知能力发育	李玉萍等[28]采用食物频率问卷回忆孕期食物摄入频率存在较大的回忆偏倚
母亲孕期膳食模式与子代发生室间隔缺损的相关性研究	2016年6月1日至12月1日，以2岁以内、经临床与超声心动图确诊单纯室间隔缺损73例患儿为病例组，其他先天性发育性疾病73例儿童为对照组	膳食频率调查，通过因子分析共得到4种不同膳食模式：①果蔬优蛋白膳食模式；②动物性食物膳食模式；③高钠高脂膳食模式；④水产品膳食模式	校正混杂因素后，母亲孕期果蔬优蛋白膳食模式和水产品膳食模式与子代单纯室间隔缺损发病呈负相关（均P<0.05），提示母亲孕期富含蔬菜、水果、优质蛋白和水产品的膳食模式可能有助于降低子代单纯室间隔缺损的发病风险	赵安达等[29]单中心研究、食物频率问卷调查回顾性研究，存在一定的回忆偏倚；研究设计属于病例对照研究，无法进行因果推论

综上所述，除交通不便的偏僻地区、山区还有少数孕妇存在蛋白质-能量摄入不足的问题，大部分地区孕妇膳食中存在的问题主要是膳食不平衡，多种微量营养素摄入量偏低，有些营养素长期处于较低水平（如维生素D和钙）。因此孕妇在注意改善膳食、增加奶类制品摄入量基础上，对处于高危妊娠的妇女应在医生指导下适当选择营养素补充剂，将有助于改善孕妇的营养状况，降低发生妊娠合并症和不良出生结局的风险，提高出生人口质量。

4.4　改善孕期膳食结构的展望

整体上看，我国孕妇的膳食结构仍不尽合理，多数微量营养素摄入水平低于推荐摄入量或适宜摄入量，钙和维生素 D 的摄入量长期严重不足，同时面临来自脂肪的能量超过推荐量的问题。

4.4.1　普及推广孕期合理营养与保健科普知识

全国范围的营养调查结果提示，我国孕期妇女膳食中存在的问题不是资源不足，主要是利用不合理的问题。因此需要提供科学的孕期膳食安排知识，权威学术机构、团体应在提供孕期健康教育、咨询与膳食指导方面发挥积极作用。

4.4.2　关注高龄妊娠妇女的膳食改善

在我国全面放开"二孩、三孩"后，有较多年龄较大妇女怀孕或准备生育二胎或三胎，其本身可能孕前就存在超重或肥胖、血糖和 / 或血脂异常等代谢性疾病，如糖尿病或脂质代谢异常，因此应研究并及早进行膳食指导干预和营养改善。

4.4.3　定期评价孕妇膳食状况

及时发现孕妇膳食中存在的问题，如偏食、挑食、模式不合理等，指导孕妇根据妊娠进程及时调整膳食结构，以满足孕妇和胎儿的全面营养需求，预防妊娠合并症和降低发生不良妊娠结局的风险。

4.4.4　改善多种微量营养素的营养状况

城乡孕妇微量营养素缺乏或不平衡较为常见。目前我国多种微量营养素补充或营养改善用于 GDM、HDP 的干预试验甚少。需要根据我国孕妇的营养特点、存在的突出营养与健康问题，研究孕期甚至备孕期（孕前 3 ～ 6 个月）多种微量营养素联合补充的时机、持续时间和剂量。

4.4.5 探索孕期膳食模式对妊娠合并症和妊娠结局的影响

研究单一食物成分或营养素，通常难以评价孕期的膳食组成的合理性，应重点研究孕期膳食模式对妊娠合并症和出生结局的影响。然而，上述关于孕妇膳食模式的研究，主要是基于主成分进行膳食模式分类，不同程度地受调查者的主观影响，而且该类调查中通常采用食物频率或半定量的食物频率调查问卷，常存在较大的回忆偏倚。如何规范评价孕期的膳食模式仍需要研究。

（董彩霞，王欣，王淑霞）

参考文献

[1] 中国营养学会.中国居民膳食指南（2022）.北京：人民卫生出版社，2022.

[2] Mumbare S S, Maindarkar G, Darade R, et al. Maternal risk factors associated with term low birth weight neonates: a matched-pair case control study. Indian Pediatr, 2012, 49(1): 25-28.

[3] 魏佳，曾繁煜，贾文妍，等.孕前体质量指数及孕期增重与早产关系.临床军医杂志，2022, 50(1): 27-30.

[4] 刘海燕，张国荣，刘新荣，等.合理孕期营养状况对降低高危妊娠结局的影响.中国医药导报，2016, 13(5): 91-94.

[5] 高稚，杨兴华.孕前体重指数及孕期增重对新生儿体重影响及其交互作用.中国生育健康杂志，2022, 33(3): 222-227.

[6] 胥芹，杨英，蔺莉，等.孕前 BMI 和孕期增重与孕期血压水平的相关性研究.中国计划生育学杂志，2018, 26(10): 941-946.

[7] 马梓汶，庄伯乐，奚杰，等.孕前体质指数和孕期增重速率与妊娠期高血压疾病的相关性.中国妇幼保健，2023, 38(2): 201-204.

[8] 林艳琼.孕前体质指数和体质量增加与妊娠期并发症及母婴结局的关系.中国妇幼保健，2022, 37(14): 2533-2536.

[9] 王杰.中国居民营养与健康状况监测报告（2010—2013）之十：中国孕妇乳母营养与健康状况.北京：人民卫生出版社，2020.

[10] 国家卫生健康委疾病预防控制局.中国居民营养与慢性病状况报告（2020 年）.北京：人民卫生出版社，2021.

[11] 中国营养学会.中国居民膳食营养素参考摄入量（2023 版）.北京：人民卫生出版社，2023.

[12] 赵丽云，丁钢强，赵文华.2015—2017 年中国居民营养与健康状况监测报告.北京：人民卫生出版社，2022.

[13] 古丽柯孜·艾力.孕妇膳食营养及其体内叶酸、维生素 D 等营养素状况研究 [D]. 乌鲁木齐：新疆医科大学，2021.

[14] 牛翠茹，赵媛，毛宝宏，等.兰州市 7093 例孕妇常见膳食微量元素摄入水平现状调查.中国妇幼保健，2019, 34(13): 3057-3059.

[15] 李改玲.孕期膳食营养状况对新生儿出生及母婴血生化指标的影响.中国中西医结合儿科学，2014, 6(3): 242-244.

[16] Imdad A, Bhutta Z A. Maternal nutrition and birth outcomes: Effect of balanced protein-energy supplementation. Paediatr Perinat Epidemiol, 2012, 26(Suppl 1): S178-S190.

[17] 邓维，黄健.孕妇早期微量元素变化与妊娠不良结局相关性研究.临床医学，2016, 36(1): 85-87.

[18] Ramakrishnan U, Grant F, Goldenberg T, et al. Effect of women's nutrition before and during early pregnancy on maternal and infant outcomes: A systematic review. Paediatr Perinat Epidemiol, 2012, 26(Suppl 1): S285-S301.

[19] 朱萍.孕妇孕晚期营养素摄入情况对新生儿出生体重的影响.东方药膳，2020 (10): 29.

[20] 毛宝宏，王燕侠，李静，等.孕期膳食铁及维生素 A 摄入水平对低出生体质量儿的影响研究.中国预防医学杂志，2020, 21(8): 884-890.

[21] 马奕竹，赵效国，朱启英，等.孕期膳食模式与妊娠糖尿病的关联研究.预防医学，2023, 35(4): 286-290.

[22] 文慧丽，刘晓军，陈佳佳，等.主成分分析法研究深圳地区妊娠糖尿病孕妇营养素摄入及膳食模式调查.中国优生与遗传杂志，2022, 30(11): 2073-2078.

[23] 蔡聪捷，董洪利，庞欣欣，等.孕中期膳食模式与孕期增重关系的前瞻性研究.四川大学学报 (医学版)，2020, 51(6): 822-827.

[24] 陈宇涵，李雍，赵润茏，等.北京市妇女孕期膳食与孕期增重关系的研究.营养学报，2021, 43(5): 430-435.

[25] 孙雪，唐宾宾，于静.基于因子分析研究孕妇膳食模式与妊娠期体质量增长的关系.中国卫生统计，2021, 38(6): 926-929.

[26] 杨振，王琛琛，孙亚红，等.新疆维吾尔自治区孕妇膳食模式与贫血的关系.中国预防医学杂志，2022 (8): 570-576.

[27] 罗娟，曹夏萌，赵凯，等.孕早期饮食模式与新生儿出生体重的关联研究.中国计划生育和妇产科，2023, 15(3): 88-92.

[28] 李玉萍，陈颖，陈舒旗，等.农村妇女孕期膳食模式对婴儿认知发育的影响.中国儿童保健杂志，2022, 30(3): 244-248.

[29] 赵安达，赵克娜，江海冰，等.母亲孕期膳食模式与子代发生室间隔缺损的相关性研究.上海交通大学学报（医学版），2018, 38(2): 195-199.

第 **5** 章

孕期妇女常见的营养缺乏症

　　孕妇营养状况的优劣不仅关系到其自身健康状况，还将影响胎儿发育成熟、新生儿健康状况甚至会影响子代成年期疾病的易感性；孕期某些营养素缺乏或过多还可导致胚胎畸形，增加出生缺陷发生率。因此关注和改善孕妇的营养与健康状况，将对提高下一代身体素质和国家可持续发展的人才储备具有重要战略意义。孕期能量和营养素摄入不足不利于孕妇适宜增重，还容易导致早产、低出生体重儿发生率[1, 2]；而摄入过多会引起增重过多和产后体重滞留[3]，还可增加巨大儿[4, 5]、婴儿成年后肥胖及慢性代谢性疾病的发生风险[6-8]。

　　营养是胎儿生长发育正常的基础，妇女孕前和孕期营养状态在决定成功妊娠、胚胎早期发育进程、预防不良妊娠结局中发挥重要作用[9]。孕期妇女中常见的营养缺乏包括缺铁导致的贫血、维生素 A 和维生素 D 缺乏、碘营养不足与个例碘摄取过量的风险等。

5.1 贫血

贫血，特别是缺铁性贫血（iron deficiency anemia, IDA）是孕期妇女常见的营养缺乏病，主要发生在发展中国家和贫困地区[10]，我国孕妇贫血主要为缺铁性贫血。孕妇发生缺铁性贫血不仅危害孕妇健康，也将导致胎儿体内铁储存减少，妊娠期贫血或低血红蛋白含量与孕产妇、围产期死亡率有关，以及增加流产、早产、低体重儿甚至死胎发生率[11, 12]。

5.1.1 贫血的全国监测结果

根据 2010 ～ 2013 年我国居民营养与健康状况监测结果，孕妇平均血红蛋白含量（平均值 ± 标准差）为（122.9±15.3）g/L，其中大城市孕妇为（123.0±14.3）g/L，中小城市孕妇为（121.5±15.1）g/L，普通农村孕妇为（123.0±14.6）g/L，贫困农村孕妇为（124.5±17.6）g/L。全国孕妇贫血率为 17.2%，其中大城市与中小城市孕妇贫血率分别为 15.4% 和 18.1% ；北方孕妇患贫血风险大于南方（OR=1.39，CI：1.15 ～ 1.68），孕中、晚期贫血风险高于孕早期（OR=1.79，CI：1.31 ～ 2.43 和 OR=2.11，CI：1.56 ～ 1.85）[13, 14]。2012 年我国孕妇贫血患病率比 10 年前全国调查结果下降 11.7 个百分点[15, 16]，提示我国孕妇贫血特点为轻度流行，北方地区和孕中、晚期妇女是需要重点干预人群。2015 ～ 2017 年我国居民营养与健康状况的监测结果显示，我国孕妇的贫血患病率城乡均呈现持续下降趋势，但是仍随孕期进程，贫血患病率升高，然而城乡患病率的差异显著降低。2002 ～ 2017 年我国孕妇及不同孕期贫血患病率，如图 5-1 所示。

5.1.2 贫血的区域性调查结果

江苏和浙江的 14 个城市 1993 ～ 2005 年的调查结果显示，孕早期、孕中期、孕晚期妇女贫血患病率分别由 53.3%、45.6%、64.6% 下降到 11.4%、22.8% 和 44.6%。2013 年 1 月至 2017 年 12 月在北京市通州区妇幼保健院住院分娩的 32097 例单胎孕妇的血红蛋白水平、社会人口学特征、本次妊娠情况等资料研究显示，单胎孕妇孕晚期贫血率为 13.0%，其中轻度贫血占 85.3%、中度贫血占 14.7%[19]。2017 年 1 月至 2018 年 12 月重庆地区孕妇血红蛋白水平研究结果显示，孕早、中、晚期的贫血率分别为 1.3%、7.8%、5.4% ；随着孕周的逐渐增大，血红蛋白水平降低，到

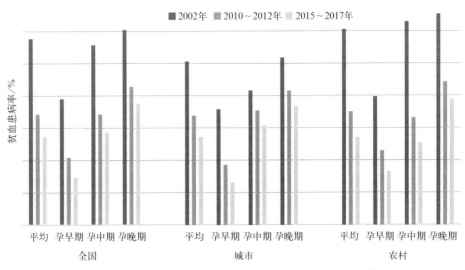

纵轴：贫血患病率/%

平均　孕早期　孕中期　孕晚期　　　平均　孕早期　孕中期　孕晚期　　　平均　孕早期　孕中期　孕晚期

全国　　　　　　　　　　　城市　　　　　　　　　　　农村

图 5-1　2002～2017 年我国孕妇及不同孕期贫血患病率 [16-18]

孕晚期逐渐回升，同时随着年龄的增加，血红蛋白水平呈下降趋势 [20]。孕晚期妇女贫血仍是一个重要公共卫生问题。

5.1.3　贫血的影响因素

追溯孕妇贫血原因，除了铁缺乏，还可能伴有多种微量营养素缺乏（如维生素 C、维生素 A、维生素 B_2 以及相关营养素摄入量不足等），还有膳食习惯、膳食结构等更深层原因。孕妇贫血患病率与南北方、职业、孕期、怀孕期间是否诊断过贫血，以及怀孕前半年是否服用过叶酸、锌或维生素 A 有关系，与孕妇民族、年龄、人均年收入、文化程度、怀孕次数、是否做过婚前或孕前检查及孕前 BMI 的相关性尚有争议。

5.1.3.1　保护性因素

妊娠前半年内服用过叶酸或同时服用维生素 A 和铁是预防孕妇贫血的保护性因素。在我国，缺铁性贫血是妊娠期最常见的贫血类型，约占妊娠期贫血的95%。妊娠期胎儿生长发育及孕妇血浆容量的增加，均需要摄入大量的铁，尤其在妊娠中晚期，如果存在孕妇铁摄取不足或吸收不良均可引起贫血。我国尚无孕期常规补充铁剂的公共卫生建议，孕妇铁营养的唯一来源往往是膳食。根据国内的研究，我国孕妇在孕早期膳食铁的摄入量往往已经达到或者超过了推荐摄入量

（recommended nutrient intake, RNI），因此，在妊娠前半年单纯补充铁剂对孕期贫血的影响不大，但同时补充维生素 A 可以有效促进铁的吸收、转运，提高机体对铁的利用，改善贫血状态 [21-23]。补充叶酸可能降低因叶酸缺乏所造成的贫血。2010 ～ 2013 年全国居民营养与健康状况调查中发现怀孕前半年单纯服用含铁补充剂对孕期的贫血并没有显著影响，但如果同时补充叶酸、维生素 A 和铁或同时补充维生素 A 和铁则可改善孕期贫血状况。

锌是人体必需的微量元素，参与多种细胞功能。关于锌对贫血的影响有很多研究，国内学者研究发现 [24]，孕妇血清锌水平越低，贫血越严重，并且缺锌时可出现类似缺铁性贫血的症状。国外学者 [25] 研究了铁缺乏孕妇同时补充铁和锌可显著提高铁水平，而单独补铁没有明显作用。2010 ～ 2013 年全国居民营养与健康状况监测显示妊娠前半年补充锌可显著降低孕期贫血，但妊娠前半年是否补充锌并没有纳入到多因素 Logistic 回归模型中。由于锌和铁之间的相互作用机制尚不明确，因此建议对我国孕妇采取铁与多种微量元素同时补充的方法预防贫血 [26]。

5.1.3.2　危险因素

我国国土面积较大，各地区地理环境、生活方式和膳食结构有很大差异，国内各地报道的孕妇贫血患病率差异较大，范围为 13.2% ～ 55.2%[27-29]。北方地区孕妇患贫血的风险更高，这可能与调查地区的经济发展水平有关。总的来说，经济水平较高的地区，生活水平相对较好，医疗服务水平较高，其贫血的患病率也相对较低。由于我国居民膳食结构主要是以植物性食物为主，虽然近年来动物性食物的比例不断提高，但根据《中国居民营养与慢性病状况报告（2020 年）》我国居民膳食中能量的主要来源，谷类食物仍占 53.1%，动物性食物仅占 15.0%[15]。由此可见，我国居民膳食铁的主要来源仍为植物性食物，因此在物产丰富的南方地区，膳食中铁的来源比较丰富，而北方地区由于受地理环境的影响食物种类相对单一，这也可能是北方孕妇贫血患病率相对较高的原因。

孕妇孕中、晚期患贫血的风险比孕早期更高。与 2002 年我国居民营养与健康调查的孕晚期贫血率（30.3%）相比较，2010 ～ 2013 年监测结果显示我国孕妇的贫血率得到明显改善。然而，不同孕期贫血率的差异仍非常明显，孕晚期 21.4% 显著高于孕早期、孕中期，这与随孕周增加胎儿生长发育加速、对铁的需要量相应增加以及红细胞体积的增加严重滞后于血浆容量的增加等因素有关 [30]。提示孕中、晚期是孕妇贫血发生的高危时期，除了要积极预防孕早期贫血，更应重视孕中、晚期贫血的预防和治疗。

有研究结果显示 [31]，孕妇贫血与社会经济状况、家庭的经济状况和孕妇的文化程度、职业等因素有关。2010 ～ 2013 年全国居民营养与健康状况监测的结果显示，不同家庭年收入和文化程度对孕妇贫血患病率没有显著的统计学差异[32]。但是，孕妇贫血患病率还是随收入、文化程度的提高呈现降低的趋势[33]，职业为专业技术人员的孕妇贫血患病率显著低于其他职业的孕妇，并且职业为专业技术人员中高中以上学历者占95.1%；职业为农林牧渔业生产人员的孕妇贫血患病率最高，这类人群中高中以上学历者仅占14.3%；该研究定义的专业技术人员主要包括国家机关、事业单位的管理人员、办事人员和其他相关人员，这些职业的人员有比较完善和规范的医疗保障，也更容易接触和接受妇幼保健或孕期保健的教育与指导。此调查结果还显示，怀孕期间诊断过患有贫血的孕妇贫血率显著高于没有被诊断过患有贫血或未检查过的孕妇，提示诊断为贫血的孕妇应加强后续的治疗，努力纠正贫血状况；而且之前未进行过体检的孕妇贫血率高达23.4%，说明应加强对孕妇的贫血筛查，尽早预防和治疗孕期贫血。

总之，贫血仍然还是我国城乡孕妇中常见营养缺乏病。根据WTO对贫血患病程度的划分，我国孕妇贫血属轻度流行（贫血患病率为5.0%～19.9%）。生活在北方，孕中、晚期是孕妇贫血的危险因素，而怀孕前半年服用叶酸或同时服用维生素A和铁剂是预防孕期贫血的保护因素。根据近年调查，即使在营养和经济条件较好地区，铁缺乏症和贫血也很常见。

5.2 维生素A缺乏症

维生素A参与了胚胎发育和生育功能维持，母体维生素A营养状况是影响胎儿和新生儿维生素A营养状况的主要因素，孕期，特别是孕早期维生素A缺乏或过量可增加胎儿不同器官发生先天畸形风险，维生素A缺乏还可能导致夜盲症。WHO推荐有以下情况的地区应补充维生素A：有≥5%的女性上一次妊娠存在夜盲症病史，或≥20%的孕妇血清视黄醇水平＜0.70μmol/L[34]。

5.2.1 维生素A的全国监测结果

2010～2013年我国居民营养与健康状况监测数据显示，全国、城市和农村孕妇血清视黄醇含量[$P_{50}(P_{25}～P_{75})$]为1.58（1.20～2.02）μmol/L、1.61（1.22～2.06）μmol/L、1.53（1.18～1.98）μmol/L。大城市显著低于中小城市[1.50（1.00～2.03）μmol/L和1.63（1.32～2.06）μmol/L，$P=0.033$]；孕妇维生素A缺乏率（血清视黄醇<0.70μmol/L）为5.4%，大城市高于中小城市（11.5%和4.0%，$P<0.001$）；城市孕妇维生素A边缘缺乏率（血清视黄醇0.70～1.05μmol/L）的

比例更高，大城市和中小城市孕妇分别为 14.0% 和 7.9%[13]。

根据 2015 ～ 2017 年全国监测的孕妇血清视黄醇含量[18]，孕妇维生素 A 营养状况得到一定的改善，血清视黄醇含量中位数为 1.68μmol/L，城市和农村分别为 1.72μmol/L 和 1.65μmol/L；维生素 A 缺乏率明显降低，全国为 0.9%，城乡分别为 0.8% 和 1.2%；边缘性缺乏率降低，全国为 8.7%，城市和农村分别为 7.5% 和 10.5%。

5.2.2 维生素 A 的区域性调查结果

2014 年北京海淀区调查结果显示，孕妇早期和晚期维生素 A 缺乏（血清视黄醇 < 0.3mg/L）很常见（38.2% 和 35.1%），重度缺乏（血清视黄醇 < 0.2mg/L）分别为 3.0% 和 29.5%[35]。2016 年 1 ～ 12 月河北省、河南省、黑龙江省、山西省、陕西省、天津市等六省（直辖市）的 1 家市级以上妇产专科医院进行孕妇维生素 A、维生素 E 营养状况调查显示，我国北方地区孕妇维生素 A 平均水平为（0.43±0.10）mg/L，以缺乏和边缘缺乏为主要表现，检出率为 7.3%。天津市缺乏及边缘缺乏比例最高（17.3%），其次是黑龙江省（12.9%）、河北省（6.1%）、河南省（4.5%）、山西省（4.1%）。陕西省检出率最低，为 3.1%。对于 ≥ 35 岁高龄孕妇，维生素 A 缺乏及边缘缺乏检出率（6.4%）低于 < 35 岁孕妇人群（7.4%）[36]。2015 年我国成人慢性病与营养状况监测，采用多阶段分层整群随机抽样方法，共调查了 4862 名孕妇，采用高效液相色谱法测定视黄醇含量。结果显示，我国城市孕妇血清维生素 A 含量中位数 0.49mg/L（P_{25} ～ P_{75}: 0.38 ～ 0.64mg/L），且在不同年龄、民族、体质指数、教育程度和孕期亚组间均存在显著性差异（$P < 0.05$）。孕妇维生素 A 边缘缺乏率、缺乏率分别为 7.5% 和 0.8%，且在不同年龄、民族、孕期的差异具有统计学意义（$P < 0.05$）。孕晚期孕妇的边缘缺乏率为 10.1%，缺乏率为 1.6%；18 ～ 25 岁孕妇的边缘缺乏率为 9.4%，缺乏率为 0.7%。和 2010 年的调查结果相比，2015 年我国城市孕妇血清维生素 A 水平有所上升，缺乏率大幅下降，但仍存在一定比例的边缘缺乏[37]。

上述调查结果说明，我国孕妇严重维生素 A 缺乏已不常见，边缘性缺乏还常见，这与我国居民膳食构成仍以植物性食物为主有关，维生素 A 的摄入量主要来自其前体物类胡萝卜素。故应适当增加预形成维生素 A 的（动物来源）食物摄入量，或在医生指导下补充含维生素 A 的营养补充剂，治疗和预防孕妇边缘性维生素 A 缺乏。我国城市 2015 年孕妇维生素 A 营养状况和 2010 年相比有较大改善，但仍需重点关注孕晚期和年龄较小以及高龄孕妇，除了增加富含维生素的食物和类胡萝卜素食物的摄入量，也可在医生指导下适量补充维生素 A。

5.3　维生素 D 缺乏症

人群维生素 D 缺乏是全球普遍存在的营养缺乏病，尤其是在那些暴露日光很少的人群。孕妇维生素 D 缺乏增加妊娠合并症发生风险，如妊娠糖尿病、先兆子痫等，影响胎儿发育、增加早产和新生儿低出生体重发生风险等。

5.3.1　维生素 D 的全国监测结果

2010 ～ 2013 年我国居民营养与健康状况监测数据显示，城市孕妇血清 25(OH)D_3（25-羟维生素 D_3）含量 [P_{50}（P_{25} ～ P_{75}）] 为 15.41（11.79 ～ 20.23）μg/L，大城市显著低于中小城市 [14.71（11.15 ～ 19.07）μg/L 和 16.02（12.65 ～ 21.365）μg/L，$P<0.001$]；孕妇维生素 D 缺乏率高达 74.3%；严重缺乏率大城市高于中小城市（30.6% 和 26.0%）[13]。

2015 ～ 2017 年的全国监测结果显示，全国、城市和农村孕妇的血清 25(OH)D_3 含量中位数分别为 13.0μg/L、12.9μg/L 和 13.2μg/L；缺乏率分别为 42.0%、43.0% 和 40.4%；不足率分别为 45.5%、44.6% 和 46.8%，说明我国孕妇维生素 D 不足和缺乏仍是突出的营养问题[18]。

5.3.2　维生素 D 的区域性调查结果

国内多项调查结果显示，孕期超过 90% 妇女维生素 D 营养状况较差，仅个别孕妇血清 25(OH)D_3 含量能达到推荐适宜水平（＞ 50nmol/L）[38,39]；孕妇维生素 D 营养状况通常夏秋季略高些，冬春季最差[40]。与低血清 25(OH)D_3 水平有关的因素包括：生活地方、季节、年龄、皮肤颜色或民族习惯、暴露日光多少、膳食习惯以及缺少维生素 D 强化食品等[40,41]。2015 年 1 月到 2016 年 12 月上海地区的一项研究显示，23396 例妊娠早期（孕龄≤ 90d）孕妇血清中 25(OH)D 水平为 42.0（17.6 ～ 76.6）nmol/L，第 5 百分位和第 95 百分位的 25(OH)D 分别为 20.2nmol/L 和 70.7nmol/L；初产妇 18170 例（77.7%），经产妇 5226 例（22.3%），孕妇平均年龄 30.0（24.0 ～ 38.0）岁，BMI 20.7（16.5 ～ 27.6）kg/m²，春（3 ～ 5 月）、夏（6 ～ 8 月）、秋（9 ～ 11 月）、冬（12 月至次年 2 月）检测的例数分别为 5878 例、5554 例、5974 例、5990 例，25(OH)D 分别为 40.0（29.3，52.7）nmol/L、46.2（35.6，57.2）nmol/L、43.8（33.1，54.8）nmol/L、37.2（26.9，49.9）nmol/L，两者的差异非常显著（$P < 0.001$）[42]。2018 ～ 2019 年，广州地区孕妇维生素 D 营养状况研究显示，孕妇血清 25(OH)D 浓度的中位数和上下四分位数为 47.05（35.10，59.60）nmol/L，其中 57% 孕妇维生素 D 缺乏，33.7% 维生素 D 不足，维生素 D 充足者仅占 9.3%。广州地区孕妇孕晚期普遍存在维生素 D 不足或缺乏，季节和户外运动时长是孕妇血清 25(OH)D 水平的主要影响因素。需要加强妊娠期间维生素 D 相关知识教育，指导孕妇适当增加户外活动时长，根据天气及季节情况合理安排阳光暴露时间。孕妇血清 25(OH)D 浓度与空腹血糖、血脂呈负相关，孕期良好的维生素 D 营养水平可能在维持正常糖脂代谢以获得良好的妊娠结局中发挥重要作用[43]。

5.3.3 维生素 D 的影响因素

胎儿生长发育所需要的维生素 D 完全来源于母体，母体通过胎盘转运途径提供 25(OH)D$_3$ 和 1,25(OH)$_2$D$_3$ 给胎儿。也有的研究分析了孕妇维生素 D 营养状况与胎儿发育以及生育结局的关系，维生素 D 缺乏可能与胎儿及新生儿的多种不良结局有关，如影响胎儿及新生儿的骨骼和大脑发育等[44, 45]。Amegah 等[46] 涵盖 18 项研究的荟萃分析结果显示，血清 25(OH)D$_3$ < 75nmol/L 时，与 <32 ～ 34 周和 < 35 ～ 37 周发生早产的风险增加有关，分别增加了 83%（95%CI：1.23，2.74）和 13%（95%CI：0.94，1.36），而且发生早产的风险与 25(OH)D$_3$ 水平呈负相关。北京的一项研究表明，分娩前孕妇和新生儿的严重维生素 D 缺乏［血清 25(OH)D$_3$ < 25nmol/L］率分别为 54.5% 和 46.6%，母体血清 25(OH)D$_3$ 水平与脐带血呈正相关，严重维生素 D 缺乏母亲分娩的新生儿出生体重、身长和头围均显著低于母亲血清 25(OH)D$_3$ > 25nmol/L 组[47, 48]；另一项孕妇维生素 D 缺乏组［血清 25(OH)D$_3$ 为（30.8±9.9）nmol/L］与对照组［血清 25(OH)D$_3$ 为（56.8±5.3）nmol/L］比较的结果显示，缺乏组新生儿的神经发育（MDI 和 PDI 指数）显著低于对照组[49]；孕期维生素 D 缺乏还增加新生儿发生维生素 D 缺乏和低出生体重风险[50]。低血清 25(OH)D$_3$ 可能与胰岛素抵抗有关，也是 GDM 的危险因素[51]。应关注和改善我国孕妇的维生素 D 营养状况。

5.4 碘营养缺乏

孕期碘需要量显著增加，碘缺乏可引起母亲和胎儿甲状腺功能低下和损害胎儿神经系统发育。食盐加碘被证明是改善人群碘营养状况的最佳方法，是我国防治人群碘缺乏病的基本国策[52]。

根据全国性监测数据，我国居民总体碘营养状况处于适宜水平，有些偏远省份欠发达地区仍不同程度存在碘缺乏或摄入量不足。尿碘被认为是评价人群碘营养状况的重要指标。根据 2015 ～ 2017 年我国居民营养与健康状况监测报告，2015 年我国孕妇尿碘中位数为 146.0μg/L，城市和农村分别为 147.0μg/L 和 143.9μg/L，其中有 51.8% 的孕妇尿碘含量低于 150.0μg/L，只有 31.3% 的孕妇尿碘含量处于适宜水平（150 ～ 249μg/L），还分别有 14.6% 和 2.3% 的孕妇尿碘含量介于 250 ～ 499μg/L 和大于 500μg/L（提示存在碘摄入过量风险）[18]。

我国部分省市孕妇碘营养状况的调查结果汇总于表 5-1。结果显示，孕妇碘营养状况不容乐观，不足的比较多（尿碘 < 150μg/L）。例如，2011 年北京市 450 份孕妇尿碘结果显示，尿碘含量中位数为 155.2μg/L，位于适宜水平下限，碘营养不足（尿碘 < 150μg/L）比例为 47.3%[53]；天津、浙江和上海的调查结果也在 50% 左右[54-56]。然而有少数孕妇尿碘水平超过 500μg/L（北京 3.3%、浙江 3.6%、上海 7.5%、天津 1.9% 和广东中山 8.4%），提示个别情况存在碘过量风险[57]，需要关注我国人群"碘过量"可能导致的健康风险。

表 5-1　我国部分省市孕妇碘营养状况（尿碘水平）

地点	调查时间	调查方法	样本量	尿碘中位数/(μg/L)	碘营养状况 /（μg/L）①				文献来源
					<150	150 ～ 249	250 ～ 499	≥ 500	
北京	2011	概率抽样	450	155.2	47.3	31.8	17.6	3.3	李阳桦等[53]
浙江	2009	整群抽样	423	148.7	50.4	22.9	37.4	3.6	楼晓明等[55]
上海	2009	围产保健及住院	600	161.4	45.3	26.2	21.0	7.5	方铭喜等[56]
天津	2013 ～ 2014	随机抽样	545	124.6	62.7	24.5	10.9	1.9	刘忠慧等[54]
广东中山	2011	随机抽样	450	154.0	8.5	65.3	26.2	8.4	卢浩青等[58]

① 构成比 /%。

2018 年 1 月至 2020 年 12 月，陕西省宝鸡市 12 个县区采集孕妇家中食用盐样品 3783 份，盐碘中位数为 24.00mg/kg，不同年份间盐碘中位数比较差异有统计学意义（H=118.22，$P < 0.01$）；共检测孕妇尿样 3783 份，尿碘中位数为 192.44μg/L，城区、平原、山区间孕妇尿碘中位数（205.08μg/L、193.61μg/L、182.75μg/L）比较差异有统计学意义（H=17.53，$P < 0.01$），不同孕期间孕妇尿碘中位数（早、中、晚：194.47μg/L、198.19μg/L、183.54μg/L）比较差异有统计学意义（H=6.18，$P < 0.05$），不同年龄组间孕妇尿碘中位数比较差异无统计学意义（H=2.25，$P >$

0.05）。宝鸡市孕妇碘营养总体上处于适宜水平。仍需加强重点人群的健康教育，倡导科学食用碘盐，提高孕妇碘营养水平[59]。

不同地区间妊娠期妇女碘营养水平存在差异，需要专门制定科学的碘营养补充计划，以期改善妊娠期妇女碘营养缺乏的状况。嘉兴市属于碘缺乏地区，妊娠期妇女处于碘营养缺乏的状态，孕晚期碘缺乏问题尤为严重。2018～2020年，嘉兴市共收集2538名妊娠期妇女的家庭食用盐样和尿样。妊娠期妇女碘盐覆盖率为86.45%，合格碘盐食用率为82.07%；食用盐的盐碘中位数为22.80μg/L，各地区妊娠期妇女食用盐碘中位数间的差异有统计学意义（H=141.23，$P < 0.01$）。妊娠期妇女尿碘中位数为120.75μg/L，低于推荐适宜水平（150μg/L），各地区妊娠期妇女尿碘中位数间的差异有统计学意义（H=31.75，$P < 0.01$）。妊娠期妇女是否食用碘盐在本研究中与尿碘水平无关（Z=-1.799，$P > 0.05$），不同孕周妊娠期妇女尿碘中位数差异有统计学意义（H=14.27，$P < 0.01$）[60]。

近年的研究结果显示，孕妇对碘缺乏病的认知度较高，但对于如何预防和发现碘缺乏病的执行度不高。2021年7月1～31日，对首都医科大学附属北京友谊医院建档产检的266例孕早期孕妇进行问卷调查，248例（93.23%）孕妇知晓碘是人体的必需营养素，134例（50.38%）孕妇知晓缺碘会造成甲状腺功能减退，172例（64.66%）孕妇知晓碘缺乏会造成胎儿和婴幼儿智力体格发育障碍，仍有74例（27.82%）孕妇不知晓缺碘对母儿均有影响。242例（90.98%）孕妇知晓吃含碘高的食物可以补碘，184例（69.17%）孕妇选择食用加碘盐补碘，只有37例（13.91%）孕妇认为需要服用碘补充剂。有136例（51.13%）孕妇知晓孕期需要补充碘，并且对于孕期何时开始补碘、碘的摄入量、碘补充剂的选择知晓程度均不高（14.66%～25.00%）。50%以上孕妇（148例，55.64%）不知如何测定人体碘含量，仅有少数孕妇知晓通过测定尿碘（39例，14.66%）、血碘（51例，19.17%）检测人体碘含量。有94例（35.34%）孕妇通过医院宣教获取碘营养相关知识[61]。

5.5 其他微量营养素缺乏

5.5.1 孕妇钙摄入量的调查

尽管在已发表的《2015—2017年中国居民营养与健康状况监测报告》[18]中，没有孕妇膳食钙摄入量的数据，但是根据育龄妇女的食物消费量和膳食钙摄入量的数据估计，奶类制品摄入量每人每日仅18.1g（城市和农村分别为28.4g和11.0g），每人每日膳食钙的摄入量为307.4mg（城市和农村分别为328.5mg和292.8mg），与2010～2012年和2002年的调查结果相比没得到明显改善[16,17]，均远低于推荐膳食摄入量。因此我国孕妇钙摄入量严重不足，提示存在钙缺乏的问题。

5.5.2　孕妇叶酸摄入量的调查

根据《2015—2017年中国居民营养与健康状况监测报告》[18]，2015年我国孕妇叶酸缺乏率为5.7%，农村高于城市（7.3%和4.5%），以西部地区缺乏率为最高（8.4%）。

5.5.3　孕妇锌摄入量的调查

根据《2015—2017年中国居民营养与健康状况监测报告》[18]，基于血清锌含量判定，我国孕妇锌缺乏率为3.5%，城市高于农村（4.0%和2.9%）。

5.6　改善孕妇营养缺乏症的展望

整体上看，我国孕妇的膳食结构仍不尽合理，多数微量营养素摄入水平低于RNI或适宜摄入量（AI），孕妇贫血仍是常见的营养缺乏病；城市孕妇超重与肥胖发生率和妊娠合并症呈上升趋势，需要关注对妊娠结局的影响。

5.6.1　贯彻落实相关的法律法规

我国政府一直把妇女营养与健康状况的改善作为促进性别平等的优先领域，应完善和落实国家颁布实施的《中华人民共和国母婴保健法》《中华人民共和国人口与计划生育法》等法律和《中国妇女发展纲要（2021—2030）》；重视满足妇女在生命周期各阶段的健康服务需求，改善孕妇的营养与健康状况，提高其生存质量。

5.6.2　加强重点地区的防治工作

加强对北方孕妇和孕中、晚期孕妇缺铁和缺铁性贫血以及其他微量营养素缺乏的防治工作；通过应用多种媒体手段，开展社区健康教育，普及改善孕妇微量营养素营养状况和预防缺乏的知识，对高发人群（如高龄孕妇）进行重点防治。

5.6.3　改善孕前的微量营养素营养状况

孕前补充适量含铁等微量营养补充剂是一种有效改善孕期铁和其他微量营养素营养状况、预防贫血和不良出生结局的有效方法。如孕前补充铁剂和其他微量营养素可使机体获得适量储备，缓解或减轻孕末期的耗竭。例如，从孕中期开始补充铁剂并持续整个孕期，可使产后 2 个月有较高的血红蛋白水平，6 个月时体内血清铁蛋白含量高于没有补充的孕妇。

5.6.4　重视孕早期微量营养素营养状况

鉴于孕中、晚期贫血与孕早期贫血程度和铁营养状况密切相关[62]，孕期贫血预防应始于孕早期，尤其是属于低年龄、低文化程度、外来人口的妇女，最好开始于孕前的 1 ～ 3 个月。基于现有研究结果，联合补充铁、叶酸、视黄醇和维生素 B_2 等多种微量营养素预防贫血的效果优于单独补充铁和叶酸[63]，然而还需要研究补充铁的剂量、多种微量营养素联合补充的配伍剂量和补充持续时间。

5.6.5　积极主动应对孕妇营养状况面临的双重挑战

多项调查结果显示，城乡孕妇均不同程度存在营养不平衡的问题，即存在营养缺乏和 / 或营养过剩，因此重视和改善孕妇的营养与健康状况，是预防不良出生结局、新生儿及婴儿营养不良较为经济、简单而有效的措施，也是使我国人口综合素质提高进入良性循环的重要措施之一。

（董彩霞，姜珊，李静，王淑霞）

参考文献

[1] 魏佳，曾繁煜，贾文妍，等 . 孕前体质量指数及孕期增重与早产关系 . 临床军医杂志，2022, 50(1): 27-30.

[2] 李改玲 . 孕期膳食营养状况对新生儿出生及母婴血生化指标的影响 . 中国中西医结合儿科学，2014, 6(3): 242-243, 244.

[3] Raju S, Cowdell F, Dyson J. A systematic review of women's experiences of interventions to prevent excessive gestational weight gain. Nurs Womens Health, 2023, 27(3): 211-219.

[4] 高稚，杨兴华 . 孕前体重指数及孕期增重对新生儿体重影响及其交互作用 . 中国生育健康杂志，2022, 33(3): 222-227.

[5] 陈晓雯，胡文胜，朱旭红，等 . 孕前体质指数、孕期增重对巨大儿发生的影响 . 预防医学，2020, 32(4): 414-417.

[6] 胥芹，杨英，蔺莉，等 . 孕前 BMI 和孕期增重与孕期血压水平的相关性研究 . 中国计划生育学杂志，

2018, 26(10): 941-946.

[7] 马梓汶，庄伯乐，晏杰，等．孕前体质指数和孕期增重速率与妊娠期高血压疾病的相关性．中国妇幼保健，2023, 38(2): 201-204.

[8] 林艳琼．孕前体质指数和体质量增加与妊娠期并发症及母婴结局的关系．中国妇幼保健，2022, 37(14): 2533-2536.

[9] Ramakrishnan U, Grant F, Goldenberg T, et al. Effect of women's nutrition before and during early pregnancy on maternal and infant outcomes: A systematic review. Paediatr Perinat Epidemiol, 2012, 26 (Suppl 1): S285-S301.

[10] Stevens G A, Finucane M M, De-Regil L M, et al. Global, regional, and national trends in haemoglobin concentration and prevalence of total and severe anaemia in children and pregnant and non-pregnant women for 1995—2011: A systematic analysis of population-representative data. Lancet Glob Health, 2013, 1(1): e16-e25.

[11] Zhang Q Y, Ananth C V, Rhoads G G, et al. The impact of maternal anemia on perinatal mortality: a population-based, prospective cohort study in China. Ann Epidemiol, 2009, 19(11): 793-799.

[12] Kozuki N, Lee A C, Katz J, et al. Moderate to severe, but not mild, maternal anemia is associated with increased risk of small-for-gestational-age outcomes. J Nutr, 2012, 142(2): 358-362.

[13] 胡贻椿，陈竞，李敏，等．2010—2012年中国城市孕妇贫血及维生素A、维生素D营养状况．中华预防医学杂志，2017, 51(2): 125-131.

[14] 姜珊，庞学红，段一凡，等．2010—2012年中国孕妇贫血流行状况及相关因素．中华预防医学杂志，2018, 52(1) : 21-25.

[15] 国家卫生健康委疾病预防控制局．中国居民营养与慢性病状况报告（2020年）．北京：人民卫生出版社，2021.

[16] 荫士安．中国妇女营养与健康状况（育龄妇女、孕妇和乳母）——2002年中国居民营养与健康状况调查．北京：人民卫生出版社，2008.

[17] 王杰．中国居民营养与健康状况监测报告（2010—2013）之十：中国孕妇乳母营养与健康状况．北京：人民卫生出版社，2020.

[18] 赵丽云，丁钢强，赵文华．2015—2017年中国居民营养与健康状况监测报告．北京：人民卫生出版社，2022.

[19] 韩娜，王实，刘珏，等．2013—2017年北京市通州区32097例孕妇孕晚期贫血发生情况及其影响因素研究．中国生育健康杂志，2021, 32(5): 447-449, 470.

[20] 邓兴，孙婷婷．重庆地区孕妇人群血红蛋白水平探讨及其相关性因素的分析．实验与检验医学，2022, 40(3): 313-314, 319.

[21] 王培成，杨生秀，刘秀英，等．不同年龄组孕期妇女营养素摄入及膳食状况分析．宁夏医科大学学报，2016, 38(5): 61-65.

[22] 杨生秀，刘晓玲．银川市某院产前检查孕妇膳食营养状况调查．宁夏医科大学学报，2014, 36(1): 52-55.

[23] 修新红，万爱华，任志伊，等．1314例育龄妇女缺铁性贫血发病现状调查．现代妇产科进展，2003, 12(6): 436-438.

[24] 黄刚．贫血孕妇微量元素检测结果分析．中国社会医学杂志，2008, 25(1): 60-61.

[25] Nishiyama S, Kiwaki K, Miyazaki Y, et al. Zinc and IGF-I concentrations in pregnant women with anemia before and after supplementation with iron and/or zinc. J Am Coll Nutr, 1999, 18(3): 261-267.

[26] Ma A G, Chen X C, Wang Y, et al. The multiple vitamin status of Chinese pregnant women with anemia

and nonanemia in the last trimester. J Nutr Sci Vitaminol (Tokyo), 2004, 50(2): 87-92.

[27] 马文军, 邓峰, 许燕君, 等. 广东省居民膳食营养状况研究. 华南预防医学, 2005, 31(1): 1-5.

[28] 兰易, 黄健容. 1000 例妊娠中期妇女贫血状况及原因分析. 重庆医学, 2014 (21): 2792-2794.

[29] 李先锋. 河南省林州市妊娠期妇女贫血情况的调查分析. 求医问药（学术版）, 2012, 10(4): 706.

[30] Melku M, Addis Z, Alem M, et al. Prevalence and predictors of maternal anemia during pregnancy in Gondar, Northwest Ethiopia: An Institutional Based Cross-Sectional Study. Anemia, 2014, 2014: 108593.

[31] Lin L, Wei Y M, Zhu W W, et al. Prevalence, risk factors and associated adverse pregnancy outcomes of anaemia in Chinese pregnant women: a multicentre retrospective study. BMC Pregnancy Childbirth, 2018, 18(1): 111.

[32] 刘丽珍, 李俊梅. 孕期缺铁性贫血影响因素分析及防治. 基层医学论坛, 2012 (16): 2110-2111.

[33] 周晓军, 何春燕, 林晓宁, 等. 重庆市四区县孕产妇贫血现状及其影响因素调查. 中国妇幼卫生杂志, 2011, 2(5): 210-215.

[34] Organization World Health. WHO recommendations on antenatal care for a positive pregnancy experience. Geneva: World Health Organization, 2016.

[35] 蒋红清, 陈寒, 倪君君. 北京市孕妇常规保健下血清维生素 A、E 水平现状. 解放军医学院报, 2015, 36(11): 1118-1121.

[36] 李浩, 倪君君, 郑春梅. 2016 年我国北方地区孕妇维生素 A、E 营养状况调查. 中国医药导报, 2019, 16(9): 64-67,82.

[37] 陈竞, 王睿, 李卫东, 等. 我国城市孕妇维生素 A 营养状况及变化趋势. 营养学报, 2020, 42(6): 542-546.

[38] 杨立颖, 张巍, 范玲, 等. 北京城区健康育龄妇女血清 25- 羟维生素 D 水平及胰岛素抵抗的关系. 中国妇产科临床杂志, 2012, 13(4): 263-266.

[39] Pérez-López F R, Pilz S, Chedraui P. Vitamin D supplementation during pregnancy: An overview. Curr Opin Obstet Gynecol, 2020, 32(5): 316-321.

[40] 庄学玲, 竺智伟, 朱东波, 等. 孕母和新生儿维生素 D 水平及其相关因素的分析. 中华儿科杂志, 2012, 50(7): 498-503.

[41] Mithal A, Wahl D A, Bonjour J P, et al. Global vitamin D status and determinants of hypovitaminosis D. Osteoporos Int, 2009, 20(11): 1807-1820.

[42] 丁艳, 徐茵, 王翼, 等. 妊娠早期妇女维生素 D 营养状况调查. 中华临床营养杂志, 2018, 26(5): 278-283.

[43] 李艳会. 广州孕妇维生素 D 营养现状及其与糖脂代谢和妊娠结局关系研究. 广州: 南方医科大学, 2020.

[44] 宋淑军, 张文颖, 司少艳, 等. 孕期 VD 缺乏以及对胎儿的影响. 中国骨质疏松杂志, 2013, 19(9): 998-1002.

[45] Kiely M E, Wagner C L, Roth D E. Vitamin D in pregnancy: Where we are and where we should do. J Steroid Biochem Mol Biol, 2020, 201: 105669.

[46] Amegah A K, Klevor M K, Wagner C L. Maternal vitamin D insufficiency and risk of adverse pregnancy and birth outcomes: A systematic review and meta-analysis of longitudinal studies. PLoS One, 2017, 12(3): e0173605.

[47] Song S J, Si S Y, Liu J L, et al. Vitamin D status in Chinese pregnant women and their newborns in Beijing and their relationships to birth size. Public Health Nutr, 2013, 16(4): 687-692.

[48] Song S J, Zhou L, Si S Y, et al. The high prevalence of vitamin D deficiency and its related maternal

factors in pregnant women in Beijing. PLoS One, 2013, 8(12): e85081.

[49] 池美珠，朱琳，金芳芳，等. 孕妇维生素D水平与婴幼儿神经发育影响的初步研究. 中国实用医药，2017, 12(15): 25-27.

[50] Bowyer L, Catling-Paull C, Diamond T, et al. Vitamin D, PTH and calcium levels in pregnant women and their neonates. Clin Endocrinol (Oxf), 2009, 70(3): 372-377.

[51] Wang O, Nie M, Hu Y Y, et al. Association between vitamin D insufficiency and the risk for gestational diabetes mellitus in pregnant Chinese women. Biomed Environ Sci, 2012, 25(4): 399-406.

[52] 孙殿军. 关于我国碘缺乏病防治工作热点问题的认识与建议. 中国地方病学杂志, 2011, 30(2): 119-122.

[53] 李阳桦，杜丹，任海林，等. 2011年北京市碘缺乏病病情调查结果分析. 中华地方病学杂志, 2014, 33(2): 187-190.

[54] 刘忠慧，王洋，崔玉山，等. 2013年10月—2014年8月天津市孕妇食盐摄碘量及碘营养水平调查. 实用预防医学, 2016 (12): 1436-1439.

[55] 楼晓明，莫哲，丁钢强，等. 浙江省沿海地区孕妇及哺乳期妇女碘营养状况调查. 中国地方病学杂志, 2011, 30(6): 602-605.

[56] 方铭喜，翟迎九，薛莉，等. 上海市浦东新区周浦和康桥地区孕妇碘营养状况及新生儿足跟血促甲状腺激素水平分析. 中国地方病学杂志, 2012, 31(1): 74-77.

[57] Shi X G, Han C, Li C Y, et al. Optimal and safe upper limits of iodine intake for early pregnancy in iodine-sufficient regions: A cross-sectional study of 7190 pregnant women in China. J Clin Endocrinol Metab, 2015, 100(4): 1630-1638.

[58] 卢浩青，朱海玲，赖栋. 2011年某市区孕妇及哺乳期妇女碘营养状况的监测. 中国医药指南, 2013, 11(33): 393-394.

[59] 刘梅，杨培荣，车卫锋. 2018—2020年地方病防治专项三年攻坚行动期间陕西省宝鸡市孕妇碘营养状况分析. 中华地方病学杂志, 2022, 41(2): 135-138.

[60] 周哲华，胡赞. 2018—2020年嘉兴市妊娠期妇女碘营养状况分析. 中国地方病防治杂志, 2021, 36(6): 538-541.

[61] 柳燕伟，勾宝华，吕霜. 基于问卷调查的孕妇碘营养认知情况调查与分析. 中国医刊, 2022, 57(10): 1139-1142.

[62] 林咏惟，周雅琳，赵润茏，等. 孕早期女性铁营养状况及其影响因素分析. 北京大学学报（医学版），2023, 55(4): 600-605.

[63] Ma A G, Schouten E G, Zhang F Z, et al. Retinol and riboflavin supplementation decreases the prevalence of anemia in Chinese pregnant women taking iron and folic Acid supplements. J Nutr, 2008, 138(10): 1946-1950.

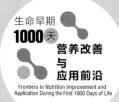

生命早期
1000天
营养改善
与
应用前沿
Frontiers in Nutrition Improvement and
Application During the First 1000 Days of Life

孕妇和乳母营养
Nutrition in Pregnant and Lactating Women

第 6 章

中国孕妇健康状况

随着我国全面放开"二孩、三孩",每年约有近 1000 万育龄妇女怀孕,这是一个非常庞大而又具有特殊生理状况的人群,其结果将会影响到我国未来国民经济可持续发展的人才储备。孕期时体内经历了一系列非常复杂的生理调整过程,孕妇健康状况的优劣不仅关系到其自身健康状况,还将影响胎儿发育成熟、新生儿健康状况甚至子代成年期疾病的易感性;孕期某些营养素缺乏或过多还可导致胚胎畸形,增加出生缺陷发生率。据报道,我国 2013 年 6 岁以下儿童低体重率为 2.5%、生长迟缓率为 8.1%、消瘦率为 2.0%,婴儿低出生体重率为 3.3%[1],所有这些以及围产儿死亡率、新生儿神经管畸形等均与其母亲的营养和健康状况有直接或间接关系。

6.1 超重与肥胖

超重与肥胖正在全球范围内流行，孕妇群体中也呈升高趋势。孕妇超重与肥胖（包括孕前超重与肥胖和孕期增重过多）会直接或间接影响妊娠结局，除了对母体（包括代谢异常，如 GDM、产前子痫等）和后代产生近期影响，如死胎、早产、难产与剖宫产、巨大儿、出生缺陷（神经管畸形）、产后出血和感染等，还可能对后代长期健康状况造成一系列不良影响 [2-4]，如发生超重和肥胖以及心脑血管疾病等慢性病风险增加 [5, 6]。

6.1.1 超重与肥胖的全国监测结果

根据我国 2010 ～ 2013 年居民营养与健康状况监测结果，参照美国医学研究院推荐值，我国妇女孕中、晚期增重过多率分别为 53.6% 和 46.5%，而且食用水果较多的孕妇增重较多（OR=1.46，95%CI：1.01 ～ 2.11）[7]；2013 年全国居民营养与健康状况监测结果表明，孕期增重 P_{50}（P_{25} ～ P_{75}）为 15.0（10.0 ～ 19.0）kg，孕期增重不足、适宜和过多的比例分别为 27.2%、36.2% 和 36.6%，孕期增重过多与居住地区、孕前 BMI、文化程度、职业和产次有关，而且孕期增重过多者剖宫产、分娩巨大儿、其后代超重和肥胖率以及母体产后体重滞留的风险显著高于孕期增重正常和增重不足者 [8]。

利用 2010 ～ 2013 年我国居民营养与健康状况监测数据和 2015 年中国成人慢性病与营养监测两轮调查数据进行分析。以中国体质指数标准判定，2015 年孕妇孕前低体重率、适宜率、超重率和肥胖率分别为 16.0%、66.0%、14.9% 和 3.1%，孕妇妊娠中期增重不足率、适宜率和过多率分别为 14.6%、27.2% 和 58.2%，妊娠晚期增重不足率、适宜率和过多率分别为 12.7%、31.5% 和 55.8%。孕前超重女性较孕前适宜体重者发生妊娠中期增重过多的比值为 1.53（95%CI：1.19 ～ 1.99），发生妊娠晚期增重过多的比值为 2.05（95%CI：1.59 ～ 2.63）。与 2012 年比较，2015 年孕期增重过多率城乡均呈升高趋势。经产妇（生育第二胎）是妊娠晚期增重适宜的保护因素。2015 年中国孕妇孕前低体重、妊娠中晚期增重不足情况得到改善，但孕前超重率、肥胖率和妊娠中晚期增重过多率增加 [9]。

6.1.2 超重与肥胖的区域性调查结果

对北京市 408 名孕早期妇女进行调查，孕前超重 / 肥胖的妇女较多，且部分孕妇空腹血糖较高；部分孕妇外出就餐多，且孕妇在孕早期整体食物消耗量较少的情况下，饮食结构中畜禽肉类、油脂类、甜食、薯类摄入较多，导致糖分、脂肪摄入较多；同时，孕早期妇女体力活动水平较低，所以应尽早开展饮食运动指导，控制体重增长。2018 年 11 月至 2019 年 1 月，北京地区 408 名孕早期妇女的孕前 BMI 为（22.80±3.91）kg/m²，126 名（30.9%）孕妇属于孕前超重 / 肥胖；136 名（33.3%）孕妇的空腹血糖 > 4.6mmol/L；全天各种食物消耗量（包括谷薯类、畜禽肉类等）均低于中国居民平衡膳食宝塔推荐摄入量。孕妇的膳食结构主要有5 种类型，其中最主要的结构以畜禽肉类、谷类、奶类及奶制品、薯类为主，以蔬菜、油炸烧烤糕点类食物、水产品为辅。孕妇从事静息型和轻度体力活动时间及能量消耗分别占全天时间、能量消耗的 87.50% 和 81.50%，中度体力活动时间及能量消耗分别占全天时间、能量消耗的 7.29%（1.75/24）和 18.50%（6.13/33.13），其中 E 级（日常清洁工作）占中度体力活动时间及能量消耗的 57.14%（1.00/1.75）和 48.93%（3.00/6.13），H 级（有氧运动）无人从事[10]。

6.1.3 孕期肥胖对妊娠结局的影响

英国 1994 ～ 2013 年一项涵盖 44060 例孕妇的调查结果显示，与 BMI 18.5 ～ 24.9kg/m² 的相比，肥胖（≥ 30kg/m²）孕妇，甚至中度超重（BMI 25 ～ 29.9kg/m²）都会增加死胎风险[4]；一项包括 22 项研究（1758832 病例）的荟萃分析结果显示，孕期肥胖是子代神经管畸形的重要危险因素，与正常 + 超重组和正常体重组相比，孕期肥胖组汇总发生 OR 值分别为 1.632（95%CI：1.473 ～ 1.808，$Z=9.37$，$P < 0.001$）和 1.682（95%CI：1.510 ～ 1.873，$Z=9.44$，$P < 0.001$），BMI 与神经管畸形呈显著剂量关系（$X^2=41.49$，$P < 0.001$）[2]；肥胖还是孕期感染和脓毒症的独立危险因素[11]。胸部超声心动图结果显示，与不肥胖孕妇相比，肥胖孕妇平均动脉压升高[（88±6）mmHg 与（81±8）mmHg，$P=0.003$，1mmHg=133.322Pa]，左心室质量增加 [（162.8±35.4）g 与（130.8±21.0）g，$P=0.008$][12]。

基于国际或美国推荐值判断，目前我国妇女孕期增重处于适宜范围的比例较低，增重不足与增重过多两者并存（约占 50%），需要根据我国孕妇的健康状况、孕期疾病、妊娠结局和产后母婴健康状况制定我国妇女孕期适宜体重增加值及其范围；对于超重和肥胖的孕妇，应研究早期生活方式干预（运动、膳食、体重增重咨询与指导等）预防孕妇超重和肥胖以及降低 GDM 的效果[13]。

6.2 妊娠合并症

妊娠合并症系指在妊娠期合并发生一种或几种疾病，即此类疾病随妊娠而出现，通常妊娠结束后就不存在，如妊娠期高血压疾病（hypertensive disorders in pregnancy, HDP）、GDM 等，这些合并症影响母婴健康，严重时可危及母婴生命，也是围产期母婴死亡率发生较高时的常见并发症。

6.2.1 腓肠肌痉挛

腓肠肌痉挛，俗称"小腿痉挛"，是我国妇女妊娠期一种常见症状，孕中期、晚期最明显。根据 2010 ～ 2013 年中国居民营养与健康状况监测结果，我国孕妇腓肠肌痉挛发生率为 32.9%，其中孕初期、中期和晚期发生率分别为 11.3%、28.2% 和 50.2%，发生率与孕妇的居住地（农村与城市）、职业（久坐工作或生活方式）、是否罹患 HDP 等有关 [14]。与 2002 年全国调查结果（城乡合计 34.6%）相比，我国妇女妊娠期腓肠肌痉挛发生率没有得到明显改善，与人群维生素 D 和钙营养状况仍没有得到改善有关 [1, 15]。影响因素可参见本书"第 7 章微量营养素营养状况对妊娠结局和子代的影响"中"7.6 妊娠期微量营养素与腓肠肌痉挛"。

6.2.2 妊娠期高血压疾病

妊娠期高血压疾病（HDP）是产科最常见的并发症，包括高血压、子痫前期、子痫、高血压并发子痫前期等一组常见病 [16, 17]。HDP 严重影响母婴健康，是导致孕产妇和围产儿死亡率增加的常见原因之一；增加产后出血、胎盘早剥、新生儿窒息、早产、剖宫产、死胎、新生儿死亡及低出生体重儿的发生风险 [17-19]；HDP 病情越重、发病时间越早，围产儿的死亡风险越高 [20]。根据我国 2000 ～ 2005 年 31 个省、自治区、直辖市监测结果，2005 年全国孕产妇主要死亡原因前三位分别是产科出血、心脏病和 HDP，HDP 造成的孕产妇死亡比例为 4.2/10 万，占死亡率的 9.3% [21]，国内不同地方 HDP 流行病学调查结果汇总于表 6-1，合计总发病率趋势高于 2002 年全国营养与健康状况调查结果（城乡合计发病率 3.0%）。罹患过 HDP 女性远期发生心脑血管疾病风险显著高于无 HDP 病史的女性，而且亚洲女性中更明显 [22-24]。HDP 的发生机制尚未明确，可能与免疫、遗传、钙磷代谢平衡失调有关，积极防治 HDP 是保证母婴平安、减少母婴死亡率的必要措施，应以膳食预防和临床治疗并重。

表 6-1　我国不同地区妊娠期高血压疾病的流行状况

地点	时间	例数	总发病率/%	妊娠期高血压疾病/%				作者
				妊娠期高血压	轻度子痫前期	重度子痫前期	高血压	
长沙	2008～2009	2148	5.21	75.0	17.9	5.3	1.8	邓庚等[25]
重庆	2010	4285	2.38	—	—	—	—	于曼等[26]
武汉	2011	83761	3.66	54.6	29.1	14.4	1.9	周爱芬等[27]
琼海	2012	3120	3.62	17.7	18.6	63.7	—	周爱芬等[28]

注：—表示无相关数据。

近年多项研究结果提示，HDP、重度 HDP 的发病率呈明显上升趋势，而且孕妇发病孕周明显提前，孕产妇年龄越大发生率越高[26, 27]，这与我国高龄妊娠妇女比例的增加有关[29]。多因素分析数据显示，孕产妇年龄、经产妇、多胎、孕前BMI、母亲妊高症史、性格类型、基础舒张压与某些膳食因素等是 HDP 的危险因素，HDP 危险因素既有遗传因素，又有社会心理因素，而且与钙以及维生素 D 代谢异常密切相关，血钙 / 维生素 D 低的孕妇 HDP 的发生率高，孕期合理补钙 / 维生素 D 可显著降低 HDP 发生风险。

6.2.3　妊娠糖尿病

妊娠糖尿病（GDM）是孕期最常见的并发症之一，家族糖尿病史是 GDM 重要危险因素[30]。GDM 除与母婴不良健康结局风险升高有关[31-33]，还会对子代健康产生长期不良影响[34, 35]，如增加剖宫产、早产、分娩巨大儿、胎儿窘迫、代谢紊乱、高胆红素血症、生长失衡以及其他并发症的发生率等[31-33, 36]。全球报告的GDM 患病率为 2%～6%，印度和中东等地区高达 10%～20%[37]。2017 年一项涵盖 40 项（177063 例参加者）欧洲发达国家研究的荟萃分析结果显示，GDM 总患病率为 5.4%（3.8%～7.8%）[38]；2001～2010 年拉丁美洲多中心队列研究结果显示，GDM 患病率为 2.8%，呈上升趋势；2001～2005 年为 2.4%（2.1%～2.8%），2006～2010 年为 3.2%（2.8%～3.6%），是当地妊娠期间最常见代谢紊乱性疾病[31]。天津 1999～2008 年涵盖 105473 例孕妇的年度监测结果显示，GDM 调整患病率从 1999 年的 2.4% 到 2008 年为 6.8%，呈线性上升趋势（$P < 0.001$），2008 年患病率以 30～34 岁为最高（11.3%），最低患病率为 25 岁及以下年龄段孕妇（1.2%）[39]，与 2002 年全国的调查结果（城乡合计 0.6%）相比，患病率上升明显。尽管不同

地区 GDM 患病率差异很大，多项流行病学调查结果显示，亚洲地区 GDM 患病率处于较高水平，膳食因素、膳食模式、肠道菌群（如益生菌）状况等与 GDM 发生发展密切相关 [40]。

尽管膳食因素与 GDM 发生间的因果关系仍有争议，但是以植物性食物为主的膳食模式（低能量 / 低升糖指数膳食）有助于降低 GDM 风险 [41]，而高动物蛋白质、高脂肪和低碳水化合物的膳食模式可能增加发生 GDM 的风险 [40]。早发现 GDM，及时有效控制血糖水平，对改善 GDM 孕妇的妊娠结局具有重要意义。我国传统植物性食物为主的膳食模式，辅以适量鱼禽蛋奶是控制 GDM 的首选膳食疗法，应避免摄取过量水果；采取少食多餐，多摄入富含纤维素和维生素的食物等 [7]；为避免产生饥饿性酮症，不要过分限制饮食 / 节食。科学规律的身体活动，被认为是预防和管理 GDM 的非侵入性治疗方法 [42, 43]；采用科学的营养疗法可以降低空腹血糖、餐后 2h 血糖的水平以及孕 28 周、32 周、36 周和分娩时的体重增长，与对照组相比，还可以降低妊娠期净增重和不良妊娠结局的发生率 [44]。从孕中期开始进行生活方式的干预，包括运动 / 身体活动和健康膳食以及体重控制咨询等，可降低 GDM 发病率、病情进展或代谢失调，预防孕妇过多体重增长和肥胖、降低不良妊娠结局（如巨大儿和剖宫产等）[13, 45-47]。

以往不良生育结局史、孕前 BMI 过高、高龄妊娠、受教育程度低、家族糖尿病史等是 GDM 的高危因素 [38, 48]，维生素 D 缺乏可能与发生胰岛素抵抗有关，也被认为是 GDM 危险因素 [49]。对于确诊 GDM 的孕妇给予二甲双胍、胰岛素或两者联合治疗可降低早产和小于胎龄儿等不良妊娠风险 [31]。

6.3　对孕期健康状况的展望

孕期健康状况优劣关系到母婴健康，而且还将影响胎儿生长发育及成年后的健康状况和慢性病的发生发展轨迹。近年来，随着生活方式的改变，孕期营养不合理的现象日益突出。孕期摄入过多能量导致营养过剩，进而使孕妇体重迅速增加，最终引起代谢紊乱和增加发生妊娠合并症的风险，如高血压、高胆固醇血症、糖尿病等，严重威胁孕妇和新生儿的健康。

6.3.1　推广普及孕期健康教育

孕产妇的健康状况直接影响胎儿的生命安全和发育。通过孕期健康教育，重视强化孕期保健指导，提升孕妇的保健意识，促使孕妇得到来自家庭、社会等多方面的关怀，让家庭和社会都充分认识到孕妇安全与健康的重要性，让孕妇接受规范的健康教育和孕期营养与保健，进而降低孕产妇发生不良妊娠结局的风险，减少孕产妇并发症等相关危险因素。

6.3.2　对孕妇进行个性化营养指导以预防不良妊娠结局

不同孕妇的个体差异很大，包括膳食习惯与营养状况、各项临床指标、不同的妊娠阶段进展等，可通过评估进行科学的针对性膳食指导和干预。个性化精准营养指导，如开设孕妇讲堂、云课堂，定期开展孕期营养与健康知识讲座，以及在医院中设立孕期营养与健康咨询门诊，专业解答孕妇的疑问，通过合理安排膳食控制孕妇体重增长，预防不良妊娠结局。

6.3.3　关注和指导孕妇的健康行为

孕妇在妊娠期不健康的行为将会增加妊娠期高血压、糖尿病、剖宫产、产后出血、胎儿早产、低出生体重儿、死胎等的发生风险。孕期的健康行为通常包括保持规律的体育锻炼或身体活动与合理膳食、避免高风险活动、自我良好的压力管理、与他人维持良好的社会关系、有积极的生活目标等，这些有助于改善孕妇生理、心理状况，提高孕妇对自身健康状况的控制。

6.3.4　加强孕期健康状况监测

通过强化孕期健康状况监测、及时发现和控制妊娠合并症，将会影响产妇妊娠质量及分娩结局。随着生育观念的转变及医学技术的进步，我国高龄产妇的比例不断增加。高龄产妇由于生殖器官功能的不同程度衰退，增加了其发生妊娠合并症及分娩的风险，不仅威胁母亲身体健康，也会增加胎儿宫内窘迫、新生儿窒息、出生缺陷等不良妊娠结局发生率。良好的孕期保健、定期产检和胎儿监测等能够降低高龄产妇并发症的发生风险，对母婴健康起着重要作用。

6.3.5　研究孕期健康状况对妊娠结局的影响

孕期健康状况优劣不仅产生近期影响，包括孕妇自身健康状况、胎儿发育成熟以及出生结局，而且还可能对孕妇和子代的远期健康状况产生影响，如营养相关慢性病发生发展轨迹和易感性。因此，需要设计良好的多中心的出生队列，进行深入系统的研究。

（董彩霞，王欣）

参考文献

[1] 国家卫生健康委疾病预防控制局 . 中国居民营养与慢性病状况报告（2020 年）. 北京：人民卫生出版社，2021.

[2] Huang H Y, Chen H L, Feng L P. Maternal obesity and the risk of neural tube defects in offspring: A meta-analysis. Obes Res Clin Pract, 2017, 11(2): 188-197.

[3] Kobayashi N, Lim B H. Induction of labour and intrapartum care in obese women. Best Pract Res Clin Obstet Gynaecol, 2015, 29(3): 394-405.

[4] Jacob L, Kostev K, Kalder M. Risk of stillbirth in pregnant women with obesity in the United Kingdom. Obes Res Clin Pract, 2016, 10(5): 574-579.

[5] Dello Russo M, Ahrens W, De Vriendt T, et al. Gestational weight gain and adiposity, fat distribution, metabolic profile, and blood pressure in offspring: the IDEFICS project. Int J Obes (Lond), 2013, 37(7): 914-919.

[6] Mamun A A. Maternal obesity during pregnancy is associated with adult offspring cardiovascular morbidity and mortality but may represent confounding by other factors. Evid Based Med, 2014, 19(3): 111.

[7] 毕烨，段一凡，王杰，等 . 2010—2012 年中国孕妇孕期增重状况及其相关因素 . 中华预防医学杂志，2018, 52(1): 26-30.

[8] 王杰，段一凡，庞学红，等 . 2013 年中国足月单胎产妇孕期增重情况及适宜范围探讨 . 中华预防医学杂志，2018, 52(1): 31-37.

[9] 毕烨，王杰，段一凡，等 . 2015 年中国女性妊娠中晚期增重状况及影响因素 . 卫生研究，2022, 51(3): 392-396,416.

[10] 侯益轩，刘燕萍，谷瑞芮，等 . 北京市 408 名孕早期妇女饮食和体力活动现状调查 . 中华现代护理杂志，2020, 6(5): 561-566.

[11] Orr K, Chien P. Sepsis in obese pregnant women. Best Pract Res Clin Obstet Gynaecol, 2015, 29(3): 377-393.

[12] Dennis A T, Castro J M, Ong M, et al. Haemodynamics in obese pregnant women. Int J Obstet Anesth, 2012, 21(2): 129-134.

[13] Sun Y, Zhao H. The effectiveness of lifestyle intervention in early pregnancy to prevent gestational diabetes mellitus in Chinese overweight and obese women: A quasi-experimental study. Appl Nurs Res, 2016, 30: 125-130.

[14] 段一凡，王杰，姜珊，等 . 2010—2012 年中国孕妇腓肠肌痉挛发生率及其相关因素 . 中华预防医学杂志，2018, 52(1): 14-20.

[15] 胡贻椿，陈竞，李敏，等 . 2010—2012 年中国城市孕妇贫血及维生素 A、维生素 D 营养状况 . 中华预防医学杂志，2017, 51(2): 125-131.

[16] 肖兵，高岩，熊庆 . 妊娠期高血压疾病的流行病学研究进展 . 中国计划生育和妇产科，2010, 2(1): 66-69.

[17] Kintiraki E, Papakatsika S, Kotronis G, et al. Pregnancy-Induced hypertension. Hormones (Athens), 2015, 14(2): 211-223.

[18] 叶荣伟，李宏田，马蕊，等 . 妊娠高血压综合征与早产、低出生体重关系队列研究 . 中华预防医学

杂志，2010, 44(1): 70-74.

[19] 何玥，文师吾，谭红专，等 . 妊娠高血压综合征对新生儿出生体重的影响及其与其他因素的交互作用研究 . 中华流行病学杂志，2014, 35(4): 397-400.

[20] 叶荣伟，刘英惠，马蕊，等 . 妊娠高血压综合征、剖宫产与围产儿死亡关系的前瞻性研究 . 中华流行病学杂志，2009, 30(9): 891-894.

[21] 梁娟，王艳萍，朱军，等 . 中国 2000—2005 年孕产妇死亡趋势分析 . 中华流行病学杂志，2009, 30(3): 257-260.

[22] Lin Y S, Tang C H, Yang C Y, et al. Effect of pre-eclampsia-eclampsia on major cardiovascular events among peripartum women in Taiwan. Am J Cardiol, 2011, 107(2): 325-330.

[23] Rylander R. Pre-eclampsia during pregnancy and cardiovascular disease later in life: The case for a risk group. Arch Gynecol Obstet, 2015, 292(3): 519-521.

[24] 赵海燕，陈兴伟，牛建清，等 . 妊娠高血压综合征对远期心脑血管事件的影响 . 中华心血管病杂志，2012, 40(8): 645-651.

[25] 邓庚，蒋卫红，李颖，等 . 长沙市某区妊娠期高血压疾病的流行病学状况及相关危险因素分析 . 中南大学学报（医学版），2011, 36(4): 335-339.

[26] 于曼，张建华，张华 . 妊娠期高血压疾病的临床流行病学分析 . 实用妇产科杂志，2012, 28(7): 581-585.

[27] 周爱芬，赵瑾珠，章一鸣，等 . 武汉市妊娠期高血压疾病及其不良妊娠结局大样本流行病学分析 . 中国妇幼保健，2013, 28(18): 2957-2960.

[28] 邓莉，方碧梅 . 妊娠期高血压疾病的临床流行病学分析 . 海南医学，2015, 26(17): 2602-2603.

[29] 荫士安，王欣 . 关注高龄妊娠妇女的营养与健康 . 中华预防医学杂志，2018, 52(1): 9-13.

[30] Moosazadeh M, Asemi Z, Lankarani K B, et al. Family history of diabetes and the risk of gestational diabetes mellitus in Iran: A systematic review and meta-analysis. Diabetes Metab Syndr, 2017, 11(Suppl 1): S99-S104.

[31] Silva A L, Amaral A R, Oliveira D S, et al. Neonatal outcomes according to different therapies for gestational diabetes mellitus. J Pediatr (Rio J), 2017, 93(1): 87-93.

[32] Grandi C, Tapia J L, Cardoso V C. Impact of maternal diabetes mellitus on mortality and morbidity of very low birth weight infants: A multicenter Latin America study. J Pediatr (Rio J), 2015, 91(3): 234-241.

[33] Boriboonhirunsarin D, Waiyanikorn R. Emergency cesarean section rate between women with gestational diabetes and normal pregnant women. Taiwan J Obstet Gynecol, 2016, 55: 64-67.

[34] American Diabetes Association. Diagnosis and classification of diabetes mellitus. Diabetes Care, 2014, 37 (Suppl 1): S81-S90.

[35] Monteiro L J, Norman J E, Rice G E, et al. Fetal programming and gestational diabetes mellitus. Placenta, 2016, 48 (Suppl 1): S54-S60.

[36] Mesdaghinia E, Samimi M, Homaei Z, et al. Comparison of newborn outcomes in women with gestational diabetes mellitus treated with metformin or insulin: A randomised blinded trial. Int J Prev Med, 2013, 4(3): 327-333.

[37] Galtier F. Definition, epidemiology, risk factors. Diabetes Metab, 2010, 36(6 Pt 2): 628-651.

[38] Eades C E, Cameron D M, Evans J M M. Prevalence of gestational diabetes mellitus in Europe: A meta-analysis. Diabetes Res Clin Pract, 2017, 129: 173-181.

[39] Zhang F, Dong L, Zhang C P, et al. Increasing prevalence of gestational diabetes mellitus in Chinese women from 1999 to 2008. Diabet Med, 2011, 28(6): 652-657.

[40] 杨振宇. 膳食营养干预预防妊娠期糖尿病. 中华预防医学杂志，2018, 52(1): 101-106.

[41] Carolan-Olah M, Duarte-Gardea M, Lechuga J. A systematic review of interventions for Hispanic women with or at risk of gestational diabetes mellitus (GDM). Sexual & Reproductive, 2017, 13: 14-22.

[42] Mottola M F, Artal R. Role of exercise in reducing gestational diabetes mellitus. Clin Obstet Gynecol, 2016, 59(3): 620-628.

[43] Wang C, Wei Y M, Zhang X M, et al. Effect of regular exercise commenced in early pregnancy on the incidence of gestational diabetes mellitus in overweight and obese pregnant women: A randomized controlled trial. Diabetes Care, 2016, 39(10): e163-e164.

[44] Shi M, Liu Z L, Steinmann P, et al. Medical nutrition therapy for pregnant women with gestational diabetes mellitus—A retrospective cohort study. Taiwan J Obstet Gynecol, 2016, 55(5): 666-671.

[45] Wang C, Wei Y M, Zhang X M, et al. A randomized clinical trial of exercise during pregnancy to prevent gestational diabetes mellitus and improve pregnancy outcome in overweight and obese pregnant women. Am J Obstet Gynecol, 2017, 216(4): 340-351.

[46] Kennelly M A, McAuliffe F M. Prediction and prevention of Gestational Diabetes: An update of recent literature. Eur J Obstet Gynecol Reprod Biol, 2016, 202: 92-98.

[47] Chasan-Taber L. Lifestyle interventions to reduce risk of diabetes among women with prior gestational diabetes mellitus. Best Pract Res Clin Obstet Gynaecol, 2015, 29(1): 110-122.

[48] Lin P C, Hung C H, Chan T F, et al. The risk factors for gestational diabetes mellitus: A retrospective study. Midwifery, 2016, 42: 16-20.

[49] Wang O, Nie M, Hu Y Y, et al. Association between vitamin D insufficiency and the risk for gestational diabetes mellitus in pregnant Chinese women. Biomed Environ Sci, 2012, 25(4): 399-406.

第 **7** 章

微量营养素营养状况对妊娠
结局和子代的影响

　　孕妇摄入充足的宏量和微量营养素可促进胚胎及胎儿正常发育 [1]，而营养不良和营养过剩可能导致孕产妇、妊娠和新生儿不良结局，包括自然流产、先天性畸形、妊娠期高血压疾病、早产、小于胎龄儿及神经认知发育不良儿。此外，根据疾病起源的发展模型推测，受母亲营养和代谢状态影响的胎儿，会影响基因表达的表观遗传修饰，进而影响后代在儿童期和成人期的疾病发生、发展轨迹 [2]。本章重点介绍孕妇微量营养素营养状况对妊娠结局和子代的影响。

7.1　妊娠期叶酸与不良妊娠结局

叶酸，又称为维生素 B_9，是一组与蝶酰谷氨酸功能和化学结构相似的一类化合物的统称，在人体内它不能从头合成，需从多种食物中获得，包括动物肝脏、蛋黄和绿叶蔬菜等。叶酸是四氢叶酸和甲基四氢叶酸的前体，四氢叶酸、甲基四氢叶酸和其他叶酸同源物是维持正常红细胞生成所必需的成分，也是遗传物质合成所必需的辅助因子。它们在氨基酸的相互转化中发挥重要作用，如组氨酸与谷氨酸和丝氨酸与甘氨酸的相互转化。

影响孕妇叶酸水平的因素包括遗传、环境和免疫等，这些因素会影响血清叶酸水平，从而增加神经管缺陷（neural tube defect, NTD）和其他叶酸敏感性先天性异常的发生风险，并可能需要通过叶酸补充剂进行预防。遗传因素包括影响叶酸代谢效率的基因多态性，DNA 甲基化和表观遗传学以及染色体异常。环境因素包括膳食叶酸摄入量（食品强化和 / 或膳食补充剂），胃肠吸收效率，接触致畸药物，例如抗癫痫药或叶酸拮抗剂药物，葡萄糖代谢异常（肥胖、1 型和 2 型糖尿病）和使用药物或酒精等。免疫因素包括损害与叶酸相关的生理过程的叶酸受体自身抗体等 [3]。

叶酸缺乏会引起血红蛋白合成减少，形成巨幼细胞贫血等。孕早期叶酸缺乏可引起胎儿神经管缺陷，研究发现补充叶酸可以显著降低先天性神经管缺陷的发生风险。此外，叶酸缺乏与先天性心脏病、妊娠期高血压疾病、胎儿宫内生长受限、复发性流产、胎盘早剥、早产等其他妊娠并发症之间也可能存在联系。1946年，美国 FDA 批准叶酸用于临床；1998 年，IOM 建议育龄妇女的推荐叶酸摄入量增加到每日 400μg；也是从 1998 年起，美国 FDA 要求所有食品制造商在强化谷物产品中添加叶酸，以降低先天性神经管缺陷发生的风险。孕期对叶酸的生理需求增加，叶酸在胎儿生长发育中发挥重要作用，妊娠期间叶酸缺乏对产妇健康和胎儿结局都有重要影响。

7.1.1　叶酸与先天性神经管缺陷

NTD 是世界范围内最常见的先天性畸形之一。NTD 的病因是多因素的，涉及遗传、环境、自身免疫因素，单基因疾病、染色体原因和致畸药物也具有特定作用。NTD 的患病率因地理位置和叶酸补充状况而异。对于有叶酸补充的国家，NTD 发病率估计为 6/10000；在没有叶酸补充的国家，NTD 发病率估计为

18.6/10000。在加拿大，NTD 的患病率为 5.66/10000。在美国，NTD 的发病率约为 10/10000[4-6]。

NTD 是中枢神经系统发育畸形的通称，是由于胚胎发育中胚胎的神经褶未融合所致，其中无脑畸形占 NTD 的 50%，包括颅骨和大脑半球的缺失；神经管尾部部分的异常，称为脊柱裂，表现为脑膜、脊髓和神经根突出，其并发症包括瘫痪或肌肉无力、大小便失禁和智力障碍等，并发症的严重程度取决于脊柱裂的椎体水平和程度。脊柱裂可能是开放的（指缺陷完全暴露或只被一层很薄的膜覆盖）或闭合的（被皮肤或厚膜覆盖），孕妇血清筛查只能检测到开放性缺陷。

1991 ～ 1993 年间在北美环境中没有接触和受益于当前叶酸强化食品的人群中完成的两项随机对照试验（RCT），提供了补充叶酸对 NTD 以及其他主要先天性异常的初级预防以及降低复发的证据，具有里程碑意义[7-9]。

神经管关闭发生在妊娠早期，由于至少 50% 的怀孕是非计划的，但是此时神经管的发育已经在进行中，因此从发现妊娠才开始补充叶酸往往是不够的。美国妇产科学会建议所有有能力怀孕的女性至少在怀孕前 1 个月开始每天补充 400μg 叶酸，至少持续到妊娠 12 周[10]。孕妇每天从强化食品和维生素补充剂中摄入 400μg 叶酸，可将神经管缺陷的风险降低 50%。患 NTD 风险高的女性应补充高剂量的叶酸。然而，并不是所有的 NTD 都可以通过补充叶酸来预防，如产妇肥胖、妊娠前三个月血糖控制不良和与遗传因素有关的 NTD。

7.1.2 叶酸与先天性心脏病

先天性心脏病（congenital heart disease, CHD）是世界上最常见的先天性缺陷之一，危及新生儿生命和健康。发展中国家先天性心脏病的患病率高于发达国家。2016 年，北京市先天性心脏病患病率约为 7.77‰，危重型先天性心脏病病死率高。在先天性心脏病的各种亚型中，室间隔缺损（VSD）是最常见的。目前，先天性心脏病的遗传和环境危险因素已经被确定[11]。

母亲微量营养素状况与子代先天性心脏病的风险相关，微量营养素在许多细胞和生理过程中发挥关键作用。1992 年首次发现叶酸缺乏和先天性心脏病之间存在联系。从那时起，开始关注叶酸或含有叶酸的多种微量营养素与先天性心脏病之间的联系。一项荟萃分析结果显示，母亲补充叶酸与胎儿心血管缺陷风险显著降低相关[12]。中国甘肃的一项出生队列研究报告称，怀孕前补充叶酸可降低胎儿患先天性心脏病的风险，膳食中叶酸摄入量低与先天性心脏病风险增加相关[13]。一项前瞻性巢式病例对照研究结果显示，母体红细胞叶酸浓度每增加 100nmol/L 与子代先天性心脏病发生风险降低相关［aOR（按照每 100nmol/L 调整的 OR）=0.93，95%CI：0.89～0.99］，并且孟德尔随机化结果显示，母体红细胞叶酸浓度每增加 100nmol/L，与后代先天性心脏病发生风险降低显著相关（OR=0.75，CI：0.61～0.92）。但是对于先天性心脏病的初级预防，可能比目前推荐的预防神经管缺陷需要更高的红细胞叶酸目标水平 [14]。

荷兰的一项研究显示，孕期补充叶酸可使先天性心脏病风险降低约 20%[15]。据预测，大约 1/4 的先天性心脏病可以通过及时使用多种维生素来预防 [16]。匈牙利一项历时 17 年的回顾性研究显示，与母亲未服用叶酸的儿童相比，母亲在怀孕期间服用高剂量叶酸的儿童发生室间隔缺损（OR=0.57，95%CI：0.45～0.73）、法洛四联症（OR=0.53，95%CI：0.17～0.94）、大动脉转位（OR=0.47，95%CI：0.26～0.86）和继发房间隔缺损（OR=0.63，95%CI：0.40～0.98）的风险明显降低 [17]。

综合来看，研究证据表明叶酸可以预防某些类型先天性心脏病。当补充叶酸时，似乎是针对严重的先天性心脏病病变具有降低患先天性心脏病的风险。不同人群的风险降低程度不同，这可能与存在肥胖等额外风险因素有关 [18]。

7.1.3　叶酸与妊娠糖尿病

妊娠糖尿病（gestational diabetes mellitus，GDM）是一种常见的妊娠并发症，估计影响全球超过 2000 万名孕妇，并对妇女及其后代造成严重的短期和长期不良后果。预防 GDM 是减少孕妇及其后代不良后果的主要方法之一，这需要在诊断 GDM 之前识别和回避危险因素。多项研究表明叶酸补充似乎与妊娠糖尿病的发生之间存在某种微弱的联系，但其具体机制仍有待进一步探索。

英国一项纳入 4746 名研究对象的队列研究发现，调整年龄、胎次、吸烟状况、种族、家族史、家庭收入和维生素 B$_{12}$ 状况后，妊娠早期高叶酸水平与母体 GDM 发生风险增加相关（aRR=1.11，95%CI：1.036～1.182；P=0.002）[19]。来自上海的一项单中心研究也同样印证了这一结果，该队列共纳入 1058 名孕妇，发生 GDM 180 例（17.01%），患 GDM 孕妇的红细胞叶酸和维生素 B$_{12}$ 水平显著高于非 GDM 孕妇（P 值分别为 0.045 和 0.002），且与 1h 和 2h 血糖呈正相关。妊娠早期每日补充叶酸会增加 GDM 的风险，OR（95%CI）为 1.73（1.19～2.53）（P=0.004）。与红细胞叶酸含量为 400ng/mL 的孕妇相比，红细胞叶酸含量 ≥ 600ng/mL 的孕妇发生 GDM 的概率高 1.60 倍；校正后 OR（95%CI）为 1.58（1.03～2.41）（P=0.033）[20]。安徽的一项研究观点与前述两项研究一致，认为妊娠前三个月摄入叶酸补充剂与 GDM 风险增加相关 [21]。叶酸补充与妊娠糖尿病发病和预防及它们之间的机制仍需要进一步研究。

7.1.4　叶酸与子痫前期

　　子痫前期是妊娠期间最严重的并发症之一，可增加母亲和胎儿过早死亡的风险。子痫前期的症状主要是高血压和蛋白尿。迄今为止，子痫前期的病因尚不清楚。目前公认的子痫前期的发病机制主要是血管内皮细胞的多因子激活和损伤。有子痫前期病史的孕妇未来发生心血管疾病的风险高于正常孕妇，提示子痫前期与心血管疾病可能有共同的发病机制[22]。

　　同型半胱氨酸是心血管疾病的独立危险因素。当同型半胱氨酸含量升高时，很容易被氧化形成同型半胱氨酸化合物，同时产生过氧化氢和超氧化物自由基，损伤血管内皮细胞，引起一系列血管损伤[23]。有报道称，同型半胱氨酸是妊娠期高血压疾病发生的原因之一，子痫前期母亲的同型半胱氨酸水平高于对照组［中位数7.64（IQR 5.06 ～ 11.00）μmol/L 和 6.96（IQR 4.75 ～ 9.60）μmol/L；$P < 0.001$］[24]。

　　同型半胱氨酸在体内的一个重要代谢途径是通过甲基化途径再合成蛋氨酸。这个反应需要亚甲基四氢叶酸还原酶催化亚甲基四氢叶酸还原为甲基四氢叶酸。叶酸是这种酶的辅助因子，并且由叶酸提供一个甲基供体来再生蛋氨酸。因此，叶酸可能在子痫前期的发生和进展中起着至关重要的作用。研究表明高同型半胱氨酸血症和低叶酸状态的孕妇相对于对照组有发生子痫前期的多重风险[25]。大量数据表明，口服叶酸可降低子痫前期的发生率。在一项研究中，受试者每天服用大剂量叶酸（3 ～ 9mg/d）能够显著降低子痫前期的早期发作[26]。因此，妊娠期服用叶酸可能通过降低同型半胱氨酸水平，预防或延迟子痫前期的发生。而Fernández 等[27] 则认为妊娠早期同型半胱氨酸的升高与子痫前期的发生并不相关，而子痫前期的早期给药并不能降低子痫前期的发生率。叶酸补充与子痫前期预防之间的证据矛盾。2016 年发表的一项 Meta 分析认为，不能确定妊娠期补充叶酸是否能预防妊娠期高血压或子痫前期[28]。也有研究认为，从孕前至孕中期每日补充叶酸≥ 800μg 者，妊娠期高血压和子痫前期的风险明显升高。校正混杂因素后，差异仍存在[29]。关于叶酸是否可以降低子痫前期发病率目前仍存在争议，需要设计良好的多中心临床随机双盲安慰剂对照试验进行验证。

7.1.5　叶酸与自然流产

　　一项 Meta 分析纳入了关于补充维生素预防自然流产的随机试验，发现相比于未补充叶酸，补充叶酸（可能联用了复合维生素和 / 或铁剂）并未降低早发性或晚发性自然流产的风险[30]。而且，一项前瞻性队列研究纳入了经历过 1 ～ 2 次流产后再次尝试妊娠、体内叶酸水平充足的健康女性，发现孕前血清叶酸水平较低与不排卵率更高、不能受孕或流产均无关 [31]。

7.1.6　叶酸与早产

当前，早产仍然是围产期死亡的重要原因之一。既往早产史是再次早产最重要的危险因素之一，但是大多数早产的发生并不存在明显的病史及危险因素。叶酸和早产关系存在几个假说，首先，补充叶酸可能影响早期胎盘形成过程和胎盘发育，调节基质金属蛋白酶的分泌；其次，胚胎着床过程中微量营养素状况和同型半胱氨酸水平可能在炎症中起作用。一项用小鼠的实验研究表明，妊娠期间补充叶酸通过一种抗炎机制降低了早产的发生 [32-34]。然而，一项 Meta 分析探讨了叶酸补充剂在降低早产风险方面的作用，发现妊娠期间补充叶酸并不能预防早产的发生。叶酸与预防早产之间的关系还需要进一步的研究证实。

7.1.7　叶酸与多胎妊娠

双绒双胎妊娠发生率与甲基四氢叶酸还原酶（MTHFR）突变分布之间存在关联，所以引发了研究者对叶酸和多胎妊娠之间关系的思考。一些模型研究根据随机试验的汇总结果指出，为预防 NTD 而补充叶酸使双卵双胎妊娠增加了 45%（OR=1.45，95%CI：1.06 ～ 1.98） [35, 36]。然而，有关补充叶酸的大型前瞻性研究发现，双胎妊娠略有减少（OR=0.91，95%CI：0.82 ～ 1.00） [37]。

7.2　妊娠期维生素 B_{12} 与不良妊娠结局

维生素 B_{12} 也称为钴胺素，存在于多种动物性食品中，包括肉、奶制品和蛋。维生素 B_{12} 在蛤蜊和肝脏中的含量最高，这解释了在发现维生素 B_{12} 的作用之前，食用大量肝脏对治疗恶性贫血的作用。植物性食物不含维生素 B_{12}，但含有动物制品或添加维生素 B_{12} 的植物性食物除外 [38, 39]。体内维生素 B_{12} 的总贮存量为 2 ～ 5mg，其中约一半贮存于肝脏。如果停止摄入或吸收维生素 B_{12}，通常至少 1 ～ 2 年，有时甚至更长时间后才会出现维生素 B_{12} 缺乏。

维生素 B_{12} 在 DNA 合成、RNA 合成和 DNA 甲基化中发挥重要作用，因此维生素 B_{12} 缺乏可损害 DNA 合成，进而使细胞周期停滞在 DNA 合成期，导致 DNA 复制错误和 / 或发生凋亡。维生素 B_{12} 的主要作用是在 5-甲基四氢叶酸再循环为四氢叶酸（THF）的反应中充当辅因子。维生素 B_{12} 缺乏会对神经元功能产生不利影响，但确切机制尚不清楚。据推测，神经元脂质和神经元蛋白的甲基化减少在某些神经功能缺陷中起作用。髓鞘碱性蛋白约占髓鞘的 1/3，而维生素 B_{12} 缺乏可引起的神经元脱髓鞘也可以解释许多神经系统异常的表现[40]。

维生素 B_{12} 缺乏的潜在病因很多，其中最常见的是恶性贫血和干扰维生素 B_{12} 吸收的胃或小肠非免疫性疾病（如减肥或肠道手术），其他原因包括膳食摄入量不足和遗传因素等。评估妊娠期补充维生素 B_{12} 对母亲或新生儿结局影响的随机试验很少，但考虑到维生素 B_{12} 的重要生理功能，其在胎儿生长发育中同样可能具有重要作用。

7.2.1 维生素 B_{12} 与早产

妊娠期维生素 B_{12} 缺乏与低出生体重和早产有关，然而，目前的证据是矛盾的。有研究发现，较高的维生素 B_{12} 水平与较低的早产风险相关，但样本量小，估计的精度较低[41]。另一项研究没有发现维生素 B_{12} 与妊娠时间之间存在关联的证据[42]。一项 Meta 分析结果表明，妊娠期间维生素 B_{12} 水平较低与早产风险增加有关，特别是在缺乏维生素 B_{12} 的妇女中[43]。因此维生素 B_{12} 对早产的预防仍需要进一步的研究证实。

7.2.2 维生素 B_{12} 与出生体重

维生素 B_{12} 与出生体重之间的关联目前尚不明确，一项研究报告维生素 B_{12} 缺乏妇女的婴儿出生体重高于非缺乏的妇女[44]；另一项研究报告只有在患有妊娠糖尿病的女性中，较低的维生素 B_{12} 与较高的出生体重相关[45]。相反，还有一项研究报告称，较低的维生素 B_{12} 值显著增加了 SGA 出生的风险[46]。

7.3 妊娠期叶酸和维生素 B_{12} 缺乏与巨幼细胞贫血

维生素 B_{12} 和叶酸是正常造血和神经系统功能所必需的维生素。维生素 B_{12} 和叶酸缺乏的患病率在不同人群之间可能存在差异，且取决于判定缺乏的阈值。维生素 B_{12} 和叶酸缺乏在婴儿和年龄大些的儿童中罕见，但也可能发生。由维生素 B_{12} 缺乏的母亲进行母乳喂养时，婴儿可能会出现维生素 B_{12} 缺乏，如果未经识别和治疗，这种缺乏就可能导致发育迟缓或永久性神经系统损伤[47]。

维生素 B_{12} 和叶酸缺乏的典型表现包括：恶化的大细胞性贫血，皮肤发黄（由贫血合并黄疸引起），以及在维生素 B_{12} 缺乏中更突出的各种神经系统异常（认知减慢和神经病变）。患者有无贫血症状取决于缺乏的发生速度、严重程度、血红蛋白水平以及患者的整体健康状况[48]。许多维生素 B_{12} 或叶酸缺乏者的症状不明确或没有特异性，如疲劳、易激惹、认知能力下降，这些症状也可能由贫血造成。维生素 B_{12} 缺乏可引起舌炎，包括疼痛、肿胀、触痛、舌乳头消失和 / 或舌色素沉着过度，叶酸缺乏可引起口腔溃疡[49]。维生素 B_{12} 缺乏和叶酸缺乏都可出现神经精神症状。虽然这些表现最常见于维生素 B_{12} 缺乏，但据报道，叶酸缺乏者也可出现神经认知改变和其他改变。维生素 B_{12} 缺乏最常见的神经系统表现是对称性感觉异常或麻木和步态问题[50]。神经病变通常呈对称性，下肢比上肢更常受累。维生素 B_{12} 缺乏的典型神经系统表现为脱髓鞘引起的脊髓背索（又称后索）和侧索（白质）亚急性联合变性，与进行性肌无力、共济失调和感觉异常有关，可能进展为痉挛和截瘫。这些症状可帮助诊断，但这些症状并非始终存在，特别是在维生素 B_{12} 缺乏的早期诊断时。

维生素 B_{12} 和叶酸缺乏均可导致巨幼红细胞贫血。巨幼红细胞贫血是指核酸代谢过程受损，导致核-浆发育不平衡、骨髓细胞分裂次数减少、髓系和红系前体细胞均出现核异常，由此发生的贫血。巨幼红细胞贫血是大细胞性贫血的一种特定亚型。

维生素 B_{12} 缺乏可通过补充剂治疗，补充剂有注射剂和口服剂。叶酸缺乏的处理方式为补充治疗，以药片形式制成补充剂或加入食物中。怀孕或计划怀孕的女性也应确保叶酸摄入充足。可通过吃富含这两种维生素的食物来预防，如含维生素 B_{12} 的食物包括鱼、肉、蛋、奶等动物性食品，严格素食主义者不吃此类食品，需要服用维生素 B_{12} 补充剂；含叶酸的食物包括水果和绿叶蔬菜，许多谷类食品也添加有叶酸，如面包和麦片；许多减肥术后患者无法充分吸收这两种维生素，尤其是维生素 B_{12}，需咨询医生应使用何种补充剂。

7.4　妊娠期铁缺乏与缺铁性贫血

贫血是指血液循环中红细胞（red blood cells, RBC）绝对数量的减少，可通过血红蛋白（hemoglobin, Hb）浓度、红细胞比容（hematocrit, Hct）或 RBC 计数的减少间接测量，为妊娠期最常见的营养缺乏性疾病[51]。妊娠期间，由于生理性血容量扩增，胎盘和胎儿的发育，使孕妇成为贫血的易感人群。2002 年中国居民营养与健康状况调查数据显示，我国孕妇贫血患病率为 28.9%；2011 年世界卫生组织（WHO）报道，全球孕妇贫血患病率约为 38%[52]。妊娠期发生贫血降低孕妇的抵抗力，增加妊娠期高血压、产后出血、产褥感染的风险，增加孕产妇死亡率，同时贫血影响胎儿体内铁储备及营养供给，威胁胎儿的正常发育，增加早产的风险，造成小于胎龄儿或新生儿贫血等不良妊娠结局，远期影响子代神经、运动系统发育和做工能力，严重威胁孕妇及胎儿的健康[52-54]。孕期贫血仍是危害我国孕妇健康的重要疾病之一，是不容忽视的公共健康问题。

我国目前孕期贫血的诊断采用 2014 年《妊娠期铁缺乏和缺铁性贫血诊治指南》[55]，即外周血血红蛋白水平＜ 110g/L，为妊娠期贫血。其中血红蛋白 100 ～ 109g/L 为轻度贫血，70 ～ 99g/L 为中度贫血，40 ～ 69g/L 为重度贫血，＜ 40g/L 为极重度贫血。

我国 2015 ～ 2017 年全国居民营养与健康状况监测报告显示，2015 年我国不同孕期妇女贫血患病率城乡均为 13.6%；随着孕期的进程，贫血率呈上升趋势，全国孕早、中、晚期妇女贫血率分别为 7.2%、14.3% 和 18.8%，城乡差别不明显。相比 2010 ～ 2013 年的调查结果，孕妇贫血患病率降低了 3.6 个百分点[52]。

孕妇贫血患病率与南北方、职业、孕期、怀孕期间是否诊断过贫血，以及怀孕前半年是否服用过叶酸、锌或维生素 A 有关系，与孕妇民族、年龄、人均年收入、文化程度、怀孕次数、是否做过婚前或孕前检查及孕前 BMI 的相关性尚有争议。

妊娠前半年内服用过叶酸或同时服用维生素 A 和铁是预防孕妇贫血的保护性因素。在我国，缺铁性贫血是妊娠期最常见的贫血类型，约占妊娠期贫血的 95%。妊娠期胎儿生长发育及孕妇血浆容量的增加，均需要摄入大量的铁，尤其在妊娠中、晚期，如果存在孕妇铁摄取不足或吸收不良均可引起贫血。我国尚无孕期常规补充铁剂的公共卫生建议，孕妇铁营养的唯一来源往往是膳食。根据国内的研究，我国孕妇在孕早期膳食铁的摄入量往往已经达到或者超过了推荐摄入量（RNI），因此，在妊娠前半年单纯补充铁对孕期贫血的影响不大，但同时补充维生素 A 可以有效促进铁的吸收、转运，提高机体对铁的利用，改善贫血状态[56-58]。补充叶酸可能降低因叶酸缺乏所造成的贫血。2010 ～ 2013 年全国居民营养与健康状况调查中发现怀孕前半年单纯服用含铁补充剂对孕期的贫血并没有显著影响，但如果同时补充叶酸、维生素 A 和铁或同时补充维生素 A 和铁则可改善孕期贫血。

锌是人体必需的微量元素，参与多种细胞功能。关于锌对贫血的影响有很多研究，国内学者研究发现[59]，孕妇血清锌水平越低，贫血越严重，并且缺锌时可出现类似缺铁性贫血的症状。国外学者研究发现，铁缺乏孕妇同时补充铁和锌可显著提高铁水平，而单独补铁没有明显作用[60]。2010 ～ 2013 年全国居民营养与健康状况调查显示妊娠前半年补充锌可显著降低孕期贫血，但妊娠前半年是否补充锌并没有纳入到多因素 Logistic 回归模型中。由于锌和铁之间的相互作用机制尚不明确，因此建议对我国孕妇采取铁与多种微量营养素同时补充的方法预防贫血[61]。

我国国土面积较大，各地区地理环境、生活方式和膳食结构有很大差异，国内各地报道的孕妇贫血患病率差异较大，范围为 13.2% ～ 55.2%[53, 62]。北方地区孕妇患贫血的风险更高，这可能与调查地区的经济发展水平有关。总的来说，经济水平较高的地区，生活水平相对较好，医疗服务水平较高，其贫血的患病率也相对较低。由于我国居民膳食结构主要是以植物性食物为主，虽然现在动物性食物的比例不断提高，但根据《中国居民营养与慢性病状况报告（2020）》我国居民膳食中能量的主要来源，谷类食物仍占 53.1%，动物性食物仅占 15.0%[63]。由此可见，我国居民膳食铁的主要来源仍为植物性食物，因此在物产丰富的南方地区，膳食中铁的来源比较丰富，而北方地区由于受地理环境的影响食物种类相对单一，这也可能是北方孕妇贫血患病率相对较高的原因。因此，针对孕中、晚期孕妇患贫血发生的高危时期，除了要确定影响因素[30-33]，还要积极预防孕早期的贫血，更应重视孕中、晚期贫血的预防和治疗。

孕中、晚期妇女患贫血的风险比孕早期要高得多。与 2002 年中国居民营养与健康调查孕晚期贫血率（30.3%）相比较，2010 ～ 2013 年调查结果显示我国孕妇的贫血率有明显改善。然而，不同孕期贫血率的差异仍非常明显，孕晚期为 21.5%显著高于孕早、中期，这与随孕周增加胎儿生长发育加速、对铁的需要量相应增加以及红细胞数量的增加严重滞后于血浆容量的增加等因素有关[64]。

有研究显示[65]，孕妇贫血与社会经济状况、家庭的经济状况、孕妇的文化程度及职业等因素有关。2010 ～ 2012 年全国居民营养与健康状况调查结果显示，不同家庭年收入和文化程度的孕妇贫血患病率没有显著的统计学差异[66]。但是，孕妇贫血患病率还是随收入、文化程度的提高呈现降低的趋势[67]，职业为专业技术人员的孕妇贫血患病率显著低于其他职业的孕妇，并且职业为专业技术人员中高中以上学历者占 95.1%；职业为农林牧渔业生产人员的孕妇贫血患病率最高，这类人群中高中以上学历者仅占 14.3%；该研究定义的专业技术人员主要包括国家机关、事业单位等的相关人员，这些人员有比较完善和规范的医疗保障，也更容易接近和接收到妇幼保健和孕期保健的教育与指导。此调查结果还显示，怀孕期间诊断过患有贫血的孕妇贫血率显著高于没有被诊断过患有贫血或未检查过的孕妇，提示诊断为贫血的孕妇应加强后续的治疗，努力纠正贫血状况；而且之前未进行过体检的孕妇贫血率高达 23.4%，提示应加强对孕妇的贫血筛查，尽早预防和治疗孕期贫血。

总之，根据世界卫生组织对贫血患病程度的划分，我国孕妇贫血属轻度流行（贫血患病率为 5.0% ～ 19.9%）。生活在北方，孕中、晚期是孕妇贫血的危险因素，而怀孕前半年服用叶酸或同时服用维生素 A 和铁剂是预防孕期贫血的保护因素。因此，建议加强对北方孕妇，孕中、晚期孕妇贫血的防治工作。

7.5 妊娠期碘与甲状腺疾病

7.5.1 妊娠期碘营养状况评价指标

碘是人体必需的微量元素之一，甲状腺利用碘和酪氨酸合成甲状腺激素，调节机体的新陈代谢，对胚胎发育、细胞分化、神经系统发育、生殖系统成熟及骨骼生长都具有重要意义[68]。维持正常的甲状腺功能很大程度上取决于适宜的碘摄入量。

7.5.1.1 孕妇碘营养状况评价

（1）代谢特点　妊娠期特殊的生理机能使孕妇对碘的需求增加，主要原因包括：①妊娠反应使碘摄入量减少，孕吐等使碘丢失增加；②胎儿发育所需的碘量增加，碘通过胎盘转运至胎儿的量增加；③孕晚期母体血容量增加，稀释碘浓度，同时肾血流量增加，肾小管滤过率和肾脏碘清除率均有所提高，导致碘随尿液排出增多。当出现妊娠水肿、妊娠高血压等疾病时，孕妇清淡低盐膳食也会导致碘摄入量的降低[69]。

（2）评价方法　人体吸收的碘 90% 以上最终通过尿液排泄，因此，尿碘是反映近期碘摄入状况最直接的生物学指标[70]。24h 尿碘测定是监测个体碘摄入状况的最佳方法，但由于取样困难，不易操作，不适用于大规模调查。目前普遍采用单次尿碘浓度（urinary iodine concentration, UIC）作为衡量碘营养状况的指标。世界卫生组织 / 联合国儿童基金会 / 国际控制碘缺乏病理事会（WHO/UNICEF/ICCIDD）推荐使用孕妇尿碘中位数（median urinary iodine, MUI）评估一个地区孕妇碘营养状况，并建议 MUI 的适宜范围为 150 ～ 249μg/L，MUI < 150μg/L 视为孕期碘缺乏，250 ～ 499μg/L 为大于适宜量，≥ 500μg/L 为碘过量[71]。

7.5.1.2 妊娠期碘营养现状

（1）国外孕妇碘营养状况　丹麦自 2000 年开始实施加碘盐，解决了全民碘缺乏问题，但孕妇仍处于轻度碘缺乏状态；澳大利亚自 2009 年推广面包中加碘解决碘缺乏问题，两年后调查显示仍有 34% 的孕妇 MUI 不足 150μg/L，同时指出孕期不进行碘补充的情况下很难实现 UIC 超越 150μg/L 的目标。发达国家的孕妇也存在碘缺乏现象，据美国全国健康和营养调查（National Health and Nutrition Examination Survey, NHANES）结果显示，有 55.8% 的孕妇 UIC 小于 150μg/L；英国的儿童处于碘充足状态，但 2/3 的孕妇仍处于不同程度的碘缺乏状态。日本作为高碘摄入国家，孕妇在整个孕期均保持碘适量状态。

（2）国内孕妇碘营养状况　我国地域广阔、地貌和水文地质条件复杂，绝大部分地区为碘缺乏地区，每天从饮水中获得的碘量约为 10μg，一般人群每天从食物中摄碘约为 25 ~ 50μg，每天从加碘盐中可摄碘 100μg，摄碘总量可满足一般成人需求，而孕妇处在特殊的生理时期，WHO 推荐妊娠妇女每天碘摄入量为 250μg，我国营养学会推荐为 230μg，均高于非妊娠状态推荐量（150μg/d）。因此在一般人群总体碘营养状况适宜的情况下，妊娠妇女有缺碘的风险。2018 版《中国居民补碘指南》指出通过加碘盐补碘虽然取得了巨大成功，但对于特殊人群（如孕妇）来说，特别是对于不常食用海产品的非沿海地区孕妇，发生碘缺乏的风险仍较高。例如上海、福建、杭州等沿海城市，食用富碘食物频率不高的当地居民，孕妇 MUI 普遍低于 150μg/L，呈轻中度碘缺乏状态。而对于碘充足地区，如天津，研究结果显示大部分孕妇（63.2%）碘营养状况适宜，小部分（27.6%）存在碘缺乏；山东青岛地区妊娠妇女碘营养水平总体良好，碘缺乏比例仅占 10.65%，碘过量（> 250μg/L）占 53.51%。如果按照国际组织推荐的孕妇 MUI 150μg/L 的标准，我国约 2/3 的省份存在孕妇碘营养缺乏的现象 [72]。如上可知，孕妇碘缺乏在全球范围内较为普遍，应得到充分重视。

7.5.2　妊娠期碘营养状况对母儿甲状腺疾病的影响

甲状腺素能促进胎儿大脑神经元的迁移、髓鞘化及突触传导。碘是甲状腺合成的必需元素，妊娠期妇女缺碘会对胎儿的脑部发育造成严重影响，即出现智力损伤及体格发育落后等表现，为此在临床上对妊娠期间妇女检测碘营养状况十分重要，有利于及时采取补碘措施，对减少并发症和改善妊娠结局具有积极作用。

7.5.2.1　胎儿碘代谢特点

胎儿的甲状腺功能变化与母体碘营养水平密切相关。胎儿甲状腺在孕第 10 周具有了摄碘能力，12 周后可以合成甲状腺激素，但胎儿甲状腺功能的成熟是在妊娠 24 周以后。支持胎儿脑神经发育的甲状腺激素在妊娠前半期主要来自母体，在妊娠后半期既来源于母体也可以通过胎儿自身合成。胎盘是母胎之间转运营养物质的枢纽，可以转运甲状腺激素和碘元素至胎儿循环。2 型脱碘酶在孕早期表达于滋养层细胞，孕晚期表达于合体滋养层细胞，其功能在于能脱掉 T4 外环碘原子使其转化为活性更高的 T3。母体接触面的 2 型脱碘酶对于胎儿甲状腺功能起着重要的调节作用，当母体甲状腺激素储备不足时，胎盘母面 2 型脱碘酶活性上调，从而在一定程度上使胎儿循环中 T3 浓度保持稳定，满足胎儿需求；当母体甲状腺浓度过高时，2 型脱碘酶活性下调，避免胎儿体内甲状腺激素浓度过高。最新研究表明，胎盘不仅能运碘，同甲状腺一样，也具有储碘功能，胎盘母面的碘储备高于胎盘子面，而胎盘母面碘含量受孕母 UIC 水平的正向调控。胎盘将母体碘转运至胎儿循环离不开滋养层细胞表达的钠碘同向转运体（sodium-iodide symporter, NIS），当母亲出现碘缺乏时，胎盘母面和子面 NIS 活性均增强，以确保胎儿碘供应充足；当母亲体内碘过量时，NIS 活性降低，避免胎儿体内碘过量。孕中期以后羊水主要来源是胎儿的尿液，可通过羊水中碘含量反映胎儿体内碘营养状况。通过大鼠模型的研究发现，与孕前碘储备充足的孕鼠相比，孕前低碘组的孕鼠羊水中碘含量较低，但通过孕早期适量补碘羊水中缺碘情况可得到改善。

7.5.2.2　妊娠期缺碘对母儿甲状腺影响

大规模的流行病学调查研究已证实，妊娠期严重缺碘对新生儿甲状腺功能、智力发育产生不良影响 [73]。随着对碘营养的重视，严重缺碘现象现已少见，而轻中度缺碘现象在全球范围内颇为普遍 [74]。近些年研究表明，即使孕母轻中度碘缺乏同样可产生不良影响。原因在于碘营养不足会导致母体甲状腺激素合成受阻，进而刺激 TSH 分泌，增加母体和胎儿甲状腺结节发病率 [74]。Liesenkotter 等的一项随机对照试验（randomized controlled trial, RCT）研究表明，轻中度缺碘的孕母补碘后新生儿的甲状腺体积明显减小。新生儿 TSH 水平可以反映子代体内碘水平，新生儿足底血 TSH>5mU/L 的比例在 3% 以内表明碘含量充足。研究发现，碘缺乏母亲的新生儿 TSH 和 TG 水平升高的比例均高于母体碘充足的新生儿。荷兰的 Generation R 研究、英国的 ALSPAC 研究和西班牙的 INMS 研究均分析了孕母轻中度缺碘对子代智力的影响，结果均表明母亲轻中度缺碘的子代 IQ 评分、阅读能力和理解能力均低于不缺碘母亲的子代 [75]。为进一步阐明母亲妊娠过程中出现甲状腺功能减退对胎儿生长发育的具体影响，范建霞等观察了 46186 例孕母在整个孕期的甲状腺功能和新生儿的出生体重，结果显示孕期持续性低 FT4 会增加分娩巨大儿的风险。

7.5.2.3　妊娠期碘过量对母儿甲状腺影响

母亲缺碘应该引起重视，但碘摄入量是否越多越好？实际上，碘过量对孕妇及其子代也有不良影响。甲状腺内的碘能参与甲状腺激素的合成和释放，同时也具有调节功能，当甲状腺内碘浓度过高时，甲状腺内大量的碘与过氧化物酶竞争并抑制其活性，从而抑制了甲状腺激素的合成，甲状腺内过量的碘也能抑制溶酶体的释放，抑制了滤泡中甲状腺激素的释放，这称为 Wolff-Chaikoff 效应[76]。撒哈拉以南地区水碘含量高，孕妇尿碘排泄量高，她们的甲状腺体积增大率也高。Rebagliato 等还发现妊娠期摄碘过量会造成母亲甲状腺功能减退或单纯性低甲状腺血症。婴幼儿甲状腺腺体成熟度低，缺乏保护功能，对碘剂量比较敏感。Zimmermann 教授[74] 研究表明过量碘进入胎儿循环会导致胎儿甲状腺浓度较高时易出现 Wolff-Chaikoff 效应，抑制甲状腺激素合成和释放，严重的可造成胎儿甲状腺肿大压迫气管及先天性甲状腺功能减退[74]。滕卫平教授等在沈阳（碘充足地区）进行了一项研究，针对 7190 例妊娠早期的孕妇，测定了她们的尿碘值和甲状腺功能，结果显示碘营养状态对母亲甲状腺功能的影响呈"U"字形曲线关系，与碘充足（MUI 为 150 ～ 249μg/L）相比，碘缺乏（<150μg/L）和碘过量（≥ 500μg/L）均增加孕妇发生亚临床甲状腺功能减低的风险。而亚临床甲状腺功能减低对妊娠妇女及其子代存在一系列危害，包括流产、胎儿发育迟缓、子代智力受损等。因此，碘摄入过多、过少均有害健康。

7.5.3 妊娠期如何进行碘补充

7.5.3.1 补碘的时机

孕妇作为特殊人群，需碘量高于正常成人，补碘应科学合理。既要满足自身碘需求，又要满足胎儿的碘需求。补碘的关键时间是在孕前及孕早期 3 个月，备孕期应保证体内碘含量充足。

7.5.3.2 补碘方法

为保证母体和胎儿需要，在妊娠前和妊娠期间需确保妇女甲状腺内有足够的碘储备。备孕阶段应食用加碘食盐，怀孕后鼓励孕妇摄入含碘丰富的海产食物。当确认孕产妇缺碘后，首先应注意调整膳食习惯，食用加碘盐，同时指导孕妇多食用富含碘的食物，如干海带含碘可达 36240μg/100g、干虾米类 983μg/100g。若食补后碘营养状况仍不达标，可予以孕妇口服含碘复合营养素补充剂。当碘缺乏致甲状腺功能减低时，首选左旋甲状腺素替代治疗，并需要监测甲状腺功能。

即使妊娠期患有甲状腺疾病也要摄取足够的碘。食用加碘食盐是最好的补碘方法。Nohr 曾对甲状腺过氧化物酶抗体（thyroid peroxidase antibody, TPOAb）阳性的孕妇给予含碘补剂，结果显示相对于不补碘的 TPOAb 阳性孕妇，补碘后母亲尿碘水平上升了，而母亲甲状腺功能没有明显变化。患有自身免疫甲状腺炎和甲状腺功能减退的妊娠妇女，无需限碘，要定期监测甲状腺功能，及时调整左旋甲状腺素剂量。妊娠前患甲状腺功能亢进采用低碘膳食者，需在备孕前至少 3 个月食用加碘食盐，以保证妊娠期充足的碘储备，妊娠期也无须限碘。妊娠期初发甲状腺功能亢进患者，可以继续食用碘盐，早期应适当限制含碘丰富的食物例如海带、紫菜等，同时应定期监测甲状腺功能，及时调整抗甲状腺药物的剂量。

7.5.3.3 补碘的注意事项（包括避免过量补充等）

在警惕碘不足的同时也要避免碘过量的问题，WHO 对妊娠妇女碘过量的定义是 UIC ≥ 500μg/L，WHO 认为妊娠妇女碘摄入量超过 500μg/d 为过量 [71]；美国医学研究所将可耐受碘摄入量上限定为 1100μg/d[77]。我国营养学会推荐妊娠和哺乳期妇女碘可耐受最高摄入量为 500μg/d[78]。

7.6 妊娠期微量营养素与腓肠肌痉挛

1961 年 Salvatore 将腓肠肌痉挛定义为"突发的强直性或阵挛性的腓肠肌不自主收缩，伴随剧烈疼痛" [79]。多达 50% 的孕妇会发生腓肠肌痉挛，尤其是在妊娠晚期。虽然并未明确腓肠肌痉挛与其他妊娠期合并症和胎儿不良出生结局之间存在相关 [80]，但腓肠肌痉挛发作时孕妇会感到很痛苦，在一定程度上会干扰孕妇的日常活动及睡眠 [81]。因此，应重视孕妇腓肠肌痉挛的预防。

7.6.1 腓肠肌痉挛的特点

腓肠肌痉挛特点是突发的肌肉痛性紧缩和可触及的肌肉变硬，常影响小腿和足部。痛性痉挛通常持续数秒至数分钟，并且用力伸展受累肌肉可缓解症状，可伴随足部或脚趾的极度跖屈。急性痉挛缓解后，可能存在持续达数小时的肌肉痛。腓肠肌痉挛通常发生于患者在床上时，绝大多数患者的痛性痉挛只发生在夜间，也有部分患者白天及夜间均会发生，少部分患者仅在白天发生。痉挛的主要影响为疼痛及睡眠障碍。不管痛性痉挛的病因是什么，是特发性还是与其他疾病有关，其临床特征通常没有区别。

7.6.2 腓肠肌痉挛的原因

关于腓肠肌痉挛的生理学原因，国外的学者早在一个多世纪前就已经开始研究。该病可能继发于乳酸和丙酮酸累积，导致受累肌群的非自主性收缩，但确切病因尚不清楚[82]。腓肠肌痉挛可为特发性或者继发于其他躯体疾病，前者最为常见。继发性的病因包括结构性异常、腿部姿势不当、神经系统疾病、代谢紊乱（包括细胞外液容量不足和电解质紊乱）以及药物的使用。

7.6.3 腓肠肌痉挛的发生率

国内针对孕期腓肠肌痉挛的大样本研究并不多，仅有极个别研究报道了小样本的孕妇腓肠肌痉挛发生率及其影响因素[83-87]。可参见本书第 6 章中国孕妇健康状况 "6.2.1 腓肠肌痉挛"。

7.6.4 腓肠肌痉挛的影响因素

怀孕后，特别是孕中晚期，由于神经肌肉性能的生理学改变、体重的增加、关节松弛、器官供血量降低，小腿肌肉的压力增加等都有可能导致腓肠肌痉挛的发生。子宫增大导致血管和神经的压力加大，体内矿物质和维生素摄入和排出的不平衡也有可能是腓肠肌痉挛的发生原因[88]。孕期腓肠肌痉挛的生理机制可能包括肌体内钙磷平衡失调导致神经肌肉的兴奋，脊髓的过度兴奋，B 族维生素（B_1 和 B_6）的缺乏[89-92]，或者是镁和钙参与孕育而缺乏引起小腿痉挛的过程[93-95]。但针对这些可能原因开展的小规模临床药物试验并未得到一致的证据。

7.6.4.1 钙和维生素 D

国内常认为孕期腓肠肌痉挛是缺钙症状的主要表现之一，在国内开展的多项孕期补钙试验结果显示，补充钙剂对于降低妊娠高血压综合征的发病率和缓解孕期缺钙症状具有一定的效果[96-99]。补钙改善孕期小腿痉挛的效果，目前的研究结论并不一致[100,101]，如有的研究结果显示，孕期营养素补充与孕妇腓肠肌痉挛的发生无关，孕前服用过钙制剂的孕妇腓肠肌痉挛发生率甚至更高，这可能与不同研究中孕妇钙营养状况和补充钙的剂量不同有关。2002 年我国居民营养与健康调查结果显示，孕早、中、晚期孕妇未补钙发生腓肠肌痉挛的风险分别为 1.28、1.44、1.30，而补钙后风险仅为 0.42、0.58、0.80[87]。我国孕妇服用钙补充剂的比例占41.4%，发生腓肠肌痉挛的孕妇占 34.6%，城乡孕妇钙剂补充率差异显著，大城市是农村孕妇的两倍，但是腓肠肌痉挛发生率接近，说明孕期缺钙是一个普遍现象，但是补钙的效果还需进一步研究[87]。此外，膳食模式分析中发现富含钙的奶类制品摄入量与孕妇腓肠肌痉挛的发生率在多因素模型中并无明显关联。亟待在我国开展多中心的钙补充试验，评价其对我国孕妇腓肠肌痉挛发生的影响。

维生素 D 作为一种调节钙磷代谢的脂溶性维生素，在维持机体骨骼肌肉健康方面发挥着至关重要的作用。近期有学者评价了分别补充维生素 D、钙及钙和维生素 D 联合补充对于改善孕期小腿痉挛的效果，结果显示钙和维生素 D 联合补充或者单纯补充维生素 D 对于痉挛发生的频次、持续时间和疼痛强度均未见明显的改善效果 [88, 100]。孕期腓肠肌痉挛与确诊罹患妊娠高血压综合征可能相关，推测两者的发生可能都与孕期血钙浓度低有一定关联 [102]，但原理和解释仍需进一步研究。

7.6.4.2 镁

一些随机对照试验研究了镁补充剂缓解腓肠肌痉挛的效果 [95, 103-106]，但 Meta 分析结果显示对于补镁治疗妊娠期腓肠肌痉挛的效果仍存在争议，需要进一步的研究 [107, 108]。

7.6.4.3 B 族维生素

一项纳入了 42 例研究对象的小型试验结果显示，口服 B 族维生素补充剂可能降低腓肠肌痉挛的频率和强度（RR=0.29，95%CI：0.11 ～ 0.73）[109]。由于目前研究的结果是以不同的、不可比较的方式来衡量和报告的，设计限制和判定规模太小，证据的确定性被认为低或很低。因此，目前的证据并不清楚这样的干预措施是否对于治疗腓肠肌痉挛有效 [110]。

7.6.5 腓肠肌痉挛的治疗方法与预防措施

目前已报道多种治疗腓肠肌痉挛的方法，包括药物、电解质、维生素和非药物疗法 [100]。但是，这些治疗方法的安全性和有效性都不尽如人意。一篇 Meta 分析纳入了 8 项随机试验，共 576 例患者，评估了妊娠期腓肠肌痉挛的干预方法 [110]。其中一项试验比较了使用 B 族维生素制剂对肠肌痉挛发生率和强度的影响，该研究采用的制剂是硫胺素（维生素 B_1，100mg）+ 吡哆醇（维生素 B_6，40mg），一日 1 次，持续 2 周，结果发现 B 族维生素制剂可能降低腓肠肌痉挛的发生率和强度（RR=0.29，95%CI：0.11 ～ 0.73）[109]。尽管这是一项小型研究，其结果也未经更大型试验的证实，但作者发现，可对存在重度症状患者使用维生素 B_1+ 维生素 B_6。该 Meta 分析中的其他试验对口服镁剂、钙剂、维生素 D 和 / 或维生素 C 与口服安慰剂或不治疗进行了比较，基本未发现获益的证据 [110]。

伸展运动可能是有效的预防措施，这种锻炼可以在承重体位进行，每次保持20s，连续重复 3 次，一日 4 遍，持续 1 周，随后改为一日 2 遍。出现肌肉痉挛后立即拉伸腓肠肌（勾脚），行走或抖腿后抬高腿部都可能有助于缓解痉挛。

其他的非药物治疗方案包括，热水淋浴或温水盆浴，冰按摩，定期锻炼以调整身体状态、强化腓肠肌和伸展，增加水分补充，穿高帮鞋和其他合适的鞋袜。

7.7 总结

妊娠期为适应胎儿持续生长发育，母亲出现一系列生理变化，营养需求也发生改变。需要强调的是，母亲微量营养素营养状态是可改变的重要因素，可以评估、监测并改善。但也应注意现有科研证据的局限性，虽然部分营养素与妊娠结局具有明确关联，例如预防神经管缺陷需要适宜的叶酸补充时机和剂量，但由于难以开展高质量的妊娠期研究，许多问题仍有待解决[111]。尽管如此，大多数科研证据支持母亲微量营养素营养状态与母亲及后代健康相关。因此，女性在受孕时最好处于最佳营养状态。

（严欣，李光辉，姜珊，范建霞）

参考文献

[1] Finnell R H, Shaw G M, Lammer E J, et al. Gene-nutrient interactions: Importance of folates and retinoids during early embryogenesis. Toxicol Appl Pharmacol, 2004, 198(2): 75-85.

[2] Barker D J, Thornburg K L. The obstetric origins of health for a lifetime. Clin Obstet Gynecol, 2013, 56(3): 511-519.

[3] Wilson R D, O'Connor D L. Guideline No. 427: Folic acid and multivitamin supplementation for prevention of folic acid-sensitive congenital anomalies. J Obstet Gynaecol Can. 2022, 44(6): 707-719.

[4] Finnell R H, Caiaffa C D, Kim S E, et al. Gene environment interactions in the etiology of neural tube defects. Frontiers in Genetics, 2021, 12: 659612.

[5] Morris J K, Addor M C, Ballardini E, et al. Prevention of neural tube defects in Europe: A public health failure. Frontiers in Pediatrics, 2021, 9: 647038.

[6] Wolujewicz P, Steele J W, Kaltschmidt J A, et al. Unraveling the complex genetics of neural tube defects: From biological models to human genomics and back. Genesis, 2021, 59(11): e23459.

[7] MRC Vitamin Study Research Group. Prevention of neural tube defects: Results of the Medical Research Council Vitamin Study. Lancet, 1991, 338(8760): 131-137.

[8] Czeizel A E. Prevention of congenital abnormalities by periconceptional multivitamin supplementation. British Medical Journal, 1993, 306(6893): 1645-1648.

[9] Czeizel A E, Dudás I. Prevention of the first occurrence of neural-tube defects by periconceptional vitamin supplementation. N Engl J Med, 1992, 327(26): 1832-1835.

[10] Practice bulletin No. 187: Neural tube defects. Obstet Gynecol. 2017, 130(6): e279-e290.

[11] Wang D, Jin L, Zhang J, et al. Maternal periconceptional folic acid supplementation and risk for fetal congenital heart defects. The Journal of Pediatrics, 2022, 240: 72-78.

[12] Feng Y, Wang S, Chen R S, et al. Maternal folic acid supplementation and the risk of congenital heart defects in offspring: A meta-analysis of epidemiological observational studies. Scientific Reports, 2015, 5: 8506.

[13] Mao B H, Qiu J, Zhao N, et al. Maternal folic acid supplementation and dietary folate intake and congenital heart defects. PLoS One, 2017, 12(11): e0187996.

[14] Chen H Y, Zhang Y, Wang D M, et al. Periconception red blood cell folate and offspring congenital heart disease: Nested case-control and mendelian randomization studies. Ann Intern Med, 2022, 175(9): 1212-1220.

[15] van Beynum I M, Kapusta L, Bakker M K, et al. Protective effect of periconceptional folic acid supplements on the risk of congenital heart defects: A registry-based case-control study in the northern Netherlands. Eur Heart J, 2010, 31(4): 464-471.

[16] Botto L D, Mulinare J, Erickson J D. Occurrence of congenital heart defects in relation to maternal mulitivitamin use. Am J Epidemiol, 2000, 151(9): 878-884.

[17] Czeizel A E, Vereczkey A, Szabó I. Folic acid in pregnant women associated with reduced prevalence of severe congenital heart defects in their children: A national population-based case-control study. Eur J Obstet Gynecol Reprod Biol, 2015, 193: 34-39.

[18] Obeid R, Holzgreve W, Pietrzik K. Folate supplementation for prevention of congenital heart defects and low birth weight: an update. Cardiovascular Diagnosis and Therapy, 2019, 9(Suppl 2): S424-S433.

[19] Saravanan P, Sukumar N, Adaikalakoteswari A, et al. Association of maternal vitamin B_{12} and folate levels in early pregnancy with gestational diabetes: A prospective UK cohort study (PRiDE study). Diabetologia, 2021, 64(10): 2170-2182.

[20] Chen X T, Zhang Y, Chen H Y, et al. Association of maternal folate and vitamin B_{12} in early pregnancy with gestational diabetes mellitus: A prospective cohort study. Diabetes Care, 2021, 44(1): 217-223.

[21] Zhu B B, Ge X, Huang K, et al. Folic acid supplement intake in early pregnancy increases risk of gestational diabetes mellitus: Evidence from a prospective cohort study. Diabetes Care, 2016, 39(3): e36-e37.

[22] Zheng L L, Huang J, Kong H F, et al. The effect of folic acid throughout pregnancy among pregnant women at high risk of pre-eclampsia: A randomized clinical trial. Pregnancy hypertension, 2020, 19: 253-258.

[23] Esse R, Barroso M, Tavares de Almeida I, et al. The contribution of homocysteine metabolism disruption to endothelial dysfunction: State-of-the-art. International Journal of Molecular Sciences, 2019, 20(4): 867.

[24] Serrano N, Diaz L A, Paez C, et al. P26 Homocysteine, folic acid and vitamin B_{12} serum levels and preeclampsia: A large-scale study from GenPE study. Pregnancy Hypertension: An International Journal of Women's Cardiovascular Health, 2010 (1): S49.

[25] Sayyah-Melli M, Ghorbanihaghjo A, Alizadeh M, et al. The effect of high dose folic acid throughout pregnancy on homocysteine (Hcy) concentration and pre-eclampsia: A randomized clinical trial. PloS one, 2016, 11(5): e0154400.

[26] Wen S W, Champagne J, Rennicks White R, et al. Effect of folic acid supplementation in pregnancy on preeclampsia: The folic acid clinical trial study. Journal of Pregnancy, 2013, 2013: 294312.

[27] Fernández M, Fernández G, Diez-Ewald M, et al. Plasma homocysteine concentration and its relationship with the development of preeclampsia. Effect of prenatal administration of folic acid. Investigacion Clinica, 2005, 46(2): 187-195.

[28] Hua X L, Zhang J W, Guo Y F, et al. Effect of folic acid supplementation during pregnancy on gestational hypertension/preeclampsia: A systematic review and meta-analysis. Hypertens Pregnancy, 2016, 35(4):

447-460.

[29] Li Q, Xu S Z, Chen X, et al. Folic acid supplement use and increased risk of gestational hypertension. Hypertension, 2020, 76(1): 150-156.

[30] Balogun O O, da Silva Lopes K, Ota E, et al. Vitamin supplementation for preventing miscarriage. Cochrane Database Syst Rev, 2016, 2016(5): Cd004073.

[31] DeVilbiss E A, Mumford S L, Sjaarda L A, et al. Preconception folate status and reproductive outcomes among a prospective cohort of folate-replete women. Am J Obstet Gynecol, 2019, 221(1): e51, e10.

[32] Williams P J, Bulmer J N, Innes B A, et al. Possible roles for folic acid in the regulation of trophoblast invasion and placental development in normal early human pregnancy. Biology of reproduction, 2011, 84(6): 1148-1153.

[33] van Mil N H, Oosterbaan A M, Steegers-Theunissen RPM. Teratogenicity and underlying mechanisms of homocysteine in animal models: A review. Reproductive Toxicology, 2010, 30(4): 520-531.

[34] Zhao M, Chen Y H, Dong X T, et al. Folic acid protects against lipopolysaccharide-induced preterm delivery and intrauterine growth restriction through its anti-inflammatory effect in mice. PloS one, 2013, 8(12): e82713.

[35] Lumley J, Watson L, Watson M, et al. Modelling the potential impact of population-wide periconceptional folate/multivitamin supplementation on multiple births. Bjog, 2001, 108(9): 937-942.

[36] Ericson A, Källén B, Aberg A. Use of multivitamins and folic acid in early pregnancy and multiple births in Sweden. Twin Res, 2001, 4(2): 63-66.

[37] Li Z, Gindler J, Wang H, et al. Folic acid supplements during early pregnancy and likelihood of multiple births: A population-based cohort study. Lancet, 2003, 361(9355): 380-384.

[38] Bunn H F. Vitamin B_{12} and pernicious anemia—the dawn of molecular medicine. N Engl J Med, 2014, 370(8): 773-776.

[39] Watanabe F, Yabuta Y, Bito T, et al. Vitamin B_{12}-containing plant food sources for vegetarians. Nutrients, 2014, 6(5): 1861-1873.

[40] Scott J M. Folate and vitamin B_{12}. Proc Nutr Soc, 1999, 58(2): 441-448.

[41] Chen L W, Lim A L, Colega M, et al. Maternal folate status, but not that of vitamins B-12 or B-6, is associated with gestational age and preterm birth risk in a multiethnic Asian population. J Nutr, 2015, 145(1): 113-120.

[42] Bergen N E, Jaddoe V W, Timmermans S, et al. Homocysteine and folate concentrations in early pregnancy and the risk of adverse pregnancy outcomes: The Generation R Study. Bjog, 2012, 119(6): 739-751.

[43] Rogne T, Tielemans M J, Chong M F, et al. Associations of maternal vitamin B_{12} concentration in pregnancy with the risks of preterm birth and low birth weight: A systematic review and meta-analysis of individual participant data. Am J Epidemiol, 2017, 185(3): 212-223.

[44] Wu B T, Innis S M, Mulder K A, et al. Low plasma vitamin B_{12} is associated with a lower pregnancy-associated rise in plasma free choline in Canadian pregnant women and lower postnatal growth rates in their male infants. Am J Clin Nutr, 2013, 98(5): 1209-1217.

[45] Obeid R, Eussen S J P M, Mommers M. Imbalanced folate and vitamin B_{12} in the third trimester of pregnancy and its association with birthweight and child growth up to 2 years. Mol Nutr Food Res, 2022, 66(2): e2100662.

[46] Dwarkanath P, Barzilay J R, Thomas T, et al. High folate and low vitamin B_{12} intakes during pregnancy are associated with small-for-gestational age infants in South Indian women: A prospective observational

cohort study. Am J Clin Nutr, 2013, 98(6): 1450-1458.

[47] Honzik T, Adamovicova M, Smolka V, et al. Clinical presentation and metabolic consequences in 40 breastfed infants with nutritional vitamin B₁₂ deficiency—what have we learned? Eur J Paediatr Neurol, 2010, 14(6): 488-495.

[48] Green R. Vitamin B₁₂ deficiency from the perspective of a practicing hematologist. Blood, 2017, 129(19): 2603-2611.

[49] Devalia V, Hamilton M S, Molloy A M. Guidelines for the diagnosis and treatment of cobalamin and folate disorders. Br J Haematol, 2014, 166(4): 496-513.

[50] Stabler S P. Clinical practice. Vitamin B₁₂ deficiency. N Engl J Med, 2013, 368(2): 149-160.

[51] James A H. Iron deficiency anemia in pregnancy. Obstet Gynecol, 2021, 138(4): 663-674.

[52] 赵丽云, 丁钢强, 赵文华. 2015—2017 年中国居民营养与健康状况监测报告. 北京: 人民卫生出版社, 2022.

[53] 兰易, 黄健容. 1000 例妊娠中期妇女贫血状况及原因分析. 重庆医学, 2014, 43(21): 2792-2794.

[54] Mahmood Baig S, Sabih D, Rahim M K, et al. β-Thalassemia in pakistan: A pilot program on prenatal diagnosis in Multan. J Pediatr Hematol Oncol, 2012, 34(2): 90-92.

[55] 中华医学会围产医学分会. 妊娠期铁缺乏和缺铁性贫血诊治指南. 中华围产医学杂志, 2014, 17(7): 451-454.

[56] 修新红, 万爱华, 任志伊, 等. 1314 例育龄妇女缺铁性贫血发病现状调查. 现代妇产科进展, 2003, 12(6): 436-438.

[57] 杨生秀, 刘晓玲. 银川市某院产前检查孕妇膳食营养状况调查. 宁夏医科大学学报, 2014 (1): 52-55.

[58] 王培成, 杨生秀, 刘秀英, 等. 不同年龄组孕期妇女营养素摄入及膳食状况分析. 宁夏医科大学学报, 2016, 38(5): 533-537.

[59] 黄刚. 贫血孕妇微量元素检测结果分析. 中国社会医学杂志, 2008, 25(1): 60-61.

[60] Nishiyama S, Kiwaki K, Miyazaki Y, et al. Zinc and IGF-I concentrations in pregnant women with anemia before and after supplementation with iron and/or zinc. J Am Coll Nutr, 1999, 18(3): 261-267.

[61] Ma A G, Chen X C, Wang Y, et al. The multiple vitamin status of Chinese pregnant women with anemia and nonanemia in the last trimester. J Nutr Sci Vitaminol (Tokyo), 2004, 50(2): 87-92.

[62] 马文军, 邓峰, 许燕君, 等. 广东省居民膳食营养状况研究. 华南预防医学, 2005, 31(1): 1-5.

[63] 国家卫生健康委疾病预防控制局. 中国居民营养与慢性病状况报告（2020 年）. 北京: 人民卫生出版社, 2021.

[64] Melku M, Addis Z, Alem M, et al. Prevalence and predictors of maternal anemia during pregnancy in Gondar, Northwest Ethiopia: An institutional based cross-sectional study. Anemia, 2014, 2014: 108593.

[65] Lin L, Wei Y M, Zhu W W, et al. Prevalence, risk factors and associated adverse pregnancy outcomes of anaemia in Chinese pregnant women: A multicentre retrospective study. BMC Pregnancy Childbirth, 2018, 18(1): 111.

[66] 刘丽珍, 李俊梅. 孕期缺铁性贫血影响因素分析及防治. 基层医学论坛, 2012 (16): 2110-2111.

[67] 周晓军, 何春燕, 林晓宁, 等. 重庆市四区县孕产妇贫血现状及其影响因素调查. 中国妇幼卫生杂志, 2011, 2(5): 210-215.

[68] Zimmermann M B, Boelaert K. Iodine deficiency and thyroid disorders. Lancet Diabetes Endocrinol, 2015, 3(4): 286-295.

[69] 景淼, 贾海晗, 刘鹏. 我国孕妇尿碘适宜范围的研究现状. 中华地方病学杂志, 2019, 38(7): 586-591.

[70] 中国疾病预防控制中心地方病控制中心. 碘缺乏病防治手册. 北京: 人民卫生出版社, 2007.

[71] WHO/UNICEF/ICCIDD. Assessment of iodine deficiency disordersand monitoring their elimination: A guide for programmemanagers. Geneva: WHO, 2007.

[72] 中华医学会地方病分会 / 中国营养学会 / 中华医学会内分泌学分会 . 中国居民补碘指南 . 北京：人民卫生出版社，2018.

[73] Pearce E N, Lazarus J H, Moreno-Reyes R, et al. Consequences of iodine deficiency and excess in pregnant women: an overview of current knowns and unknowns. Am J Clin Nutr, 2016, 104(Suppl 3): S918-S923.

[74] Zimmermann M B. The adverse effects of mild-to-moderate iodine deficiency during pregnancy and childhood: A review. Thyroid, 2007, 17(9): 829-835.

[75] Levie D, Korevaar T I M, Bath S C, et al. Association of maternal iodine status with child IQ: A meta-analysis of individual participant data. J Clin Endocrinol Metab, 2019, 104(12): 5957-5967.

[76] Farebrother J, Zimmermann M B, Andersson M. Excess iodine intake: Sources, assessment, and effects on thyroid function. Ann N Y Acad Sci, 2019, 1446(1): 44-65.

[77] Institute of Medicine. Dietary Reference Intakes for Vitamin A, Vitamin K, Arsenic, Boron, Chromium, Copper, Iodine, Iron, Manganese, Molybdenum, Nickel, Silicon, Vanadium, and Zinc. Washington DC: National Academies Press, 2001.

[78] 中国营养学会 . 中国居民膳食营养素参考摄入量（2023 版）. 北京：人民卫生出版社，2023.

[79] Salvatore C A. Leg cramp syndrome in pregnancy. Obstet Gynecol, 1961, 17: 634-639.

[80] Riss P, Bartl W, Jelincic D. Clinical aspects and treatment of calf muscle cramps during pregnancy. Geburtshilfe Frauenheilkd, 1983, 43(5): 329-331.

[81] Thorpy M J. Classification of sleep disorders. Neurotherapeutics, 2012, 9(4): 687-701.

[82] Young G L, Jewell D. Interventions for leg cramps in pregnancy. Cochrane Database Syst Rev, 2002 (1): Cd000121.

[83] 李黎，刘晓红，红京，等 . 277 例孕产妇体格状况、营养状况调查及其超声骨密度的测定 . 中国骨质疏松杂志，2009, 15(12): 885-890.

[84] 张萍，杨振平，赵燕琴 . 妊娠妇女钙营养与腓肠肌痉挛关系的调查研究 . 河北医学，2007, 13(9): 1126-1128.

[85] 荫士安 . 中国妇女营养与健康状况（育龄妇女、孕妇和乳母）——2002 年中国居民营养与健康状况调查 . 北京：人民卫生出版社，2008.

[86] Hall H, Lauche R, Adams J, et al. Healthcare utilisation of pregnant women who experience sciatica, leg cramps and/or varicose veins: A cross-sectional survey of 1835 pregnant women. Women Birth, 2016, 29(1): 35-40.

[87] 赖建强，荫士安，马冠生，等 . 孕期妇女营养与健康状况调查 . 营养学报，2007, 29(1): 4-8.

[88] Mansouri A, Mirghafourvand M, Charandabi S M A, et al. The effect of vitamin D and calcium plus vitamin D on leg cramps in pregnant women: A randomized controlled trial. J Res Med Sci, 2017, 22: 24.

[89] Robinson M. Cramps in pregnancy. J Obstet Gynaecol Br Emp, 1947, 54(6): 826-829.

[90] Page E W, Page E P. Leg cramps in pregnancy; etiology and treatment. Obstet Gynecol, 1953, 1(1): 94-100.

[91] Norris F H, Jr, Gasteiger E L, Chatfield P O. An electromyographic study of induced and spontaneous muscle cramps. Electroencephalogr Clin Neurophysiol, 1957, 9(1): 139-147.

[92] Nygaard I H, Valbø A, Pethick S V, et al. Does oral magnesium substitution relieve pregnancy-induced leg cramps? Eur J Obstet Gynecol Reprod Biol, 2008, 141(1): 23-26.

[93] Hammar M, Larsson L, Tegler L. Calcium treatment of leg cramps in pregnancy. Effect on clinical symptoms and total serum and ionized serum calcium concentrations. Acta Obstet Gynecol Scand, 1981,

60(4): 345-347.

[94] Garrison S R, Allan G M, Sekhon R K, et al. Magnesium for skeletal muscle cramps. Cochrane Database Syst Rev, 2012, 2012(9): Cd009402.

[95] Supakatisant C, Phupong V. Oral magnesium for relief in pregnancy-induced leg cramps: A randomised controlled trial. Matern Child Nutr, 2015, 11(2): 139-145.

[96] 兰秀莲, 赵霞, 武晓敏. 复方氨基酸螯合钙用于妊娠期补钙的临床观察. 实用妇产科杂志, 2005, 21(9): 549-550.

[97] 张静, 李晶晶, 陈江鸿, 等. 合理干预防治妊娠期缺钙的效果观察. 中华现代护理杂志, 2008, 14(32): 3365-3367.

[98] 雷英妤. 孕期补钙预防妊娠期高血压疾病 100 例临床观察. 医学综述, 2012, 18(18): 3124-3125.

[99] 张琴, 曹珊珊. 孕期监督补钙对预防妊娠期高血压疾病的效果观察. 中国乡村医药, 2016, 23(20): 37-38.

[100] Zhou K Y, West H M, Zhang J, et al. Interventions for leg cramps in pregnancy. Cochrane Database Syst Rev, 2015 (8): Cd010655.

[101] Young G. Leg cramps. BMJ Clin Evid, 2009, 2009: 1113.

[102] 胡京苗. 妊娠期补钙的临床观察. 中国综合临床, 2016, 32(9): 837-840.

[103] Cohen-Hagai K, Feldman D, Turani-Feldman T, et al. Magnesium deficiency and minimal hepatic encephalopathy among patients with compensated liver cirrhosis. Isr Med Assoc J, 2018, 20(9): 533-538.

[104] Dahle L O, Berg G, Hammar M, et al. The effect of oral magnesium substitution on pregnancy-induced leg cramps. Am J Obstet Gynecol, 1995, 173(1): 175-180.

[105] Garrison S R, Birmingham C L, Koehler B E, et al. The effect of magnesium infusion on rest cramps: Randomized controlled trial. J Gerontol A Biol Sci Med Sci, 2011, 66(6): 661-666.

[106] Roguin Maor N, Alperin M, Shturman E, et al. Effect of Magnesium oxide supplementation on nocturnal leg cramps: A randomized clinical trial. JAMA Intern Med, 2017, 177(5): 617-623.

[107] Garrison S R, Korownyk C S, Kolber M R, et al. Magnesium for skeletal muscle cramps. Cochrane Database Syst Rev, 2020, 9(9): Cd009402.

[108] Liu J, Song G, Zhao G, et al. Effect of oral magnesium supplementation for relieving leg cramps during pregnancy: A meta-analysis of randomized controlled trials. Taiwan J Obstet Gynecol, 2021, 60(4): 609-614.

[109] Sohrabvand F, Shariat M, Haghollahi F. Vitamin B supplementation for leg cramps during pregnancy. Int J Gynaecol Obstet, 2006, 95(1): 48-49.

[110] Luo L, Zhou K Y, Zhang J, et al. Interventions for leg cramps in pregnancy. Cochrane Database Syst Rev, 2020, 12(12): Cd010655.

[111] Robinson S, Baird J, Godfrey K M. Eating for two? The unresolved question of optimal diet in pregnancy. Am J Clin Nutr, 2014, 100(5): 1220-1221.

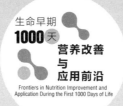

生命早期
1000 天
营养改善
与
应用前沿

Frontiers in Nutrition Improvement and
Application During the First 1000 Days of Life

孕妇和乳母营养

Nutrition in Pregnant and Lactating Women

第 **8** 章

孕前及孕期的营养需要及指导

要获得良好的妊娠结局、成功孕育新生命和哺育好下一代，妇女的身体始终处于良好的健康和营养状况是重要的基础条件。因此，育龄妇女应在准备怀孕前就要开始做好心理和身体的准备，包括维持良好的健康状况，预防营养缺乏（包括碘、铁、叶酸等微量营养素补充），远离危害健康的不良环境和纠正不良生活方式。

8.1　孕前营养

孕前的营养状况直接关系着成功孕育和哺育新生命的质量，在这一时期宏量和微量营养素的缺乏或过量会损害生育能力、胎儿发育和后代长期健康状况及疾病发展轨迹，并对女性本身的健康状况产生长期影响[1]。为保证成功妊娠，提高生育质量、预防不良妊娠结局，夫妻双方都应做好充分的孕前准备。

孕前女性应进行必要的健康体检，包括慢性非传染性疾病，如肥胖症、高血压、高脂血症、糖尿病等以及感染性疾病等的筛查；同时进行营养状况评价（包括相关营养素的检测），如血常规、叶酸、维生素 D、尿碘等。孕前体检和营养状况评价可以及早发现相关疾病以及营养素不足或过量，因为这些会影响受孕成功与否和妊娠结局。

8.1.1　孕前膳食营养推荐

孕前女性膳食指南在一般人群膳食指南基础上特别补充以下 3 条关键推荐：
① 调整孕前体重至正常范围，并维持相对稳定。
② 常吃含铁丰富的食物，选用碘盐，合理补充叶酸和维生素 D。
③ 经常户外运动，禁烟酒，保持健康生活方式。

孕前体重关乎新生儿出生体重、婴儿死亡率以及孕期并发症等不良妊娠结局[2]。肥胖或低体重女性是发生不良妊娠结局的高危人群[3]，孕前女性宜通过合理膳食及运动或规律适度的身体活动来调整体重，使孕前体重达到正常范围（即 BMI 为 $18.5 \sim 23.9 \text{kg/m}^2$）。

育龄女性因为月经额外丢失铁的原因，发生铁缺乏和缺铁性贫血的风险会较高，而孕前的铁缺乏可能引起孕期贫血，导致早产、胎儿生长发育受限、新生儿低出生体重[4]。因此鼓励孕前女性应经常摄入含铁丰富且利用率高的动物性食物，建议存在铁缺乏或缺铁性贫血女性应先纠正后再怀孕。碘是合成甲状腺激素必要的微量元素，为避免孕前碘缺乏对胎儿智力和体格发育产生的不良影响，孕前女性除建议选用碘盐外，还应每周摄入 1 ～ 2 次富含碘的海产品[5]。叶酸缺乏可影响胚胎细胞增殖、分化，增加神经管缺陷和流产的风险，女性应从孕前 3 个月开始补充 400μg/d 叶酸，并持续整个孕期[6]。

全生命周期均应倡导健康生活方式，尤其备孕期间，利于将来母子双方的健康。这包含孕前 6 个月夫妻双方即戒烟、禁酒，远离被动吸烟环境以避免烟草及酒精对胚胎的危害；遵循平衡膳食和食物多样的原则，以保证摄入充足的能量和营养素，同时纠正可能的营养缺乏和不良膳食习惯；保持良好的卫生习惯，避免感染；建议进行全身健康检查，积极治疗相关炎症疾病，避免带病怀孕；保证适度运动；规律生活，避免熬夜，保证充足睡眠，保持愉悦心情。

8.1.2 孕前运动指导建议

身体活动或运动不仅有助于保持健康体重，还能调节机体代谢水平，增强体质，降低慢性病的发生风险，同时有助于调节心理平衡，有效消除压力，缓解抑郁和焦虑等不良精神状态。

推荐成人坚持日常身体活动，每周至少进行 5d 中等强度身体活动，累计 150min 以上；主动身体活动最好每天 6000 步（表 8-1 和表 8-2）[5, 7]。

表 8-1 推荐的成人身体活动量

频率	推荐活动量	时间 /min
每天	主动进行身体活动 6000 步	30 ～ 60
每周	至少进行 5d 中等强度身体活动	150 ～ 300
提醒	减少久坐时间，每小时起来动一动	

注：走 6000 步所需时间，因年龄和体格不同而不同，量力而行。

表 8-2 成人每天身体活动量相当于快步走 6000 步的活动

活动项目	时间 /min	活动项目	时间 /min
太极拳	40 ～ 60	瑜伽	40 ～ 60
慢跑	40	骑车	40
游泳	30	网球	30

中等强度身体活动是指需要一些用力但是仍可以在活动时轻松讲话的活动，如快速步行、跳舞、休闲游泳、打网球、打高尔夫球、做家务（比如擦玻璃、拖地板、手洗大件衣服等）。中等强度身体活动，常用快走作为代表，中等强度的下限为中速步行（4km/h）。

运动习惯建议设置目标，逐步达到；培养兴趣，把运动变成习惯。

8.1.3 维持或尽量达到理想体重

8.1.3.1 体重过重与减重

对于肥胖、超重的备孕男女，膳食调整的原则是在控制总能量基础上的平衡膳食。一般情况下，建议能量摄入每天减少 1255～2092kJ（300～500kcal），严格控制脂肪以及高能量、高盐零食的摄入量，适量控制精白米面和肉类的量，保证蔬菜水果和奶制品的充足摄入。减重的速度以每月 2～4kg 为宜。运动可以帮助保持瘦体重，减少身体脂肪，建议肥胖、超重的人每天累计达到 60～90min 中等强度有氧运动，每周 5～7d；抗阻肌肉力量锻炼隔天进行，每次 10～20min。减重计划应根据个人健康、性别、体重、活动有所不同。无论如何，减重膳食的能量不能低于 1200kcal/d，并且仍应坚持遵循膳食指南原则，保持蛋白质、脂肪和碳水化合物的比例平衡 [8]。

8.1.3.2　体重过轻与增重

体重过轻分两种状况，一种是身体脂肪含量和瘦体重都不足，另一种情况则是脂肪含量正常而瘦体重不足。为健康和生理功能所需，男性必需体脂肪最少在 3%～8%，而女性则最少在 12%～14%。体重过轻者首先要排除疾病原因，伴有基础疾病者应积极治疗基础疾病，而后评估进食量、能量摄入水平、膳食结构、身体活动水平以及身体成分构成等，综合给予能量摄入建议，逐渐增加能量摄入至推荐量，或稍高于推荐量，坚持均衡膳食，可适当增加谷类、奶制品、蛋类以及肉类食物摄入量，同时配合适量运动有助于增强食欲，通过上述方式在体重增加的同时改善身体成分。

8.1.4　合理补充微量营养素

备孕期间在强调合理膳食均衡营养的基础上，应重点关注一些微量营养素水平，尤其是叶酸、铁以及碘的营养状况。

叶酸：备孕女性应从准备怀孕前 3 个月开始每天补充 400μg 叶酸，有条件的地区建议检测红细胞叶酸水平以指导叶酸补充剂量。

铁：备孕女性建议进行血常规检测，通过血红蛋白水平可判断铁的营养状况，如有贫血，确认贫血性质，积极纠正贫血后受孕。

碘：通常强调使用碘盐，对于存在基础疾病尤其甲状腺等相关疾病，采用的碘补充方式需征求临床医生的意见和指导。

8.1.5　两次妊娠之间的体重管理

鼓励母乳喂养，消耗能量的母乳喂养是产后体重恢复最有效安全的方式，世界卫生组织（World Health Organization, WHO）建议纯母乳喂养 6 个月，之后继续母乳喂养到 2 岁或更长时间的同时，及时添加辅助食品。在营养准备上建议两次妊娠最好间隔 2 年以上。下一次妊娠前体重管理以仍然尽量达到标准体重为宜[9]。

8.2　孕早期营养

孕早期是指孕期的前三个月（第 1 ～ 13 周末）。在此期间，胚胎的生长发育速度缓慢，每天在母体内约增长 1g。母体的有关组织及胎盘增长变化不明显，对能量的需要与怀孕前相似。但是，妊娠早期处在胚胎细胞的分化增殖和主要器官形成阶段，是胎儿生长、发育的最重要时期，许多不利因素，如辐射、药物、传染病、营养不良等均可能导致胚胎发育不良或先天畸形；而且约有半数的孕妇由于体内激素的作用、内环境的改变，常会发生恶心、呕吐（常称为"孕吐"）或食欲不振，这些症状一般从怀孕第 6 周开始，至第 12 周消失[10]。妊娠反应往往会改变孕妇的膳食习惯，影响营养素摄入量[11]。

8.2.1　孕早期营养素推荐摄入量

8.2.1.1　能量

孕期的能量用于孕妇自身的基础代谢和日常活动、胎儿及母体生殖器官发育以及母体为产后泌乳所作的脂肪储备等。孕期的能量供给需适宜，能量供应不足易导致孕期体重增长不足、胎儿发育受限等问题，不利于孕妇健康及胎儿正常生长发育；能量供给过多则易导致孕妇体重增加过多，诱发妊娠期并发症及巨大儿、难产等不良妊娠结局。

《中国居民膳食营养素参考摄入量（2023 版）》（以下简称"2023 版"）推荐孕早期能量需要量维持孕前水平。

碳水化合物、蛋白质、脂类是机体产生能量的三大营养素，应保证供给并保持合适的比例，2023 版推荐孕妇三大产能营养素可接受范围（acceptable macronutrient distribution ranges, AMDR）与非孕妇女相同，其中碳水化合物应占总能量的 50% ～ 65%，添加糖应小于总能量的 10%；蛋白质应占 10% ～ 20%；脂类应占 20% ～ 30%，且饱和脂肪酸供能比 <10%（总能量）[12]。

8.2.1.2　碳水化合物

碳水化合物，主要包括各种粮谷类、薯类、水果、糖类等，是人类获取能量的主要来源。所有的碳水化合物在体内被消化后，大多以葡萄糖的形式被吸收，并能迅速氧化供给机体能量；妇女怀孕后代谢增强，碳水化合物是机体活动最经济有效的"燃料"。由于胎儿组织中的脂肪酸氧化酶活性很低，很少利用脂肪供能，所以葡萄糖几乎成为胎儿能量的唯一来源，母体内的葡萄糖以易化扩散的形式进入胎盘，小部分被胎儿直接利用，其余在胎盘中合成糖原储备，在需要时经胎盘的糖酵解酶转变为葡萄糖供胎儿利用。

如果孕早期因妊娠反应导致碳水化合物摄入量不足，母体将动用脂肪来供能，若脂肪动员过快、氧化不完全时易产生酮体，酮体可进入羊水中，胎儿如缺乏葡萄糖而利用羊水中的酮体作为能量的来源，对脑及神经系统有不良作用。所以在孕早期，即使有妊娠反应，孕妇每日也应至少摄入130g碳水化合物（约相当于170g的谷类）[13]。

8.2.1.3　蛋白质

蛋白质是促进胎儿大脑、内脏等组织器官形成的重要物质，蛋白质还参与体内各种酶的催化作用、激素的生理调节作用以及抗体的免疫作用等。妊娠期需要存储约900～1000g蛋白质，以保证胎儿、胎盘、子宫、乳腺等组织的生长。由于胎儿早期肝脏尚未发育成熟，缺乏合成氨基酸的酶，因此所有的氨基酸均是胎儿的必需氨基酸，必须由母体供给。如果孕期蛋白质摄入量不足，将直接影响胎儿体格及神经系统发育，也易导致母体发生营养不良性贫血、低蛋白血症，影响产后的泌乳量。

在孕早期，孕妇蛋白质推荐摄入量的日增加量约为1.1g。2023版孕早期膳食中蛋白质推荐摄入量为55g/d[12]。孕妇蛋白质的供给不仅数量要充足，而且质量要优，动物类及大豆类等优质蛋白的摄入量应占总蛋白质摄入量的1/2以上，这样才能保证食物中的蛋白质能被充分地消化吸收和利用[12]。

8.2.1.4　脂类

脂类包括脂肪和类脂，类脂包括磷脂和固醇；不同脂类对人体的作用不同，脂肪主要提供人体所需能量；而类脂是构成细胞膜的主要成分。妊娠过程中孕妇平均增重3～4kg的脂肪，以满足母乳喂养的需要，而且脂肪中的亚油酸及亚麻酸等必需脂肪酸以及长链不饱和脂肪酸如花生四烯酸（arachidonic acid, ARA）、二十二碳六烯酸（docosahexaenoic acid, DHA）是保证胎儿神经系统生长发育的物质基础。

孕期要吃适当的植物性、动物性脂肪以满足胎儿和自身需要。含动物性脂肪较多的食物有各种肉类食品及蛋黄等，含植物性脂肪较多的有大豆油、花生油、各种坚果等。中国营养学会妇幼营养分会推荐的2022版《中国备孕妇女平衡膳食宝塔》（孕早期等同于备孕期）建议烹调用植物油控制在每日25g。孕早期因为早孕反应，孕妇对脂肪的消化能力减弱，因此烹调方式不宜采用油煎炸，应以凉拌、炖煮为佳，以减少烹调用油量。对于孕前肥胖或孕早期体重增长过快的孕妇应严格控制奶油、肥肉等动物性脂肪的摄入量。

8.2.1.5 矿物质和碘

（1）钙 代谢研究显示，孕中期和孕晚期胎儿平均储留钙约为100mg/d和200mg/d，钙吸收率分别为56%和62%，较孕前期的36%大幅增加，按代谢试验期1200mg/d的钙摄入量计算，孕中、晚期钙吸收量平均每天增加了276mg；而孕中、晚期每天的尿钙排出仅增加了58mg和76mg，吸收增加量减去尿钙排出增加量后可基本满足胎儿钙储留。2023版孕早期钙的RNI为800mg/d，与非孕女性持平，其可耐受最高摄入量（tolerable upper intake level, UL）为2000mg/d[12]。

孕妇应注意在孕早期就增加富含钙的食物，如牛奶、酸奶等奶制品，每天应摄入300mL；如果存在乳糖不耐受，可以选择酸奶或者乳糖已被水解的液奶，避免空腹饮奶。此外牡蛎、虾皮（无盐）、海带、芝麻酱、豆制品等也是钙的良好食物来源，而膳食中的草酸、植酸可与钙形成沉淀而降低钙的吸收，膳食纤维中的糖醛酸残基、饱和脂肪酸也可与钙形成不溶性复合物，影响钙吸收。

（2）铁 铁是孕期非常重要的微量元素，它是构成血红蛋白的主要成分。在妊娠全程必须额外摄入约1000mg的铁，其中500mg为红细胞生成所需，300mg为胎儿体内储备，其余储存在胎盘及母体组织中，以代偿分娩时失血造成的铁损失。大量研究结果显示，孕早期铁缺乏与早产和低出生体重儿有关，还与孕期体重增长不足有关[14]。因此孕早期开始，就应注意改善铁的营养状况。妊娠早期母体血容量没有显著增加，铁的需求量与孕前持平。2023版孕妇早期铁的RNI为18mg/d，UL为42mg/d[12]。

（3）锌 锌与胎儿发育密切相关，孕早期缺锌可导致胚胎畸形率增高，主要表现为中枢神经系统畸形、大脑发育受阻，流产率增高；孕早期缺锌可致孕妇免疫功能下降，出现味觉障碍，偏食、厌食、反复口腔溃疡、妊娠反应加重、流产率增多等状况；孕妇血锌水平从孕早期开始持续下降，有学者推测，这与血容量增加有关[15]。母体与胎儿之间锌的转运方式以逆浓度差的主动转运为主。2023版孕早期膳食锌RNI为10.5mg/d，比孕前提高2mg/d；UL为40mg/d[12]。海产品如牡蛎、扇贝，动物肝脏，牛肉，蛋类，豆类和坚果类食物含锌量高，建议孕早期开始应当适度补充。

（4）碘 碘是人体必需的微量元素之一。甲状腺利用碘和酪氨酸合成甲状腺激素，调节机体的新陈代谢。甲状腺激素是促进物质和能量代谢、组织分化、生长发育的必需激素，特别是对于胎儿的脑发育起着至关重要的作用。孕妇缺碘尤其是孕早期缺碘，可引起甲状腺激素合成减少及甲状腺功能减退，导致胎儿患以体格发育迟缓、不可逆性智力损害为主要特征的克汀病。

在正常膳食条件下，孕期碘的需求量比非孕时增加1倍，2023版非孕女性碘RNI为120μg/d，孕期碘RNI为230μg/d，UL为500μg/d。如每天食用6g碘盐仅仅可达到推荐量的50%左右。我国大部分地区天然食品及水中含碘较低，为满足孕期对碘的需要，建议孕妇每周食用1～2次富含碘的海产品。

8.2.1.6 维生素

维生素作为很多体内生化反应重要的辅酶，对于加强孕妇的宏量营养素代谢，预防妊娠期并发症以及胎儿畸形的发生发挥着关键作用，因此孕妇应该补充足量的维生素。包括水溶性维生素 B_1、维生素 B_2、维生素 B_6、叶酸、维生素 B_{12}、维生素 C 及脂溶性维生素 A、维生素 D、维生素 E、维生素 K 等。

（1）维生素 B_1（硫胺素）　维生素 B_1 在能量代谢中作为转酮醇酶和脱羧酶的辅酶，其需要量与能量代谢成正比。维生素 B_1 有助于维持神经、肌肉特别是心肌的正常功能，以及对维持正常食欲、胃肠蠕动、消化液的分泌也有重要作用。维生素 B_1 的半衰期为9～14d，不能在组织内大量储备，体内容易缺乏。维生素 B_1 广泛存在于天然食物中，对热和碱均不稳定，易被破坏。

孕早期胚胎发育较慢，能量需求与孕前持平，因此2023版孕早期维生素 B_1 的RNI为1.2mg/d，与育龄非孕妇女相同[12]。维生素 B_1 缺乏影响胃肠道功能，孕早期由于早孕反应，导致食量下降，挑食、偏食也容易导致维生素 B_1 缺乏，从而导致胃肠道功能下降，进一步加重早孕反应[10]。应适当食用粗粮、豆类及干果等富含维生素 B_1 的食品，过分淘米、烹调中加碱及高温油炸面食易导致维生素 B_1 的大量流失，应尽量避免。

（2）维生素 B_2（核黄素）　维生素 B_2 参与体内生物氧化与能量生成，作为亚甲基四氢叶酸还原酶（methylene tetrahydrofolate reductase, MTHFR）的辅酶，参与同型半胱氨酸代谢，同时有助于维持肠黏膜的结构和功能，影响铁的吸收和转运。过量摄入的维生素 B_2 很少在体内储存，主要随尿液排出。

孕早期严重缺乏维生素 B_2 的情况下可引起胎儿畸形，2023版孕妇维生素 B_2 的RNI为1.2mg/d[12]，与育龄非孕妇女相同。由于尚无维生素 B_2 摄入过量产生毒性的报告，因此目前无法制定维生素 B_2 的UL。

维生素 B_2 体内不蓄积，自身不能合成，需以食物补充。孕早期开始应经常食用动物内脏（肝、肾等）、乳制品、瘦肉、蛋黄等富含维生素 B_2 的食物；豆类、坚果、糙米、部分绿叶蔬菜也含有一定量的维生素 B_2。

（3）维生素 B_6　维生素 B_6 参与糖原、脂肪酸、蛋白质代谢，是蛋白质代谢中氨基酸脱羧酶和转氨酶的重要辅助成分。维生素 B_6 在食物中广泛存在，单纯的缺乏比较少见，通常与其他 B 族维生素缺乏同时存在。孕妇缺乏维生素 B_6 易引起皮肤炎症、精神神经症状及免疫功能降低等。临床上常用维生素 B_6 辅助降低早孕反应。

2023 版孕妇自孕早期起维生素 B_6 的 RNI 比非孕女性高 0.8mg/d，达到 2.2mg/d；UL 为 60mg/d[12]。富含维生素 B_6 的食物主要为坚果、禽肉类食品，其次为动物肝脏、黄豆、香蕉、薯类食物。水果和蔬菜中维生素 B_6 含量较低。

（4）叶酸　叶酸作为一碳单位的载体，参与核酸和蛋白质合成，参与 DNA 甲基化以及同型半胱氨酸代谢。妊娠最初 4 周是胎儿神经管分化和形成的重要时期，此时缺乏叶酸，可致胎儿神经管畸形，主要为脊柱裂和无脑畸形等中枢神经系统发育异常[16]。先天性心脏病和先天性唇腭裂等出生缺陷与叶酸缺乏也有相关性。我国神经管畸形发病率较高，南、北方地区发病率分别为 0.88‰ 和 5.57‰。大量研究证明，妇女在孕前至孕早期增补叶酸，可有效预防 70% 以上神经管缺陷的发生。

2023 版孕妇叶酸 RNI 在非孕基础上增加 200μg/d [以膳食叶酸当量（DFE）计]，总计达到 600μg/d，UL 为 1000μg/d[12]，由于过量摄入天然食物叶酸未发现不良反应，因此叶酸的 UL 值只限制来自补充剂及食物强化的合成叶酸。叶酸补充剂中的叶酸比食物中的叶酸能更好地被机体吸收利用，建议孕早期妇女除了食用新鲜深色蔬菜、柑橘、坚果、豆类、动物肝肾等富含叶酸的食物之外，应每天服用叶酸补充剂 400μg/d[17]。研究发现，肥胖孕妇分娩神经管缺陷新生儿的风险高于正常体重孕妇，而高剂量叶酸的摄入可降低神经管缺陷的发生率，《围受孕期增补叶酸预防神经管缺陷指南》（2017）建议患糖尿病或肥胖妇女从可能怀孕或孕前至少 3 个月开始，每日口服叶酸 800 ～ 1000μg，直至妊娠满 3 个月。

（5）维生素 B_{12}　在体内，维生素 B_{12} 以两种辅酶（甲基钴胺素-甲基 B_{12} 和腺苷基钴胺素 - 辅酶 B_{12}）形式发挥其生理作用，参与体内蛋白质、脂肪和碳水化合物等大分子的生物转化和利用，促进红细胞的发育成熟；参与脱氧核糖核酸的合成。如以甲基转移酶辅因子形式参与蛋氨酸合成代谢过程；通过参与甲基丙二酸-琥珀酸异构反应促进红细胞发育成熟；提高叶酸的生物利用率，保护神经系统的功能等。维生素 B_{12} 缺乏可诱发巨幼红细胞贫血、神经系统损害和出生缺陷等。

维生素 B_{12} 主要来源于食物。2023 版孕早期妇女维生素 B_{12} 的膳食推荐摄入量在非孕妇女的基础上增加了 0.5μg/d（为 2.9μg/d）。由于没有经食物或补充剂摄入过量维生素 B_{12} 对人体健康造成伤害的报告，因此还没有足够证据可用于制订人群

维生素 B_{12} 的 $UL^{[12]}$。

（6）维生素 C 维生素 C 参与胶原蛋白合成，增加体内结缔组织，帮助骨骼及牙齿的生长，促进铁的吸收，有抗氧化、解毒及提高机体免疫力的作用。人类不能自行合成维生素 C，必须从食物中摄取。研究显示，孕妇缺乏维生素 C 可使新生儿易发生坏血病，还可能导致胎膜早破及早产的发生[18]；此外，维生素 C 作为血浆中高效的抗氧化剂，可与多种氧自由基反应，从而迅速清除自由基，减少血管内皮细胞氧化应激，有研究显示孕期补充维生素 C 可降低子痫前期的发病率[19]。

2023 版孕早期维生素 C 的 RNI 为 100mg/d，UL 为 $2000mg/d^{[12]}$。各种新鲜蔬菜、水果是维生素 C 的最好来源，应保证摄入足够的量。

（7）维生素 A 维生素 A 是防止夜盲症、维持机体抵抗力、促进胎儿正常生长发育的重要物质，孕妇缺乏维生素 A 可损伤胚胎生长，造成胚胎吸收或心血管系统畸形，也可致胎儿早产、死产、产后感染机会增加。2023 版孕妇孕早期每日膳食中维生素 A 的 RNI［以视黄醇活性当量（RAE）计］为 660μg，一般孕妇多食富含维生素 A 前体——胡萝卜素的菠菜、胡萝卜、红心甜薯、西蓝花、芒果、杏仁及富含天然维生素 A 的肝、蛋黄、奶类制品、鱼肝油，即能满足每日的需要，无需刻意再补充。孕早期维生素 A 摄入过量或盲目补充可能增加神经嵴缺陷的风险，维生素 A 的 UL 为 $3000μg/d^{[12]}$。

（8）维生素 D 目前已知的维生素 D 至少有 10 种，以维生素 D_2（ergocalciferol，麦角钙化醇）及维生素 D_3（cholecalciferol，胆钙化醇）最为常见。人体通过内源性（经阳光照射皮肤合成）及外源性（食物中维生素 D）两种途径来获得维生素 D。两种来源的维生素 D 都被转运至肝脏，通过 25- 羟化酶作用生成 25- 羟维生素 D[25(OH)D]，血清 25(OH)D 可用来评估体内维生素 D 水平，但其并无生物活性，需要在肾脏转化成有活性的 $1,25(OH)_2D$，通过结合维生素 D 受体（vitamin D receptor, VDR）发挥作用。VDR 在全身多个组织中广泛分布，如肠、肾、骨、胰、乳房、胎盘等，从而发挥类似于激素的作用，如调节生长发育、细胞分化、免疫、炎性反应等。

维生素 D 的经典作用是促进肠道钙、磷的吸收和骨骼中钙沉积，与降钙素及甲状旁腺激素共同维持血钙平衡；孕期缺乏维生素 D 可致孕妇骨质软化、骨盆畸形；引起新生儿低钙血症。观察性研究指出孕早期维生素 D 缺乏是妊娠糖尿病发生的独立危险因素；孕早期血清 25(OH)D 水平 <50nmol/L，是子痫前期发病的独立危险因素。因此孕早期维生素 D 缺乏者应及时补充维生素 D。

2023 版孕妇维生素 D 的 RNI 为 10μg/d（400IU/d）[12]，与非孕育龄妇女相同，UL 为 50μg/d（2000IU/d）。维生素 D 的食物来源极为有限，仅富含于某些海洋鱼类的肝脏和脂肪中，如 100g 鳕鱼肝脏含维生素 D_3 6000IU，100g 三文鱼脂肪含维生素 D_3 500IU；其他动物性食物维生素 D_3 含量均不高，如鸡肝 67IU/100g、鸡蛋 49IU/100g、全脂鲜奶 0.2 ～ 3.8IU/100g；而植物性食物中仅蕈类等极少数种类含有极少量的维生素 D_2。维生素 D 主要依赖体内合成或通过服用含维生素 D 的营养补充剂补充，皮下的 7-脱氢胆固醇经阳光中紫外线 B 波段照射转变为维生素 D_3，孕妇应多进行户外活动，进行阳光浴是合成维生素 D 最主要的途径，没有条件进行足够户外活动、户外活动受限的孕妇，或者冬春季阳光不足的季节或环境污染严重时，食用维生素 D 强化食品或直接补充维生素 D 是预防缺乏的主要措施。

（9）维生素 E　维生素 E 又名生育酚，是一种重要的亲脂性抗氧化物。缺乏维生素 E 可引起不孕、流产、早产、新生儿缺陷或低体重儿。2023 版孕期维生素 E 的每日适宜摄入量（AI）与非孕期相同，为（α-TE）14mg/d，UL 为 700mg/d[12]。富含维生素 E 的天然食物有坚果、各种油料种子及植物油、牛奶、鸡蛋和肉类食品等，由于维生素 E 广泛存在于各种食物中，因而较少出现维生素 E 缺乏症。

（10）维生素 K　维生素 K 对骨骼健康（维生素 K_2）和凝血平衡（维生素 K_1）有重要作用，对防止新生儿出血有保护作用。由于维生素 K 广泛存在于各种食物中，而且肠道中的微生物可以合成维生素 K 供机体利用，通常情况下人体不会出现缺乏症。2023 版孕妇维生素 K 的 AI 为 80μg/d[12]，与非孕育龄妇女相同，但是孕早期由于妊娠呕吐、挑食、偏食等状况，可能导致日常膳食中摄入维生素 K 不足，因此孕妇应多食用新鲜深绿色蔬菜及肝脏、瘦肉、蛋黄、酸奶酪等富含维生素 K 的食物。

8.2.2　孕早期营养指导

8.2.2.1　多摄入富含叶酸的食物并补充叶酸

叶酸对预防神经管的畸形和高同型半胱氨酸血症，促进血红蛋白合成和红细胞成熟极为重要。孕期的叶酸（以 DFE 计）应达到每天 600μg，孕早期要多吃富含叶酸的食物，如绿叶蔬菜、蛋类、动物肝脏及坚果等，如果每天能吃到 400g 蔬菜，其中一半为新鲜绿叶蔬菜，可提供叶酸约 200μg[5]。

叶酸是一种很不稳定的化合物，食物中的叶酸在长期储存后容易损失，所以应尽量避免蔬菜长期贮存，最好现买现吃，确保新鲜。此外天然食物中的叶酸是四氢叶酸的衍生物，生物利用率低；烹调时间越长、温度越高，叶酸损失也越多，损失率可高达 50% ～ 90%。应在保证卫生的前提下，多吃凉拌菜；同时，蔬菜一定要先洗后切，避免长时间熬煮，也不要在剁馅后将水分挤掉去除。合成的叶酸是氧化型单谷氨酸叶酸，稳定性好、生物利用率高，因此，孕期除了常吃富含叶酸的食物之外，还应该每天补充叶酸400μg，以满足母胎需要。

8.2.2.2 选用碘盐及常吃含碘丰富的食物

自孕早期开始孕妇碘的需求量比非孕时增加近 1 倍（孕前为 120μg/d，孕后为 230μg/d），食盐加碘是 WHO 等国际组织推荐控制碘缺乏病最安全、最有效的措施，即用碘酸钾或碘化钾按一定比例与普通食盐混合而成。孕妇食用加碘盐可确保持续、方便、经济地摄入碘。依据我国现行食盐强化碘量 25mg/kg、碘的烹调损失率 20%、每日食盐摄入量 5g 计算，可摄入碘约 100μg，基本达到成年人推荐摄入量，孕期每天对碘的需要增加 110μg，碘缺乏可导致胎儿发育不良、智力低下 [5]。由于碘是一种比较活泼、易于挥发的元素，一般温度越高、加热时间越长，盐中碘损失越多，油炸、干炒等高温烹调方式的碘损失率大于蒸、煮的烹调方式。因此孕早期烹调方式最好多选择蒸、煮、凉拌等，在保持清淡的菜肴风味同时可以保存更多的碘。另建议孕妇每周食用 1 ~ 2 次富含碘的海产品，如海带（鲜，100g）、紫菜（干，2.5g）、裙带菜（干，0.7g）或海鱼（40g）均可补充 110μg 的碘。

8.2.2.3 少食多餐，保证摄入含必要量碳水化合物的食物

孕吐明显或食欲不振的孕妇不必过分强调平衡膳食，可以根据自己的喜好及膳食习惯安排膳食，如酸辣味和茄汁味可以提高食欲；进餐的时间、地点也可根据个人的特点调整，可清晨起床前适当进食，也可在临睡前进食。少食多餐，既可以减轻胃肠的消化负担，也可以保持血糖平稳，避免孕早期的低血糖反应。进餐应尽量选择清淡适口、容易消化的食物，保证营养供给。

孕吐严重影响进食时，孕妇的脂肪组织会分解产生能量满足身体需要，但是脂肪分解产生的酮体会通过胎盘进入胎儿体内，对胎儿智力发育造成不良影响。为保证脑组织对葡萄糖的摄取需要，预防酮体对胎儿的危害，孕妇必须每天摄取至少130g 碳水化合物，相当于每天至少进食170g 精制小麦粉或大米，也相当于 550g 薯类或鲜玉米。孕妇应首选容易消化的主食，如发糕、面包、花卷、馒头、米糊、藕粉等，有些水果如香蕉、甘蔗等中也含有较多碳水化合物，可根据孕妇的喜好选用。白糖、蜂蜜的主要成分为简单碳水化合物，容易被机体吸收，在进食少或孕吐严重时能及时补充身体需要的碳水化合物。进食困难或孕吐严重者应寻求医生帮助，必要时考虑通过静脉输注葡萄糖的方式补充必要的碳水化合物。

8.2.2.4 无明显早孕反应者应继续保持孕前平衡膳食

孕早期所需能量和营养素并无明显增加，在此期间应继续保持孕前的平衡膳

食，食物摄入量无须额外增加，如盲目增加进食量会使孕早期体重增加过多，不利于体重控制，还容易诱发孕中、晚期的并发症，如妊娠糖尿病的发生与早期体重过度增长相关。因此，在孕早期也应加强体重监测，目前我国卫生行业标准推荐的孕期体重增长适宜范围孕早期孕妇的体重增加在 0 ～ 2kg。

8.2.2.5 避免进食腌制及烧烤食物

腊肠、熏肉、烤鹅、烤羊肉、腌菜、梅干菜等腌制及烧烤食物有特殊风味，但不适宜孕妇，尤其是孕早期食用。

鱼禽肉类经过熏烤，可能会产生多环芳烃类化合物，最为常见的是苯并芘，是一种明确的化学致癌物，有研究显示，3,4-苯并芘在烟熏食物中含量是新鲜食品的 60 倍。腌菜、咸肉等腌制的食物，不仅盐分过重，会加重母体肾脏负担，而且这类食品中的 B 族维生素损失较多；没腌制透的食物中亚硝酸盐含量显著增加，亚硝酸盐在体内合成的亚硝胺也是明确致癌物。

孕早期是胎儿器官系统分化的关键时期，对有毒有害化学物质最为敏感，无论是苯并芘还是亚硝胺都可能诱发胎儿先天畸形，因此最好避免食用含有这些有害物质的腌制及烧烤食物。

8.3 孕中、晚期营养

妊娠中、晚期，胎儿生长、母体组织增长、脂肪及蛋白质蓄积过程加速，母体在雌孕激素、胎盘激素、甲状腺素等激素作用下，合成代谢及分解代谢活动均明显增强，总体上合成代谢大于分解代谢。孕妇的基础代谢率自孕中期开始逐渐升高，孕晚期比非孕期增加 15% ～ 20%，基础代谢耗能约增加 150kcal/d（0.63MJ/d），需要提供更多的能量。由于早孕反应消失，孕妇胃口较好，体重迅速增加。孕中、晚期胎儿发育速度加快，皮下脂肪大量堆积并开始在体内储存营养物质，对各种营养素的需求也达到高峰；因此孕妇此期最易出现缺铁性贫血、钙缺乏等营养缺乏问题[20]。

8.3.1 孕中、晚期营养素推荐摄入量

8.3.1.1 能量

① 2023 版推荐孕中期每日能量在孕早期基础上增加 250kcal（1046kJ），孕晚

期每日能量在早期基础上增加400kcal（1674kJ）[12]。

② 进入孕中、晚期，食欲增大，因此需要定期称重，并根据孕前身高、体重、孕期增重以及活动量来及时调整能量摄入。孕期多数微量营养素的需要量增加幅度大于能量需要量的增幅，体重增长不足者，可适当增加高能量密度食物的摄入；对于体重增长过快的孕妇，减少摄食量需要慎重，应在围产营养门诊医生指导下，合理选择食物，改善膳食结构、质量以及适当增加活动锻炼来维持适宜增重。

8.3.1.2 碳水化合物

孕中、晚期，随着能量需求的增加，碳水化合物的需要量也相应提高，其中《中国孕期妇女平衡膳食宝塔》（2022版）推荐孕中期谷类食物约200～250g/d、薯类75g/d、水果200～300g/d、蔬菜400～500g/d、奶制品300～500g/d；孕晚期谷类食物推荐值比中期每天增加25g，达到225～275g/d[5]。

孕妇应摄入适量的膳食纤维，推荐的膳食纤维AI为25g/d。因近年来膳食结构的改变，孕妇在孕中、晚期发生糖脂代谢异常的比例逐年升高，因此建议碳水化合物来源中有1/5～1/3来源于全谷类、杂豆及薯类食物，如燕麦、红豆、山药等，这些食物中含有较多的膳食纤维，可增加饱腹感，辅助调节血糖血脂，有助于预防便秘。

8.3.1.3 蛋白质

妊娠中、晚期母胎对蛋白质的需要量增加，是蛋白质储备的高峰时期，整个孕期母胎一共储备约900～1000g蛋白质，用于胎儿、胎盘、子宫、乳腺等组织的生长。2023版推荐孕中期摄入量在早期的基础上增加15g/d，达到70g/d；孕晚期在中期的基础上再增加15g/d（总共增加30g/d），达到85g/d，占总能量的15.1%。因此孕中、晚期一定要摄入足量的优质蛋白，如孕中期鱼、禽、蛋、畜肉应达到150～200g/d，奶制品300～500g/d，大豆20g/d，坚果10g/d；孕晚期的鱼、禽、蛋、畜肉在孕中期基础上再增加50g/d。应当注意的是，进食过多蛋白质也能在人体内转变成脂肪储存起来，肥胖孕妇体内嘌呤代谢容易出现异常，过多蛋白质尤其是动物蛋白，容易增加血浆尿酸含量，诱发痛风及高血压的发生[21]，胎儿吸收过多蛋白质容易刺激其胰岛细胞分泌过量胰岛素，促进自身脂肪、蛋白质合成，导致巨大儿出生。因此，蛋白质并不是多多益善。

8.3.1.4 脂类

孕中、晚期孕妇平均增重3～4kg的脂肪，以满足母乳喂养的需要；胎儿储备的脂肪约为胎儿体重的 5% ~ 15%。

脂类也是保证胎儿神经系统（包含脑）生长发育的重要物质基础。人体必需脂肪酸（essential fatty acids, EFA）包括亚油酸（linoleic acid, LA）和 *α*-亚麻酸（linolenic acid, LNA），二十二碳六烯酸（docosahexaenoic acid, DHA）是 *α*-亚麻酸在体内的衍生物，属 *n*-3 系长链多不饱和脂肪酸（long chain polyunsaturated fatty acids, LCPUFA）的一种，是胎儿和婴儿脑、视网膜及其他组织发育的必需物质。从怀孕 20 周开始，胎儿脑细胞分裂加速，脑细胞体积也不断增大，胎儿发育所需的 DHA 主要来源于母体内的储备、孕期膳食直接供给以及由膳食中 *α*-亚麻酸在体内的合成。研究表明 DHA 比其前体优先由母体转运至胎儿，要想使胎儿获得充足的 DHA，必须依靠从母体的直接转运，这种转运主要取决于母体的 DHA 营养状况。

DHA 主要来源于膳食，鱼类脂肪（尤其是海鱼）中的 DHA 很丰富，海产品是摄取 DHA 的首选食品。有研究发现，调查对象每日海产品摄入量与血浆磷脂脂肪酸中 DHA 和 *n*-3 系总脂肪酸浓度存在显著正相关。

孕中、晚期要吃适当的植物性、动物性脂肪以满足胎儿和自身需要，如坚果、烹调植物油、海鱼等，但脂肪总量不宜过多，以免诱发妊娠期病理性高血脂、急性胰腺炎或妊娠高血压综合征等并发症。

8.3.1.5 矿物质和碘

（1）钙 由于胎儿需要及孕妇自身储备，孕期需要钙 30g，几乎全部存在于胎儿骨骼中，孕中、晚期胎儿骨骼（含牙齿）快速发育，对钙的累积量逐渐增加，80% 的钙储留在孕中、晚期完成。孕妇钙吸收率相应提高，孕中期为 56%，孕晚期为 62%。按代谢试验期 1200mg/d 的钙摄入量计算，孕中、晚期钙吸收量平均每天增加了 276mg；而孕中、晚期每天的尿钙排出仅增加了 58mg 和 76mg。妊娠并不额外增加妇女钙需要量，孕妇的 RNI 值与同龄妇女相同，18 ~ 49 岁人群的 RNI 为 800mg/d。

（2）铁 进入孕中、晚期，胎儿要在体内储备约 300mg 的铁，以满足出生后 4 ~ 6 个月内对铁的需要，其余铁储存在胎盘及母体组织中，以代偿分娩时失血造成的铁损失。2023 版孕中、晚期铁 RNI 分别为 25mg/d 和 29mg/d，UL 为 42mg/d[12]。

孕中期开始应进食富含铁的食物，如动物肝脏、红色肉类食品（如瘦肉）及血液，此外，芝麻、黑木耳、豆制品、紫菜、红枣等植物性食物也能提供部分铁。其中动物性食物来源的铁为血红素铁，生物利用度高，铁的吸收率可达 15% ~ 35%；植物性铁为非血红素铁，需要被还原为二价铁才能被吸收，吸收率仅为 5% ~ 10%；选择含草酸低、富含维生素 C 的新鲜蔬菜和水果，有助于铁的吸收。维生素 B_2 和维生素 A 也有促进铁吸收的作用。应当适当补充相应富含这些营养素的食物。

（3）锌 妊娠期储存在母体和胎儿组织中的总锌量约为100mg，约50%储存在胎儿体内。孕妇血锌水平从孕早期开始持续下降，至产前约下降35%，降至最低点，有学者推测，与血容量增加有关。母体与胎儿之间锌的转运方式以逆浓度差的主动转运为主，脐血锌高于母体孕中、晚期血锌水平。

2023版孕中、晚期膳食锌RNI为10.5mg/d，比孕前提高2mg/d；UL为40mg/d[12]。海产品如牡蛎、扇贝，动物肝脏，牛肉，蛋类，豆类和坚果类食品为含锌量高的食物。

（4）碘 孕期碘的需求量比非孕时约增加1倍，除了胎儿生长发育及孕妇自身需要外，还包括孕妇本身血容量的增加和尿排泄量增加，孕妇肾碘清除率增高。2023版非孕女性RNI为120μg/d，孕期碘RNI为230μg/d（包括孕中、晚期），UL为500μg/d[12]。如每天食用6g碘盐仅仅可达到推荐量的50%左右。我国大部分地区天然食品及水中含碘较低，为满足孕期对碘的需要，建议孕妇每周食用1～2次富含碘的海产品。

近年来，孕期甲状腺疾病发病率显著增加，研究显示碘摄入量与甲状腺疾病的关系呈"U"形，碘摄入量过低或过高都会导致甲状腺疾病增加，因此孕妇的碘摄入量应保持适宜水平。

8.3.1.6 维生素

（1）维生素 B_1（硫胺素） 维生素 B_1 在人体新陈代谢过程中，对糖代谢和维持神经系统正常功能方面起到重要作用。孕中、晚期，母体和胎儿的新陈代谢均增快，维生素 B_1 也应在孕前基础上适当增加，2023版孕中、晚期妇女维生素 B_1 的RNI在非孕育龄妇女基础上分别增加0.2mg/d和0.3mg/d，分别达到1.4mg/d和1.5mg/d[12]。

孕期发生维生素 B_1 缺乏时，糖代谢障碍，糖氧化受阻形成丙酮酸及乳酸堆积，影响机体能量供应，临床上会出现消化系统、心血管系统、神经系统等的症状。维生素 B_1 不足的孕妇常出现腹胀、食欲不振、便秘等症状，心血管系统表现为心动过速、水肿、心脏扩张等；神经系统表现为疲乏、记忆力减退、失眠及肌肉酸痛、腓肠肌压痛、指（趾）端麻木等；严重者可致新生儿患先天性脚气病，表现为发绀、吮吸无力、嗜睡等。孕妇如进食精白米面，又缺乏豆类、肉类等富含维生素 B_1 的食物时容易发生维生素 B_1 缺乏，应适当食用糙米、带麸皮面粉、豆类及坚果、瘦肉等富含维生素 B_1 的食品。

（2）维生素 B_2（核黄素） 孕中、晚期母体代谢旺盛，维生素 B_2 的需要量增加，如果孕妇缺乏维生素 B_2 易出现口角炎、唇炎、舌炎；孕期缺铁性贫血也与维生素 B_2 缺乏有关；还易出现胎儿生长发育受限的问题。2023版孕中、晚期妇女维生素

B_2 的 RNI 在非孕育龄妇女基础上分别增加 0.1mg/d 和 0.2mg/d，分别达到 1.3mg/d 和 1.4mg/d[12]。

（3）维生素 B_6　维生素 B_6、维生素 B_{12} 和叶酸为体内甲硫氨酸循环所必需，充足的维生素 B_6 有利于降低高同型半胱氨酸血症的风险。近年来研究发现，同型半胱氨酸与妊娠并发症（如先兆子痫、胎儿宫内发育受限）、不良妊娠结局（如出生缺陷、低出生体重、胎盘早剥）等密切相关，因此临床上也常将维生素 B_6、维生素 B_{12} 和叶酸联用以预防妊娠高血压综合征。

一般来说，维生素 B_6 的需要量随蛋白质摄入量的增加而增加，2023 版孕中、晚期维生素 B_6 的 RNI 比非孕女性高 0.8mg/d，达到 2.2mg/d，UL 为 60mg/d[12]。维生素 B_6 食物来源广泛，动物性来源食物的维生素 B_6 生物利用率优于植物性来源的食物。维生素 B_6 含量最高的食物为白色肉类（如鸡肉和鱼肉），其次为肝脏、豆类、坚果类、蛋黄等食品，奶类及制品中含量较少。

（4）叶酸　2023 版整个孕期（包括中、晚期）孕妇叶酸 RNI 在非孕基础上增加（以 DFE 计）200μg/d，达到 600μg/d，UL 为 1000μg/d[12]。孕中、晚期补充叶酸可以起到预防巨幼红细胞贫血、早产及胎儿宫内发育受限的作用。WHO 推荐育龄妇女及孕期妇女同时增补铁和叶酸。中国兰州的孕妇队列研究中发现，在孕期服用叶酸增补剂和膳食叶酸均可降低孕妇子痫前期的风险，叶酸增补剂对轻度子痫前期的保护效应较好，而膳食叶酸对重度子痫前期具有保护性效应[22]。孕期较低的膳食叶酸（< 149.88μg/d）会增加新生儿先天性心脏病的风险。

孕中、晚期仍然需要通过多摄入叶酸含量丰富的食物如新鲜蔬菜及水果补充足量的叶酸，如膳食中蔬菜、水果摄入量不足或存在胃肠道疾病营养素吸收不良、糖尿病、肥胖、叶酸代谢高风险的孕妇建议孕中、晚期补充小剂量叶酸（400μg/d）直至分娩。

（5）维生素 C　维生素 C 是一种很强的水溶性抗氧化剂，可与脂溶性抗氧化剂协同作用，在体内清除自由基，防止脂质过氧化反应。孕中、晚期补充维生素 C 具有重要意义：维生素 C 可将不易吸收的三价铁还原为易吸收的二价铁，促进铁吸收；将无活性的叶酸还原为有活性的四氢叶酸，防止巨幼红细胞贫血；抵御低密度脂蛋白胆固醇的氧化，防止氧化性低密度脂蛋白胆固醇和泡沫细胞形成，防止动脉粥样硬化发生；促进骨骼有机质形成，防止骨质疏松，减少关节疼痛和骨骼变形。

2023 版孕中、晚期维生素 C 的 RNI 为 115mg/d，UL 为 2000mg/d[12]。各种新鲜蔬菜、水果是维生素 C 的最好来源，应保证足量摄入。

（6）维生素 A　维生素 A 可促进视觉细胞内感光物质合成、维持正常视觉功能，也可促进蛋白质的合成和骨细胞分化，促进机体增长和骨骼发育；维生素 A 还可通过维持皮肤和黏膜细胞完整，增强呼吸系统和消化系统抗病能力；研究证实，孕中、晚期缺乏维生素 A 易致胎儿早产、产后感染机会增加。维生素 A 对宫内胎儿肺的正常发育非常重要，营养不良的孕妇孕中、晚期补充维生素 A，对孩子出生时的肺功能有益，这种益处一直持续到青春期。

孕妇血清维生素 A 水平与脐带血维生素 A 水平呈正相关，如孕妇存在维生素 A 缺乏，将继发胎儿维生素 A 缺乏，与婴幼儿期的动作发育受损有关，需要及时进行干预。2023 版孕中、晚期每日维生素 A 的 RNI 为 730μg RAE，比非孕育龄妇女增加 70μg RAE，UL 为 3000μg/d[12]。

（7）维生素 D　我国孕期妇女维生素 D 营养现状不容乐观，维生素 D 缺乏在孕妇中非常普遍。妊娠期间母体 25(OH)D 能通过胎盘转运至胎儿，胎儿血中 25(OH)D 浓度与母体血液中相同，是新生儿维生素 D 的储备来源，因此孕妇维生素 D 缺乏不仅影响孕妇自身健康，而且会对其后代健康造成长期不良影响[23]。

2023 版孕中、晚期维生素 D 的 RNI 与孕前相同，整个孕期为 10μg/d（400IU/d），UL 为 50μg/d（2000IU/d）；过量补充可导致婴儿发生高钙血症甚至维生素 D 中毒。有文献报道，血中 $25(OH)D_3$ 的浓度 > 400nmol/L 可视为中毒。

（8）维生素 E　妊娠期间，孕妇血浆维生素 E 是体内重要的抗氧化剂。维生素 E 对细胞膜，尤其是红细胞膜上长链多不饱和脂肪酸稳定性具有保护作用，孕期补充维生素 E 有利于预防新生儿溶血性贫血。2023 版孕中、晚期维生素 E 的 AI 值与非孕期相同，为（α-TE）14 mg/d，UL 为 700mg/d[12]。

（9）维生素 K　维生素 K 对新生儿有重要意义，因为胎盘转运脂质相对不足，作为脂溶性维生素 K 不易通过，使得胎儿肝脏内储备较少；早产儿则储备更少。母乳维生素 K 含量很低（仅含 2.5mg/L），新生儿出生时肠道菌群尚未建立，不能自身合成维生素 K，以上因素使得新生儿成为维生素 K 缺乏的高危人群，容易发生维生素 K 缺乏性出血。因此孕晚期，尤其是妊娠最后数周，适量补充维生素 K 或新生儿补充维生素 K，可有效预防维生素 K 缺乏。2023 版孕妇维生素 K 的 AI 值为 80μg/d，与非孕育龄妇女相同。

8.3.2　孕中、晚期膳食指导原则

8.3.2.1　孕中、晚期适当增加鱼、禽、蛋、瘦畜肉的摄入量

孕中、晚期胎儿发育速度加快，需要更多的能量、蛋白质和钙、铁等微量营养素。所以在孕前平衡膳食的基础上，孕中期可以每天增加 200g 牛奶或酸奶，使总摄入量达到 500g/d，200g 牛奶可额外提供约 6g 优质蛋白、200mg 钙、120kcal

（502kJ）的能量；再增加鱼、禽、蛋、畜瘦肉共计 50g，可以提供优质蛋白约 10g，能量 80～150kcal（335～628kJ）。孕晚期在孕中期的基础上再增加鱼、禽、畜肉、蛋 50～75g，基本可以满足孕晚期的营养需求。

同样重量的鱼虾类与畜禽类食物相比，蛋白质含量相差不多，但是脂肪和能量明显低于畜禽类。因此当孕妇体重增加较多时，可以优先选择鱼虾类食物，畜禽类食物应该去皮和肥肉，畜肉类食物可优先选择牛肉。此外，鱼类尤其是深海鱼类如三文鱼、鳕鱼等含有较多 n-3 多不饱和脂肪酸，其中的 DHA 对胎儿大脑和视网膜发育及功能有益，每周最好食用 2～3 次。

8.3.2.2　通过膳食增加铁储备

在孕早期，尽管铁的推荐摄入量与孕前持平，但是因为大部分孕妇存在孕吐反应，普遍存在挑食、偏食问题，血红蛋白虽然没有明显下降，但体内储备铁水平逐渐降低，一旦进入孕中、晚期，缺铁性贫血发生率显著上升。而且从孕中期开始，机体对铁的需要量逐渐增加。

所以孕中期开始应该常吃含铁丰富的食物，如红色肉类食品（如瘦肉）、动物肝脏等食物，这类食物所含的铁为血红素铁，生物利用率高，如每天补充 20～50g 红肉，可提供铁 1～2.5mg，每周摄入 1～2 次动物血和肝脏，可提供铁 7～15mg。对于孕中、晚期仍然存在孕吐反应或挑食、偏食不能进食红肉、肝脏等食材的孕妇，应多选择豆制品、黑芝麻等含铁高的植物性食物，同时补充维生素 C、维生素 A、维生素 B_2 含量高的食物可促进铁吸收[4]。如果已经出现铁蛋白 <30μg/L 时或者缺铁性贫血，应在医生指导下适当补铁剂及维生素 C 制剂。

8.3.2.3　适量身体活动，维持孕期适宜体重增加

孕妇体重增长的监测是一种可反映母亲营养状况、胎儿发育情况简单又非常重要的一种方法。有研究结果表明，孕期体重增长与新生儿出生体重呈正相关，孕期体重增加过快会导致巨大儿、妊娠期高血压的发生率增加，还会增加难产率和剖宫产率、胎儿窘迫和新生儿窒息以及新生儿死亡风险[24]；而孕期体重增长过慢，又会导致早产儿、胎儿生长受限以及低体重儿的出生[25]，所以孕期体重管理是孕期营养管理的重要一环。由于不同孕妇妊娠期体重增加的适宜值不同[26]，因此，不可能简单地推荐同一个体重增加值给不同情况的孕妇。

能量摄入和体力活动是控制孕期体重增长的两个关键要素。孕早期体重变化不大，可每月称重一次。孕中、晚期则需要每周称重一次，并根据体重增长水平及时调整膳食摄入量及运动量，如体重增长不足，需要增加能量密度高的食物，如坚果、肉类、米面等；如体重增加过快则需要在保证营养素供应的前提下，适当减少

高能量食物摄入量，选择营养密度高而能量密度低的食物，并适当增加身体活动。称量体重最好用校正准确的体重秤，孕妇最好在清晨排空大小便着单衣称量较为准确。并养成记录体重的习惯，便于产科医师及营养师进行有效的体重管理。

孕期进行适宜的规律运动除了增加能量消耗、预防体重过度增加，还有利于预防妊娠糖尿病；活动和运动使肌肉收缩能力增强，有利于自然分娩，此外身体活动有助于愉悦心情[27]；只要没有医学禁忌，孕期进行常规活动和量力而行的运动都是安全的，而且对孕妇和胎儿均有益处。

产科医生应首先对孕妇进行运动指征评估，需要明确孕妇不具备限制运动的医学状况，比如运动的绝对禁忌证（严重心肺功能异常、前置胎盘、胎膜早破等）以及运动的相对禁忌证（控制欠佳的 1 型糖尿病和妊娠高血压疾病等），并综合孕前运动习惯指导孕妇进行孕期运动，推荐每天进行 30min 或更长时间的中等强度运动，避免孕妇参与对孕妇或胎儿有潜在的受伤风险或者增加关节负荷的活动，如仰卧起坐、滑雪、慢跑、网球等，并根据孕妇运动情况以及体重增长情况调整运动频率、强度和时间。孕前常久坐的孕妇应逐渐增加运动时间和频率；常见可采用的运动有步行、孕妇瑜伽、游泳、固定自行车和有氧健身操及各种家务劳动等。

中等运动强度的评定：

① 任何会引起轻度出汗，或增加呼吸或心跳的运动；

② 运动强度等同于以 4 ～ 6km/h 快走的运动强度；

③ 孕期运动强度达到最大心率的 60% ～ 70%（最大心率 =220−年龄）；

④ 代谢当量（metabolic equivalent, MET）在 3 ～ 4 之间（MET 指一个人在安静状态下没有任何活动时的每分钟氧气消耗量，大致相当于每千克体重每小时消耗 1kcal）。

8.3.2.4 禁烟酒，愉快孕育新生命，积极准备母乳喂养

烟草、酒精对胚胎发育各个阶段都有明显毒性作用，容易引起流产、早产及胎儿畸形。我国孕妇孕期主动吸烟的比例很低，但要注意避免被动吸烟的影响，尽量避免处于通风不良和人群聚集的环境中。

怀孕期间身体的各种变化及不适都有可能影响孕妇的情绪，而不良情绪可能导致消化液分泌减少，易出现消化不良、营养素吸收下降等状况；因此孕妇要积极了解孕期的生理变化特点，学习孕育知识，定期进行产检，出现不适时能正确处理和及时就医，适当进行户外运动，向专业人员咨询。家人也应该多给孕妇一些精神上的支持和安慰，这些行为均有助于孕妇释放压力、愉悦心情。

成功的母乳喂养对子代的健康成长和母亲的产后恢复都很重要，进入孕中、晚期，孕妇要为母乳喂养做好营养及心理和行动的准备。营养方面，多样化的均

衡膳食及必要营养素补充剂的合理使用，保证身体有合适的脂肪蓄积和营养储备，有利于产后泌乳；心理方面，应该尽早了解母乳喂养的益处，强化母乳喂养的意愿，树立母乳喂养的信心；行动方面，做好乳房的护理，学习母乳喂养的方法和技巧，有利于产后尽早开奶和顺利哺乳，有助于提高母乳喂养的成功率。

（戴永梅，张玉梅，赵蕾，肖梅，滕越）

参考文献

[1] Zhang D, Zhu Y M, Gao H J, et al. Overweight and obesity negatively afect the outcomes of ovarian stimulation and in vitro fertilisation: A cohort study of 2628 Chinese women. Gynecol Endocrinol, 2010, 26(5): 325-332.

[2] Satpathy H K, Fleming A, Frey D, et al. Maternal obesity and pregnancy. Postgrad Med, 2008, 120(3): E1-E9.

[3] Zain M M, Norman R J. Impact of obesity on female fertility and fertility treatment. Womens Health(Lond Engl)，2008, 4(2): 183-194.

[4] 中华医学会围产医学分会.妊娠期铁缺乏和缺铁性贫血诊治指南.中华围产医学杂志，2014(7): 451-454.

[5] 中国营养学会.中国居民膳食指南（2022）.北京：人民卫生出版社，2022.

[6] 滕越，胡京苗，董珊，等.北京地区孕早期妇女红细胞叶酸水平及适宜叶酸补充时间剂量.卫生研究，2017, 46(4): 569-572, 578.

[7] World Health Organisation. A guide for population-based approaches to increasing levels of physical activity: Implementation of the WHO global strategy on diet, physical activity and health. Geneva: 2007.

[8] Mitchell S,Shaw D. The worldwide epidemic of female obesity. Best Practice & Research in Clinical Obstetrics & Gynaecology, 2015, 29 (3): 289-299.

[9] Milone M, De Placido G, Musella M, et al. Incidence of successful pregnancy after weight loss interventions in infertile women: a systematic review and Meta-analysis of the literature. Obesity Surgery, 2016, 26(2): 443-451.

[10] Sherman P W, Flaxman S M. Nausea and vomiting of pregnancy in an evolutionary perspective. Am J Obstet Gynecol,2002,186: S190-S197.

[11] 陈露露，漆洪波.美国妇产科医师学会"妊娠期恶心呕吐指南2018版"要点解读.实用妇产科杂志，2018, 34(6): 421-426.

[12] 中国营养学会.中国居民膳食营养素参考摄入量（2023版）.北京：人民卫生出版社，2023.

[13] 中华医学会妇产科学分会产科学组.妊娠剧吐的诊断及临床处理专家共识（2015）.中华妇产科杂志，2015, 50(11): 801-804.

[14] Shah P S, Oh lsson A. Knowledge Synthesis Group on Determinants of Low Birth Weight and Preterm Births: Effects of prenatal multi micronutrient supplementation on pregnancy outcomes: A meta-analysis. CMAJ, 2009, 180: E99-E108 .

[15] 向海云，陶芳标.孕期锌水平与出生结局综述.现代预防医学，2019,46(15): 2749-2752.

[16] 易传祝.补充叶酸对育龄妇女营养与健康状况的影响.卫生研究，2011,40(1): 130-132.

[17] 焦广宇，李增宁，陈伟.临床营养学.北京：人民卫生出版社，2017.

[18] 李玉霞，刘丽平，宋晓健，等.妊娠期维生素C、E及微量元素铜锌与胎膜早破的相关性研究.重庆医学，2018,47(19): 2568-2570, 2575.

[19] 董琳娜，舒恋婷，王郁玲.维生素C和维生素E水平与子痫前期的相关性.中华全科医学，2019,

17(8): 1353-1355, 1402.

[20] 姜珊. 中国孕妇贫血状况及影响因素. 卫生研究，2017, 46(5): 850-855.

[21] 中华医学会妇产科学分会妊娠期高血压疾病学组. 妊娠期高血压疾病诊治指南（2020）. 中华妇产科杂志，2020, 55(4): 227-238.

[22] 郭华棋. 围孕期叶酸摄入方式对早产、低出生体重和小于胎龄儿的影响研究. 兰州：兰州大学，2018.

[23] Chen Y H, Fu L, Hao J H, et al. Maternal vitamin D deficiency during pregnancy elevates the risks of small for gestational age and low birth weight infants in Chinese population. J Clin Endocrinol Metab, 2015, 100(5): 1912-1919.

[24] Chen Z Y, Du J, Shao L, et al. Pre-pregnancy body mass index, gestational weight gain, and pregnancy outcomes in China. Inter J Gynecol Obstetr, 2010, 109(1): 41-44.

[25] 王清, 李光辉. 糖耐量正常孕妇孕晚期体重增长速率、脂代谢及孕前 BMI 对新生儿体重的影响. 中国计划生育学杂志，2016, 24(12): 818-823.

[26] DeVader S R, Neeley H L, Myles T D, et al. Evaluation of gestational weight gain guidelines for women with normal pre pregnancy body mass index. Obstetricsand Gynecology . 2007, 110(4): 745-751.

[27] 段一凡，王杰，姜珊，等. 2010—2012 年中国孕妇腓肠肌痉挛发生率及其相关因素. 中华预防医学杂志，2018, 52(1): 14-20.

第 9 章

妊娠合并肥胖的营养及体重管理

在过去约 50 年中，全球肥胖症的患病率有所增加，达到了大流行水平，尤其是女性，从 1975 年的 6% 上升到 2016 年的 15%[1]。在中国，超过一半的成人存在超重或肥胖的问题 [2]，育龄女性的超重率和肥胖率分别为 25.4% 和 9.2%[3]。肥胖是一个重大的健康问题，因为它大大增加了 2 型糖尿病、脂肪肝、高血压、心肌梗死、卒中、痴呆、骨关节炎、阻塞性睡眠呼吸暂停和某些癌症等疾病的发生风险，从而导致生活质量和预期寿命的下降 [4]。肥胖还与失业、社会劣势和社会经济生产力下降有关。

肥胖症是育龄妇女最常见的疾病。孕前肥胖对母亲和其子代都会造成短期和 / 或长期不良预后。肥胖会导致不孕不育问题，自发性流产、先天畸形、妊娠早期开始的胰岛素抵抗、GDM、HDP、大于胎龄儿或巨大儿、剖宫产和伤口并发症的发生风险增加，还会增加孕期增重（GWG）过度、产后发生深静脉血栓、抑郁症和母乳喂养困难的发生风险 [5, 6]。此外，肥胖女性的子代在出生时体内脂肪增加，常导致儿童肥胖的风险升高。虽然没有统一的机制能够解释与妊娠合并肥胖相关的不良妊娠结局，但根据目前的证据，孕前母体胰岛素抵抗增加以及伴随的高胰岛素血症、全身炎性反应和氧化应激似乎是导致胎盘功能障碍和胎儿发育异常的重要原因。

9.1 女性肥胖的定义

9.1.1 体质指数

体质指数（body mass index, BMI）是一种计算身高别体重的指数，即：BMI（kg/m^2）= 体重 / 身高^2。需要注意的是，妊娠合并肥胖的依据是用距离妊娠起始时间节点最为接近的体重计算的孕前体质指数（PPBMI）。

9.1.2 WHO 对女性肥胖的定义

WHO 推荐，按照 BMI 将人群划分为：①体重过低（< 18.5kg/m^2）；②体重正常（18.5 ~ 24.9kg/m^2）；③超重（25.0 ~ 29.9kg/m^2）；④肥胖（≥ 30kg/m^2）。并将肥胖人群划分为 Ⅰ 度肥胖（30.0 ~ 34.9kg/m^2）、Ⅱ 度肥胖（35.0 ~ 39.9kg/m^2）和Ⅲ度肥胖（≥ 40kg/m^2）。国际上大多数学会或指南均参考了 WHO 的推荐标准。

9.1.3 中国超重 / 肥胖医学营养治疗指南对女性肥胖的定义 [3]

2021 年，中国医疗保健国际交流促进会营养与代谢管理分会、中国营养学会临床营养分会、中华医学会糖尿病学分会、中华医学会肠外肠内营养学分会、中国医师协会营养医师专业委员会组织循证医学、公共卫生、营养与代谢领域的多名学者以及涵盖外科、内分泌等多学科专家共同协作，形成《中国超重 / 肥胖医学营养治疗指南（2021）》，并提出现有的符合中国人特征的肥胖标准（表 9-1），与 WHO 及大多数国际组织或协会推行的标准略有差异。

表 9-1　中国人体重类别划分

分类	体质指数 /（kg/m^2）
体重过低	< 18.5
正常体重	18.5 ~ 23.9
超重	24.0 ~ 27.9
肥胖	≥ 28

注：摘录自《中国超重 / 肥胖医学营养治疗指南（2021）》。

腰围（WC）测量方法：受试者直立、双脚分开 30 ~ 40cm，使用无弹性、最小刻度为 1mm 的软尺放在右侧腋中线胯骨上缘与第十二肋骨下缘连线的中点（通常是腰部的天然最窄部位），沿水平方向围绕腹部一周，紧贴但不压迫皮肤，在正常呼气结束时测量 WC 的长度，精确至 1mm。公认腰围是衡量脂肪在腹部蓄积的最简单、实用指标，结合 BMI 可以更好地估计肥胖与多种相关慢性疾病的关系。

9.2　孕前肥胖对生殖能力的影响

肥胖是女性不孕症的已知危险因素，可影响孕产妇和新生儿健康。与正常体重的妇女相比，肥胖和超重的育龄妇女不孕风险分别增加了 78% 和 27%[7]。肥胖妇女的 BMI 每增加 $1kg/m^2$，自发妊娠的概率就会线性下降 4%[8]。肥胖会通过月经和排卵障碍对女性的生育能力产生负面影响，与下丘脑-垂体-卵巢（hypothalamic-pituitary-ovarian, HPO）轴功能改变有关，如多囊卵巢综合征（polycystic ovary syndrome, PCOS）、胰岛素抵抗、甘油三酯（TG）和脂肪酸水平升高是其重要特征[9]。脂肪组织释放多种生物活性物质，与胰岛素抵抗、炎症、高血压、心血管风险、凝血和卵母细胞分化与成熟的多种分子途径相互作用、影响，导致肥胖女性受孕延迟、流产率增加、辅助生殖效果降低等问题[10]。通过改变肥胖女性生活方式的减肥计划已被证明可以恢复月经周期和排卵，并能提高受孕的可能性。在大多数研究中，促进减肥的生活方式干预措施显示，肥胖妇女的生育能力得到改善，主要增加了其自发怀孕的机会。因此建议肥胖和不孕症妇女采取健康的生活方式，旨在自然或通过医学辅助，于受孕前减肥。与减肥手术或药物治疗相比，改变生活方式是孕前体重减轻的首选方法。

9.3　孕前肥胖对近期预后的影响

孕前肥胖与 GDM、HDP 等妊娠期并发症有关，并且增加其子代患肥胖症、心血管疾病、糖尿病等代谢综合征的风险。根据现有研究，母体肥胖造成不良妊娠结局的潜在机制可能与胰岛素抵抗、全身炎性反应以及表观遗传学有关。与正常体重女性比较，肥胖女性的胰岛素抵抗更为显著，其循环中的胰岛素、瘦素、胰岛素样生长因子-1（IGF-1）、脂质、促炎性因子水平较高，而脂联素水平较低[11]，进而导致 GDM 的风险升高。而高胰岛素、瘦素、IGF-1 和低脂联素的环境，会激活胎盘哺乳动物雷帕霉素靶蛋白（mTOR）信号通路，促进蛋白的合成、线粒体功能和母-胎之间的营养转运，进而导致胎儿过度生长[11]。或通过 DNA 甲基化、组蛋白修饰和微小核糖核酸（miRNA）基因沉默等遗传学和表观遗传学的改变[12]，导致子代易患肥胖症、心血管疾病、糖尿病等与代谢综合征有关的疾病。此外，肥胖孕妇肠道菌群的异常、与胰岛素抵抗有关的炎症信号通路的激活、氧化应激反应增强、氧化磷酸化减少、胎盘中脂质积累等问题[11]，均可导致胎盘发育异常与功能障碍，进而导致 HDP、早产、胎死宫内等风险升高。而且，孕前肥胖常导致孕期增重（GWG）过度，二者协同作用，对母体的新陈代谢和后代发育产生重大影响，如加重胰岛素抵抗、破坏葡萄糖稳态 / 脂肪氧化 / 氨基酸合成等过程，并导致不良妊娠结局的发生[13]。

成功诱导免疫耐受以避免胎儿排斥反应是妊娠的必要条件，而肥胖可以通过激活免疫系统引起慢性炎症造成母体免疫耐受性受损，导致妊娠失败，例如复发性自然流产。通过植入前诊断技术排除最常见的非整倍体染色体异常后，接受辅助生殖技术的肥胖女性胚胎移植后的流产率显著高于体重正常的女性，而活产率较低[14]。此外，肥胖与胎儿多种先天性畸形发生风险升高有关，如肾脏和泌尿道畸形（包括先天性肾积水、多囊性肾发育不良等）、先天性心脏病（包括主动脉分支缺陷、房间隔缺损、动脉导管未闭等）、神经管畸形（包括脊柱裂、无脑儿等）、唇腭裂、肛门闭锁、脑积水等[15-17]，其具体机制尚不明确。

对于妊娠女性而言，孕前肥胖本身就是 GDM、HDP 的独立危险因素。总体而言，超重及肥胖人群的早产风险是正常体重人群的 1.18 倍，但风险因年龄和种族的不同而存在差异[18]。在高收入国家中，妊娠合并超重 / 肥胖是胎死宫内高危因素中排名最高且可改变的危险因素，其总体归因危险度为 8% ～ 18%，导致这些国家中大约每年 8000 例此类事件（≥ 22 周）的发生[19]。无论是否存在既往剖宫产史或分娩史，剖宫产率随 BMI 的增加而逐渐升高[20]。在初产妇、经产妇有剖宫产史、经产妇没有剖宫产史人群中，BMI 每升高 $1kg/m^2$，剖宫产风险分别增加 5%、2% 和 5%[20]，其潜在的原因包括妊娠延长、第一产程进展缓慢、催产素用量增加等[21]。

另外，肥胖和剖宫产分娩均增加了新生儿低血糖的发病风险，以及需要使用静脉注射葡萄糖进行救治的概率[22]。在肥胖大鼠模型中发现，剖宫产所分娩子代其出生后的体重增长和能量摄入均显著高于经阴道分娩的小鼠，认为剖宫产可能导致肥胖大鼠的子代发生肥胖的风险升高[23]，这可能与两种分娩方式间肠道菌群的差异有关。还有研究发现，肥胖与大于胎龄儿及巨大儿发病风险升高有关[24]。此外，由于肥胖人群中 GWG 过度者几乎可达 1/2，肥胖和过度的 GWG 协同作用也会导致巨大儿发生风险升高。然而，有研究认为，在白人和亚洲人群中，过度的 GWG 对巨大儿发病风险的贡献大于肥胖[25]。无论是肥胖还是 GDM 患者，其大于胎龄儿的发生风险均显著升高，当肥胖合并 GDM 时该风险更高[26]。即使存在肥胖或 GDM，也可以通过干预手段控制 GWG 在适宜范围内以降低巨大儿发生率及新生儿出生体重[24]。另外，在肥胖女性中，GWG 过度与孕 15 ～ 35 周之间胰岛素敏感度的降低密切相关[27]，提示 GWG 对葡萄糖代谢功能有一定的影响。

肥胖已被确定为麻醉相关孕产妇死亡的重要危险因素。肥胖孕妇出现选择性和紧急手术的发生率增加，以及同时存在的急诊或妊娠期合并症或并发症的发生风险增加；术后并发症如伤口感染、深静脉血栓形成、肺不张和胸部感染更为普遍。除了相关的医疗风险外，麻醉师还在气道管理、有创性区域阻滞、麻醉药选择及用量等技术方面受到挑战[28]。据报道，产科人群气管插管失败率为 1/280，而在肥胖孕妇中可高达 33%[28]，英国产科麻醉师协会将"肥胖"列为气管插管失败的危险因素[29]。

静脉血栓栓塞（venous thrombo embolism, VTE），包括肺栓塞（pulmonary embolism, PE）和深静脉血栓形成（deep vein thrombosis, DVT），是孕产妇死亡的重要原因之一。目前国内将 $BMI > 30kg/m^2$ 视作妊娠期及产褥期 VTE 的高危因素之一[30]。肥胖女性产后 VTE 风险高于妊娠期 VTE 发生风险[31]，并且 PE 发生风险高于 DVT 发生风险[32]。静脉血栓栓塞的发病机制基于"Virchow 三角理论"的高凝状态、静脉淤滞和内皮损伤三联征。虽然 VTE 在母亲肥胖中的确切发病机制尚不清楚，但可能的机制与这三个危险因素有关[31]。

抑郁症和妊娠期肥胖之间的联系非常复杂，因为它们相互影响。尽管一些研究报告了母亲超重/肥胖与抑郁症状之间没有显著关联[33]。但也有证据表明，在孕妇中抑郁症患者比未患抑郁症的女性更容易患上肥胖症。同样，还有研究结果表明，肥胖母亲在妊娠期和/或产后期比正常体重者更容易出现抑郁症状[34]。

9.4　孕前肥胖对远期预后的影响

产后体重滞留与孕前 BMI（PPBMI）呈负相关，与 GWG 呈正相关，与孕前腰围呈正相关[35, 36]。过多的 GWG 使二十年内发展为肥胖的风险增加了三倍[37]。产后体重滞留是产后 1 年肥胖的重要高危因素[38]。前文已经列举了很多再次妊娠前 BMI 升高导致不良妊娠结局风险升高的证据，因此需要提高对产后体重滞留导致的再次妊娠前的超重或肥胖状态的重视。产后继续坚持妊娠期间体重管理的女性，其产后体重滞留率显著降低，并且母乳喂养与产后 6 个月时的体重滞留呈负相关[39]。

肥胖，本身就是心血管疾病的高危因素之一。在小鼠肥胖妊娠模型中发现，不仅仅是膳食，肥胖本身就对妊娠期间和产后的心脏调节功能产生了负面影响[40]。孕前肥胖与围产期心肌病的风险增加有关，超重和肥胖女性患该疾病的风险分别是正常体重女性的 1.26 倍和 1.38 倍[41]。同时，孕前肥胖与妊娠晚期和产后心功能衰竭风险密切相关（OR=2.5，95%CI：1.7 ~ 3.7）[42]。

肥胖对子代的影响包括易患肥胖症、心血管疾病、糖尿病等与代谢综合征有关的疾病，可能是通过 DNA 甲基化、组蛋白修饰和 miRNA 基因沉默等遗传学和表观遗传学的改变来实现的。受孕前的母亲和父亲肥胖会改变卵母细胞和精子的分子组成，这可以部分逃避受精时的表观遗传重编程，改变所得胚胎的发育轨迹，最终增加后代肥胖和代谢紊乱的发生率[43]。肥胖的风险延伸到儿童，在调整了母亲的年龄、种族、教育程度、婚姻状况、产次、GWG、吸烟状况、儿童性别和出生体重后，肥胖母亲所生的孩子在儿童时期患肥胖症的可能性是其他儿童的两倍[44]。此外，当 GWG 过度时，子代在以后的生活中患肥胖症的可能性也高出三倍[45]。

9.5　肥胖女性的围产期体重管理

9.5.1　妊娠前体重管理

英国皇家妇产科医师学会（Royal College of Obstetricians and Gynaecologists, RCOG）推荐肥胖女性应当在妊娠前通过医学咨询充分被告知肥胖对母婴健康的负面影响，并接受指导，实现妊娠前减重至适宜体重。

《中国超重 / 肥胖医学营养治疗指南（2021）》中推荐对超重 / 肥胖人群进行"全生活方式管理"，即多种生活方式干预策略，主要包括膳食、运动和行为干预三个方面。建议超重 / 肥胖人群采用自身可接受、能坚持的膳食方式，配合每周不少于 150min 的运动，结合适当的行为干预（自我监测、目标设定等，以个人或小组交流的形式开展干预）。这种"全生活方式管理"是减重综合管理的有效方式[3]。"全生活方式管理"，旨在减少能量摄入量和增加能量消耗量，然而机体自身复杂的、持续的激素、代谢和神经调节可抵抗减重效果，并促进体重的恢复。

在该指南中强调了医学减重的相关干预方法，包括[3]：

① 限能量膳食（calorie restrict diet, CRD）：指在目标量摄入基础上每日减少能量摄入 500 ~ 1000kcal，限制后女性能量摄入为 1000 ~ 1200kcal/d，或较目标摄入量减少 1/3 的总能量；其中碳水化合物占每日总能量的 55% ~ 60%、脂肪占 25% ~ 30%。文献报道，采用 CRD 的人群，其在 6 个月和 12 个月时体重分别减

少 6.8% 和 5.3%[46]。CRD 是一种较为传统的减重膳食模式，其有效性及安全性已经得到了大多数研究的证实。

② 高蛋白膳食（high protein diet, HPD）：指每日蛋白质摄入量超过每日总能量的 20% 或 1.5g/（kg·d），但一般不超过每日总能量的 30% 或 2.0g/（kg·d）的膳食模式；推荐摄入以酪蛋白水解物、乳清蛋白水解物或大豆蛋白为蛋白来源的 HPD 补充剂。与 CRD 比较，HPD 改变了超重 / 肥胖人群的肠道菌群（包括 *Akkermansia* 属和双歧杆菌属菌群）[47]。另外，HPD 在存在胰岛素抵抗的肥胖女性中可以更好地控制血糖波动，并有效改善胰岛素抵抗[48]，并在 T2DM（2 型糖尿病）人群中达到降低糖化血红蛋白（HbA_1C）水平、减重、改善脂肪肝的效果[49]。HPD 会增加胰高血糖素样肽-1（GLP-1）和抑胃肽（GIP），这可能是改善胰岛素敏感性和 β 细胞功能的部分原因[50]。虽然 HPD 可以达到减重效果，但在是否能改善代谢综合征的问题上，尚存争议[51]；而且有研究结果揭示，过量摄入蛋白质对巨噬细胞和动脉粥样硬化进展会发生有害影响，HDP 通过激活巨噬细胞 mTOR 抑制了线粒体自噬进而增加了心血管疾病发生的风险[52]。

③ 低碳水化合物膳食（low carbohydrate diet, LCD）：指膳食中碳水化合物供能比 ≤ 40%，脂肪供能比 ≥ 30%，蛋白质摄入量相对增加，限制或不限制总能量摄入的一类膳食。推荐在 LCD 期间，适量补充微量营养素。坚持 LCD 六个月的 T2DM 患者的血糖会逐渐被控制平稳，不会产生不良后果[53]。但是，长期 LCD 的功效、安全性和膳食满意度的争论持续存在。

④ 间歇性能量限制（intermittent energy restriction, IER）：指按照一定规律在规定时期内禁食，或给予有限能量摄入的膳食模式。常用的 IER 方式包括隔日禁食法、4∶3 或 5∶2 IER 法（在连续 / 非连续日每周禁食 2 ～ 3d）等。IER 通过降低肠道炎症和改变肠道微生物组多样性，对改善肠道功能具有有益作用。IER 的禁食期，能量供给一般为目标能量的 0 ～ 25%。与 CRD 比较，IER 在减重和减脂方面的效果相同，但 IER 可能对保持瘦体重更为有效[54]。间歇性（IER）和连续性（CRD 及 LCD）能量限制在促进减肥和代谢改善方面都取得了类似效果[55]。也有研究认为，IER 可以达到更大的减重、减脂效果，在"休息期"适当中断能量限制可能会减少代偿性代谢反应，从而提高减肥效率[56]。小鼠结肠炎模型中，IER 对小鼠结肠炎及相关行为障碍表现出保护作用，这可以通过改善肠道微生物组成和防止肠道渗漏，从而抑制结肠和大脑中的炎症及氧化损伤来部分解释，适当的 IER 方案可能是预防和治疗结肠炎的有效策略[57]。IER 能够有效降低 T2DM 人群的 HbA_1C 水平和体重[58]，并可改善代谢综合征人群的空腹血糖、血脂和体重[59]。

⑤ 低升糖指数（glycemic index, GI）膳食：低 GI 膳食可降低餐后血糖峰值、减少血糖波动及胰岛负担，增加胰岛素敏感性。低 GI 膳食，为传统上仅关注膳食

中脂肪和能量含量的模式提供了一种实用的替代方案，增加膳食纤维的摄入量对餐后血糖水平有积极影响[60]。在成人 T1DM 和 T2DM 人群中，与传统的降糖药物、胰岛素治疗比较，低 GI 膳食模式改善了血糖、血脂、体重、血压以及炎性反应等方面的问题[61, 62]。此外，高 GI 膳食与心血管疾病和死亡风险增加有关[63]。但在超重人群中，在使用预防高血压膳食模式（dietary approaches to stop hypertension, DASH）的背景下，低 GI 膳食并未改善胰岛素敏感性、降低血脂或血压水平，也未改善心血管危险因素[64]。

⑥ 多种膳食模式、代餐食品减重、时间限制禁食法等，均可用于控制体重。在肥胖患者中，时间限制禁食法的方案在减轻体重、体脂或改善代谢等方面，与 CRD 方案的效果一致[65]。

⑦ 适当补充微量营养素：无论何种膳食模式，均可能导致微量营养素缺乏，建议在医生指导下额外补充。

⑧ 肠道微生物在减重过程中的作用需要进一步研究。

⑨ 积极推行医学营养减重与教育，通过多种形式、多个角度对人群进行引导和鼓励。

⑩ 科学分析肥胖症摄食行为特征和运动类型，帮助建立支持性环境，给予心理学和健康行为学指导，促进减重行为的可持续性和可行性。

⑪ 使用药物减重的指征为：中国人群中 BMI ≥ 28kg/m² 且经过 3 个月的生活方式干预仍不能减重 5%，或 BMI ≥ 24kg/m² 合并高血糖、高血压、血脂异常、NAFLD（非酒精性脂肪性肝病）、负重性关节疼痛、睡眠呼吸暂停综合征等肥胖相关并发症之一的患者，需要对这些患者进行生活方式和行为干预以及在医生指导下应用药物进行减重治疗。目前，我国批准应用的减重药物有奥利司他、司美格鲁肽注射液（是 GLP-1 受体激动剂，已被用于肥胖症的体重管理）。对于合并 T2DM 的肥胖 / 超重人群而言，二甲双胍（Met）、GLP-1 受体激动剂、钠-葡萄糖协同转运蛋白 2 抑制剂、二肽基肽酶 4 抑制剂均可用于减重，但其效果存在差异，有待进一步研究评估。

⑫ 减重手术：主要术式包括胃袖状切除术（sleeve gastrecotomy, SG）、Roux-en-Y 胃旁路术（Roux-en-Y gastric bypass, RYGB）等或联合术式。近十年来，减肥手术已成为治疗病态肥胖的主要治疗方法，因为已证明其在减重和改善肥胖相关合并症方面的有效性。在减肥手术后妊娠，母体的胰岛素抵抗得到了明显的改善，同时新生儿体重较轻、体脂含量较低，但新生儿的胰岛素抵抗无变化[66]。然而，由于手术改变了胃肠道结构进而影响了消化功能，因此可能造成不良妊娠结局的发生，同时最佳术后妊娠时间尚无定论。建议育龄女性应当在充分考虑相关风险后慎重选择该治疗方式，并适当后延妊娠时间，以期获得更好的妊娠结局。

9.5.2 妊娠期体重管理

对肥胖女性而言，妊娠期体重管理是非常重要的内容。国家卫生健康委员会2022年公布的《妊娠期妇女体重增长推荐值标准》（WS/T 801—2022），提出了适合中国女性妊娠期间增重的范围。其中超重和肥胖女性的GWG目标范围分别为7.0～11.0kg和5.0～9.0kg，妊娠早期均为0～2.0kg，妊娠中、晚期的增重速率分别为0.30（0.22～0.37）kg/周和0.22（0.15～0.30）kg/周。

妊娠期增重过多主要以脂肪组织蓄积为主，并会增加不良妊娠结局的发生风险，因此建议肥胖女性严格控制体重。尤其是妊娠早、中期是控制GWG的关键，妊娠早期增重过快往往与随后的体重管理失控相关。而妊娠早、中期的增重过度，包括肠道菌群紊乱、机体内环境稳态被打破、胰岛素抵抗等，可能是导致某些不良妊娠结局的潜在基础。虽然目前缺少证据证明肥胖女性中GWG不足与不良妊娠结局的关系，但妊娠期间应当保持适度的体重增长，不应减重，避免酮症对胎儿造成不良影响。

然而，在超重/肥胖女性中，GWG控制在适宜范围之内是存在困难的，这可能与管理强度不够有关。通过膳食调查发现，妊娠期增重过度女性的能量摄入、蛋白质和碳水化合物消耗量均显著高于增重正常的女性[67]。这往往与妊娠女性缺乏妊娠期体重管理的观念有关。此外，身体活动在怀孕期间是安全的，并且可以减少妊娠期间体重过度增加和由此产生的妊娠并发症，但需要进一步的研究来确定怀孕期间特定类型身体活动的适宜频率、强度和持续时间。应鼓励怀孕前和怀孕期间的身体活动，并科学普及身体活动的好处和安全性[68]。

对超重/肥胖的妊娠女性实施包括膳食干预在内的生活方式干预（个性化膳食指导、低GI膳食、DASH膳食等），可改善GWG[3]。超重/肥胖妊娠女性通过增加膳食纤维摄入量，虽然没有改善血糖水平，但显著降低了GDM、妊娠期增重过度和早产的发生风险[69]。利用信息传播技术对肥胖女性进行积极的干预，包括膳食和运动，对妊娠期的体重管理有着积极的作用[70]。超重/肥胖的妊娠期女性维生素D缺乏风险较高，补充大剂量维生素D可能有助于改善妊娠结局[3]。因此建议针对超重/肥胖女性，从妊娠早期开始进行体重管理宣教，明确其GWG的目标，包括增重范围及在不同妊娠阶段的增重速率，并提供个体化的医学营养指导（MNT）和运动干预，不建议使用过激的膳食控制或过度运动的方式控制体重。建议低GI膳食、选择健康的烹饪方式（煮、蒸、炖等）、适量控盐、减少不必要的脂肪摄入，叮嘱孕妇养成规律监测体重及自数胎动的习惯，加强妊娠期合并症及并发症的监测。

9.5.3　分娩后体重管理

分娩后的体重管理非常重要，关系到女性在随后生命过程中的健康以及远期罹患营养相关慢性病的风险。GWG 与产后体重滞留呈正相关，而这两者均与女性在分娩后发生肥胖的风险密切相关。两次妊娠间隔之间的 BMI 增长，与再次妊娠期间不良妊娠结局的风险升高密切相关。产后是女性体重加速增加的关键时期 [38, 71]。由于产后的生活重点主要围绕婴儿 / 儿童，对女性而言，存在时间压力、协调家庭与工作的关系压力、与家庭关系平衡相关的压力增加的情况，因此很难依从健康膳食和积极的身体活动等健康生活方式 [72]。因此，尽早提供适宜的产后生活方式干预，以及明确生殖计划、体重管理计划等目标，并给予适当的社会服务以及心理支持和关爱，是确保女性在这个生命阶段不会变得孤立并得到充分支持的关键 [73]。然而，目前大多数指南或者学会并未对产后体重管理的目标提出明确建议，对母乳喂养所需的能量需求变化几乎没有指导。英国国立临床规范研究所（NICE）建议所有母乳喂养的女性均应补充维生素 D。

因此在临床工作中，需要对产后女性进行个体化的干预和指导。这些措施包括少量增加能量摄入，以抵消母乳生产的能量需求，以及提供支持母乳喂养的充足营养。美国 IOM 哺乳期营养小组委员会指出，每月减重 2kg 并不影响泌乳量，但应保证每日能量摄入 ≥ 1800kcal。对于孕前肥胖的女性而言，哺乳期每日额外补充 300kcal 的能量即可，因为累积的脂肪组织每日可以为母乳分泌提供 100 ～ 200kcal 的能量。此外，给予运动干预应当考虑由于韧带松弛、剖宫产和尿失禁引起的运动功能变化，可以通过制定客观的运动目标、有氧运动的方式来完成。对于无妊娠期并发症的女性而言，可以在产后 4 ～ 6 周开始第一次体育锻炼或可行的身体活动，若有妊娠期并发症则应在产后 6 周完成复查后开始。鼓励产妇从低强度运动开始，逐渐增加运动强度和时间，以有氧运动、肌肉强化运动为主，避免负重运动加剧盆底功能损伤。最终目标是在一周中的大部分或所有时间每天至少进行 20 ～ 30min 的中等强度运动，并应根据医学指征的变化进行调整。

综上，肥胖与母亲及子代的不良预后密切相关。妊娠期是防控慢性非传染性疾病代际传递的一个重要机会窗口期，这一时期的强化管理对于降低后代患慢性非传染性疾病风险至关重要。考虑超重及肥胖的高发生率，对肥胖女性进行妊娠期健康管理对于减轻社会卫生经济负担有重要意义。而怀孕前或产后（即再次怀孕前）减重是改善肥胖女性妊娠结局的最佳方式。对于肥胖孕妇来说，在孕前和产后干预肥胖或预防肥胖是促进母子全生命周期健康的最优策略。

（宋伟，郑薇，李光辉）

参考文献

[1] Jaacks L M, Vandevijvere S, Pan A, et al. The obesity transition: Stages of the global epidemic. Lancet Diabetes Endocrinol, 2019, 7(3): 231-240.

[2] 国家卫生健康委疾病预防控制局. 中国居民营养与慢性病状况报告（2020 年）. 北京：人民卫生出版社，2021.

[3] 中国医疗保健国际交流促进会营养与代谢管理分会，中国营养学会临床营养分会，中华医学会糖尿病学分会，等. 中国超重／肥胖医学营养治疗指南（2021）. 中国医学前沿杂志（电子版），2021, 13(11): 1-55.

[4] Blüher M. Obesity: Global epidemiology and pathogenesis. Nat Rev Endocrinol, 2019, 15(5): 288-298.

[5] Catalano P M, Shankar K. Obesity and pregnancy: Mechanisms of short term and long term adverse consequences for mother and child. BMJ, 2017, 356: j1.

[6] 中国肥胖问题工作组. 中国成人超重和肥胖症预防与控制指南（节录）. 营养学报，2004, 26(1): 1-4.

[7] Ramlau-Hansen C H, Thulstrup A M, Nohr E A, et al. Subfecundity in overweight and obese couples. Hum Reprod, 2007, 22(6): 1634-1637.

[8] van der Steeg J W, Steures P, Eijkemans M J, et al. Obesity affects spontaneous pregnancy chances in subfertile, ovulatory women. Hum Reprod, 2008, 23(2): 324-328.

[9] Belan M, Harnois-Leblanc S, Laferrère B, et al. Optimizing reproductive health in women with obesity and infertility. Cmaj, 2018, 190(24): e742-e745.

[10] Silvestris E, de Pergola G, Rosania R, et al. Obesity as disruptor of the female fertility. Reprod Biol Endocrinol, 2018, 16(1): 22.

[11] Kelly A C, Powell T L, Jansson T. Placental function in maternal obesity. Clin Sci (Lond), 2020, 134(8): 961-984.

[12] Ma Z Y, Wang Y J, Quan Y M, et al. Maternal obesity alters methylation level of cytosine in CpG island for epigenetic inheritance in fetal umbilical cord blood. Hum Genomics, 2022, 16(1): 34.

[13] Nelson S M, Matthews P, Poston L. Maternal metabolism and obesity: Modifiable determinants of pregnancy outcome. Hum Reprod Update, 2010, 16(3): 255-275.

[14] Cozzolino M, García-Velasco J A, Meseguer M, et al. Female obesity increases the risk of miscarriage of euploid embryos. Fertil Steril, 2021, 115(6): 1495-1502.

[15] Jadrešić L, Au H, Woodhouse C, et al. Pre-pregnancy obesity and risk of congenital abnormalities of the kidney and urinary tract (CAKUT)-systematic review, meta-analysis and ecological study. Pediatr Nephrol, 2021, 36(1): 119-132.

[16] Willinger L, Brudy L, Meyer M, et al. Overweight and obesity in patients with congenital heart disease: A systematic review. Int J Environ Res Public Health, 2021, 18(18): 9931.

[17] Stothard K J, Tennant P W, Bell R, et al. Maternal overweight and obesity and the risk of congenital anomalies: A systematic review and meta-analysis. Jama, 2009, 301(6): 636-650.

[18] Liu B Y, Xu G F, Sun Y B, et al. Association between maternal pre-pregnancy obesity and preterm birth according to maternal age and race or ethnicity: A population-based study. Lancet Diabetes Endocrinol, 2019, 7(9): 707-714.

[19] Flenady V, Koopmans L, Middleton P, et al. Major risk factors for stillbirth in high-income countries: A systematic review and meta-analysis. Lancet, 2011, 377(9774): 1331-1340.

[20] Kominiarek M A, Vanveldhuisen P, Hibbard J, et al. The maternal body mass index: A strong association with delivery route. Am J Obstet Gynecol, 2010, 203(3): 264.

[21] Rogers A J G, Harper L M, Mari G. A conceptual framework for the impact of obesity on risk of cesarean delivery. Am J Obstet Gynecol, 2018, 219(4): 356-363.

[22] Turner D, Monthé-Drèze C, Cherkerzian S, et al. Maternal obesity and cesarean section delivery: Additional risk factors for neonatal hypoglycemia? J Perinatol, 2019, 39(8): 1057-1064.

[23] Cho N A, Sales K M, Sampsell K, et al. C-section birth increases offspring obesity risk dependent on maternal diet and obesity status in rats. Obesity (Silver Spring), 2021, 29(10): 1664-1675.

[24] Mustaniemi S, Nikkinen H, Bloigu A, et al. Normal gestational weight gain protects from large-for-gestational-age birth among women with obesity and gestational diabetes. Front Public Health, 2021, 9: 550860.

[25] Guo Y F, Miao Q, Huang T H, et al. Racial differences in contribution of prepregnancy obesity and excessive gestational weight gain to large-for-gestational-age neonates. Int J Obes (Lond), 2020, 44(7): 1521-1530.

[26] Catalano P M, McIntyre H D, Cruickshank J K, et al. The hyperglycemia and adverse pregnancy outcome study: Associations of GDM and obesity with pregnancy outcomes. Diabetes Care, 2012, 35(4): 780-786.

[27] Cade W T, Mittendorfer B, Patterson B W, et al. Effect of excessive gestational weight gain on insulin sensitivity and insulin kinetics in women with overweight/obesity. Obesity (Silver Spring), 2022, 30(10): 2014-2022.

[28] Saravanakumar K, Rao S G, Cooper G M. Obesity and obstetric anaesthesia. Anaesthesia, 2006, 61(1): 36-48.

[29] Mushambi M C, Kinsella S M, Popat M, et al. Obstetric Anaesthetists' Association and Difficult Airway Society guidelines for the management of difficult and failed tracheal intubation in obstetrics. Anaesthesia, 2015, 70(11): 1286-1306.

[30] 中华医学会妇产科学分会产科学组, 杨慧霞, 王子莲, 等. 妊娠期及产褥期静脉血栓栓塞症预防和诊治专家共识. 中华妇产科杂志, 2021, 56(4): 236-243.

[31] Morgan E S, Wilson E, Watkins T, et al. Maternal obesity and venous thromboembolism. Int J Obstet Anesth, 2012, 21(3): 253-263.

[32] Larsen T B, Sørensen H T, Gislum M, et al. Maternal smoking, obesity, and risk of venous thromboembolism during pregnancy and the puerperium: A population-based nested case-control study. Thromb Res, 2007, 120(4): 505-509.

[33] Sahrakorpi N, Koivusalo S B, Stach-Lempinen B, et al. "The Burden of Pregnancy"; heavier for the heaviest? The changes in Health Related Quality of Life (HRQoL) assessed by the 15D instrument during pregnancy and postpartum in different body mass index groups: A longitudinal survey. Acta Obstet Gynecol Scand, 2017, 96(3): 352-358.

[34] Goldstein J M, Holsen L, Huang G, et al. Prenatal stress-immune programming of sex differences in comorbidity of depression and obesity/metabolic syndrome. Dialogues Clin Neurosci, 2016, 18(4): 425-436.

[35] Ha A V V, Zhao Y, Pham N M, et al. Postpartum weight retention in relation to gestational weight gain and pre-pregnancy body mass index: A prospective cohort study in Vietnam. Obes Res Clin Pract, 2019, 13(2): 143-149.

[36] Sha T T, Cheng G, Li C, et al. Patterns of women's postpartum weight retention and its associations with maternal obesity-related factors and parity. Int J Environ Res Public Health, 2019, 16(22): 4510.

[37] Fraser A, Tilling K, Macdonald-Wallis C, et al. Associations of gestational weight gain with maternal body mass index, waist circumference, and blood pressure measured 16 y after pregnancy: the Avon Longitudinal Study of Parents and Children (ALSPAC). Am J Clin Nutr, 2011, 93(6): 1285-1292.

[38] Endres L K, Straub H, McKinney C, et al. Postpartum weight retention risk factors and relationship to obesity at 1 year. Obstet Gynecol, 2015, 125(1): 144-152.

[39] Vinter C A, Jensen D M, Ovesen P, et al. Postpartum weight retention and breastfeeding among obese

women from the randomized controlled Lifestyle in Pregnancy (LiP) trial. Acta Obstet Gynecol Scand, 2014, 93(8): 794-801.

[40] Chung E, Gonzalez K, Ullevig S L, et al. Obesity, not a high fat, high sucrose diet alone, induced glucose intolerance and cardiac dysfunction during pregnancy and postpartum. Sci Rep, 2021, 11(1): 18057.

[41] Cho S H, Leonard S A, Lyndon A, et al. Pre-pregnancy obesity and the risk of peripartum cardiomyopathy. Am J Perinatol, 2021, 38(12): 1289-1296.

[42] Barasa A, Rosengren A, Sandström T Z, et al. Heart failure in late pregnancy and postpartum: Incidence and long-term mortality in Sweden from 1997 to 2010. J Card Fail, 2017, 23(5): 370-378.

[43] Lane M, Zander-Fox D L, Robker R L, et al. Peri-conception parental obesity, reproductive health, and transgenerational impacts. Trends Endocrinol Metab, 2015, 26(2): 84-90.

[44] Whitaker R C. Predicting preschooler obesity at birth: The role of maternal obesity in early pregnancy. Pediatrics, 2004, 114(1): e29-e36.

[45] Yu Z B, Han S P, Zhu J G, et al. Pre-pregnancy body mass index in relation to infant birth weight and offspring overweight/obesity: A systematic review and meta-analysis. PLoS One, 2013, 8(4): e61627.

[46] Trepanowski J F, Kroeger C M, Barnosky A, et al. Effect of alternate-day fasting on weight loss, weight maintenance, and cardioprotection among metabolically healthy obese adults: A randomized clinical trial. JAMA Intern Med, 2017, 177(7): 930-938.

[47] Dong T S, Luu K, Lagishetty V, et al. A high protein calorie restriction diet alters the gut microbiome in obesity. Nutrients, 2020, 12(10): 3221.

[48] Tettamanzi F, Bagnardi V, Louca P, et al. A high protein diet is more effective in improving insulin resistance and glycemic variability compared to a Mediterranean diet—a cross-over controlled inpatient dietary study. Nutrients, 2021, 13(12): 4380.

[49] Skytte M J, Samkani A, Petersen A D, et al. A carbohydrate-reduced high-protein diet improves HbA(1c) and liver fat content in weight stable participants with type 2 diabetes: A randomised controlled trial. Diabetologia, 2019, 62(11): 2066-2078.

[50] Stentz F B, Mikhael A, Kineish O, et al. High protein diet leads to prediabetes remission and positive changes in incretins and cardiovascular risk factors. Nutr Metab Cardiovasc Dis, 2021, 31(4): 1227-1237.

[51] Campos-Nonato I, Hernandez L, Barquera S. Effect of a high-protein diet versus standard-protein diet on weight loss and biomarkers of metabolic syndrome: A randomized clinical trial. Obes Facts, 2017, 10(3): 238-251.

[52] Zhang X Y, Sergin I, Evans T D, et al. High-protein diets increase cardiovascular risk by activating macrophage mTOR to suppress mitophagy. Nat Metab, 2020, 2(1): 110-125.

[53] Goldenberg J Z, Day A, Brinkworth G D, et al. Efficacy and safety of low and very low carbohydrate diets for type 2 diabetes remission: Systematic review and meta-analysis of published and unpublished randomized trial data. BMJ, 2021: 372: m4743.

[54] Varady K A. Intermittent versus daily calorie restriction: which diet regimen is more effective for weight loss? Obes Rev, 2011, 12(7): e593-e601.

[55] Cioffi I, Evangelista A, Ponzo V, et al. Intermittent versus continuous energy restriction on weight loss and cardiometabolic outcomes: A systematic review and meta-analysis of randomized controlled trials. J Transl Med, 2018, 16(1): 371.

[56] Byrne N M, Sainsbury A, King N A, et al. Intermittent energy restriction improves weight loss efficiency in obese men: The MATADOR study. Int J Obes (Lond), 2018, 42(2): 129-138.

[57] Zhang X, Zou Q H, Zhao B T, et al. Effects of alternate-day fasting, time-restricted fasting and intermittent

energy restriction DSS-induced on colitis and behavioral disorders. Redox Biol, 2020, 32: 101535.

[58] Carter S, Clifton P M, Keogh J B. Effect of intermittent compared with continuous energy restricted diet on glycemic control in patients with type 2 diabetes: A randomized noninferiority trial. JAMA Netw Open, 2018, 1(3): e180756.

[59] Wang X, Li Q F, Liu Y, et al. Intermittent fasting versus continuous energy-restricted diet for patients with type 2 diabetes mellitus and metabolic syndrome for glycemic control: A systematic review and meta-analysis of randomized controlled trials. Diabetes Res Clin Pract, 2021, 179: 109003.

[60] Vlachos D, Malisova S, Lindberg F A, et al. Glycemic index (GI) or glycemic load (GL) and dietary interventions for optimizing postprandial hyperglycemia in patients with T2 diabetes: A review. Nutrients, 2020, 12(6): 1561.

[61] Chiavaroli L, Lee D, Ahmed A, et al. Effect of low glycaemic index or load dietary patterns on glycaemic control and cardiometabolic risk factors in diabetes: Systematic review and meta-analysis of randomised controlled trials. BMJ, 2021, 374: n1651.

[62] Zafar M I, Mills K E, Zheng J, et al. Low-glycemic index diets as an intervention for diabetes: A systematic review and meta-analysis. Am J Clin Nutr, 2019, 110(4): 891-902.

[63] Jenkins D J A, Dehghan M, Mente A, et al. Glycemic index, glycemic load, and cardiovascular disease and mortality. N Engl J Med, 2021, 384(14): 1312-1322.

[64] Sacks F M, Carey V J, Anderson C A, et al. Effects of high vs low glycemic index of dietary carbohydrate on cardiovascular disease risk factors and insulin sensitivity: The OmniCarb randomized clinical trial. JAMA, 2014, 312(23): 2531-2541.

[65] Liu D Y, Huang Y, Huang C, et al. Calorie restriction with or without time-restricted eating in weight loss. N Engl J Med, 2022, 386(16): 1495-1504.

[66] Maric T, Kanu C, Johnson M R, et al. Maternal, neonatal insulin resistance and neonatal anthropometrics in pregnancies following bariatric surgery. Metabolism, 2019, 97: 25-31.

[67] Behrasi F, Karajibani M, Khayat S, et al. Association of maternal and umbilical cord blood asprosin with excessive gestational weight gain. Nutr Bull, 2022, 47(1): 50-56.

[68] Gascoigne E L, Webster C M, Honart A W, et al. Physical activity and pregnancy outcomes: An expert review. Am J Obstet Gynecol MFM, 2022: 100758.

[69] Zhang D Y, Cheng D C, Cao Y N, et al. The effect of dietary fiber supplement on prevention of gestational diabetes mellitus in women with pre-pregnancy overweight/obesity: A randomized controlled trial. Front Pharmacol, 2022, 13: 922015.

[70] Chen H H, Lee C F, Huang J P, et al. Effectiveness of a nurse-led mHealth app to prevent excessive gestational weight gain among overweight and obese women: A randomized controlled trial. J Nurs Scholarsh, 2022, 55(1): 304-318.

[71] Harrison C L, Lombard C B, Teede H J. Limiting postpartum weight retention through early antenatal intervention: The HeLP-her randomised controlled trial. Int J Behav Nutr Phys Act, 2014, 11: 134.

[72] Martin J C, Joham A E, Mishra G D, et al. Postpartum diet quality: A cross-sectional analysis from the Australian longitudinal study on women's health. J Clin Med, 2020, 9(2): 446.

[73] Murray-Davis B, Grenier L, Atkinson S A, et al. Experiences regarding nutrition and exercise among women during early postpartum: A qualitative grounded theory study. BMC Pregnancy Childbirth, 2019, 19(1): 368.

第 10 章

妊娠期高血糖的营养治疗及管理

早在 1824 年，Bennewitz 等就描述了一种"妊娠期间血糖升高"的疾病。直到 1964 年，O'Sullivan 等用 100g 葡萄糖进行口服葡萄糖耐量试验，较为明确地提出了妊娠糖尿病（gestational diabetes mellitus, GDM）的诊断方法及标准[1]。2013 年，WHO 对妊娠期高血糖进行了定义，包括 GDM 和妊娠期间的糖尿病（diabetes mellitus in pregnancy, DIP），目的是区分妊娠期已经存在的糖尿病和与妊娠有关的高血糖状态。2022 年，中华医学会将既往妊娠合并糖尿病的概念更新为妊娠期高血糖，包括孕前糖尿病合并妊娠（pregestational diabetes mellitus, PGDM）、糖尿病前期和 GDM[2]。

本章内容主要围绕 GDM 和 PGDM 展开。GDM 是临床上较为常见的妊娠期并发症，其主要特点是妊娠期间的糖代谢异常。高危因素包括孕前超重或肥胖、高龄、既往 GDM 病史、2 型糖尿病家族史等。GDM 的发病率受种族、地域，乃至诊断方法的影响，在全球范围内并不一致。根据 WHO 统计的 2005 ～ 2018 年期间的数据显示，其发病率在欧洲地区为 6.1%（95%CI：1.8% ～ 31.0%）、北美地区为 7.0%（95%CI：6.5% ～ 11.9%）、东亚地区为 10.3%（95%CI：4.5% ～ 20.3%）。

10.1 妊娠期高血糖诊断方法及标准的相关研究

目前不同的学术机构或组织对妊娠糖尿病的诊断尚不一致。2008 年，高血糖及不良妊娠结局（hyperglycemia and adverse pregnancy outcomes, HAPO）研究采用 75g 口服葡萄糖耐量试验（oral glucose tolerance test, OGTT）证明了高血糖以及稍高血糖对妊娠结局的负面影响[3]。以此为依据，WHO 及国际糖尿病与妊娠研究协会（IADPSG）推荐使用一步法 75g OGTT 试验对孕 24 ～ 28 周的女性进行筛查[4, 5]，国内目前执行的就是这种诊断方法及标准。英国国立临床规范研究所（NICE）和美国妇产科协会（ACOG）仍然推荐使用两步法进行 100g-3h OGTT 对 GDM 进行诊断，并认为由于一步法的诊断标准过于严格会导致社会成本和过度干预增加[6]。

10.1.1 一步法筛查诊断妊娠期高血糖

一步法筛查（75g OGTT）：试验前需保持正常膳食 3d（每日碳水化合物不少于 150g），并保证禁食至少 8h，抽取空腹血液送检空腹血糖（fasting plasma glucose, FPG）；检查期间静坐、禁烟；检查时，将 300mL 含有 75g 葡萄糖的液体 5min 内口服，分别抽取孕妇服糖后 1h、2h 的静脉血（从饮用葡萄糖水开始计算时间），放入含有氟化钠的试管中，采用葡萄糖氧化酶法测定血糖水平；要求各时间点血样立即送检。

孕期任何时间血糖值满足以下任何一项或多项即可诊断为 GDM：① FPG，5.1 ～ 6.9mmol/L（92 ～ 125mg/dL）；② 75g OGTT，1h 血糖≥ 10.0mmol/L（180mg/dL）；③ 75g OGTT，2h 血糖，8.5 ～ 11.0mmol/L（153 ～ 199mg/dL）。

DIP 诊断标准为：FPG ≥ 7.0mmol/L（126mg/dL）；OGTT 2h 血糖≥ 11.1mmol/L（200mg/dL），随机血糖≥ 11.1mmol/L（200mg/dL）伴典型的高血糖症状。

10.1.2 两步法筛查诊断妊娠期高血糖

两步法筛查（100g-3h OGTT）：第 1 步是口服 50g 葡萄糖，无需考虑时间及空腹情况，当 1h 血糖≥ 7.2mmol/L 或 7.8mmol/L 时考虑为初筛阳性，建议进行第 2 步；第 2 步的试验前准备及采血要求同 75g OGTT，在试验当日空腹口服 100g 葡萄糖，并抽取空腹、1h、2h、3h 的静脉血检测血糖。100g OGTT 的标准尚存争议，其中 Carpenter 和 Coustan 推荐为空腹 5.3mmol/L、1h 10.0mmol/L、2h 8.6mmol/L、

3h 7.8mmol/L，NDDG（美国国家糖尿病资料组）推荐分别为5.8mmol/L、10.6mmol/L、9.2mmol/L、8.0mmol/L[7, 8]。

10.1.3 中华医学会推荐的诊断标准 [2]

（1）PGDM 根据糖尿病类型分别诊断为1型糖尿病合并妊娠或2型糖尿病合并妊娠。孕前未确诊、孕期发现血糖升高达到以下任何一项标准则可诊断：① FPG ≥ 7.0mmol/L（空腹8h以上但不宜过久）；②伴有典型高血糖或高血糖危象的症状，同时随机血糖 ≥ 11.1mmol/L；③ HbA₁C ≥ 6.5%。

（2）糖尿病前期 包括空腹血糖受损和糖耐量受损；建议所有孕妇在首次产检时进行 FPG 筛查，FPG ≥ 5.6mmol/L 即可诊断空腹血糖受损，诊断后进行膳食指导，妊娠期可不进行 75g OGTT 试验。

（3）GDM 包括 A1 型（经过营养管理和运动指导可将血糖控制理想者）和 A2 型（需要加用降糖药物才能将血糖控制理想者），推荐妊娠 24 ～ 28 周进行 75g OGTT 监测作为 GDM 的诊断方法，空腹、1h 及 2h 的血糖阈值分别为 5.1mmol/L、10.0mmol/L、8.5mmol/L，任何一个时间点的血糖值达到或超过阈值即可诊断为 GDM。

10.2 妊娠糖尿病相关研究

10.2.1 GDM 高危因素的相关研究

除前文提到的高危因素外，最新研究认为，心理和社会环境因素可能对 GDM 的发病有一定影响。长期接触溴二苯醚和全氟辛酸与 GDM 发病风险增高呈正相关 [9, 10]，妊娠期间的抑郁状态也与 GDM 风险关系紧密 [11]。其次，妊娠早期、中期患有阻塞性睡眠呼吸暂停（obstructive sleep apnea, OSA）的女性 GDM 发病率分别升高 3.47 倍（95%CI：1.95 ～ 6.19 倍）和 2.79 倍（95%CI：1.63 ～ 4.77 倍）[12]，可能与 OSA 的病理生理特点（即间歇性低氧血症和睡眠碎片化）与代谢功能障碍间的相互影响有关，OSA 的严重程度与胰岛素抵抗间存在独立关联 [13]。另外，遗传因素与 GDM 的相关性研究表明，GDM 的发病风险不仅与影响母体代谢的基因有关，同时也与 DNA 甲基化、组蛋白修饰和 miRNA 基因沉默等有关，涉及了遗传学和表观遗传学的范畴 [14]。

近年来，有关肠道菌群的研究成为热点。将妊娠晚期女性的肠道菌群移植到无菌小鼠体内，出现可以诱导肥胖与胰岛素抵抗的现象[15]，提示妊娠期间肠道菌群可能会影响宿主的代谢状态，可能与肠道菌群-吲哚胺2,3-双加氧酶1（indoleamine 2,3-dioxygenase1, IDO1）轴介导的胰岛素抵抗有关[16]。与血糖正常的女性比较，患有 GDM 的女性妊娠晚期的肠道微生物在多个水平上是异常的，这种异常至少持续至分娩后 8 个月[17]，但这并不能说明肠道菌群异常是 GDM 的高危因素。这些异常肠道菌群的特征，与一些非妊娠状态的 2 型糖尿病或中间代谢状态病例的微生物构成相似，提示 GDM 与非妊娠期间的糖代谢异常之间存在一定的相关性[17]。肠道菌群可能是早期检测 GDM 的生物标记物，被认为是可以改变进而降低 GDM 风险的潜在标靶[18]。肠道菌群与代谢功能的异常可能与 GDM 的发病机制和病理生理学有关[19]。然而也有研究者认为，妊娠早期肠道微生物种群对超重 / 肥胖女性的 GDM 发病风险并没有影响，反而是 GDM 状态会干扰母体肠道菌群的灵活性，从而限制益生菌、鱼油对肠道菌群的调节作用[20]，另外一项自妊娠中期开始的研究也支持这个观点[21]。

10.2.2 妊娠期高血糖与不良妊娠结局的相关研究

与未患有 GDM 的女性比较，GDM 患者并发子痫前期的风险为 1.7 倍、早产风险为 1.3 倍、剖宫产风险为 1.4 倍、巨大儿风险为 1.8 倍、新生儿呼吸窘迫综合征风险为 1.1 倍、产伤风险为 1.3 倍、胎儿心脏畸形风险为 1.3 倍[22]，同时，两组人群的新生儿重症监护室（NICU）入住率、肩难产、器械助产、产后出血、死产、新生儿死亡等不良妊娠结局的发病率也存在差异[23]。再次妊娠时，GDM 复发率高达 48%，并伴有明显的种族差异[24]。

GDM 患者的远期预后也令人担忧。文献报道，21% 的 GDM 患者产后 6 ～ 8 周进行 OGTT 被诊断为糖尿病，38% 被诊断为空腹血糖受损或糖耐量受损[25]。有 GDM 病史女性患有 2 型糖尿病的风险增加了 10 倍[26]。因此，NICE 更新了指南，强调针对所有患有 GDM 的女性预防糖尿病的发生[27]。就心血管疾病而言，GDM 增加了分娩后的生存期内发生缺血性心脏病的风险[28]。此外，一项来自国内的研究发现，GDM 可以在出生时改变新生儿口腔、咽部、肠道等部位定植的微生物群的构成，揭示了该疾病对子代与微生物有关的代谢、遗传状态方面的影响[29]，子代发生代谢综合征的风险显著升高[30]。

PGDM 对不良妊娠结局的影响和 GDM 相似，但由于高糖血症长时间的影响，会导致内皮功能受损进而影响胎盘、子宫等与妊娠相关的重要脏器，因此总体上较 GDM 的影响更为严重。患有 PGDM 的女性妊娠后，发生不良妊娠结局的风险显著升高，包括流产、胎死宫内、早产、先天畸形、早期新生儿死亡、5min 阿普加

（Apgar）低评分、辅助通气时间延长、肺表面活性物质需求及 NICU 入住率等[31, 32]。1 型糖尿病或 2 型糖尿病（T1DM/T2DM）合并妊娠，是胎儿先天性心脏病的独立危险因素[33]，其具体机制尚不明确。另外，糖尿病家族史本身就是子代患糖尿病的高危因素之一。有趣的是，与父亲或兄弟姐妹患有 1 型糖尿病的遗传环境比较，母亲患有 1 型糖尿病的子代未来患有糖尿病的风险较低[34]。1 型糖尿病母亲的婴儿中发现新生儿期和 3 岁时皮质诱发反应延迟[35]，而妊娠期高血糖可能对认知功能产生影响，并可能增加后代发生孤独症谱系障碍或注意力缺陷多动障碍的风险[36]。由于妊娠状态，母体循环、呼吸、消化、泌尿、代谢系统的负担加重，因此会诱发甚至加重与 PGDM 相关的非妊娠期间并发症，如酮症酸中毒、高渗性昏迷、糖尿病肾病等，尤其是患有 1 型糖尿病的孕妇在妊娠期间需要注意这些并发症的筛查[37]。

10.2.3　GDM 营养治疗的相关研究

10.2.3.1　关于 GDM 的医学营养治疗

医学营养治疗（medical nutrition therapy, MNT）是治疗 GDM 的主要手段，妊娠期间一旦诊断，就应当立即启动 MNT。其目标是在保证正常母体代谢及胎儿生长发育需求的基础上，通过营养干预，将血糖控制在正常范围内，以期减少母儿并发症的发生。MNT 是治疗各种类型糖尿病的基石，包括个体化的医学膳食指导、营养干预，以及规律的血糖、体重、胎儿生长发育情况的孕期监测手段。MNT 对母体血糖和新生儿出生体重相关的妊娠结局有积极影响[38]。若经过医学营养治疗和运动指导后，血糖仍不达标，应及时使用胰岛素等药物进行药物治疗。

10.2.3.2　合理控制总能量，维持体重适宜增长

建议根据孕前体质指数、体力活动程度（能量系数）制定个体化的能量需求（见表 10-1），同时要在妊娠期间动态评估胎儿生长发育和孕期增重情况，酌情增减能量供给。然而，也不能过度限制能量的摄入，因为碳水化合物摄入不足会导致酮症，尤其是在妊娠早期，长时间的酮症可能会导致胎儿中枢神经系统的损伤或发育异常。目前没有明确证据表明患 GDM 女性的能量需求与未患有 GDM 的女性存在区别，也没有研究能够明确提出患 GDM 女性的最佳能量供给[39]。因此，无论妊娠女性是否患有 GDM，能量的供给是没有区别的。对所有人群而言，妊娠早期每日能量供给不宜低于 1600kcal，妊娠中晚期每日以 1800 ～ 2200kcal 为宜。即使伴有孕前肥胖，适当减少能量摄入（减少 30%）即可，不建议在妊娠期间减重，但每日能量摄入不应低于 1600kcal[2]。国家卫生健康委员会 2022 年公布的《妊娠期

妇女体重增长推荐值标准》（WS/T 801—2022），提出了适合中国女性妊娠期间增重的范围（表 10-2）。

表 10-1 以孕前体质指数为基础的孕期能量摄入

孕前体质指数分类	能量系数 /（kcal/kg）	平均能量 /（kcal/d）
低体重（BMI < 18.5kg/m²）	35 ～ 40	2000 ～ 2300
正常体重（18.5kg/m² ≤ BMI < 24.0kg/m²）	30 ～ 35	1800 ～ 2100
超重（BMI ≥ 24.0kg/m²）	25 ～ 30	1500 ～ 1800

表 10-2 妊娠期间增重标准

孕前体质指数分类	孕期总增重范围 /kg	妊娠早期增重范围 /kg	妊娠中晚期增重速率 /（kg/ 周）
低体重（BMI < 18.5kg/m²）	11.0 ～ 16.0	0 ～ 2.0	0.46（0.37 ～ 0.56）
正常体重（18.5kg/m² ≤ BMI < 24.0kg/m²）	8.0 ～ 14.0	0 ～ 2.0	0.37（0.26 ～ 0.48）
超重（24.0kg/m² ≤ BMI < 28.0kg/m²）	7.0 ～ 11.0	0 ～ 2.0	0.30（0.22 ～ 0.37）
肥胖（BMI ≥ 28.0kg/m²）	5.0 ～ 9.0	0 ～ 2.0	0.22（0.15 ～ 0.30）

注：引自《妊娠期妇女体重增长推荐值标准》（WS/T 801—2022）。

10.2.3.3　营养素相关研究

（1）供能营养素的相关研究　作为能量的重要来源，碳水化合物的摄入量是影响餐后血糖的关键。碳水化合物所提供的能量应占膳食总能量的 50% ～ 60%。有研究表明，当早餐的碳水化合物摄入量达 50% 时，利于降低 GDM 女性的血糖水平和胰岛素敏感性，但血糖变异性较高[40]。饮用能导致血糖、甘油三酯快速升高的含糖饮料是导致代谢综合征的重要因素[41]。因此，选择碳水化合物的种类就显得十分重要。增加低血糖生成指数（glycemic index, GI）食物的摄入占比，减少单糖、双糖的摄入，有助于控制餐后血糖水平，甚至降低 GDM 发病率[42]。此外，在妊娠期间改变母体的碳水化合物摄入量可能会增加其子代患代谢综合征的风险[41]。同时，低碳水膳食与高碳水膳食对妊娠结局的影响在各研究之间存在较大的差异，尚无定论[43]。因此，妊娠期间不应严格限制，即便对于 GDM 女性而言，也应当合理地摄入足够的碳水化合物来满足自身代谢及胎儿生长发育所需要的能量。

①蛋白质　充足的蛋白质对胎儿的发育至关重要，适当增加蛋白质的摄入，蛋白质供能比应占总能量的 15% ～ 20%，其中动物性蛋白至少占 1/3。然而，对于亚洲女性而言，妊娠中期膳食中总蛋白或动物蛋白摄入量较高与 GDM 风险增加有关[44]。与膳食结构偏向"植物-乳制品-鸡蛋"蛋白质模式的女性比较，偏向"红肉或白肉"蛋白质模式的女性具有更高的 GDM 风险[45]。因此，可以在妊娠期间摄入植物蛋白来替代动物蛋白，以降低 GDM 风险[46]。

② 脂肪　脂肪摄入量应控制在总能量的25%～30%。适当限制饱和脂肪酸含量高的食物，饱和脂肪酸摄入量不应超过总摄入能量的7%，单不饱和脂肪酸宜大于总能量的12%，减少反式脂肪酸的摄入量。需要注意的是，鸡蛋中胆固醇含量高，摄入量增加与GDM发病风险增加有关[47]。妊娠期间的脂肪、添加糖的摄入量与水果、蔬菜的摄入量之间呈负相关，而脂肪、添加糖摄入量与GDM发病风险呈正相关[48]。也有研究认为，妊娠早、中期，膳食脂肪摄入量与中国女性GDM发病风险无关，尤其那些消瘦或者正常体重的女性[49]。建议GDM女性每周能进食2次以上富含n-3多不饱和脂肪酸的鱼类，烹饪时尽量选用不饱和脂肪酸含量较高的橄榄油、大豆油或玉米油。

③ 膳食纤维　研究表明，孕前低膳食纤维、高升糖指数的膳食结构与GDM发病风险增加有关[50]。妊娠期间膳食纤维摄入量降低与空腹血糖及糖化血红蛋白（HbA_1C）水平的升高密切相关[51]。高膳食纤维膳食是糖尿病管理的重要组成部分，可改善血糖控制、血脂、体重和炎症反应。这些益处不仅限于任何纤维类型或任何类型的糖尿病，并且在摄入量范围内都有明显效果，但是与膳食纤维摄入量低的人群相比，中或高膳食纤维摄入量的个体在血糖控制方面有明显改善[52]。膳食纤维能降低食物的升糖指数，具有降血糖的作用，尤其是可溶性纤维果胶，既可延长食物在胃肠道的排空时间，减轻饥饿感，又可延缓葡萄糖的吸收，降低餐后血糖。妊娠糖尿病孕妇应多选用粗杂粮类为主食，适当多吃新鲜的蔬菜。中国营养学会建议正常成年人每日摄入膳食纤维25～30g，患糖尿病的孕妇膳食纤维摄入量不应该低于普通成人。

（2）微量营养素相关研究　有证据表明，补充微量营养素对围产期结局有益，由于过量补充的副作用尚不清楚，因此不鼓励滥用[53]。但是，微量营养素缺乏对孕产妇健康和妊娠结局将产生负面影响。红细胞叶酸水平升高（妊娠早期）、血清维生素B_{12}水平升高（妊娠早期）、维生素D水平降低、维生素E水平升高，均与GDM发病风险升高有关[54-57]，妊娠期间较高的维生素C摄入量与GDM发病风险降低有关[58]。越来越多的证据表明，孕妇体内的循环铁和膳食铁生物标志物与GDM相关，但由于分析的异质性高，应谨慎解释结果[59]。n-3脂肪酸补充剂和甲状腺功能障碍的普遍筛查并没有改变GDM的风险，缺乏足够的高质量证据来确定钙及其他维生素和矿物质对GDM风险的影响[60]。美国膳食学会《基于循证的GDM营养实践指南》推荐：孕妇（包括GDM孕妇）若平日膳食微量营养素的摄入量不能满足RNI或AI，应该鼓励进行维生素和矿物质的补充；然而，美国糖尿病学会（ADA）糖尿病诊疗标准是没有明确的证据显示维生素、矿物质、草药或香料可以改善糖尿病，因为缺乏长期食用安全性证据，不建议常规补充抗氧化剂如维生素E、维生素C和胡萝卜素。

（3）非营养性甜味剂的使用　ADA 建议只有美国食品药品监督管理局（FDA）批准的非营养性甜味剂才可以适用于孕妇，并适度推荐。目前，相关研究非常有限（E 级证据）。美国 FDA 批准的 5 种非营养性甜味剂分别是乙酰磺胺酸钾、阿斯巴甜、纽甜、食用糖精和三氯蔗糖。

10.2.3.4　妊娠期高血糖 MNT 治疗的常用方法及概念

（1）食物交换份法　食品交换份法是目前国际上通用的糖尿病膳食控制方法，是将食物按照来源、性质分成几大类。同类食物在一定重量内，所含的蛋白质、脂肪、碳水化合物和能量相似，不同类食物间所提供的能量大致相等。

食品交换份的膳食分配国内外食品分类不完全一样，但大同小异，一般将食物分成四大类（细分可分成八小类），每份食物所含能量大致相仿，约 90kcal，同类食物可以任意互换（表 10-3）。

表 10-3　主要食物种类的食品交换份及营养素构成

类别	每份重量 /g	热量 /kcal	蛋白质 /g	脂肪 /g	碳水化合物 /g	主要营养素
谷薯类	25	90	2.0	—	20.0	碳水化合物 膳食纤维
蔬菜类	500	90	5.0	—	17.0	无机盐 维生素
水果类	200	90	1.0	—	21.0	膳食纤维
大豆类	25	90	9.0	4.0	—	
奶制品	160	90	5.0	5.0	6.0	蛋白质
肉蛋类	50	90	9.0	6.0	—	脂肪
坚果类	15	90	4.0	7.0	2.0	
油脂类	10	90	—	10.0	—	脂肪

食物交换份法的优点包括：①易于达到平衡。只要每日膳食包括四大类八小类食品，即可构成平衡膳食。②便于控制总能量。主食和副食同时控制，对总能量可以做到心中有数。③便于计算总能量。四大类八小类食品中每份所含能量均为 90kcal，这样便于快速估算每日摄取多少能量。④能够做到食品多样化。同类食品可以任意选择，避免膳食单调。⑤利于灵活掌握。患者掌握了糖尿病营养治疗知识，即可根据病情，在原则范围内灵活运用。同样，也存在一些缺点：仅注意到化学上的碳水化合物和能量相当，而没有考虑到碳水化合物的类型和其他成分对血糖的影响。

（2）升糖指数或血糖指数（glycemic index，GI）和血糖负荷（glycemic load，GL）　为了衡量食物对血糖的影响，20 世纪 80 年代加拿大的 David Jenkins 博士提出升糖指数的概念，能够初步解释食品交换份无法解释的问题，是衡量食物引起餐后血糖反应的一项有效生理学指数，大量研究显示低 GI 膳食有利于妊娠期高血糖孕妇的血糖控制。

①GI 的概念　GI 为 50g 碳水化合物试验食物的血糖应答曲线下面积与等量碳水化合物标准参考物的血糖应答曲线下面积之比。若以葡萄糖血糖应答曲线下面积作为参考，某一食物血糖应答曲线下面积与其相比的百分数就是食物的 GI。它是一个相对数值，反映了食物与葡萄糖相比升高血糖的速度和能力，通常把葡萄糖的升糖指数定为 100。一般而言，GI ＞ 70 为高 GI 食物；GI 55 ～ 70 为中 GI 食物；GI ＜ 55 为低 GI 食物。妊娠糖尿病孕妇在制定自己的膳食计划时，可选择低 GI 的食物。

②GL 的概念　GL 是指食物的 GI 乘以单位摄入食物的实际碳水化合物的量，单位碳水化合物量需减去膳食纤维的量。GL 表示单位食物中可利用碳水化合物的数量与 GI 的乘积，将摄入碳水化合物的数量与质量相结合，能够对实际提供的食物或总体模式的血糖效应进行定量测定，因此更加符合人们的理解，也更加便于膳食治疗计划的实施。对于 GL 的判断，GL ＞ 20 为高，GL 11 ～ 19 为中，GL ＜ 10 为低。推荐 GDM 患者在控制每日总能量的前提下，参考 GI/GL 数据进行食物的选择。

10.2.3.5　GDM 患者 MNT 处方的制定：进行日需总能量的计算

（1）标准体重的计算

标准体重（kg）＝［身高（cm）－100］×0.9

标准体重（kg）＝身高（cm）－105

（2）根据 BMI 来衡量　见表 10-2 评价患者是属于肥胖还是消瘦：

体质指数（kg/m^2）＝体重（kg）/身高^2（m^2）

（3）评价体力活动情况　每日膳食能量供给标准见表 10-4 和表 10-5。根据体重和体力活动情况算出的数值是孕前的日需要量，孕早期同孕前，孕中、晚期要增加 200 ～ 300kcal/d。

表 10-4　糖尿病成人每日能量供给量（以理想体重计）　　　　　　单位：kcal/kg

劳动（活动）强度	消瘦	理想	肥胖
重体力劳动（如搬运工）	45 ～ 50	40	35
中体力劳动（如电工安装）	40	35	30
轻体力劳动（如坐式工作）	35	30	20 ～ 25
休息状态（如卧床）	25 ～ 30	20 ～ 25	15 ～ 20

（4）三大产能营养素分配比例　表 10-6。

（5）餐次及量的合理分配　少量多餐、定时定量进餐对血糖控制非常重要。一般建议每日 6 餐，即 3 次正餐 3 次加餐，使血糖尽可能波动小。早餐宜占总能

表 10-5　每日能量供给量（以理想体重计）

孕前体质指数 /（kg/m²）	能量系数 /（kcal/kg）
<18.5	35 ～ 40
18.5 ～ 24.9	30 ～ 35
≥ 25	25 ～ 30

表 10-6　三大产能营养素分配比例

营养素	比例 /%
碳水化合物	50 ～ 60
蛋白质	15 ～ 20
脂肪	25 ～ 30

量的 10% ～ 15%，中餐占 30%，晚餐占 30%，上午 9 ～ 10 点、下午 3 ～ 4 点及睡前各加餐一次占总能量的 5% ～ 10%，防止低血糖的发生。只有当出现早期妊娠呕吐和恶心及 7 ～ 9 个月时出现胃肠功能障碍时可考虑增加正餐及加餐的次数。总之，膳食计划必须实现个性化，要根据文化背景、生活方式、经济条件和教育程度进行合理的膳食安排和相应的营养教育。

（6）GDM 患者 MNT 方案应用举例　患者，27 岁，确诊为 GDM，职员，身高 160cm，孕前体重 55kg，现孕 27 周，目前体重 61kg，超声报告提示胎儿大于相应孕周 1 周。

制定食谱步骤如下：

① 第一步　计算标准体重：160-105=55（kg），为标准体重，职员属轻体力劳动。

② 第二步　计算每日所需总能量：55×30+200=1850（kcal）。

③ 第三步　计算食品交换份数：1850÷90=20.56（份），不足 1 份的以 1 份计，共 21 份，即 1890kcal。

④ 第四步　按食品交换份法进行食物分配（如表 10-7 所示）。

表 10-7　1890kcal 能量及营养素分配

食物	份数	重量 /g	碳水化合物 /g	蛋白质 /g	脂肪 /g	能量 /kcal
谷类	10	250	200	20	—	900
奶类	3	500	18	15	15	270
肉蛋	3	150	—	27	18	270
豆制品	1	25	4	9	4	90
蔬菜	1	500	17	5	—	90
水果	1	200	21	1	—	90
油脂	2	20	—	—	20	180
总计	21		260	77	57	1890
生重比			55.0%	16.30%	27%	

⑤ 第五步 使用等值食品交换份表分配食物，根据自己的习惯和嗜好选择并交换食物，要学会食物生熟互换（表 10-8）。

表 10-8 食物生熟互换

食物（50g）	生重 /g	熟重 /g
大米	50	约 130（米饭）
面粉	50	约 75（馒头）
肉	50	约 35

⑥ 第六步 餐次及量的合理分配：为控制血糖稳定和减少波动，应少量多餐、定时定量进餐。通常早餐占总能量的 10% ～ 15%；上午 9 ～ 10 点间加餐一次占总能量的 5% ～ 10%；中餐占 30%；下午 3 ～ 4 点加餐一次占总能量的 5% ～ 10%；晚餐占 30%；睡前加餐一次占总能量的 5% ～ 10%（表 10-9）。

表 10-9 1890kcal 能量各餐分配情况

餐次	谷类 / 份	奶类 / 份	肉蛋 / 份	豆制品 / 份	蔬菜 / 份	水果 / 份	油脂 / 份	坚果 / 份
早餐	1	1.5	1		0.2			
早加	1							1
中餐	3		1		0.4		1	
中加	1					1		
晚餐	2		1	1	0.4		1	
晚加	1	1.5						
合计	9	3	3	1	1	1	2	1

⑦ 第七步 根据 GI/GL 概念在控制每日总能量前提下，合理选择碳水化合物食物。

10.2.4 GDM 的膳食食谱

1890kcal/d 食谱：

① 早餐：小花卷 1 个（熟重约 35g），低脂牛奶 1 杯（250g），煮鸡蛋 1 个，八宝菜少许。

② 早加：全麦面包 1 片（约 35g），核桃 2 个。

③ 午餐：杂豆饭 1 碗（约 200g），鸡丁炒柿子椒（鸡肉 50g，柿子椒 100g），素炒油麦菜（150g），烹调油 10g，食盐 < 3g。

④ 中加：饼干 25g，橙子 1 个（约 200g）。

⑤ 晚餐：花卷 1 个（熟重约 75g），砂锅豆腐（对虾 80g，豆腐 5g，白菜 150g，香菇少许），麻酱拌豇豆（麻酱 5g，豇豆 100g），烹调油 10g，食盐 < 3g。

⑥ 晚加：燕麦 25g，低脂牛奶 1 杯（250g）。

总之，妊娠糖尿病的膳食应是均衡且足够的，并应适量运动，以达到控制血糖的目的。同时需要强调的是，GDM 个性化的膳食计划应包括优化食物选择，以满足孕期母儿的营养需求、获得理想的血糖控制为基本目标。个性化营养处方的制定要综合考虑患者的治疗目标、生理指标及药物使用情况等。良好的营养教育，血糖监测以及密切的随访亦关系到个性化营养治疗的成败。

10.2.5　GDM 的运动治疗

即便是单纯的运动干预，也可以有效降低 GDM 的发病风险，但不能减少孕期增重过度的发生[61]，而且所需的运动量仍有争议[62]。膳食结合运动干预，在降低 GDM 发病风险的基础上，能够减少孕期增重[63]。一项来自国内的研究表明，在怀孕早期开始的适量运动，每周至少进行 3 次，每次至少 30min，与超重 / 肥胖孕妇妊娠糖尿病频率的显著降低有关。这种效应与怀孕开始时的运动非常相关，可以减少妊娠中期之前的妊娠体重增加[64]。运动干预可能有助于控制血糖并改善母婴结局，但由于众多研究的干预手段、研究质量及评价标准存在异质性，因此无法得出较为一致性的结论[65]。在糖尿病患者中，运动干预能够起到降低血糖水平、减少胰岛素抵抗、降低心血管疾病发病率、有效控制体重、减少不良情绪等作用，这些已有大量文献证明。因此，除存在运动禁忌外，均应鼓励 GDM 女性坚持适量、规律的运动，如餐后半小时散步 30min 等。但运动要循序渐进，避免过量或高强度。是否进行中等强度的运动，如慢跑、游泳等，需要结合患者自身运动经验、适应能力及运动禁忌进行综合判断。

10.2.6　GDM 的药物治疗

10.2.6.1　药物治疗时机

经 3 ～ 5d 的 MNT 及运动干预，患者的血糖水平仍不满意（FPG ≥ 5.3mmol/L 或餐后 1h 血糖 > 7.8mmol/L 或餐后 2h 血糖 > 6.7mmol/L），应及时使用药物控制血糖；或调整膳食后出现饥饿性酮症，增加能量摄入后血糖又很容易超过目标值者，应及时加用胰岛素治疗。约 20% 的 GDM 女性需要接受药物治疗才能将血糖控制在目标范围之内。研究发现，GDM 患者血糖水平迅速改善至目标范围内者，其妊娠期并发症的风险越低[66]。因此，建议一旦存在上述指征，就应当立即使用药物控制血糖。

10.2.6.2 胰岛素治疗

（1）可用于妊娠期的胰岛素种类及特点

① 超短效胰岛素类似物：起效迅速，在皮下注射后 5 ～ 15min，作用高峰 30 ～ 60min，药效维持时间短，约 2 ～ 4h；具有最强或最佳的降低餐后高血糖的作用，不易发生低血糖。诺和锐即门冬胰岛素，是经中国药监部门批准的用于妊娠期的超短效胰岛素类似物。

② 短效人胰岛素：诺和灵 R，起效快，剂量易于调整，可皮下、肌肉和静脉注射使用。皮下注射后 30min 起效，作用高峰在注射后 2 ～ 4h，药效持续时间 6 ～ 8h，静脉注射胰岛素后能使血糖迅速下降，半衰期为 5 ～ 6min，故可用于抢救酮症酸中毒（diabetic ketoacidosis, DKA）。

③ 中效人胰岛素：诺和灵 N，含有鱼精蛋白、短效胰岛素和锌离子的混悬液，将短效胰岛素吸附在鱼精蛋白锌上成为"缓释剂"，注射后必须在组织中蛋白酶分解作用下，将胰岛素与鱼精蛋白分离，释放出胰岛素再发挥生物学效应。只能皮下注射而不能静脉使用。特点：起效慢，注射后 2 ～ 4h 起效，作用高峰在注射后 6 ～ 10h，持续时间长达 16 ～ 20h，其降糖强度弱于短效胰岛素。

④ 长效人胰岛素：原理与中效胰岛素一样，因鱼精蛋白锌超量，与胰岛素比例大于 1：1，胰岛素从鱼精蛋白锌上游离下来后，又被另一个吸附，形成游离胰岛素的速度更慢。诺和平即地特胰岛素，是经中国药监部门批准的用于妊娠期的长效胰岛素。

各种胰岛素作用的峰值时间和持续时间与注射剂量有关，注射剂量越大，峰值时间和持续时间会有所延长。

（2）胰岛素治疗原则

① 尽早使用：膳食治疗 3 ～ 5d 血糖控制不满意，或出现饥饿性酮症、增加能量摄入血糖又升高者。

② 尽可能模拟正常人生理状态下基础胰岛素分泌及三餐后胰岛素分泌，故用三餐短效和睡前中效，或再加早餐前中效。

③ 因个体差异大，剂量必须个性化，视具体情况进行调整。

④ 必须在膳食治疗基础上进行。

（3）胰岛素治疗方案及选择　除注意三餐前胰岛素的补充，基础胰岛素的替代也很重要。理想模式：最符合正常人生理状态下的胰岛素分泌模式，基础胰岛素的替代作用能够长达 24h，餐前胰岛素的替代希望"快起快落"，有效地降低餐后高血糖，更少地发生低血糖事件。

① 基础胰岛素治疗。适用于空腹血糖高的患者。睡前晚上 10 点皮下注射中

效胰岛素（neutral protamine hagedorn, NPH, N），其最大活性是在用药后的 6 ～ 8h，正好抵消凌晨 4 ～ 6 点之间逐渐升高的胰岛素抵抗即黎明现象。早餐前和睡前两次 NPH 注射方案，睡前 NPH 注射后，空腹血糖（FPG）达标，早餐后和中餐后血糖下降明显，但晚餐后血糖仍控制不好。

② 餐前短效胰岛素（R）治疗，即 R-R-R。适用于空腹血糖正常、仅餐后血糖高的患者。于每餐前注射门冬胰岛素，控制每餐后的血糖。

③ 预混胰岛素治疗。两次注射预混胰岛素，即 R+N-R+N。早餐前 30R 或 50R，用于控制早餐后至晚餐前血糖；晚餐前 30R 或 50R，用于控制晚餐后至第二天清晨血糖。但是预混胰岛素存在缺点，早餐后血糖（BG）控制好，午餐前 11 点易出现低血糖（NPH 起峰），午餐前低血糖，加餐后再加上低血糖效应，午餐后 BG 升高；晚餐前 NPH 不能有效对抗黎明现象；易发生夜间低血糖。该方案患者宜定时定量进餐，避免低血糖。

④ 四次胰岛素治疗替代方案，即 R-R-R-N。是目前应用最普遍的一种方法。三餐后及空腹血糖均能控制满意，不易发生夜间低血糖。但睡前 N 最大作用时间为 14 ～ 16h，次日晚餐前作用消失，晚餐前易高 BG（基础胰岛素的缺乏区），故晚餐后 BG 可能难控制。

⑤ 五次胰岛素治疗替代方案，即 N-R-R-R-N。是模拟生理性胰岛素分泌模式的最理想方案。两次 NPH（早 8 点及晚 10 点）：24h 基础胰岛素覆盖非常充分，三餐前再给短效胰岛素，补充餐后胰岛素峰。两次 NPH 量占全天胰岛素量的 30% ～ 50%，其余 50% ～ 70% 胰岛素（R）三餐前合理分配。

（4）胰岛素使用剂量　遵循个体化原则，小剂量起始"投石问路"。临床经验：测得的血糖水平每升高 1mmol/L，加用胰岛素 3 ～ 4U。剂量调整不要过频，调整后观察 2 ～ 3d 判断疗效剂量调整应依据血糖趋势，而不是单独的血糖数值，结合胎儿大小（尤其是胎儿腹围）；每次调整剂量幅度为 10% ～ 20%，距离血糖达标值越近，调整的幅度越小；优先调整餐后血糖最高的相应餐前胰岛素用量。

10.2.6.3　口服降糖药

（1）二甲双胍（metformin, Met）　Met 被誉为"21 世纪的阿司匹林"，其在代谢综合征治疗、多种慢性心脑血管疾病预防中的作用得到了广泛认可 [67]。胰岛素和口服抗糖尿病药物治疗对关键妊娠结局有类似的影响 [68]。一项关 Met 安全性的研究发现，患有 GDM 的女性对 Met 的接受度高于胰岛素 [69]。与使用胰岛素治疗的 GDM 女性进行比较，使用二甲双胍治疗（单独使用或协同应用胰岛素）人群中的妊娠期并发症发病风险并未增加 [69]。虽然 Met 能够透过胎盘，但已经有相当多的证据证明了其在妊娠期间的安全性 [67]。孕中期和晚期使用二甲双胍治疗

GDM，在短期内似乎安全，且对很多女性都有效，但使用该药治疗的女性有 1/3 需补充胰岛素才可使血糖达标。在需要药物治疗的 GDM 女性中，格列本脲性能明显不如胰岛素和二甲双胍，而二甲双胍（需要时加胰岛素）的性能略好于胰岛素[70]。然而，即使 Met 具有一定的安全性和易用性，但不能忽视其副作用，包括胃肠道反应，可能会导致维生素 B_{12} 水平降低，少数情况下可能会导致乳酸蓄积。更重要的是，Met 对于胎儿远期预后的相关研究尚存争议。存在 Met 宫内暴露史的新生儿出生体重明显小于母亲在妊娠期间接受胰岛素治疗的新生儿。尽管平均出生体重较轻，但暴露于 Met 的新生儿出生后似乎经历了加速生长，与母亲接受胰岛素治疗的儿童相比，前者 5 ～ 9 岁时的 BMI 更高。据报道，这种低出生体重和产后赶超增长的模式与不良的长期心脏代谢结局有关[71]。

针对 GDM，尚无统一推荐的 Met 用药方案，应用时机、剂量调整方式等需要进行个性化判断。2022 年，《妊娠期高血糖诊治指南》（简称《指南》）中提到，若孕妇因主客观条件无法使用胰岛素，包括拒绝使用、无法安全注射胰岛素或难以负担胰岛素费用，可使用 Met 控制血糖（推荐等级 A 级）。同时《指南》中还提出，Met 与胰岛素的适应证大致相同，但禁用于妊娠合并 1 型糖尿病、肝肾功能不全、心衰、糖尿病酮症酸中毒和急性感染的孕妇（推荐等级 B 级）。Met 的最小推荐剂量为 500mg/d，最佳有效剂量为 2000mg/d，在 500 ～ 2000mg/d 的剂量范围内，Met 的疗效呈剂量依赖效应。缓释制剂可能具有更好的胃肠道耐受性，可提高孕妇用药的依从性[2]。

针对妊娠合并 2 型糖尿病和 A2 型 GDM 孕妇，若考虑存在胰岛素抵抗等因素，增加胰岛素用量但降糖效果不明显时，可加用 Met 以增强胰岛素敏感性（推荐等级 C 级）[2]。此外，在妊娠合并 2 型糖尿病女性中使用 Met 控制血糖，对母体血糖及新生儿肥胖的控制有以下几方面的积极影响：孕期增重易于控制；皮下注射胰岛素用量减少；血糖控制改善；新生儿肥胖率降低、大于胎龄儿数量减少[72]。

（2）格列本脲　格列本脲也是用于治疗糖尿病的口服药物，但其在妊娠期的应用存在争议。该药在 GDM 人群中的治疗效果弱于胰岛素或 Met[70, 73]，同时其对子代的安全性也缺乏有力的证据。

10.2.7　GDM 的妊娠期监测

利用智能手机 App 辅助 GDM 女性的孕期管理，利于控制血糖，并改善新生儿复合结局[74]，妊娠期的监测在 GDM 治疗过程中起到非常重要的作用[39, 75]。由于妊娠过程存在复杂性及不确定性，建议进行血糖、母体增重、胎儿生长发育及妊娠期相关并发症的动态监测与评估。

10.2.7.1 血糖监测

血糖的自我监测（selfmonitored blood glucose, SMBG）是治疗各种糖尿病的基础，也是血糖监测主要形式。GDM 的患者大多在诊断前缺少血糖监测的概念，因此，一经诊断 GDM，就应当树立定期血糖监测的观念。对于新诊断 GDM、血糖控制不稳定或应用胰岛素治疗的孕妇，建议每日监测血糖，至血糖平稳。对于血糖控制稳定者，建议每周至少监测 1～2 次血糖轮廓，并动态调整胰岛素用量。血糖轮廓包括：空腹血糖、早餐后 2h 血糖、午餐后 2h 血糖、晚餐后 2h 血糖、睡前血糖，共计 5 次；若餐后血糖不稳定或餐前胰岛素用量较大，可适当增加三餐前的血糖测量。

连续动态血糖监测（continuous glucose monitoring system, CGMS）与 SMBG 均能正确地反映患者血糖水平。虽然有研究认为 CGMS 能够降低大于胎龄儿发生率、新生儿 NICU 入住率、新生儿低血糖发生率[76]，并且比 SMBG 在监测餐后高血糖及夜间低血糖方面的效果更优[77]，但 CGMS 不能替代标准的 SMBG[78]。此外，CGMS 目前大多用于妊娠合并 1 型糖尿病、妊娠期间血糖波动范围大且胰岛素用量较大者，对于 GDM 患者而言，不建议将 CGMS 作为临床常规血糖监测手段。

此外，推荐动态监测 HbA$_1$C、尿酮体水平的变化。HbA$_1$C 可以反映 2～3 个月前的平均血糖水平，是评估血糖长期控制情况的良好指标。尿酮体有助于早期发现母体代谢障碍，包括能量摄入不足或酮症酸中毒，便于进一步诊治。

10.2.7.2 并发症的监测

对于患有妊娠期高血糖疾病的女性，由于其妊娠期并发症风险升高，建议增加产检的频率，以达到早期识别、诊治的目的。建议每次产检均应关注血压、血常规、尿常规的变化，关注孕妇宫高、腹围、体重的变化，重视恶心、呕吐、乏力、冷汗、昏迷等症状，关注二便、阴道分泌物等情况，并在必要时复查肝肾功能、凝血功能、甲状腺功能、血脂等。

10.2.7.3 胎儿监测

胎儿监测包括胎动、胎儿超声及胎心监护等。建议 GDM 女性通过自数胎动来避免大部分胎死宫内的情况。建议定期进行超声等影像学检查，以评估胎儿生长发育、羊水量及脐血流情况，并对 MNT 及药物等治疗手段进行动态调整。同时，超声应针对胎儿各个器官进行系统性筛畸检查，尤其是针对中枢神经系统和心脏系统的筛查。妊娠晚期要定期施以胎心监护检查判断胎儿宫内状况，对于血糖控制不理想的病例可以将首次胎心监护时间提前至 32 周，甚至更早，并至少每周监护 1 次至分娩。

10.2.8　分娩时机的选择

妊娠期高血糖的分娩时机曾有争议，主要争议点在于胎死宫内风险及新生儿呼吸窘迫综合征之间的平衡点不易把握。目前，国内推荐的终止时机如下：A1 型 GDM 经膳食和运动管理、血糖控制良好，推荐 40 ～ 41 周终止妊娠；A2 型 GDM 且血糖控制良好，推荐 39 ～ 40 周终止妊娠；PGDM 血糖控制满意且无其他母胎并发症或合并症，推荐 39 ～ 39^{+6} 周终止妊娠；PGDM 伴血管病变、血糖控制不佳或有不良产史者，终止妊娠时机应个性化处理[79]。妊娠糖尿病终止妊娠，需做以下评估：糖尿病分类、血糖控制理想与否、胎儿是否为巨大儿（尤其估计是否胎儿体重 ≥ 4250g）、孕期是否有合症、胎儿肺部成熟度、胎儿监测异常与否。

需要强调的是，妊娠期高血糖本身不是剖宫产终止妊娠的指征，但若存在其他对母胎安全造成隐患的合并症或并发症时，可以放宽手术指征。

10.2.9　妊娠期高血糖的分娩时机

终止妊娠前仍然需要规律监测血糖，皮下注射胰岛素的用量及用法需进行部分调整。若需择期剖宫产终止妊娠，术日需空腹 8h 以上才能满足麻醉的要求，因此应当尽量将手术安排在上午，避免孕妇过度空腹导致低血糖、胎死宫内等问题。此外，术前 1 日睡前仍需皮下注射中、长效胰岛素，并睡前适量加餐，以控制术日清晨的空腹血糖。需要注意的是，若既往睡前使用的是长效胰岛素，则应当减量至原注射量的 1/2，或改用 1/3 剂量的中效胰岛素。术日清晨不宜继续使用皮下注射胰岛素控制血糖，可以根据孕妇的血糖水平，使用 5% 葡萄糖注射液及注射用胰岛素维持血糖，并间隔 1 ～ 2h 监测血糖含量的变化。

临产后或围手术期 GDM 女性血糖水平的目标值为 3.9 ～ 7.0mmol/L，较高的血糖水平（7.8 ～ 10.0mmol/L）会导致新生儿反射性低血糖，而更高的血糖水平则可能导致母体酮症酸中毒或高渗性昏迷。因此，即便妊娠期高血糖患者进入产程，也应当继续监测血糖水平以及尿酮体含量，每 2 ～ 4h 监测 1 次。此外，对于妊娠期间未使用胰岛素治疗或者胰岛素用量较少的女性，鼓励在潜伏期自主进食，并监测餐后 2h 血糖。由于产程消耗能量巨大，短期内母体能量能够通过肝糖原的动员得到满足，但随着时间的流逝，糖原储备会被耗尽。低血糖会造成酮症、子宫乏力、胎儿宫内低血糖等一系列问题。虽然产科酮症较为常见，但长时间酮症会增加胎儿糖代谢异常及酸中毒的风险。因此，如果妊娠女性在产程中无法进食，需要静脉输注葡萄糖液体来维持能量供给。而对于妊娠期间使用较大量胰岛素控制血糖的女性而言，使用静脉输液的方式进行能量补充，并经静脉给予胰岛素，有助于将血糖水平控制在目标范围内，同时要间隔 1 ～ 2h 监测血糖含量。

产程中使用静脉输注胰岛素代替皮下注射胰岛素，其用量需要根据末梢血糖（输注期间每小时监测 1 次）水平酌情增减。当血糖水平 ≤ 6.7mmol/L，应停用胰岛素。

10.2.10　产后血糖监测及随访

分娩后，胰岛素抵抗逐渐减弱，大多数 GDM 女性的血糖水平能够回调到孕前水平。此外，由于分娩后需要哺乳、照顾新生儿、休息及膳食等问题，孕妇容易发生低血糖。因此，分娩后如果需要继续使用胰岛素，应当减量至分娩前的 1/3 ～ 1/2，并根据血糖情况进行调整，监测血糖轮廓；术后若无法进食，应给予静脉补液，使用葡萄糖注射液供给能量，并按照 4∶1 或 6∶1 的比例使用胰岛素中和液体中的葡萄糖，并根据随机血糖水平动态调整静脉胰岛素用量，以控制血糖水平，同时应间隔 1 ～ 4h 监测血糖含量变化；一旦恢复膳食，则应停止静脉供给能量及胰岛素，并监测血糖轮廓。

氨基酸、碳水化合物、脂肪酸和脂质等多种代谢物的核心特征分析显示，GDM 女性在糖耐量筛查时的代谢产物特征与产后 10 ～ 14 年的代谢产物特征具有相关性，提示从 GDM 过渡到产后糖代谢紊乱过程中仍存在潜在致病的病理生理学机制 [80]。也有学者从 GDM 患者队列中寻找到与 2 型糖尿病发病风险相关的氨基酸代谢特征，并认为其预测价值优于空腹血糖、餐后 2h 血糖等临床参数 [81]。GDM 患者发生 2 型糖尿病的风险较孕期未并发 GDM 者增加 10 倍 [26]，这种风险的严重程度凸显了在分娩后的最初几年内，干预措施对预防 2 型糖尿病的重要性。已有研究支持早期开始对患有 GDM 进行生活方式干预能够有效预防糖尿病，尤其是在分娩后 3 年内施以干预则效果更优 [82]。肥胖人群中，早发型 GDM（20 周前诊断）女性产后发生糖代谢异常的风险要高于在常规筛查孕周（24 ～ 28 周）确诊为 GDM 的女性 [83]，当然，这也可能与 PGDM 的漏诊或误诊有关。前面已经提到 Met 在预防糖尿病中的作用，此处不再赘述。值得注意的是，已有研究者将肠道菌群、益生菌考虑为预防 GDM 女性发展为糖尿病的潜在预测指标及预防策略 [84]，为糖尿病的预防提供了崭新思路。此外，应当积极鼓励 GDM 患者延长哺乳时间。哺乳时间越长，其患 2 型糖尿病的风险越低 [85]。

积极开展 GDM 患者产后随访和管理宣教很有必要，给予生活方式干预，如改善膳食、控制体重、鼓励进行适当运动等。虽然有些指南中并没有明确提出，

但我们仍然推荐在产后 6 ～ 12 周内针对 GDM 患者进行 75g 口服葡萄糖耐量试验
（OGTT），以明确诊断是否存在孕前没有发现的糖尿病。然而，产后 OGTT 的依
从率低[86]，需要医生耐心向患者解释。需要注意的是，此时，由于妊娠已终止，
与妊娠相关的胰岛素抵抗已回调至孕前水平，因此糖代谢异常的诊断标准应当采
用非妊娠期的标准。部分国家的指南不推荐常规做 OGTT，而是建议复查 FPG 或
HbA$_1$C，并以此为依据决定是否进一步做 OGTT。但无论如何，仍建议 GDM 患者
在产后要控制体重、调整膳食结构，并辅以运动，每年至少检查 1 次血糖。对于
存在高危因素者，如具有糖尿病家族史、孕前超重或肥胖、妊娠期需要胰岛素或
口服降糖药物治疗等，应当加强宣教，在生活方式干预的基础上，鼓励母乳喂养，
监测身体参数变化，建议内分泌科随访，并提高随访频率。同时应当建议对其子
代进行生活方式干预及生长发育状况监测，以及进行血糖、血脂、胰岛素水平的
监测。

对于既往 GDM 病史并有再生育意愿的女性，应当继续鼓励其保持健康的生
活方式，超重或肥胖者应当尝试减重，并监测血糖、定期复诊。通过积极的应对
方式，早期发现非妊娠期间的糖代谢异常，避免高血糖导致的终末器官损害。

10.3 PGDM 妊娠前的综合管理

随着流行趋势的上升，1 型和 2 型糖尿病（type 1/2 diabetes mellitus, T1DM/
T2DM）的发病趋于年轻化。全球范围内，2000 年约有 2300 万 20 ～ 39 岁的年轻
人患有 T2DM（占 1.77 亿 T2DM 成人总数的 13%）。而到了 2013 年，这个数字已
达到 6300 万（占 3.82 亿 T2DM 成人总数的 16%）[87]。生育年龄患有糖尿病的女
性高达 3.1% ～ 6.8%，PGDM 占所有妊娠总数的 1% ～ 2%[88]。总体而言，PGDM
的患病率逐渐增加，可能与母体肥胖、种族、民族差异有关[89]。下面的内容将讨
论妊娠前诊断为糖尿病的女性在计划妊娠前的相关问题。

10.3.1 非妊娠期间糖尿病的分类及诊断

根据致病原因不同，美国糖尿病协会（American Diabetes Association, ADA）
将非妊娠期间的糖尿病分为以下类别[90]：

① T1DM（由于自身免疫性 β 细胞破坏，通常导致绝对胰岛素缺乏，包括成
年期潜伏性自身免疫性糖尿病），占糖尿病人群的 10% 左右。

② T2DM（由于在胰岛素抵抗的背景下经常导致原本正常的 β 细胞胰岛素分

泌功能的逐渐丧失），占糖尿病人群的 90% 左右。

③ 由其他原因引起的特定类型的糖尿病，例如单基因糖尿病综合征（如新生儿糖尿病和年轻人的成熟期发病型糖尿病），胰腺外分泌疾病（如囊性纤维化和胰腺炎）和药物或化学诱导的糖尿病（如使用糖皮质激素，对艾滋病毒 / 艾滋病进行治疗或器官移植后）。

中华医学会的 PGDM 诊断详见前面叙述。

10.3.2 针对 PGDM 的多学科管理

基于 PGDM 对不良妊娠结局的负面影响的相关研究，对于患有糖尿病女性妊娠前，应当进行连续的多学科管理，包括内分泌、围产医学、营养学等多专家参与的协同管理。在妊娠前，对 T2DM 女性进行医学指导或建议后，其 HbA₁C 达到目标值以下（＜ 6.5%）的概率增加 [91]，利用远程医疗干预也能达到这种效果 [92]，利于改善妊娠结局。除控制妊娠前的血糖水平在目标值水平外，还应当向患者提供充分的信息与建议，使其了解 PGDM 合并妊娠会导致不良妊娠结局发生风险升高，以及可能产生的并发症；妊娠前、妊娠期及分娩后的血糖变化趋势及对应的控制目标；各种治疗高血糖药物对母体及胎儿的近、远期影响，以及用法；妊娠前、妊娠期及分娩后，自我监测的方法，如异常的症状、胎动等。此外，还要对病情不平稳、暂时不适宜妊娠的人群提供避孕咨询 [2]。

10.3.2.1 妊娠前的血糖控制目标

PGDM 与许多出生缺陷的风险显著增加有关。由于怀孕前的血糖控制与降低出生缺陷的风险有关，因此对计划妊娠前糖尿病患者的持续、优质管理是预防出生缺陷的重要措施 [93]。一般情况下，根据自我血糖监测及 HbA₁C 检测进行妊娠期血糖控制情况的评估。2020 年美国糖尿病学会的指南推荐，未孕患者的空腹及每餐前的血糖应控制在 4.4 ～ 7.2mmol/L，餐后 1 ～ 2h 血糖应小于 10mmol/L。对于计划怀孕患者，在不出现低血糖的情况下，可以将血糖控制在推荐水平的下限，以便将 HbA₁C 水平控制在接近 6.5% 的水平。HbA₁C ＜ 6.5% 时，胎儿先天性畸形的发病风险显著降低。目前国内的指南尚未明确提出妊娠前血糖的目标范围，但认同将 HbA₁C 水平控制在 6.5%，这一点与大多数国际指南的意见一致。

10.3.2.2 妊娠前的健康教育及生活方式干预

糖尿病教育的益处主要体现在患者自我监测和糖尿病患者代谢控制方面 [94]。推荐在计划妊娠前，对育龄且诊断为糖代谢异常的患者提供个性化 MNT、运动干预等生活方式管理措施。在 T2DM 人群中，与非运动组比较，有氧和阻力训练的组合改善了 HbA$_1$C 水平[95, 96]。增加站立和轻度步行时间、减少坐姿时间，很大程度上改善了 T2DM 人群的胰岛素敏感性[97]，尤其在肥胖人群中，这种效果更为明显[98]。身体活动和久坐行为与内皮功能障碍和低度炎症有关。糖尿病人群中身体活动和久坐行为与内皮功能障碍相关的生物标志物之间的关联始终比葡萄糖代谢正常的人群更强[99]。中等强度的体育锻炼（30 ～ 75min/ 次，2 ～ 7 次 / 周）能够有效改善 T2DM 患者的心律变异性，改善心脏功能，同时降低了糖尿病性神经病变的风险[100]。体育锻炼能够改善糖尿病肥胖大鼠的全身炎性反应特征[101]。定期运动通过抑制促炎细胞因子的产生，增强抗炎介质和抗氧化剂的发育以及促进纤维蛋白溶解活性；低负荷阻力运动通过减少炎症过程和增强纤维蛋白溶解特征，在血栓形成中也起着有利作用[102]。此外，低碳水膳食对 T2DM 患者的血糖控制有益，也对血清甘油三酯和高密度脂蛋白有积极的影响[103]。T2DM 人群中，低碳水膳食组的胰岛素用量少于低脂膳食组[104]。总体而言，运动及膳食干预，不仅能够改善胰岛素敏感性，同时能够通过减重的形式，减少体内脂肪含量，进而降低低度炎症反应，利于控制血糖，并减少妊娠期并发症的发生。

10.3.2.3 妊娠前药物调整

由于 T1DM 人群需要使用胰岛素控制血糖，因此建议在计划妊娠前更换为妊娠期间安全性得到证明的胰岛素种类。对于 T2DM 人群中口服药物控制血糖者，则建议在计划妊娠前，由内分泌科医生调整为胰岛素控制血糖。应用 Met 的患者如果仍愿意选择该药，可在医生指导下继续使用[2]。换药期间，血糖波动可能较大，建议待血糖达到目标范围并且平稳后可以尝试受孕。

部分 PGDM 人群合并有高血压、糖尿病肾病、高脂血症等情况，除降糖药物外，可能会服用降脂、降压药物。常用的血管紧张素转化酶抑制剂（ACEI）及血管紧张素受体阻滞药（ARB）类的降压药物，在妊娠期间是禁用的，建议更换；若更换前已经妊娠，不建议因此终止妊娠，但应当立即停用[2]。由于 PGDM 女性发生子痫前期风险增加，所以 ADA 推荐妊娠 12 周开始服用小剂量阿司匹林预防子痫前期。

10.3.2.4 妊娠前糖尿病并发症的筛查与评估

糖尿病的并发症主要分为急性并发症和慢性并发症。糖尿病的急性并发症主要由短时间内的血糖急剧升高所造成，症状包括：口渴、三多一少（多饮，多食，多尿，体重减少）、视力模糊、乏力，严重的可导致意识障碍甚至昏迷。另外，1型糖尿病的最初发病阶段和恶化期，患者可出现急性糖尿病酮症酸中毒（DKA）。

DKA 的临床表现包括恶心、呕吐、腹痛、脱水，甚至意识障碍，如果不及时治疗可能有生命危险。急性并发症比较容易发现，一旦发现要及时治疗。糖尿病的慢性并发症主要由于长期高血糖引起的全身多器官系统的慢性病理改变造成。常见的慢性并发症包括小血管及心脑大血管并发症。孕前咨询中，除明确患者无糖尿病的急性并发症外，还应对糖尿病慢性并发症进行筛查与评估。建议 PGDM 女性妊娠前进行详细的评估，包括有无糖尿病视网膜病变、糖尿病肾病、神经病变和心血管疾病等，有无甲状腺功能异常等 [2]。

10.3.2.5　糖尿病视网膜病变

糖尿病视网膜病变会在怀孕期间首次发生或恶化。因此，患有糖尿病的妇女应在孕前由专业眼科医师进行糖尿病视网膜病变的全面评估。此外，血糖很高的患者，应当在计划受孕前 6 个月内缓慢降低血糖，因为血糖的快速降低也容易导致糖尿病眼病的恶化。孕妇在孕期应每 3 个月定期进行眼科随访，直至产后 1 年。糖尿病视网膜病变达到何种程度不适合受孕应咨询相关眼科医师。

10.3.2.6　糖尿病肾病

进行肾功能监测，对于血肌酐 >120μmol/L、肾小球滤过率 < 45mL/（min·1.73cm²）、尿白蛋白 / 肌酐比 >30mg/mmol 的患者，应转诊肾脏专科治疗，并由肾脏专科医师决定是否适合受孕。根据澳大利亚妊娠糖尿病协会 2005 指南，肌酐＞ 2mmol/L，不推荐受孕。

10.3.2.7　糖尿病神经病变

评估糖尿病神经病变累及的器官。如果累及自主神经系统，应当考虑在孕晚期进行麻醉科的评估。另外，应评估糖尿病神经病变的药物在孕期是否可以应用。

10.3.2.8　大血管并发症

包括冠状动脉疾病、脑血管疾病和外周血管疾病，也应在受孕前进行充分评估。如果计划怀孕个体存在这些大血管并发症，应在计划受孕前在相关科室如心脏内科进行及时诊断治疗，使这些并发症在孕前得到充分的控制。

10.3.2.9　妊娠期血糖目标

2020 年 ADA 指南推荐对于妊娠糖尿病和孕前糖尿病孕妇均应自我监测空腹和餐后血糖以达到最佳血糖水平，孕期血糖控制目标建议为空腹血糖＜ 5.3mmol/L（95mL/dL）、餐后 1h 血糖＜ 7.8mmol/L（140mL/dL）、餐后 2h 血糖＜ 6.7mmol/L

（120mL/dL）（证据等级 B 级）。而对于 1 型糖尿病患者，要达到这个控制目标同时又不发生低血糖是具有挑战性的，尤其是对于那些反复出现低血糖或无症状低血糖患者，因此 ADA 建议对于上述孕妇可根据临床实践经验和患者的情况对其血糖控制目标适当放宽。孕前糖尿病个体还应额外监测餐前血糖水平（证据等级 B 级），使用胰岛素泵或基础胰岛素注射的患者也建议监测餐前血糖水平，以调整餐前速效胰岛素的剂量。正常妊娠状态，HbA_1C 水平略低于正常未孕状态，如果没有明显的低血糖风险，HbA_1C 水平控制在低于 6%（42mmol/mol）为最佳，但如果有低血糖倾向，HbA_1C 水平可放宽控制至 7%（53mmol/mol）以内（证据等级 B 级）。

10.3.2.10 妊娠期药物治疗

可参见本章 GDM 药物治疗部分。

（宋伟，李光辉）

参考文献

[1] O'Sullivan J B, Mahan C M. Criteria for the oral glucose tolerance test in pregnancy. diabetes, 1964, 13: 278-285.

[2] 中华医学会妇产科学分会产科学组，中华医学会围产医学分会，中国妇幼保健协会妊娠合并糖尿病专业委员会. 妊娠期高血糖诊治指南（2022）[第一部分]. 中华妇产科杂志，2022, 57(1): 3-12.

[3] Metzger B E, Lowe L P, Dyer A R, et al. Hyperglycemia and adverse pregnancy outcomes. N Engl J Med, 2008, 358(19): 1991-2002.

[4] Report of a World Health Organization Consultation. Diagnostic criteria and classification of hyperglycaemia first detected in pregnancy: A World Health Organization Guideline. Diabetes Res Clin Pract, 2014, 103(3): 341-363.

[5] Metzger B E, Gabbe S G, Persson B, et al. International association of diabetes and pregnancy study groups recommendations on the diagnosis and classification of hyperglycemia in pregnancy. Diabetes Care, 2010, 33(3): 676-682.

[6] Vandorsten J P, Dodson W C, Espeland M A, et al. NIH consensus development conference: Diagnosing gestational diabetes mellitus. NIH Consens State Sci Statements, 2013, 29(1): 1-31.

[7] National Diabetes Data Group. Classification and diagnosis of diabetes mellitus and other categories of glucose intolerance. Diabetes, 1979, 28(12): 1039-1057.

[8] Carpenter M W, Coustan D R. Criteria for screening tests for gestational diabetes. Am J Obstet Gynecol, 1982, 144(7): 768-773.

[9] Smarr M M, Grantz K L, Zhang C, et al. Persistent organic pollutants and pregnancy complications. Sci Total Environ, 2016, 551-552: 285-291.

[10] Zhang C, Sundaram R, Maisog J, et al. A prospective study of prepregnancy serum concentrations of perfluorochemicals and the risk of gestational diabetes. Fertil Steril, 2015, 103(1): 184-189.

[11] Arafa A, Dong J Y. Depression and risk of gestational diabetes: A meta-analysis of cohort studies. Diabetes Res Clin Pract, 2019, 156: 107826.

[12] Facco F L, Parker C B, Reddy U M, et al. Association between sleep-disordered breathing and hypertensive

disorders of pregnancy and gestational diabetes mellitus. Obstet Gynecol, 2017, 129(1): 31-41.

[13] Reutrakul S, Mokhlesi B. Obstructive sleep apnea and diabetes: A state of the art review. Chest, 2017, 152(5): 1070-1086.

[14] Dalfrà M G, Burlina S, Del Vescovo G G, et al. Genetics and epigenetics: New insight on gestational diabetes mellitus. Front Endocrinol (Lausanne), 2020, 11: 602477.

[15] Koren O, Goodrich J K, Cullender T C, et al. Host remodeling of the gut microbiome and metabolic changes during pregnancy. Cell, 2012, 150(3): 470-480.

[16] Priyadarshini M, Navarro G, Reiman D J, et al. Gestational insulin resistance is mediated by the gut microbiome-indoleamine 2,3-dioxygenase axis. Gastroenterology, 2022, 162(6): 1675-1689, 1611.

[17] Crusell M K W, Hansen T H, Nielsen T, et al. Gestational diabetes is associated with change in the gut microbiota composition in third trimester of pregnancy and postpartum. Microbiome, 2018, 6(1): 89.

[18] Medici Dualib P, Ogassavara J, Mattar R, et al. Gut microbiota and gestational Diabetes Mellitus: A systematic review. Diabetes Res Clin Pract, 2021, 180: 109078.

[19] Wang X, Liu H L, Li Y F, et al. Altered gut bacterial and metabolic signatures and their interaction in gestational diabetes mellitus. Gut Microbes, 2020, 12(1): 1-13.

[20] Mokkala K, Paulin N, Houttu N, et al. Metagenomics analysis of gut microbiota in response to diet intervention and gestational diabetes in overweight and obese women: A randomised, double-blind, placebo-controlled clinical trial. Gut, 2021, 70(2): 309-318.

[21] Callaway L K, McIntyre H D, Barrett H L, et al. Probiotics for the prevention of gestational diabetes mellitus in overweight and obese women: Findings from the SPRING double-blind randomized controlled trial. Diabetes Care, 2019, 42(3): 364-371.

[22] Billionnet C, Mitanchez D, Weill A, et al. Gestational diabetes and adverse perinatal outcomes from 716,152 births in France in 2012. Diabetologia, 2017, 60(4): 636-644.

[23] Ye W R, Luo C, Huang J, et al. Gestational diabetes mellitus and adverse pregnancy outcomes: systematic review and meta-analysis. Bmj, 2022, 377: e067946.

[24] Schwartz N, Nachum Z, Green M S. The prevalence of gestational diabetes mellitus recurrence—effect of ethnicity and parity: A metaanalysis. Am J Obstet Gynecol, 2015, 213(3): 310-317.

[25] Wong T, Ross G P, Jalaludin B B, et al. The clinical significance of overt diabetes in pregnancy. Diabet Med, 2013, 30(4): 468-474.

[26] Vounzoulaki E, Khunti K, Abner S C, et al. Progression to type 2 diabetes in women with a known history of gestational diabetes: Systematic review and meta-analysis. BMJ, 2020, 369: m1361.

[27] Murphy H R. 2020 NICE guideline update: Good news for pregnant women with type 1 diabetes and past or current gestational diabetes. Diabet Med, 2021, 38(6): e14576.

[28] Okoth K, Chandan J S, Marshall T, et al. Association between the reproductive health of young women and cardiovascular disease in later life: Umbrella review. BMJ, 2020, 371: m3502.

[29] Wang J F, Zheng J Y, Shi W Y, et al. Dysbiosis of maternal and neonatal microbiota associated with gestational diabetes mellitus. Gut, 2018, 67(9): 1614-1625.

[30] Lowe W L Jr, Scholtens D M, Lowe L P, et al. Association of gestational diabetes with maternal disorders of glucose metabolism and childhood adiposity. Jama, 2018, 320(10): 1005-1016.

[31] Klingensmith G J, Pyle L, Nadeau K J, et al. Pregnancy outcomes in youth with type 2 diabetes: The TODAY study experience. Diabetes Care, 2016, 39(1): 122-129.

[32] Tse B C, Block B, Figueroa H, et al. Adverse neonatal outcomes associated with pregestational diabetes

mellitus in infants born preterm. Am J Obstet Gynecol MFM, 2020, 2(4): 100213.

[33] Correa A. Pregestational diabetes mellitus and congenital heart defects. Circulation, 2016, 133(23): 2219-2221.

[34] Harjutsalo V, Reunanen A, Tuomilehto J. Differential transmission of type 1 diabetes from diabetic fathers and mothers to their offspring. Diabetes, 2006, 55(5): 1517-1524.

[35] Brinciotti M, Matricardi M, Colatrella A, et al. Visual evoked potentials in infants of diabetic mothers: Relations to clinical and metabolic status during pregnancy and delivery. Clin Neurophysiol, 2009, 120(3): 563-568.

[36] Camprubi Robles M, Campoy C, Garcia Fernandez L, et al. Maternal diabetes and cognitive performance in the offspring: A systematic review and meta-analysis. PLoS One, 2015, 10(11): e0142583.

[37] Ringholm L, Mathiesen E R, Kelstrup L, et al. Managing type 1 diabetes mellitus in pregnancy—from planning to breastfeeding. Nat Rev Endocrinol, 2012, 8(11): 659-667.

[38] Yamamoto J M, Kellett J E, Balsells M, et al. Gestational diabetes mellitus and diet: A systematic review and meta-analysis of randomized controlled trials examining the impact of modified dietary interventions on maternal glucose control and neonatal birth weight. Diabetes Care, 2018, 41(7): 1346-1361.

[39] Management of diabetes in pregnancy: Standards of medical care in diabetes—2020. Diabetes Care, 2020, 43(Suppl 1): S183-S192.

[40] Rasmussen L, Christensen M L, Poulsen C W, et al. Effect of high versus low carbohydrate intake in the morning on glycemic variability and glycemic control measured by continuous blood glucose monitoring in women with gestational diabetes mellitus—a randomized crossover study. Nutrients, 2020, 12(2): 475.

[41] Akter S, Akhter H, Chaudhury H S, et al. Dietary carbohydrates: Pathogenesis and potential therapeutic targets to obesity-associated metabolic syndrome. Biofactors, 2022, 48(5): 1036-1059.

[42] Filardi T, Panimolle F, Crescioli C, et al. Gestational diabetes mellitus: the impact of carbohydrate quality in diet. Nutrients, 2019, 11(7): 1549.

[43] Han S S, Crowther C A, Middleton P, et al. Different types of dietary advice for women with gestational diabetes mellitus. Cochrane Database Syst Rev, 2013, 3: Cd009275.

[44] Pang W W, Colega M, Cai S, et al. Higher maternal dietary protein intake is associated with a higher risk of gestational diabetes mellitus in a multiethnic Asian cohort. J Nutr, 2017, 147(4): 653-660.

[45] Wu W J, Tang N, Zeng J J, et al. Dietary protein patterns during pregnancy are associated with risk of gestational diabetes mellitus in Chinese pregnant women. Nutrients, 2022, 14(8): 1623.

[46] Bao W, Bowers K, Tobias D K, et al. Prepregnancy dietary protein intake, major dietary protein sources, and the risk of gestational diabetes mellitus: A prospective cohort study. Diabetes Care, 2013, 36(7): 2001-2008.

[47] Wu Y J, Sun G Q, Zhou X Z, et al. Pregnancy dietary cholesterol intake, major dietary cholesterol sources, and the risk of gestational diabetes mellitus: A prospective cohort study. Clin Nutr, 2020, 39(5): 1525-1534.

[48] Shin D, Lee K W, Song W O. Dietary patterns during pregnancy are associated with risk of gestational diabetes mellitus. Nutrients, 2015, 7(11): 9369-9382.

[49] Qiao T, Chen Y, Duan R N, et al. Beyond protein intake: Does dietary fat intake in the year preceding pregnancy and during pregnancy have an impact on gestational diabetes mellitus? Eur J Nutr, 2021, 60(6): 3461-3472.

[50] Zhang C L, Liu S M, Solomon C G, et al. Dietary fiber intake, dietary glycemic load, and the risk for

gestational diabetes mellitus. Diabetes Care, 2006, 29(10): 2223-2230.

[51] Zhang X, Gong Y H, Della Corte K, et al. Relevance of dietary glycemic index, glycemic load and fiber intake before and during pregnancy for the risk of gestational diabetes mellitus and maternal glucose homeostasis. Clin Nutr, 2021, 40(5): 2791-2799.

[52] Reynolds A N, Akerman A P, Mann J. Dietary fibre and whole grains in diabetes management: Systematic review and meta-analyses. PLoS Med, 2020, 17(3): e1003053.

[53] Santander Ballestín S, Giménez Campos M I, Ballestín Ballestín J, et al. Is supplementation with micronutrients still necessary during pregnancy? A review. Nutrients, 2021, 13(9): 3134.

[54] Chen X T, Zhang Y, Chen H Y, et al. Association of maternal folate and vitamin B_{12} in early pregnancy with gestational diabetes mellitus: A prospective cohort study. Diabetes Care, 2021, 44(1): 217-223.

[55] Elsori D H, Hammoud M S. Vitamin D deficiency in mothers, neonates and children. J Steroid Biochem Mol Biol, 2018, 175: 195-199.

[56] Palacios C, Kostiuk L K, Peña-Rosas J P. Vitamin D supplementation for women during pregnancy. Cochrane Database Syst Rev, 2019, 7(7): Cd008873.

[57] Zhou Q L, Jiao M Y, Han N, et al. The influence of maternal vitamin E concentrations in different trimesters on gestational diabetes and large-for-gestational-age: A retrospective study in China. Nutrients, 2022, 14(8): 1629.

[58] Liu C Q, Zhong C R, Chen R J, et al. Higher dietary vitamin C intake is associated with a lower risk of gestational diabetes mellitus: A longitudinal cohort study. Clin Nutr, 2020, 39(1): 198-203.

[59] Kataria Y, Wu Y X, Horskjær P H, et al. Iron status and gestational diabetes-a meta-analysis. Nutrients, 2018, 10(5): 621.

[60] Griffith R J, Alsweiler J, Moore A E, et al. Interventions to prevent women from developing gestational diabetes mellitus: An overview of Cochrane Reviews. Cochrane Database Syst Rev, 2020, 6(6): Cd012394.

[61] Davenport M H, Ruchat S M, Poitras V J, et al. Prenatal exercise for the prevention of gestational diabetes mellitus and hypertensive disorders of pregnancy: A systematic review and meta-analysis. Br J Sports Med, 2018, 52(21): 1367-1375.

[62] Ehrlich S F, Ferrara A, Hedderson M M, et al. Exercise during the first trimester of pregnancy and the risks of abnormal screening and gestational diabetes mellitus. Diabetes Care, 2021, 44(2): 425-432.

[63] Shepherd E, Gomersall J C, Tieu J, et al. Combined diet and exercise interventions for preventing gestational diabetes mellitus. Cochrane Database Syst Rev, 2017, 11(11): Cd010443.

[64] Wang C, Wei Y M, Zhang X M, et al. A randomized clinical trial of exercise during pregnancy to prevent gestational diabetes mellitus and improve pregnancy outcome in overweight and obese pregnant women. Am J Obstet Gynecol, 2017, 216(4): 340-351.

[65] Brown J, Ceysens G, Boulvain M. Exercise for pregnant women with gestational diabetes for improving maternal and fetal outcomes. Cochrane Database Syst Rev, 2017, 6(6): Cd012202.

[66] Chehab R F, Ferrara A, Greenberg M B, et al. Glycemic control trajectories and risk of perinatal complications among individuals with gestational diabetes. JAMA Netw Open, 2022, 5(9): e2233955.

[67] Romero R, Erez O, Hüttemann M, et al. Metformin, the aspirin of the 21st century: Its role in gestational diabetes mellitus, prevention of preeclampsia and cancer, and the promotion of longevity. Am J Obstet Gynecol, 2017, 217(3): 282-302.

[68] Brown J, Grzeskowiak L, Williamson K, et al. Insulin for the treatment of women with gestational diabetes. Cochrane Database Syst Rev, 2017, 11(11): Cd012037.

[69] Rowan J A, Hague W M, Gao W, et al. Metformin versus insulin for the treatment of gestational diabetes. N Engl J Med, 2008, 358(19): 2003-2015.

[70] Balsells M, García-Patterson A, Solà I, et al. Glibenclamide, metformin, and insulin for the treatment of gestational diabetes: a systematic review and meta-analysis. BMJ, 2015, 350: h102.

[71] Tarry-Adkins J L, Aiken C E, Ozanne S E. Neonatal, infant, and childhood growth following metformin versus insulin treatment for gestational diabetes: A systematic review and meta-analysis. PLoS Med, 2019, 16(8): e1002848.

[72] Feig D S, Donovan L E, Zinman B, et al. Metformin in women with type 2 diabetes in pregnancy (MiTy): A multicentre, international, randomised, placebo-controlled trial. Lancet Diabetes Endocrinol, 2020, 8(10): 834-844.

[73] Musa O A H, Syed A, Mohamed A M, et al. Metformin is comparable to insulin for pharmacotherapy in gestational diabetes mellitus: A network meta-analysis evaluating 6046 women. Pharmacol Res, 2021, 167: 105546.

[74] Yew T W, Chi C, Chan S Y, et al. A randomized controlled trial to evaluate the effects of a smartphone application-based lifestyle coaching program on gestational weight gain, glycemic control, and maternal and neonatal outcomes in women with gestational diabetes mellitus: The SMART-GDM study. Diabetes Care, 2021, 44(2): 456-463.

[75] Rasmussen L, Poulsen C W, Kampmann U, et al. Diet and healthy lifestyle in the management of gestational diabetes mellitus. Nutrients, 2020, 12(10): 3050.

[76] Immanuel J, Simmons D. A perspective on the accuracy of blood glucose meters during pregnancy. Diabetes Care, 2018, 41(10): 2053-2058.

[77] Song Y L, Yang H X. Clinical use of continuous glucose monitoring system in gestational diabetes mellitus and type 2 diabetes complicated with pregnancy. Zhonghua Fu Chan Ke Za Zhi, 2014, 49(8): 579-583.

[78] Polsky S, Garcetti R. CGM, pregnancy, and remote monitoring. Diabetes Technol Ther, 2017, 19(S3): S49-S59.

[79] 中华医学会妇产科学分会产科学组，中华医学会围产医学分会，中国妇幼保健协会妊娠合并糖尿病专业委员会. 妊娠期高血糖诊治指南（2022）[第二部分]. 中华妇产科杂志，2022, 57(2): 81-89.

[80] Liu Y, Kuang A L, Bain J R, et al. Maternal metabolites associated with gestational diabetes mellitus and a postpartum disorder of glucose metabolism. J Clin Endocrinol Metab, 2021, 106(11): 3283-3294.

[81] Lai M, Liu Y, Ronnett G V, et al. Amino acid and lipid metabolism in post-gestational diabetes and progression to type 2 diabetes: A metabolic profiling study. PLoS Med, 2020, 17(5): e1003112.

[82] Li N H, Yang Y Z, Cui D Y, et al. Effects of lifestyle intervention on long-term risk of diabetes in women with prior gestational diabetes: A systematic review and meta-analysis of randomized controlled trials. Obes Rev, 2021, 22(1): e13122.

[83] Champion M L, Battarbee A N, Biggio J R, et al. Postpartum glucose intolerance following early gestational diabetes mellitus. Am J Obstet Gynecol MFM, 2022, 4(3): 100609.

[84] Hasain Z, Mokhtar N M, Kamaruddin N A, et al. Gut microbiota and gestational diabetes mellitus: a review of host-gut microbiota interactions and their therapeutic potential. Front Cell Infect Microbiol, 2020, 10: 188.

[85] Ley S H, Chavarro J E, Li M, et al. Lactation duration and long-term risk for incident type 2 diabetes in women with a history of gestational diabetes mellitus. Diabetes Care, 2020, 43(4): 793-798.

[86] de Gennaro G, Bianchi C, Aragona M, et al. Postpartum screening for type 2 diabetes mellitus in women

with gestational diabetes: Is it really performed? Diabetes Res Clin Pract, 2020, 166: 108309.

[87] Lascar N, Brown J, Pattison H, et al. Type 2 diabetes in adolescents and young adults. Lancet Diabetes Endocrinol, 2018, 6(1): 69-80.

[88] ACOG Practice Bulletin No. 201: Pregestational Diabetes Mellitus. Obstet Gynecol, 2018, 132(6): e228-e248.

[89] Peng T Y, Ehrlich S F, Crites Y, et al. Trends and racial and ethnic disparities in the prevalence of pregestational type 1 and type 2 diabetes in Northern California: 1996—2014. Am J Obstet Gynecol, 2017, 216(2): e171-e178.

[90] American Diabetes Association Professional Practice Committee. Classification and diagnosis of diabetes: Standards of medical care in diabetes—2021. Diabetes Care, 2021, 44(Suppl 1): s15-s33.

[91] Yamamoto J M, Hughes D J F, Evans M L, et al. Community-based pre-pregnancy care programme improves pregnancy preparation in women with pregestational diabetes. Diabetologia, 2018, 61(7): 1528-1537.

[92] Eberle C, Stichling S. Clinical improvements by telemedicine interventions managing type 1 and type 2 diabetes: systematic meta-review. J Med Internet Res, 2021, 23(2): e23244.

[93] Tinker S C, Gilboa S M, Moore C A, et al. Specific birth defects in pregnancies of women with diabetes: National Birth Defects Prevention Study, 1997—2011. Am J Obstet Gynecol, 2020, 222(2): e171-e176, e111.

[94] Świątoniowska N, Sarzyńska K, Szymańska-Chabowska A, et al. The role of education in type 2 diabetes treatment. Diabetes Res Clin Pract, 2019, 151: 237-246.

[95] Church T S, Blair S N, Cocreham S, et al. Effects of aerobic and resistance training on hemoglobin A1c levels in patients with type 2 diabetes: A randomized controlled trial. Jama, 2010, 304(20): 2253-2262.

[96] Pan B, Ge L, Xun Y Q, et al. Exercise training modalities in patients with type 2 diabetes mellitus: a systematic review and network meta-analysis. Int J Behav Nutr Phys Act, 2018, 15(1): 72.

[97] Duvivier B M, Schaper N C, Hesselink M K, et al. Breaking sitting with light activities vs structured exercise: a randomised crossover study demonstrating benefits for glycaemic control and insulin sensitivity in type 2 diabetes. Diabetologia, 2017, 60(3): 490-498.

[98] Carbone S, Del Buono M G, Ozemek C, et al. Obesity, risk of diabetes and role of physical activity, exercise training and cardiorespiratory fitness. Prog Cardiovasc Dis, 2019, 62(4): 327-333.

[99] Vandercappellen E J, Koster A, Savelberg H, et al. Sedentary behaviour and physical activity are associated with biomarkers of endothelial dysfunction and low-grade inflammation-relevance for (pre)diabetes: The Maastricht Study. Diabetologia, 2022, 65(5): 777-789.

[100] Villafaina S, Collado-Mateo D, Fuentes J P, et al. Physical exercise improves heart rate variability in patients with type 2 diabetes: A systematic review. Curr Diab Rep, 2017, 17(11): 110.

[101] Andrade E F, Silva V O, Moura N O, et al. Physical exercise improves glycemic and inflammatory profile and attenuates progression of periodontitis in diabetic rats (HFD/STZ). Nutrients, 2018, 10(11): 1702.

[102] Chen Y W, Apostolakis S, Lip G Y. Exercise-induced changes in inflammatory processes: Implications for thrombogenesis in cardiovascular disease. Ann Med, 2014, 46(7): 439-455.

[103] Meng Y, Bai H, Wang S J, et al. Efficacy of low carbohydrate diet for type 2 diabetes mellitus management: A systematic review and meta-analysis of randomized controlled trials. Diabetes Res Clin Pract, 2017, 131: 124-131.

[104] Guldbrand H, Dizdar B, Bunjaku B, et al. In type 2 diabetes, randomisation to advice to follow a low-carbohydrate diet transiently improves glycaemic control compared with advice to follow a low-fat diet producing a similar weight loss. Diabetologia, 2012, 55(8): 2118-2127.

第 **11** 章

妊娠期高血压疾病的营养防治

妊娠期高血压疾病（hypertensive disorders in pregnancy, HDP）是一种较为严重的妊娠期并发症，受地域、种族、遗传、气候等因素影响，其发病率约为 2%～8% 不等。HDP 可导致诸多不良妊娠结局的发生，是孕产妇死亡的重要原因之一 [1, 2]。除短期不良预后外，HDP 也是女性在后续生命过程中罹患心血管疾病（cardiovascular disease, CVD）的高危因素，并独立于传统的 CVD 风险以外 [3]。与此同时，HDP 会增加患有 CVD 女性的死亡风险 [3]。因此，美国心脏病协会（American Heart Association, AHA）将 HDP 标注为 CVD 的主要危险因素 [4]。近年来，有些研究表明膳食营养等与 HDP 的发病风险相关，本章内容将着重讨论相关内容。

11.1 HDP 的诊断标准 [5]

根据《妊娠期高血压疾病诊治指南（2020）》，将妊娠相关高血压疾病总结为 4 类，即：妊娠高血压（gestational hypertension, GH）、子痫前期-子痫（preeclampsia-eclampsia, PE/E）、妊娠合并高血压（chronic hypertension）、高血压伴发子痫前期（chronic hypertension with superimpose preeclampsia）。

11.1.1　妊娠高血压的定义

妊娠 20 周后首次出现高血压，收缩压≥ 140mmHg 和（或）舒张压≥ 90mmHg；尿蛋白检测阴性。当收缩压≥ 160mmHg 和（或）舒张压≥ 110mmHg 时，为重度妊娠期高血压。

11.1.2　子痫前期（PE）

妊娠 20 周后孕妇出现收缩压≥ 140mmHg 和（或）舒张压≥ 90mmHg，伴有下列任意 1 项：尿蛋白定量≥ 0.3g/24h，或尿蛋白 / 肌酐比值≥ 0.3，或随机尿蛋白≥（+）；无尿蛋白但伴有以下任何 1 种器官或系统受累：心、肺、肝、肾等重要器官，或血液系统、消化系统、神经系统的异常改变，胎盘-胎儿受到累及等。

11.1.3　子痫

子痫前期基础上发生不能用其他原因解释的强直性抽搐。

11.1.4　妊娠合并高血压

孕妇既往存在高血压或在妊娠 20 周前发现收缩压≥ 140mmHg 和（或）舒张压≥ 90mmHg，妊娠期无明显加重或表现为急性严重高血压；或妊娠 20 周后首次发现高血压但持续到产后 12 周以后。

11.1.5　高血压伴发子痫前期

高血压孕妇妊娠 20 周前无尿蛋白，妊娠 20 周后出现尿蛋白定量≥ 0.3g/24h 或随机尿蛋白≥（+），清洁中段尿并排除尿少、尿密度升高时的混浊；或妊娠 20 周前有蛋白尿，妊娠 20 周后尿蛋白量明显增加；或出现血压进一步升高等上述重度子痫前期的任何 1 项表现。

11.2 影响 HDP 的高危因素

文献报道，HDP 的高危因素包括既往 PE 病史、子痫前期家族史、高血压遗传因素、高龄（孕妇年龄≥ 35 岁）、孕前体质指数（PPBMI）≥ 30kg/m^2（国内为 28kg/m^2）、高血压疾病史、肾脏疾病史、自身免疫系统疾病史、T1DM/T2DM 病史、睡眠呼吸暂停综合征、初次妊娠、多胎妊娠等[1]。HDP 的发病机制尚不明确，妊娠前、妊娠期间的营养状态或膳食结构，如高糖、高饱和脂肪酸、高胆固醇、低不饱和脂肪酸、蛋白质摄入过多或不足、低维生素等，甚至与营养密切相关的肠道菌群，均与 HDP 的发病存在一定的联系。

11.3 HDP 的预防及营养管理策略

11.3.1 肥胖 / 孕期增重、三大供能营养素与 HDP 的相关性研究

肥胖、过度的孕期增重或不当的孕期增重模式与 HDP 的发病风险升高有关[6]。三大供能营养素包括碳水化合物、蛋白质、脂肪，其摄入量的不足或过量，不仅可以直接导致孕前体重增加和孕期增重（gestational weight gain, GWG）的异常，同时也对 HDP 的发病风险具有一定的影响。因此，给予医学营养干预（MNT）、运动干预，以期降低 PPBMI、GWG，并维持良好的孕期增重模式，可能是降低 HDP 发病风险的有效手段。

11.3.1.1 肥胖

从 20 世纪的最后几十年开始，全球范围内肥胖发生率逐渐升高。对于中国女性而言，肥胖指 PPBMI ≥ 28kg/m^2。肥胖是 HDP 的独立危险因素[7]。研究发现，PPBMI 对 HDP 的预测作用最为明确，当 PPBMI ≥ 25kg/m^2 时 GH 发病风险升高，PPBMI ≥ 30kg/m^2 时 PE 发病风险升高[8]。对于既往没有 HDP 病史的女性而言，若两次妊娠间期的 BMI 的年均增幅超过 1.0kg/m^2，则再次妊娠时 HDP 发病风险升高[9]。在没有既往 HDP 病史的经产妇中，再次妊娠时 PPBMI 增加 2kg/m^2 是 HDP

发病的独立危险因素[10]。也有学者认为，妊娠前或者两次妊娠间期体重增加仅与 HDP、GDM 发病风险增加有关，而体重减轻仅与小于胎龄儿发病风险增高有关[11]。肥胖女性发生 HDP 的风险增加，这可能是由于代谢稳态改变导致胎盘发育受损所致。肥胖女性通常表现出代谢异常，例如血液循环中瘦素、葡萄糖、胰岛素和胆固醇水平增加，这些异常累积，在 PE 的发病过程中起到重要的作用[12]。妊娠期间，瘦素的主要来源是脂肪组织和胎盘。在正常妊娠中，瘦素调节血管功能和亚临床炎症反应。与妊娠相关的亚临床炎性反应，是胎盘着床及发育的重要影响因素。瘦素水平过高，会加重全身炎性反应，进而影响胎盘着床及螺旋小动脉重铸。同时，炎性脂肪因子（即瘦素）与其他和 PE 相关的不良结局的发展有关，如胎儿生长受限[13]。另外，来自母体脂肪组织和血液循环中胆固醇释放的炎性细胞因子，也可能与全身性炎症、高血压有关[14]。妊娠期间，母体胆固醇的增加，通常称为母体生理性高胆固醇血症（MPH），是一种正常的生理适应现象，可确保胎儿正常发育。然而，妊娠期胆固醇高于正常水平，称为母体超生理性高胆固醇血症（MSPH），文献报道，与胎盘脉管系统的内皮功能障碍和动脉粥样硬化性病变有关[15]，可能导致胎盘-血管功能障碍，进而加重全身炎性反应。此外，异常的自身免疫应答也是 HDP 发病的潜在机制。研究认为，子宫和胎盘内巨噬细胞和自然杀伤细胞被激活，以及外周 T 辅助淋巴细胞的激活后释放的大量细胞因子，包括 TNF-α、IL-6、IL-17、抗血管生成因子 sFlt-1，以及 B 细胞产生对应血管紧张素 1 型受体（AT1-aa）的激动性自身抗体等，均与肥胖及 HDP 有关[16]。

降低 PPBMI 可能是降低 HDP 风险最为有效的手段，然而，将肥胖女性的 PPBMI 降到正常范围是存在一定难度的。近十年来，减肥手术已成为治疗病态肥胖的主要治疗方法，因为已证明其在减重和改善肥胖相关合并症方面的有效性。在美国，接受减肥手术的人群中约 80% 为育龄女性。对于极重度肥胖的女性而言，在孕前接受手术后再计划妊娠，似乎利于改善妊娠结局。然而，研究显示，虽然该手术能够降低 GH、GDM、大于胎龄儿等的发病风险，但是却导致小于胎龄儿、胎儿生长受限、早产风险增加，对 PE、NICU 入住率、胎死宫内、胎儿畸形、新生儿死亡等发生风险无明显影响[17]。此外，减肥手术后妊娠的最佳时机仍未确定。由美国代谢和减肥外科学会、肥胖学会和美国临床内分泌学会共同制定的最新实践指南建议手术后需延迟妊娠 12～18 个月；美国妇产科医师学会（ACOG）则建议等待 12～24 个月，以确保在快速分解代谢减肥期间不会发生怀孕，理论上这可能导致胎儿营养不良和生长受损[18]。因此，育龄女性应当在充分考虑相关风险后慎重选择该治疗，并适当后延妊娠时间，以期获得更好的妊娠结局。

11.3.1.2 孕期增重

相当多的研究探讨了 GWG 与 HDP 的相关性。美国医学研究院（Institute of Medicine, IOM）根据 PPBMI 的不同类别，推荐了孕期的适宜增重范围，并认为不当增重与同一 PPBMI 类别女性中的妊娠期并发症的风险有关，包括 HDP 等，有研究赞同此观点[19, 20]。但由于种族、地域、膳食、遗传等因素的影响，IOM 推荐的适宜增重范围并不适合全部人群，尤其是在降低 HDP 发病风险的问题上存在一定争议。在血压正常的女性中，妊娠早期的 GWG 与妊娠中期血压变化呈正相关，与妊娠晚期的血压变化呈负相关；整个妊娠期间的 GWG 与血压变化呈正相关[21]。妊娠早期的增重对 HDP 的风险具有良好的预测能力[22]。这些发现表明，适当的妊娠早期增重可能是降低 HDP 风险的潜在干预措施。此外，也有少量研究认为，妊娠期间不当的增重模式或特点，与 HDP 的发病率升高有关[23, 24]，但尚未得到具有普遍性的结论。

通过合理的运动、膳食干预措施，保持适宜的孕期增重及增重模式，利于降低 HDP 的发病风险。有研究认为，妊娠期间的适量运动能够预防 HDP 和 GWG 过度，并且可以控制子代的出生体重以减少其发生远期代谢综合征等慢性疾病的风险[25]。然而，也有研究者不完全认同此观点。国际妊娠期体重管理协作小组（International Weight Management in Pregnancy Collaborative Group, i-WIP）认为，妊娠期间基于膳食和运动的干预措施能够有效控制孕期增重，但并未降低 HDP 的发病风险[26]。可以看到，这些研究的结果并不完全一致，但是运动对孕期增重的积极影响是较为明确的。虽然不能明确运动对 HDP 发病是否有预防作用，但即便仅仅针对孕期增重而言，也是提倡在妊娠期间开展规律适当的身体活动，但要注意妊娠期间的运动禁忌。高淀粉类食物摄入量与不良妊娠结局相关，尤其是妊娠早期[27]。因此，合理运动应与膳食干预相结合。

11.3.1.3 三大供能营养素

就碳水化合物、脂肪、蛋白质这三大营养素而言，也有研究探讨了其在肥胖、GWG 或 HDP 发病过程中的作用。不健康的膳食模式，加上富含单糖和甜味剂的加工食品的消费增加，是过去几年肥胖率上升的一些原因。妊娠期间单糖摄入量过高可能导致妊娠体重过度增加[28]。大量摄入能量、蔗糖及多不饱和脂肪酸，均为 PE 的独立危险因素[29]。而膳食中膳食纤维摄入量较高的人群，其 PE 风险降低，同时改善了血脂异常[30]。虽然早在 1946 年，Luikart 就提出"使用高蛋白、低能量膳食以预防妊娠毒血症"，但有关蛋白质摄入量与 HDP 相关性的研究较少。在 Cochrane 系统评价中评估了高蛋白补充（蛋白质 / 能量补充，其中补充剂的蛋白质提供的能量含量占其总能量含量的比例大于 25%）对妊娠结局的影响，没有观察到补充蛋白质的显著益处 [31]。另外，高蛋白膳食可能会增加 PE 的风险，因为它通过同型半胱氨酸的产生导致氧化应激，并通过一氧化氮合酶诱导增加全身一氧化氮的产生 [32]。妊娠期间，母体对蛋白质的需要量增加，全身对蛋白质和氮代谢进行整体调节，旨在促进母体及胎儿对氮的吸收 [33]。妊娠期间，约有 1/8 的女性蛋白质摄入量并不充足，应当鼓励孕妇从各种来源食物摄入适宜量的蛋白质 [34]。有研究发现，与正常妊娠比较，PE 患者血清中的苯丙氨酸、丝氨酸、甘氨酸和谷氨酸浓度升高，蛋氨酸浓度降低 [35]，表明 PE 患者在蛋白质-氨基酸代谢过程中存在异常。目前临床上推崇在妊娠期间补充优质蛋白质，以植物蛋白质、鱼类蛋白质为最佳。有关脂肪与 HDP 相关性的研究较多。妊娠前摄入的总脂肪中，饱和脂肪酸和多不饱和脂肪酸摄入量与 HDP 发病风险无关，反式脂肪酸摄入量与 HDP 发病风险呈正相关，n-3 脂肪酸摄入量较高的女性患 HDP 风险降低 31%[36]。已知 n-3 脂肪酸可减少空腹和餐后甘油三酯水平，并降低血小板和白细胞反应性。有人提出，摄入大剂量 n-3 脂肪酸可减少母体血栓素 A2 合成，增强母体对血管紧张素 Ⅱ 的耐受性，从而降低 PE 风险 [37]。另外，高脂膳食能够诱导大鼠子痫前期模型，可能与代谢性谷氨酸受体 1 的 mRNA 和蛋白质在海马体中的上调有关 [38]。较高的二十二碳六烯酸（DHA）摄入量和 PE 呈负相关，而 α-亚麻酸与严重 PE 的发病呈正相关 [39]。脂肪酸对胎儿胎盘的生长和发育至关重要。母体脂肪酸及其代谢物通过支持细胞的生长和发育、细胞信号传导，以及调节结构形成和功能发挥等关键方面参与妊娠的每个阶段。早期胎盘发育过程对胎盘生长和功能至关重要。几种脂肪酸调节血管生成，如在妊娠早期人胎盘滋养层中观察到血管形成增加和血管内皮生长因子的分泌。长链脂肪酸通过血管内皮生长因子（VEGF）、血管生成素样蛋白 4（ANGPTL4）、脂肪酸结合蛋白（FABP）或类二十烷酸刺激血管生成。子宫螺旋动脉重铸不足和绒毛外滋养细胞浸润能力受损造成的"胎盘浅着床"会导致胎盘结构和功能缺陷，从而导致 PE、足月宫内生长受限和自然流产，并影响胎儿整体生长发育 [40]。母体因素如膳食、肥胖、内分泌、炎症等可调节胎盘脂肪酸的转运活性的表达和活性，从而影响胎盘的生长发育，是 HDP 的潜在发病机制之一。

11.3.2 维生素及矿物质与 HDP 的相关性研究

11.3.2.1 钙

钙是与 PE 相关性研究最广泛的微量营养素。血清钙离子浓度降低被认为是 PE 的标志 [41]。已有大量证据表明低钙血症增加 PE 的发病风险，补钙可降低 PE

和早产的发生风险[42, 43]。妊娠期间补充钙剂已经成为各种与 HDP 相关指南中的常规推荐，我国的指南中推荐对低钙摄入人群（< 600mg/d），推荐口服钙补充量至少为 1g/d 以预防 PE[5]；加拿大的推荐标准为口服补充 500mg/d[44]。然而，最近的一项双盲 RCT 研究显示，在具既往 PE 或子痫病史的女性中，从再次妊娠前至妊娠 20 周给予口服钙剂 1.5g/d，与给予口服安慰剂组比较，复发性 PE 的发病率并未降低[45]。同时，补充钙剂也可能增加 HELLP 综合征的发生风险[42]。

11.3.2.2 钠

钠盐对于妊娠期间母体的生理功能而言至关重要，包括调节血液、心脏对妊娠的适应以及直接影响胎盘发育和子宫胎盘免疫环境[46]。目前已有研究证明妊娠期间严格限制钠盐的摄入，不仅不能降低 HDP 发病风险，反而会造成其他营养物质（包括蛋白质、碳水化合物、脂肪、钙等）摄入不足，因此各相关指南均不建议在妊娠期间严格限制钠盐的摄入[47]。然而，钠盐摄入量最高 [3.7（3.52～7.52）g/d] 的女性与最低 [2.6（0.83～2.79）g/d] 的女性比较，其 HDP 发病风险增加 20%[48]。当钠盐摄入量超过 6g/d 时，PE 发病风险升高 5 倍[49]。综上所述，虽然严格限制钠盐的摄入量对临床无益，但也要避免钠盐的大剂量摄入。需要注意的是，合并肾功能异常者，需要控制钠盐的摄入。

11.3.2.3 镁和微量元素

（1）镁　镁（Mg）是调节体温、核酸和蛋白质合成以及维持神经和肌肉细胞电位所必需的矿物质。许多女性，特别是那些来自弱势背景的女性，镁的摄入量很低。既往研究认为，妊娠期间补充镁剂可能降低胎儿生长受限和 PE 发生风险，并增加出生体重，但缺乏高质量证据的支持[50]。近期有 Meta 分析（荟萃分析）认为，口服镁剂，可以降低 PE 的发生风险，尤其在高危女性中更为显著[51]，其可能的机制包括降低血清中可溶性血管内皮生长因子受体（sFlt-1）、减少炎症介质，活化一氧化氮合成酶、阻断精氨酸酶和降低自由基水平等[52]。目前尚无指南推荐妊娠期间常规补充口服镁剂来预防或延缓 HDP。

（2）铁　铁（Fe）是生物体正常运作所必需的微量元素。成年女性体内含有约 2g 的元素铁（42mg/kg），主要存在于血红蛋白（约占 60%）、肝脏、脾脏、骨髓、肌红蛋白和一些酶（包括过氧化氢酶、过氧化物酶）中。铁参与许多代谢过程，包括氧的运输、促进活性氧（ROS）产生、药物和异种生物的解毒，以及各种化合物（如激素、髓鞘、神经递质、核酸和血红素）的合成和代谢。该元素参与红细胞生成和免疫反应，影响身体的体液和细胞免疫。妊娠期间，由于胎儿生长及胎盘、血红蛋白形成和母体肌肉质量增加（尤其是妊娠中晚期）的需求增加，铁的 RNI 从 18mg/d 增加到妊娠中期的 25mg/d 和妊娠晚期的 29mg/d[53]。在 PE 孕妇中，铁稳态改变，铁水平与疾病的严重程度显著相关。与健康孕妇相比，PE 孕妇的血浆铁调素（hepcidin）、IL-6、铁和铁蛋白浓度增加，而血浆转铁蛋白、总铁蛋白结合力（total iron binding capacity, TIBC）和平均红细胞血红蛋白浓度较低[54]。PE 病例中，潜在胎盘病变可能因铁和血红素超负荷而放大，从而导致氧化应激反应增强，进而刺激合体滋养细胞应激、促使胎盘合体滋养细胞衍生的细胞外囊泡脱落，引起 PE 相关的母体症状[55]。动物实验发现，抑制 miR-30b-5p 表达和补充铁蛋白抑制剂可减轻大鼠模型中的 PE 症状[56]，这可能与铁依赖性脂质过氧化引起的滋养细胞程序性死亡有关[57]。

（3）锌 作为一种必需的微量元素，锌（Zn）在人体中具有多种重要作用，它是第二丰富的微量元素。锌是 300 多种酶的辅助因子，可调节含细胞信号传导的各种细胞生理过程，包括调控多种转录因子的 DNA 结合力、机体的稳态调节、参与骨的形成和胶原结构发育、抑制不饱和脂肪酸的氧化、调节血浆中维生素 A 的浓度、拮抗镉和铅等功能[58]。由于血液稀释和白蛋白水平降低，妊娠期间血清锌浓度下降。同时，怀孕期间肠道对锌的吸收能力不会增加，因此必须通过增加锌的摄入量以及促进母体组织释放锌来满足胎儿和胎盘组织的额外需求。因此，妊娠期间锌的日需要量为 7.3 ～ 13.3mg。锌缺乏症在发展中国家很常见。有研究认为，HDP 患者（尤其是 PE 患者）的血清锌水平低于对照组，因此妊娠期间适量补充锌能够降低 PE 的发病率[59, 60]。但是，地理、经济环境以及疾病的严重程度可能会影响血清锌水平与 PE 的相关性[61]。

（4）铜 铜（Cu）是一种必需的微量元素。据估计，成人体内铜含量为 50 ～ 120mg。铜在大脑和肝脏中的浓度最高。铜作为辅酶参与骨组织的形成和代谢，并作为辅酶参与氧化还原反应、铁代谢和运输的调节，以及胶原蛋白代谢，参与脂肪酸的代谢、RNA 合成等功能[58]。在一项小样本的研究中发现，铜水平升高可能对 PE 的早期预测有价值[62]，有研究支持此结论，并认为该关联在亚洲人群和欧洲人群中较为显著[63]。当然，也有相反的观点认为健康人群与 PE 人群比较，其血清铜、锌的水平并无显著差异[64]。另有研究认为，较高的甘油三酯水平和超氧化物歧化酶活性与较低的锌和铜水平相结合可能与 PE 风险增加有关[65]。在全球范围内，PE 患者与对照组之间的母体血清铜水平没有显著差异，但是从地理和经济角度进行的分组分析揭示了截然不同的结果。总之，铜与 PE 有关，但导致 PE 风险增加的铜水平可能因地区和经济发展而异[66]。

（5）硒 硒（Se）是源自土壤的人类必需微量元素，膳食是硒的主要来源。在大多数欧洲国家，硒的每日膳食摄入量通常较低，约 30 ～ 40μg/d。作为必需微量元素，硒的重要性与硒代半胱氨酸的作用有关，包括谷胱甘肽过氧化物酶

（GSH-Px）、硫氧还蛋白还原酶（TrxR）和硒蛋白 P（SePP）。这些酶保护组织免受活性氧（ROS）和其他与 DNA 损伤有关的细胞代谢内源性产物的破坏作用，而这些破坏性产物可能导致诱变、细胞死亡和癌变。妊娠期间身体硒和抗氧化酶活性降低导致组织内的氧化应激，早产、流产、先兆子痫和宫内生长迟缓的发生风险增加。由于胎盘发育高度依赖于氧气状态，因此过度的 ROS 是有害的[67]。尽管有这些发现，硒和硒依赖性酶在妊娠过程中的作用仍然存在争议。全球不同地区的研究发现，血浆硒浓度 ≥ 95μg/L 与较低的 PE 发病率相关[68]。血清中硒浓度每增加 1μg/L，可使 GH 的风险降低 6%[69]。一些病例对照研究，报告了妊娠期间硒摄入量升高与 PE 发病率降低之间的显著关联[70]，也有研究持反对意见[71]。各研究的证据质量存在差异[72]，需要开展具有不同前瞻性设计和患者详细特征的研究来进一步明确。

（6）碘 碘（I）是合成甲状腺素的主要微量元素，而甲状腺素是维持机体生理代谢和生长发育的重要激素。对维持胎盘增殖 / 分化的平衡而言，碘的作用至关重要[73]。

然而，随机试验未能证明补充微量元素对预防或管理 PE 有益，关于这些微量元素在妊娠早期对 PE 易感性的具体信息很少[53]。妊娠期间碘摄入不足，严重到足以导致甲状腺球蛋白（TG）升高和游离甲状腺素（FT4）缺乏，与严重 PE 和子痫的风险增加有关[74]。在轻度至中度碘缺乏女性中，低碘摄入量与胎儿生长受限和 PE 患病率较高有关，在妊娠期间开始补碘可能为时已晚[75]。然而，在妊娠早期，轻度缺碘和过量摄入碘对妊娠结局均有不利影响[76]。与上述观点不同，有研究认为，在调整已知危险因素后，PE 风险与碘、TG 或促甲状腺激素（TSH）再没有显著关系[77]，在轻度至中度缺碘的孕妇人群中碘状态与不良妊娠结局无关[78]。

11.3.2.4 维生素

全球近 20 亿人缺乏关键维生素和矿物质，其中大多数是低收入和中等收入国家的妇女和儿童。由于能量和营养需求的增加，缺乏症在怀孕期间会恶化，导致母亲和儿童的不良后果，但可以通过微量营养素补充等干预措施来缓解。维生素 A 缺乏和维生素 E 缺乏是 PE 及与之相关的产后肾损伤的危险因素，后者比前者具有更高的敏感性和特异性[79]。维生素 A 和维生素 E 的浓度与 PE 的严重程度呈负相关[80]。PE 发病风险升高与脂肪、饱和脂肪和钠摄入量高，以及膳食纤维、维生素 C、β-胡萝卜素和橄榄油等摄入量低有关[81]。氧化应激是将 PE 胎盘灌注不良与该疾病的临床表现联系起来的关键机制，维生素 C 和维生素 E 这两种维生素可以显著减少滋养细胞在体外合胞化后产生的线粒体损伤[82]。然而，妊娠期间补充维生素 C 和维生素 E 并不能预防 GH 和 PE 的发生[83]，反而增加了胎儿丢失或围产期死亡、早产胎膜早破的发生风险[84]。现有的证据并不支持单独或联合补充维生素 C 来预防 HDP 的发生[85]。在小鼠 HDP 模型中发现，烟酰胺可以降低血压水平和尿蛋白水平，然而在人类胎盘组织和血管细胞中并没有发现该作用[86]。PE 患者的维生素 B_{12} 水平明显低于血压正常的孕妇[87]，但也有研究持反对意见[88]。母体血清叶酸是先兆子痫的保护因子，母体血清叶酸浓度与先兆子痫相关，而同型半胱氨酸作为危险因素，其浓度也与先兆子痫相关[88]。没有足够的证据证明妊娠期间补充维生素 B_6 在预防 HDP 过程中的作用[89]。在动物模型中已经证实，补充维生素 B_{12}、叶酸和 n-3 脂肪酸有助于改善 PE 的病理过程[90]。然而，有学者认为外源性补充维生素 C、维生素 E 增加了 HDP 的发病风险，而补充维生素 B_6、维生素 B_{12} 与 HDP 发病风险无关[91]。此外，联合补充小剂量阿司匹林、钙剂和维生素 D 能够预防 PE[92]，但是作用机制尚不清楚。有学者提出了一种新的假设，即异常的维生素 D 水平和长链多不饱和脂肪酸（LCPUFA）代谢会影响单碳循环的调节，该碳循环通过氧化应激引发炎症，这可能导致 PE 患者中胎盘生长和发育的异常[93]。

11.3.3　肠道菌群与 HDP 的相关性研究

研究显示，PE 患者肠道菌群的细菌多样性减少，菌群紊乱明显[94]。其中，机会性病菌富集（特别是梭杆菌和绒毛杆菌），而有益细菌（包括粪杆菌和阿克曼氏菌）在 PE 患者中明显减少[95]。PE 患者的肠道微生物群生态失调，包括产生短链脂肪酸的细菌和短链脂肪酸的含量显著减少。PE 患者的肠道微生物群显著加重 PE 大鼠模型的病理过程和症状，而健康孕妇的肠道微生物群则具有显著的保护作用。同时，嗜黏性阿克曼氏菌、丙酸盐或丁酸盐显著缓解了 PE 大鼠的症状，表现出促进胎盘中巨噬细胞的自噬和 M2 分化，从而具有抑制炎症的作用。丙酸盐还促进了滋养细胞的对子宫蜕膜组织的浸润，从而改善了螺旋动脉的重塑[96]。此外，PE 患者的粪便和血浆中脂多糖（LPS）浓度以及三甲胺-N-氧化物（TMAO）浓度均高于健康对照组[97]。LPS 及 TMAO 可以在体内诱导全身炎性反应及胰岛素抵抗，构成了 HDP 标志性的病理生理特征。虽然有研究认为通过外源性补充益生菌的方式来调节肠道菌群会增加 HDP 的发病风险[98]，但大多数研究者并不认同此观点。越来越多的研究认为，母体口腔、肠道、阴道、子宫颈和子宫中的细菌群落以及胎盘和羊水微生物群可能参与 PE 的发生、发展过程[99]，其调节机制有待进一步研究。

11.3.4　推荐膳食模式及建议

已有研究表明，西方膳食模式（以大量食用马铃薯、肉类、人造黄油和白面包为特征）增加了 GH 和 PE 的发病风险，而海鲜类膳食模式（以大量食用鱼类和蔬菜为特征）降低了 GH 和 PE 的风险[100]。健康的膳食习惯是维持身体健康的基础。推荐妊娠期间的女性，每日需要保证摄入一定量的碳水化合物，推荐以谷物为主，既要满足每日能量需求，又不宜过量；推荐粗粮、细粮搭配，不食或少食精加工食品；控制含糖饮料或高糖食品和零食的摄入量；减少含反式脂肪酸食物的摄入，如各种西式糕点、速食食品、膨化食品、人造奶油等，减少动物食品和动物油脂的摄入；限制动物内脏、肥肉及蛋黄等富含饱和脂肪酸和胆固醇食物的摄入；适量补充不饱和脂肪酸，如坚果、橄榄油；适量的蛋白质，以富含优质蛋白质、低脂、低胆固醇的瘦肉或鱼肉为主；每日饮用 500mL 牛奶；除日常多食用新鲜蔬菜外，推荐每日补充复合维生素制剂以及钙剂；烹饪过程中使用适量盐（建议使用碘盐）、油；戒烟酒等。

（宋伟，李光辉）

参考文献

[1] Gestational Hypertension and Preeclampsia: ACOG Practice Bulletin Summary, Number 222. Obstet Gynecol, 2020, 135(6): 1492-1495.

[2] Xiong T, Mu Y, Liang J, et al. Hypertensive disorders in pregnancy and stillbirth rates: A facility-based study in China. Bull World Health Organ, 2018, 96(8): 531-539.

[3] Khosla K, Heimberger S, Nieman K M, et al. Long-term cardiovascular disease risk in women after hypertensive disorders of pregnancy: Recent advances in hypertension. Hypertension, 2021, 78(4): 927-935.

[4] Whelton P K, Carey R M, Aronow W S, et al. 2017 ACC/AHA/AAPA/ABC/ACPM/AGS/APhA/ASH/ASPC/NMA/PCNA Guideline for the Prevention, Detection, Evaluation, and Management of High Blood Pressure in Adults: A Report of the American College of Cardiology/American Heart Association Task Force on Clinical Practice Guidelines. Hypertension, 2018, 71(6): 1269-1324.

[5] 中华医学会妇产科学分会妊娠期高血压疾病学组. 妊娠期高血压疾病诊治指南（2020）. 中华妇产科杂志, 2020, 55(4): 227-238.

[6] Santos S, Voerman E, Amiano P, et al. Impact of maternal body mass index and gestational weight gain on pregnancy complications: An individual participant data meta-analysis of European, North American and Australian cohorts. Bjog, 2019, 126(8): 984-995.

[7] Catalano P M, Shankar K. Obesity and pregnancy: mechanisms of short term and long term adverse consequences for mother and child. BMJ, 2017: 356.

[8] Lewandowska M, Więckowska B, Sajdak S, et al. Pre-pregnancy obesity vs. other risk factors in probability models of preeclampsia and gestational hypertension. Nutrients, 2020, 12(9): 2681.

[9] Tano S, Kotani T, Ushida T, et al. Annual body mass index gain and risk of hypertensive disorders of pregnancy in a subsequent pregnancy. Sci Rep, 2021, 11(1): 22519.

[10] Dude A M, Shahawy S, Grobman W A. Delivery-to-delivery weight gain and risk of hypertensive disorders in a subsequent pregnancy. Obstet Gynecol, 2018, 132(4): 868-874.

[11] Nagpal T S, Souza S C S, Moffat M, et al. Does prepregnancy weight change have an effect on subsequent pregnancy health outcomes? A systematic review and meta-analysis. Obes Rev, 2022, 23(1): e13324.

[12] Spradley F T. Metabolic abnormalities and obesity's impact on the risk for developing preeclampsia. Am J Physiol Regul Integr Comp Physiol, 2017, 312(1): r5-r12.

[13] Rogers B N, Stephens J M, Sones J L. Linking inflammatory adipose tissue to placental abnormalities in obese preeclamptic pregnancies. Physiol Genomics, 2022, 54(8): 319-324.

[14] Alston M C, Redman L M, Sones J L. An overview of obesity, cholesterol, and systemic inflammation in preeclampsia. Nutrients, 2022, 14(10): 2087.

[15] Cantin C, Fuenzalida B, Leiva A. Maternal hypercholesterolemia during pregnancy: Potential modulation of cholesterol transport through the human placenta and lipoprotein profile in maternal and neonatal circulation. Placenta, 2020, 94: 26-33.

[16] Spradley F T, Palei A C, Granger J P. Immune mechanisms linking obesity and preeclampsia. Biomolecules, 2015, 5(4): 3142-3176.

[17] Kwong W, Tomlinson G, Feig D S. Maternal and neonatal outcomes after bariatric surgery; a systematic review and meta-analysis: Do the benefits outweigh the risks? Am J Obstet Gynecol, 2018, 218(6): 573-580.

[18] Mahawar K K, Graham Y, Small P K. Optimum time for pregnancy after bariatric surgery. Surg Obes Relat Dis, 2016, 12(5): 1126-1128.

[19] Ren M, Li H Y, Cai W, et al. Excessive gestational weight gain in accordance with the IOM criteria and the risk of hypertensive disorders of pregnancy: A meta-analysis. BMC Pregnancy Childbirth, 2018, 18(1): 281.

[20] Truong Y N, Yee L M, Caughey A B, et al. Weight gain in pregnancy: Does the Institute of Medicine have it right? Am J Obstet Gynecol, 2015, 212(3): 362, e361-e368.

[21] Macdonald-Wallis C, Tilling K, Fraser A, et al. Gestational weight gain as a risk factor for hypertensive disorders of pregnancy. Am J Obstet Gynecol, 2013, 209(4): e317-e321, e327.

[22] Yuan Z C, Wang H J, Su T, et al. The first-trimester gestational weight gain associated with de novo hypertensive disorders during pregnancy: Mediated by mean arterial pressure. Front Nutr, 2022, 9: 862323.

[23] Song W, Zhang Z, Zheng W, et al. Patterns of gestational weight gain among women with obesity and its correlation with hypertensive disorders of pregnancy in Chinese women. Matern Child Nutr, 2022, 19(3): e13416.

[24] Zhou A F, Xiong C, Hu R H, et al. Pre-pregnancy BMI, gestational weight gain, and the risk of hypertensive disorders of pregnancy: A cohort study in Wuhan, China. PLoS One, 2015, 10(8): e0136291.

[25] Barakat R, Pelaez M, Cordero Y, et al. Exercise during pregnancy protects against hypertension and macrosomia: Randomized clinical trial. Am J Obstet Gynecol, 2016, 214(5): 649, e641-e648.

[26] Murray R D. Savoring sweet: Sugars in infant and toddler feeding. Ann Nutr Metab, 2017, 70 (Suppl 3): S38-S46.

[27] Huang L Y, Shang L, Yang W F, et al. High starchy food intake may increase the risk of adverse pregnancy outcomes: A nested case-control study in the Shaanxi province of Northwestern China. BMC Pregnancy Childbirth, 2019, 19(1): 362.

[28] Goran M I, Plows J F, Ventura E E. Effects of consuming sugars and alternative sweeteners during pregnancy on maternal and child health: Evidence for a secondhand sugar effect. Proc Nutr Soc, 2019, 78(3): 262-271.

[29] Clausen T, Slott M, Solvoll K, et al. High intake of energy, sucrose, and polyunsaturated fatty acids is associated with increased risk of preeclampsia. Am J Obstet Gynecol, 2001, 185(2): 451-458.

[30] Qiu C F, Coughlin K B, Frederick I O, et al. Dietary fiber intake in early pregnancy and risk of subsequent preeclampsia. Am J Hypertens, 2008, 21(8): 903-909.

[31] Kramer M S. High protein supplementation in pregnancy. Cochrane Database Syst Rev, 2000, 2:

Cd000105.

[32] Wu G Y, Meininger C J. Regulation of nitric oxide synthesis by dietary factors. Annu Rev Nutr, 2002, 22: 61-86.

[33] Kalhan S C. Protein metabolism in pregnancy. Am J Clin Nutr, 2000, 71(5 Suppl): S1249-S1255.

[34] Murphy M M, Higgins K A, Bi X Y, et al. Adequacy and sources of protein intake among pregnant women in the United States, NHANES 2003—2012. Nutrients, 2021, 13(3): 795.

[35] Prameswari N, Irwinda R, Wibowo N, et al. Maternal amino acid status in severe preeclampsia: A cross-sectional study. Nutrients, 2022, 14(5): 1019.

[36] Arvizu M, Minguez-Alarcon L, Wang S, et al. Pre-pregnancy fat intake in relation to hypertensive disorders of pregnancy. Am J Clin Nutr, 2022, 116(3): 750-758.

[37] Adair C D, Sanchez-Ramos L, Briones D L, et al. The effect of high dietary *n*-3 fatty acid supplementation on angiotensin Ⅱ pressor response in human pregnancy. Am J Obstet Gynecol, 1996, 175(3 Pt 1): 688-691.

[38] Ge J, Wang J, Xue D, et al. Why does a high-fat diet induce preeclampsia-like symptoms in pregnant rats. Neural Regen Res, 2013, 8(20): 1872-1880.

[39] Arvizu M, Afeiche M C, Hansen S, et al. Fat intake during pregnancy and risk of preeclampsia: A prospective cohort study in Denmark. Eur J Clin Nutr, 2019, 73(7): 1040-1048.

[40] Duttaroy A K, Basak S. Maternal dietary fatty acids and their roles in human placental development. Prostaglandins Leukot Essent Fatty Acids, 2020, 155: 102080.

[41] Xu S, Zhang M, Cong J, et al. Reduced blood circulating calcium level is an outstanding biomarker for preeclampsia among 48 types of human diseases. QJM, 2022, 115(7): 455-462.

[42] Hofmeyr G J, Lawrie T A, Atallah Á N, et al. Calcium supplementation during pregnancy for preventing hypertensive disorders and related problems. Cochrane Database Syst Rev, 2018, 10(10): Cd001059.

[43] Khaing W, Vallibhakara S A, Tantrakul V, et al. Calcium and vitamin D supplementation for prevention of preeclampsia: A systematic review and network meta-analysis. Nutrients, 2017, 9(10): 1141.

[44] Magee L A, Smith G N, Bloch C, et al. Guideline No. 426: Hypertensive disorders of pregnancy: Diagnosis, prediction, prevention, and management. J Obstet Gynaecol Can, 2022, 44(5): e547-e571, e541.

[45] Hofmeyr G J, Betrán A P, Singata-Madliki M, et al. Prepregnancy and early pregnancy calcium supplementation among women at high risk of pre-eclampsia: A multicentre, double-blind, randomised, placebo-controlled trial. Lancet, 2019, 393(10169): 330-339.

[46] Scaife P J, Mohaupt M G. Salt, aldosterone and extrarenal Na$^+$-sensitive responses in pregnancy. Placenta, 2017, 56: 53-58.

[47] Asayama K, Imai Y. The impact of salt intake during and after pregnancy. Hypertens Res, 2018, 41(1): 1-5.

[48] Arvizu M, Bjerregaard A A, Madsen M T B, et al. Sodium intake during pregnancy, but not other diet recommendations aimed at preventing cardiovascular disease, is positively related to risk of hypertensive disorders of pregnancy. J Nutr, 2020, 150(1): 159-166.

[49] Birukov A, Andersen L B, Herse F, et al. Aldosterone, salt, and potassium intakes as predictors of pregnancy outcome, including preeclampsia. Hypertension, 2019, 74(2): 391-398.

[50] Makrides M, Crosby D D, Bain E, et al. Magnesium supplementation in pregnancy. Cochrane Database Syst Rev, 2014, 2014(4): Cd000937.

[51] Yuan J, Yu Y, Zhu T Y, et al. Oral magnesium supplementation for the prevention of preeclampsia: A meta-analysis or randomized controlled trials. Biol Trace Elem Res, 2022, 200(8): 3572-3581.

[52] Chiarello D I, Marín R, Proverbio F, et al. Mechanisms of the effect of magnesium salts in preeclampsia.

Placenta, 2018, 69: 134-139.

[53] 中国营养学会. 中国居民膳食营养素参考摄入量（2023 版）. 北京：人民卫生出版社，2023.

[54] Toldi G, Stenczer B, Molvarec A, et al. Hepcidin concentrations and iron homeostasis in preeclampsia. Clin Chem Lab Med, 2010, 48(10): 1423-1426.

[55] Erlandsson L, Masoumi Z, Hansson L R, et al. The roles of free iron, heme, haemoglobin, and the scavenger proteins haemopexin and alpha-1-microglobulin in preeclampsia and fetal growth restriction. J Intern Med, 2021, 290(5): 952-968.

[56] Zhang H, He Y, Wang J X, et al. miR-30-5p-mediated ferroptosis of trophoblasts is implicated in the pathogenesis of preeclampsia. Redox Biol, 2020, 29: 101402.

[57] Ng S W, Norwitz S G, Norwitz E R. The impact of iron overload and ferroptosis on reproductive disorders in humans: Implications for preeclampsia. Int J Mol Sci, 2019, 20(13): 3283.

[58] Grzeszczak K, Kwiatkowski S, Kosik-Bogacka D. The role of Fe, Zn, and Cu in pregnancy. Biomolecules, 2020, 10(8): 1176.

[59] Ma Y, Shen X L, Zhang D F. The relationship between serum zinc level and preeclampsia: A meta-analysis. Nutrients, 2015, 7(9): 7806-7820.

[60] Wilson R L, Grieger J A, Bianco-Miotto T, et al. Association between maternal zinc status, dietary zinc intake and pregnancy complications: A systematic review. Nutrients, 2016, 8(10): 641.

[61] Jin S J, Hu C Z, Zheng Y M. Maternal serum zinc level is associated with risk of preeclampsia: A systematic review and meta-analysis. Front Public Health, 2022, 10: 968045.

[62] Gul A Z, Atakul N, Selek S, et al. Maternal serum levels of zinc, copper, and thiols in preeclampsia patients: A case-control study. Biol Trace Elem Res, 2022, 200(2): 464-472.

[63] Fan Y Q, Kang Y, Zhang M. A meta-analysis of copper level and risk of preeclampsia: Evidence from 12 publications. Biosci Rep, 2016, 36(4): e00370.

[64] Elmugabil A, Hamdan H Z, Elsheikh A E, et al. Serum calcium, magnesium, zinc and copper levels in sudanese women with preeclampsia. PLoS One, 2016, 11(12): e0167495.

[65] Keshavarz P, Nobakht M G B F, Mirhafez S R, et al. Alterations in lipid profile, zinc and copper levels and superoxide dismutase activities in normal pregnancy and preeclampsia. Am J Med Sci, 2017, 353(6): 552-558.

[66] Zhong Z X, Yang Q M, Sun T, et al. A global perspective of correlation between maternal copper levels and preeclampsia in the 21st century: A systematic review and meta-analysis. Front Public Health, 2022, 10: 924103.

[67] Zachara B A. Selenium in complicated pregnancy: A review. Adv Clin Chem, 2018, 86: 157-178.

[68] Vanderlelie J, Perkins A V. Selenium and preeclampsia: A global perspective. Pregnancy Hypertens, 2011, 1(3-4): 213-224.

[69] Lewandowska M, Więckowska B, Sajdak S, et al. First trimester microelements and their relationships with pregnancy outcomes and complications. Nutrients, 2020, 12(4): 1108.

[70] Lewandowska M, Sajdak S, Lubiński J. Serum selenium level in early healthy pregnancy as a risk marker of pregnancy induced hypertension. Nutrients, 2019, 11(5): 1028.

[71] Holmquist E, Brantsæter A L, Meltzer H M, et al. Maternal selenium intake and selenium status during pregnancy in relation to preeclampsia and pregnancy-induced hypertension in a large Norwegian Pregnancy Cohort Study. Sci Total Environ, 2021, 798: 149271.

[72] Hamdan H Z, Hamdan S Z, Adam I. Association of selenium levels with preeclampsia: A systematic review and meta-analysis. Biol Trace Elem Res, 2022, 201(5): 2105-2122.

[73] Olivo-Vidal Z E, Rodríguez R C, Arroyo-Helguera O. Iodine affects differentiation and migration process in trophoblastic cells. Biol Trace Elem Res, 2016, 169(2): 180-188.

[74] Businge C B, Longo-Mbenza B, Kengne A P. Iodine deficiency in pregnancy along a concentration gradient is associated with increased severity of preeclampsia in rural Eastern Cape, South Africa. BMC Pregnancy Childbirth, 2022, 22(1): 98.

[75] Abel M H, Caspersen I H, Sengpiel V, et al. Insufficient maternal iodine intake is associated with subfecundity, reduced foetal growth, and adverse pregnancy outcomes in the Norwegian Mother, Father and Child Cohort Study. BMC Med, 2020, 18(1): 211.

[76] Xiao Y, Sun H K, Li C Y, et al. Effect of iodine nutrition on pregnancy outcomes in an iodine-sufficient area in China. Biol Trace Elem Res, 2018, 182(2): 231-237.

[77] Reische E C, Männistö T, Purdue-Smithe A, et al. The joint role of iodine status and thyroid function on risk for preeclampsia in Finnish women: A population-based nested case-control study. Biol Trace Elem Res, 2021, 199(6): 2131-2137.

[78] Torlinska B, Bath S C, Janjua A, et al. Iodine status during pregnancy in a region of mild-to-moderate iodine deficiency is not associated with adverse obstetric outcomes; Results from the avon longitudinal study of parents and children (ALSPAC). Nutrients, 2018, 10(3): 291.

[79] Li N, Yang Y, Yue X J, et al. Predictive value of vitamin A and E levels in pre-eclampsia and postpartum kidney injury. Am J Transl Res, 2021, 13(4): 3427-3434.

[80] Duan S J, Jiang Y, Mou K, et al. Correlation of serum vitamin A and vitamin E levels with the occurrence and severity of preeclampsia. Am J Transl Res, 2021, 13(12): 14203-14210.

[81] Yusuf H, Subih H S, Obeidat B S, et al. Associations of macro and micronutrients and antioxidants intakes with preeclampsia: A case-control study in Jordanian pregnant women. Nutr Metab Cardiovasc Dis, 2019, 29(5): 458-466.

[82] Tannetta D S, Sargent I L, Linton E A, et al. Vitamins C and E inhibit apoptosis of cultured human term placenta trophoblast. Placenta, 2008, 29(8): 680-690.

[83] Conde-Agudelo A, Romero R, Kusanovic J P, et al. Supplementation with vitamins C and E during pregnancy for the prevention of preeclampsia and other adverse maternal and perinatal outcomes: A systematic review and metaanalysis. Am J Obstet Gynecol, 2011, 204(6): e501-e512.

[84] Xu H, Perez-Cuevas R, Xiong X, et al. An international trial of antioxidants in the prevention of preeclampsia (INTAPP). Am J Obstet Gynecol, 2010, 202(3): e231-e239, e210.

[85] Rumbold A, Ota E, Nagata C, et al. Vitamin C supplementation in pregnancy. Cochrane Database Syst Rev, 2015, 2015(9): Cd004072.

[86] Brownfoot F, Binder N, Hastie R, et al. Nicotinamide and its effects on endothelial dysfunction and secretion of antiangiogenic factors by primary human placental cells and tissues. Placenta, 2021, 109: 28-31.

[87] Mardali F, Fatahi S, Alinaghizadeh M, et al. Association between abnormal maternal serum levels of vitamin B_{12} and preeclampsia: A systematic review and meta-analysis. Nutr Rev, 2021, 79(5): 518-528.

[88] Serrano N C, Quintero-Lesmes D C, Becerra-Bayona S, et al. Association of pre-eclampsia risk with maternal levels of folate, homocysteine and vitamin B_{12} in Colombia: A case-control study. PLoS One, 2018, 13(12): e0208137.

[89] Salam R A, Zuberi N F, Bhutta Z A. Pyridoxine (vitamin B_6) supplementation during pregnancy or labour for maternal and neonatal outcomes. Cochrane Database Syst Rev, 2015 (6): Cd000179.

[90] Kemse N, Sundrani D, Kale A, et al. Maternal micronutrients, omega-3 fatty acids and gene expression

of angiogenic and inflammatory markers in pregnancy induced hypertension rats. Arch Med Res, 2017, 48(5): 414-422.

[91] Dror D K, Allen L H. Interventions with vitamins B_6, B_{12} and C in pregnancy. Paediatr Perinat Epidemiol, 2012, 26(Suppl 1): S55-S74.

[92] Browne J L, Klipstein-Grobusch K, Franx A, et al. Prevention of hypertensive disorders of pregnancy: A novel application of the polypill concept. Curr Cardiol Rep, 2016, 18(6): 59.

[93] Nandi A A, Wadhwani N S, Joshi S R. Altered metabolic homeostasis between vitamin D and long chain polyunsaturated fatty acids in preeclampsia. Med Hypotheses, 2017, 100: 31-36.

[94] Liu J, Yang H, Yin Z, et al. Remodeling of the gut microbiota and structural shifts in Preeclampsia patients in South China. Eur J Clin Microbiol Infect Dis, 2017, 36(4): 713-719.

[95] Chen X, Li P, Liu M, et al. Gut dysbiosis induces the development of pre-eclampsia through bacterial translocation. Gut, 2020, 69(3): 513-522.

[96] Jin J J, Gao L M, Zou X L, et al. Gut dysbiosis promotes preeclampsia by regulating macrophages and trophoblasts. Circ Res, 2022, 131(6): 492-506.

[97] Wang J, Gu X K, Yang J, et al. Gut microbiota dysbiosis and increased plasma LPS and TMAO levels in patients with preeclampsia. Front Cell Infect Microbiol, 2019, 9: 409.

[98] Davidson S J, Barrett H L, Price S A, et al. Probiotics for preventing gestational diabetes. Cochrane Database Syst Rev, 2021, 4(4): Cd009951.

[99] Ahmadian E, Rahbar Saadat Y, Hosseiniyan Khatibi S M, et al. Pre-eclampsia: microbiota possibly playing a role. Pharmacol Res, 2020, 155: 104692.

[100] Ikem E, Halldorsson T I, Birgisdóttir B E, et al. Dietary patterns and the risk of pregnancy-associated hypertension in the Danish National Birth Cohort: A prospective longitudinal study. Bjog, 2019, 126(5): 663-673.

第 12 章

妊娠期高脂血症的营养防治

血脂异常是心血管疾病和子痫前期的主要危险因素 [1,2]，高血脂与妊娠末期高血压病和糖尿病发生风险升高有关 [3]，也是诱发妊娠糖尿病患者发生心血管疾病以及导致不良妊娠结局的主要原因 [1,2,4,5]；妊娠期间严重的高甘油三酯血症也是急性胰腺炎的重要病因 [6]。

12.1 正常妊娠血脂的变化

妊娠期血脂出现生理性升高，以满足母体代谢及胎儿生长发育的需求，其特征是低密度脂蛋白（low density lipoprotein, LDL）和甘油三酯（TG）水平升高。正常妊娠时，血脂水平从 9～13 周开始升高，逐渐上升，31～36 周达到高峰，维持高水平至分娩，产后 24h 下降，4～6 周后恢复正常。与妊娠前比较，妊娠晚期血浆中总胆固醇（TC）增高 50%，TG 可升高 2～4 倍，LDL 可增加 1.6 倍，至足月时达到峰值；高密度脂蛋白（high density lipoprotein, HDL）的峰值发生在妊娠中期，升高约 1.5 倍；妊娠期间，TC 一般不超过 250mg/dL。

胆固醇是胎盘合成类固醇所必需的，怀孕期间胆固醇的增加促进了母体脂肪储存的积累以及孕初期和孕中期的胎膜发育。在正常的怀孕期间，孕初期和孕中期孕妇的机体处于合成代谢状态，其特点是较高的黄体酮水平，膳食脂肪摄入量增加，伴随乳糜微粒形成和肝脏脂肪生成，导致脂肪沉积和母体高脂血症。在妊娠晚期，由高雌激素介导的脂肪生成转变为分解代谢状态，导致极低密度脂蛋白（very low density lipoprotein, VLDL）的产生增加。妊娠期间异常的血脂代谢可能导致母亲和胎儿的严重并发症。因此，怀孕期间应定期监测 LDL 和甘油三酯水平，特别是在有血脂异常史的女性中，具有潜在的重要意义。

12.2 妊娠期高脂血症的定义

妊娠期高脂血症（hyperlipidemia）系指血清或血浆中一种或几种脂质浓度升高，引起脂质代谢紊乱的疾病，也常称为高脂蛋白血症，包括高甘油三酯血症和高胆固醇血症、高低密度脂蛋白胆固醇（low-density lipoprotein cholesterol, LDL-C）血症和低高密度脂蛋白胆固醇（high-density lipoprotein cholesterol, HDL-C）血症等。

目前关于妊娠期高脂血症尚无明确诊断标准，但是当空腹血浆中 TG ＞ 11.4mmol/L 时，发生高甘油三酯血症性胰腺炎风险增加，因此将此界定为高甘油三酯血症的标准；将空腹血浆中 TC ＞ 240mg/dL 作为诊断高胆固醇血症的标准 [7]，也有学者认为 240mg/dL ＜ TC ＜ 280mg/dL 为母体生理性高胆固醇血症（maternal physiological hypercholesterolemia, MPH），TC ≥ 280mg/dL 为母体超生理性高胆固醇血症（maternal supraphysiological hypercholesterolemia, MSPH）。

12.3 妊娠期高脂血症与近期预后

在大鼠的高胆固醇膳食的实验中发现，其流产率和子代死亡率升高，子代出生体重较低，认为高胆固醇血症可能与早产风险增加有关[8, 9]。MSPH 通过一氧化氮合酶（NOS）/L-精氨酸失衡来改变胎盘微血管内皮功能[10]，可能是导致早产、胎死宫内、胎儿窘迫等问题的原因。也有研究持相反的观点，在患有家族性高胆固醇血症的女性中，并未发现早产、低出生体重儿及胎儿畸形发生风险升高的趋势[11]。

高甘油三酯血症与肥胖、孕期增重过度密切相关，由此引发的大于胎龄儿/巨大儿、剖宫产率及助产率、产后出血等发生风险也随之升高。患子痫前期的女性，自妊娠 13 周开始就出现了脂代谢异常，以 TG、LDL、LDL/HDL 比值升高且 HDL 水平降低为主。妊娠早期母体高 TG 水平与 GDM 发病风险升高有关。其与妊娠合并急性胰腺炎的关系较为密切。急性胰腺炎是一种妊娠并发症，对母亲和胎儿都有潜在的致命性，最常见于妊娠晚期或产后早期。血浆 TG > 500mg/dL 时患胰腺炎的风险增加，当 TG > 1000mg/dL 时发生严重胰腺炎的风险增加[12]。

12.4 妊娠期高脂血症与远期预后

来自母体的 TC 可能穿过胎盘的合胞滋养层和内皮层进入胎儿循环[13]。妊娠期间母体高胆固醇血症会引起胎儿主动脉的变化，从而加速其子代对动脉粥样硬化的长期易感性，提示怀孕期间对 MSPH 的母亲进行降胆固醇干预可能会降低儿童的动脉粥样硬化发生[14]，在动物模型中也得到了验证[15]，部分原因是通过改变后代巨噬细胞基因组的表观遗传状态、印记基因表达和改变巨噬细胞极化，最终抑制斑块巨噬细胞的分化所致[16]，也可能与 T 细胞的抗炎作用有关[17]。据报道，母体胆固醇水平与新生儿 HDL 和多种脂类、氨基酸之间呈正相关，这可能会影响后代长期罹患心血管疾病的风险[18]。母体总胆固醇和 LDL 水平与胎儿主动脉中固醇调节元件结合蛋白 2（SREBP2）的甲基化呈正相关，表明妊娠期间母体胆固醇水平对后代表观遗传特征的作用[19]。宫内高胆固醇血症暴露史，与成年后的 BMI、动脉粥样硬化发生风险及成人急性心肌梗死的严重程度呈正相关[20]。在高胆固醇饲料的大鼠模型中发现，当 MSPH 母亲的幼崽断奶后喂食正常饲料直到成年期时，观察到肝脏中仍有大量的脂肪堆积，暗示生命早期暴露于高胆固醇环境对健康产生的长期不良影响[21]。此外，美国心脏病协会（AHA）将 MSPH 视为女性心血管疾病的高危因素 [22]。在 30～39 岁女性中，血浆总 TG、LDL 水平随母乳喂养持续时间的增加，而呈现下降趋势 [23]。延长母乳喂养时间，似乎可以降低与 MSPH 有关的心血管疾病发生风险。

12.5 妊娠期高脂血症的治疗进展

12.5.1 改善生活方式管理脂质紊乱

无论怀孕与否，强调生活方式的改变对于管理任何脂质紊乱均是至关重要的措施。可为患者提供有助于心脏健康方面的膳食模式咨询，包括蔬菜、水果、全谷物、优质蛋白质来源（如大豆类食物），还应限制甜食、含糖饮料和红肉的摄入量，同时应强调体重管理和锻炼对于控制血脂水平也是必不可缺少的 [24]。建议血脂升高的患者减少饱和脂肪酸的摄入量，应增加膳食纤维的摄入量。根据 Yamamoto 等 [25] 的一项研究，孕妇主动接受膳食指导和运动咨询的可能性明显低于非孕妇（17.9% 与 22.6%）。基于近年来的妇女报告，怀孕期间制定膳食改变的动机呈现增加趋势，孕期是一个理想的干预时间点，可以从生活方式改变的干预入手。

膳食调整也是治疗高甘油三酯血症的关键。建议采用低脂膳食来降低发生胰腺炎的风险，特别是当甘油三酯水平＞ 500mg/dL 时。由于膳食干预除了降低高低密度脂蛋白对胎盘参数的影响外，还具有其他益处。在一项涵盖 290 名高脂血症孕妇的干预试验中，低胆固醇、低饱和脂肪膳食可降低脐动脉搏动指数（一种用于高危妊娠胎儿的监测指数），提示血管阻力降低；因为血管阻力增加与子痫前期、早产和小于胎龄儿 [26] 等不良妊娠结局有关。

12.5.2 调整膳食营养防治血脂异常

膳食调整是孕妇血脂异常的主要治疗方法。对于高脂血症的患者，应定期检查血脂谱的变化。根据血脂含量，及时调整总能量的摄入量和膳食构成。

12.5.2.1 控制总能量摄入

碳水化合物占总能量的 50%～60%，脂肪占 20%～30%；单糖、双糖不应超过总能量的 10%；推荐富含膳食纤维、低升糖指数膳食；减少饱和脂肪酸和反式脂肪酸的摄入量，可用不饱和脂肪酸替代，如二十碳五烯酸（EPA）、二十二碳六烯酸（DHA）；MSPH 孕妇每日饱和脂肪酸供能不高于总能量的 7%，反式脂肪酸供能不高于总能量的 1%；高甘油三酯血症者尽量减少油脂摄入量；优选富含 *n*-3 多不饱和脂肪酸的食物；监测胆固醇的摄入量。

12.5.2.2 改善微量营养素的营养状况

膳食中的优质蛋白质不仅可改善机体的蛋白质营养状况，还有助于促进微量营养素的吸收、利用，改善其营养状况；通过增加新鲜蔬菜、水果的摄入量，可增加微量营养素摄入量；多选用蒸、煮、炖等烹饪方式，少用煎、炒、炸、烤、红烧等方式可减少微量营养素的损失。

12.5.3 适量运动调整血脂水平

参见"12.6.1.2 进行适当和适量的运动"。

12.5.4 严重高甘油三酯血症的管理

12.5.4.1 迅速构建多学科协作机制

应由产科、内分泌科、ICU、营养科、NICU 协同诊治。

12.5.4.2 膳食管理

（1）低脂、低 GI 膳食　将膳食中脂肪供能比控制至 20% 以下，严格限制高 GI 食物的摄入；适当补充 *n*-3/6 脂肪酸及 *n*-3 长链多不饱和脂肪酸，如 DHA 或 EPA（300mg/d）等鱼油类制剂，避免必需脂肪酸缺乏；补充中链甘油三酯（10 ～ 30g/d）利于控制能量摄入、改善乳糜血。

（2）调整宏量营养素供能比例和补充微量营养素　将膳食碳水化合物和蛋白质的供能比分别调整为 45% ～ 65% 和 10% ～ 35%，减少高 GI 食物及高糖饮料的摄入；科学合理补充叶酸、铁、钙等微量营养素。

12.5.5 孕期药物治疗需要考虑安全性和适应证

妊娠期使用降脂剂时需要注意其适应证和安全性。家族性高胆固醇血症孕妇治疗时的药物一般选择胆汁酸螯合剂，有学者认为他汀类药物在妊娠期间是禁忌的，所有服用任何降脂剂的女性都应与医生一起审查妊娠期间治疗的安全性以及是否在怀孕前应停止治疗。然而，也有研究者持有不同意见，认为在妊娠期间使用他汀类药物可能是安全的，先天性异常与妊娠期间暴露他汀类药物无关，但由于低出生体重和早产的风险增加，使用时还是应慎重[27]。对于在妊娠前长期使用他汀类药物的女性，可以在妊娠期间继续使用他汀类药物控制血脂[27]。

贝特类药物的使用应被视为二线治疗，因为它们的风险与获益尚不清楚，并且还可能存在潜在的致畸作用。

此外，在妊娠期高脂血症人群中使用静脉胰岛素干预后，TG 及 TC 水平均显著降低[28]。由于胰岛素在妊娠女性中的应用安全性早已得到了公认，使用胰岛素治疗高脂血症也许是安全且有效的。

孕期高脂血症的治疗指征和目标尚缺乏循证证据，有学者建议当 TG >11.4mmol/L 有发生高脂性胰腺炎危险时，可使用贝特类降脂药。吉非罗齐（gemfibrozil）600mg，2 次 /d，多例孕期使用未发现不良反应。非诺贝特在动物实验中未发现致畸作用，建议 145 ～ 200mg，1 次 /d，使用降脂药时要严密监测血脂变化及胎儿生长发育情况。

12.5.6　孕期高 TG 血症难以控制时考虑血浆置换

若孕期高 TG 血症难以控制，应考虑早期进行血浆置换[29]。有研究认为，及时给予透析治疗，能够降低血浆 TG 水平，并降低炎性因子水平，可以有效缓解机体负担和疾病进展[30]。由于使用肝素后 TG 水平会出现明显波动而影响临床判断，故非必要时不推荐使用肝素。

12.5.7　诱发急性胰腺炎应适时终止妊娠

若诱发急性胰腺炎，可选择剖宫产终止妊娠，但术中应注意探查，并保留盆腹腔引流管。术中使用 0.9% 氯化钠溶液或灭菌注射用水冲洗盆腹腔是否会导致外溢胰酶在腹腔内扩散，进而造成更为严重的损伤，存在争议。

12.6　妊娠糖尿病合并高脂血症的治疗

目前尚没有统一的治疗方案用于妊娠糖尿病合并高脂血症。临床上，如何制订合理、安全、有效的治疗方案，将对降低妊娠糖尿病合并高脂血症的发生风险、预防或减少不良妊娠结局具有重要意义。

12.6.1　妊娠糖尿病合并高脂血症的基础治疗

膳食调整和增加身体活动或进行适合的运动被认为是治疗妊娠糖尿病合并高脂血症的最简单的干预方法[24, 26]，是最基础的治疗，也可以在保证妊娠期母婴营养成分的基本需求和不损害母婴健康的前提下，通过调整孕妇的日常膳食和增加身体活动/运动达到降低血糖和血脂的目的[1, 31]。例如，在满足基本能量需要的前提下，保持低糖、低脂和富含膳食纤维的膳食，既可以防止发生高血糖，又能避免产生低血糖和饥饿性酮体；而在可承受范围内孕妇每天进行不少于30min的运动（如抗阻运动），可促进糖脂代谢。

12.6.1.1　个性化膳食管理

日常膳食管理是高脂血症基础治疗中的重要组成部分[1]。可以根据患者个人的膳食喜好，制订个性化膳食管理方案，并应督促、说服和指导患者执行。

（1）宏量营养素供能比例　调整每天膳食中由宏量营养素提供的能量比例，碳水化合物为50%～65%，蛋白质为15%～20%，脂肪为20%～30%。

（2）合理分配三餐膳食　将每日的总能量细致化分配，让患者能更合理地搭配食物、调整膳食结构，在保证基本营养供给的同时，达到调整血脂的目的。将每日总能量分配到三餐+3次加餐，如早餐占15%～20%，上午加餐占5%～10%，中餐占20%～25%，下午加餐占5%～10%，晚餐占25%～30%，晚上加餐占5%～10%。

12.6.1.2　进行适当和适量的运动

保持合理的运动是调整血脂水平的有效方式。孕妇应根据自身的健康状况选择运动项目，进行适当和适量的身体活动。例如，游泳、有氧健身操等；也可以在进餐后短暂休息，然后进行30min散步。

根据患者的血糖、血脂升高的程度和身体状况以及妊娠进程，进行精准营养（个性化）管理，平衡膳食、合理营养和适当运动不仅可适当控制患者的血糖和血脂水平，也有益于胎儿生长发育。

12.6.2　妊娠糖尿病合并高脂血症的药物治疗

如果经过一段时间的膳食调整和适当运动后，患者的血糖、血脂指标仍未能达到预期目标，或血糖、血脂仍继续升高的情况下，可考虑选择药物治疗，如他汀类、贝特类等药物可改善血脂水平，参见本章"12.5.5 孕期药物治疗需要考虑安全性和适应证"。

（宋伟，李光辉）

参考文献

[1] Kaur G, Gulati M. Considerations for treatment of lipid disorders during pregnancy and breastfeeding. Prog Cardiovasc Dis, 2022, 75: 33-39.

[2] Poornima I G, Indaram M, Ross J D, et al. Hyperlipidemia and risk for preclampsia. J Clin Lipidol, 2022, 16(3): 253-260.

[3] Shen H, Liu X H, Chen Y, et al. Associations of lipid levels during gestation with hypertensive disorders of pregnancy and gestational diabetes mellitus: A prospective longitudinal cohort study. BMJ Open, 2016, 6(12): e013509.

[4] Torosyan N, Aziz D, Quesada O. Long-term sequelae of adverse pregnancy outcomes. Maturitas, 2022, 165: 1-7.

[5] Catov J M, Bodnar L M, Kip K E, et al. Early pregnancy lipid concentrations and spontaneous preterm birth. Am J Obstet Gynecol, 2007, 197(6): e611-e617, e610.

[6] 肖炳华，黄耿文，李宜雄，等 . 妊娠期急性胰腺炎：单中心 20 年 52 例分析 . 中国普通外科杂志，2014, 23(3): 297-300.

[7] National Cholesterol Education Program (NCEP) Expert Panel on Detection, Evaluation, and Treatment of High Blood Cholesterol in Adults (Adult Treatment Panel Ⅲ). Third report of the National Cholesterol Education Program (NCEP) Expert Panel on detection, evaluation, and treatment of high blood cholesterol in adults (Adult Treatment Panel Ⅲ) final report. Circulation, 2002, 106(25): 3143-3421.

[8] De Assis S M, Seguro A C, Helou C M. Effects of maternal hypercholesterolemia on pregnancy and development of offspring. Pediatr Nephrol, 2003, 18(4): 328-334.

[9] Jiang S Y, Jiang J X, Xu H W, et al. Maternal dyslipidemia during pregnancy may increase the risk of preterm birth: A meta-analysis. Taiwan J Obstet Gynecol, 2017, 56(1): 9-15.

[10] Fuenzalida B, Sobrevia B, Cantin C, et al. Maternal supraphysiological hypercholesterolemia associates with endothelial dysfunction of the placental microvasculature. Sci Rep, 2018, 8(1): 7690.

[11] Toleikyte I, Retterstøl K, Leren T P, et al. Pregnancy outcomes in familial hypercholesterolemia: A registry-based study. Circulation, 2011, 124(15): 1606-1614.

[12] Cruciat G, Nemeti G, Goidescu I, et al. Hypertriglyceridemia triggered acute pancreatitis in pregnancy - diagnostic approach, management and follow-up care. Lipids Health Dis, 2020, 19(1): 2.

[13] Stefulj J, Panzenboeck U, Becker T, et al. Human endothelial cells of the placental barrier efficiently deliver cholesterol to the fetal circulation via ABCA1 and ABCG1. Circ Res, 2009, 104(5): 600-608.

[14] Napoli C, Glass C K, Witztum J L, et al. Influence of maternal hypercholesterolaemia during pregnancy on progression of early atherosclerotic lesions in childhood: Fate of Early Lesions in Children (FELIC) study. Lancet, 1999, 354(9186): 1234-1241.

[15] Napoli C, de Nigris F, Welch J S, et al. Maternal hypercholesterolemia during pregnancy promotes early atherogenesis in LDL receptor-deficient mice and alters aortic gene expression determined by microarray. Circulation, 2002, 105(11): 1360-1367.

[16] Chen S Y, Chen Y Z, Lee Y J, et al. Maternal hypercholesterolemia exacerbates atherosclerosis lesions in female offspring through potentiating macrophage polarization toward an inflammatory M1 phenotype. J Nutr Biochem, 2021, 90: 108575.

[17] Burris R L, Vick S C, Popovic B, et al. Maternal exposure to soy diet reduces atheroma in hyperlipidemic F1 offspring mice by promoting macrophage and T cell anti-inflammatory responses. Atherosclerosis, 2020, 313: 26-34.

[18] Øyri L K L, Bogsrud M P, Christensen J J, et al. Novel associations between parental and newborn cord blood metabolic profiles in the Norwegian Mother, Father and Child Cohort Study. BMC Med, 2021, 19(1): 91.

[19] de Nigris F, Cacciatore F, Mancini F P, et al. Epigenetic hallmarks of fetal early atherosclerotic lesions in humans. JAMA Cardiol, 2018, 3(12): 1184-1191.

[20] Cacciatore F, Bruzzese G, Abete P, et al. Maternal hypercholesterolaemia during pregnancy affects severity of myocardial infarction in young adults. European Journal of Preventive Cardiology, 2021, 29(5): 758-765.

[21] Jagannath S, Chilkunda N D. High cholesterol-supplemented diet during gestation and lactation alters liver glycosaminoglycans and associated lipoprotein receptors and results in fat accumulation in adulthood. Nutr Res, 2021, 93: 50-60.

[22] Mehta L S, Warnes C A, Bradley E, et al. Cardiovascular considerations in caring for pregnant patients: A scientific statement from the American Heart Association. Circulation, 2020, 141(23): e884-e903.

[23] Cho S, Han E. Association of breastfeeding duration with dyslipidemia in women aged over 20 years: Korea National Health and Nutrition Examination Survey 2010—2014. J Clin Lipidol, 2018, 12(2): 437-446.

[24] Grundy S M, Stone N J, Bailey A L, et al. 2018 AHA/ACC/AACVPR/AAPA/ABC/ACPM/ADA/AGS/APhA/ASPC/NLA/PCNA Guideline on the Management of Blood Cholesterol: A Report of the American College of Cardiology/American Heart Association Task Force on Clinical Practice Guidelines. Circulation, 2019, 139(25): e1082-e1143.

[25] Yamamoto A, McCormick M C, Burris H H. US provider-reported diet and physical activity counseling to pregnant and non-pregnant women of childbearing age during preventive care visits. Matern Child Health J, 2014, 18(7): 1610-1618.

[26] Khoury J, Haugen G, Tonstad S, et al. Effect of a cholesterol-lowering diet during pregnancy on maternal and fetal Doppler velocimetry: the CARRDIP study. Am J Obstet Gynecol, 2007, 196(6): e541-e547, e549.

[27] Chang J C, Chen Y J, Chen I C, et al. Perinatal outcomes after statin exposure during pregnancy. JAMA Netw Open, 2021, 4(12): e2141321.

[28] Cheng D C, Su Y, Li F, et al. Insulin treatment of hypertriglyceridemia during pregnancy. Front Pharmacol, 2021, 12: 785756.

[29] Gupta M, Liti B, Barrett C, et al. Prevention and management of hypertriglyceridemia-induced acute pancreatitis during pregnancy: A systematic review. Am J Med, 2022, 135(6): 709-714.

[30] Guo L, Rong L Z, Xu X W. The changes of triacylglycerol and inflammatory factors during dialysis treatment of hypertriglyceridemia during pregnancy and analysis of nursing countermeasure. Am J Transl Res, 2021, 13(6): 6745-6751.

[31] 韩晔，张前，任阳，等 . 妊娠期糖尿病合并高脂血症的特点及其治疗进展 . 医学综述，2021, 27(8): 1606-1610.

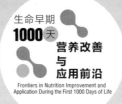

生命早期
1000 天
营养改善
与
应用前沿

Frontiers in Nutrition Improvement and
Application During the First 1000 Days of Life

孕妇和乳母营养

Nutrition in Pregnant and Lactating Women

第 13 章

双胎妊娠的营养及体重管理

双胎妊娠约占活产的 3%，占多胎妊娠的 97%。按照胚胎学可以将其分为单卵双胎及双卵双胎，其中，双卵双胎的发生率受多种因素影响，主要可能与妊娠年龄升高和辅助生殖技术的广泛应用有关[1]。与单胎妊娠相比，孕育双胎的女性发生不良妊娠结局（包括 HDP、贫血、早产、剖宫产率、新生儿低血糖、NICU 入住率、小于胎龄儿等）的风险较高，但是，在 GDM 发病率及与 HDP 相关并发症的风险等方面，二者无显著差异[2-4]。有趣的是，在双胎妊娠且患有 GDM 的女性中，其小于胎龄儿的发病风险小于单胎妊娠并发 GDM 的女性，似乎提示糖代谢异常对双胎中胎儿体重具有一定的保护作用[4]，同时提示双胎妊娠（或多胎妊娠）母体对营养的需求更为特殊。本章内容将探讨与双胎妊娠的孕期营养有关的研究进展。

13.1 与双胎妊娠营养相关的研究

13.1.1 双胎妊娠的能量需求

妊娠期的能量需求被定义为满足母体组织代谢和胎儿生长发育所需的能量值，主要与三大供能营养素有关。但是，一般文献中仅指出蛋白质（或氨基酸）在胎儿、胎盘发育过程中的特殊重要性，却并未对其具体摄入量及种类进行相关探讨，对于脂肪（或脂肪酸）的研究亦是如此。对于单胎妊娠而言，除满足正常胎儿生长发育外，由于基础代谢率升高、心肺负担加重等原因，其静息能量消耗本身就会增加；而关于双胎妊娠的孕妇，虽然普遍认为其对能量的需求高于单胎妊娠，但仍缺少统一的孕期能量推荐量标准。随着妊娠的进展，其能量需求也逐渐升高，与妊娠早期比较，孕育双胎孕妇的晚期能量需求量平均增加 700kcal/d，这是支持母体体重增长和双胞胎生长发育所必需的[5]，而对于单胎妊娠而言，这个增长幅度仅推荐为 300～450kcal/d。也有学者建议妊娠 20 周后，双胎妊娠的孕妇每天要多摄入 1000kcal 能量和 50g 蛋白质，这种膳食可使胎儿体重平均增加 80g，同时降低 30% 的早产风险[6]；也有学者认为，对双胎妊娠而言，体重正常的孕妇需要 3000～3500kcal/d 的能量，超重者需要 3250kcal/d，肥胖症需要 2700～3000kcal/d[7]。对于体重正常的双胎妊娠孕妇，推荐每日摄入能量 40～45kcal/kg[8]。在一项研究中发现，不同营养师对双胎妊娠孕妇的能量摄入推荐不同：8.1% 的孕妇被告知"需要增加能量摄入"，但并未明确告知应当每日增加能量的具体数值；6.4% 被告知"每日应增加 300～500kcal"；4.6% 被告知"每日增加 600～1500kcal❶"[9]。另外，在针对 GDM 的队列研究中发现，虽然 PGDM 增加了双胎早产和大于胎龄儿的风险，但是与单胎比较，双胎妊娠中 PGDM 和 GDM 对妊娠结局（巨大儿、子痫前期、早产）的影响减弱了[10, 11]。这个结论与我们之前提到的文献类似，提示双胎妊娠对糖代谢异常的额外需求增加。此外，在双胎妊娠伴营养不良的动物模型中发现，妊娠晚期母体血浆浓度取决于胎儿数量，整个妊娠期间营养受限的双胎妊娠母羊其子代肥胖率增加[12]。但是，基于目前的研究，尚不能得到被广泛认可的双胎妊娠孕妇孕期能量需求的推荐值。

---

❶ 原文献中能量单位为"cal"，而并非"kcal"，笔者认为此处为笔误。——编者注

13.1.2 双胎妊娠与妊娠期增重

13.1.2.1 适宜增重

观察性研究表明,双胎妊娠中适宜和过度的妊娠期增重与妊娠期延长、早产率降低以及分娩时出生体重增加有关[13]。妊娠期体重增加已被确定为影响单胎和双胎妊娠中母婴健康结局的一个因素。与单胎妊娠一样,双胎妊娠不当的妊娠期增重也会导致不良妊娠结局的发生。IOM 在 2009 年推荐了双胎妊娠孕妇妊娠期的增重值(表13-1),可以看出其推荐的适宜增重范围明显高于对单胎妊娠的推荐值。在一项关于中国东南地区双胎妊娠女性孕期增重的研究中,提到孕前体重不足、正常体重和超重女性的平均孕期增重分别为(18.82±6.73)kg、(18.53±6.74)kg、(16.97±6.95)kg[14]。双胎妊娠中,约30%的女性低于 IOM 推荐的增重标准,10%~17% 高于 IOM 标准[15, 16]。另一项基于人群的队列研究发现,以< 36 周的早产、HDP、小于胎龄儿、大于胎龄儿等作为主要观察指标,最佳 GWG 范围随着肥胖严重程度的增加而降低,孕前体重不足、体重正常、超重、Ⅰ级肥胖、Ⅱ级肥胖、Ⅲ级肥胖的最佳 GWG 范围分别为 17.5~24.9kg、15.0~24.9kg、15.0~24.9kg、10.0~19.9kg、7.5~17.4kg、5.0~9.9kg[17]。目前 IOM 推荐的 GWG 范围对于中度或重度肥胖的个体来说可能过高。双胎妊娠孕妇的增重模式在孕 17~19 周前与单胎孕妇基本一致,随后出现了较快增长[18]。与 IOM 指南相比,更严格的 GWG 目标将有助于改善双胎妊娠并发 GDM 孕妇的围产期结局[19]。

表 13-1 双胎妊娠孕妇妊娠期推荐增重

组别	37 周时的总增重 /kg	增重速率 /(kg/ 周)
消瘦及正常体重(BMI ≤ 24.9kg/m²)	16.8~24.5	0.45~0.66
超重(BMI25.0~29.9kg/m²)	14.1~22.7	0.38~0.61
肥胖(BMI ≥ 30kg/m²)	11.3~19.1	0.31~0.52

注:摘录自 "Weight gain during pregnancy: reexamining the guidelines(2009)" http://www.ncbi.nlm.nih.gov/books/NBK32813/。

13.1.2.2 肥胖孕妇的增重

同为双胎妊娠,肥胖组孕妇的 GWG 显著低于正常体重组,前者的葡萄糖水平、TSH 水平和血小板计数随孕周增加的趋势更为明显,而两组间母体、胎儿或新生儿并发症的发病率并无显著差异[20]。然而,该研究得出的结论说服力有限,因为其样本量偏小(仅 40 例)。当 GWG 增加 1kg 时,一对双胞胎的总出生体重增加了 15.88g[21]。在一项针对三胎妊娠的研究中发现,GWG 与 PPBMI 呈负相关,这与单胎、双胎妊娠基本一致。此外，在新生儿结局良好的人群中，孕前消瘦或体重正常的女性在孕 32 周的增重为 21.8kg、孕 36 周的增重为 22.7kg。同时无论是否存在超重或肥胖，新生儿结局良好的三胞胎女性的妊娠期总增重的中位数比双胎妊娠多 3 ～ 5kg[22]。由此可见，无论是双胎妊娠还是多胎妊娠，对妊娠期增重的生理需求都高于单胎妊娠。

13.1.2.3　GWG 与不良妊娠结局

在一项回顾性队列研究中，探讨了双胎妊娠孕妇的妊娠期增重情况，PE 的发病风险与 GWG 有关，依次为 GWG 过度＞ GWG 适宜＞ GWG 不足[23]。以 IOM 推荐的双胎妊娠增重范围为标准，GWG 不足与早产、低出生体重（＜ 2500g）、新生儿呼吸窘迫综合征、NICU 入住率等发生风险升高有关[23]，充足的 GWG 与双胎妊娠中更好的妊娠结局相关。然而，有研究对 IOM 推荐的增重标准产生了部分质疑，认为 GWG 推荐值与早产、低出生体重及 PE 的发生风险之间的相关性仅存在于孕前体重正常的女性之中，在超重与肥胖人群中的关联性并不一致[15]。在一项样本量为 54836 例的研究中发现，在所有 BMI 类别中，GWG 的 z-score 与小于胎龄儿的发生风险呈负相关，与大于胎龄儿和剖宫产发生风险呈正相关[24]。在非肥胖孕妇中，GWG 与早产的关系呈 U 形，并且 GWG 与新生儿死亡发生风险呈正相关[24]。过高或者过低的 GWG 与不良妊娠结局（包括小于胎龄儿、大于胎龄儿、32 周前的早产、剖宫产和新生儿死亡）相关[24]。一项 Meta 分析结果显示，56.8% 的双胎妊娠孕妇存在 GWG 不当的情况，35.4% 人群的 GWG 低于 IOM 推荐标准，在所有 BMI 类别中 GWG 过度与 PE 发生风险呈正相关[25]。双胎妊娠的妊娠体重增加，无论低于还是高于 IOM 的推荐值，都与较差的孕产妇和新生儿结局相关[26]，在针对中国人群的研究中也得到了类似结论[27]。总之，对于母亲的结局，过量的 GWG 与 HDP 的发生风险增加有关；对于儿童结局，GWG 不足与出生体重较轻、胎龄小和早产发生有关；GWG 充分或过量与分娩时胎龄较晚有关[28]。需要注意的是，GWG 对子代出生时的身长、体重和 BMI 的影响可能仅存在于出生后的 18 个月之内[29]。

13.1.2.4　目前研究的局限性

然而，有学者认为现有研究存在严重的方法学缺陷，包括没有正确解释妊娠持续时间与 GWG 之间的强相关性，以及没有控制绒毛膜性[30]。其次，目前关于双胎妊娠中孕产妇体重增加的指南是在缺乏关于体重增加对孕产妇和儿童健康的长期后果证据的情况下制定的。而在一项来自 1000 例双胞胎分娩后 5 年的随访中发现，妊娠期体重增加与产后体重超标增加和儿童期超重／肥胖之间存在正性线性相关，表明现有的双胎指南中推荐的适宜增重范围可能无意中增加孕产妇和儿童发生肥胖的风险[31]。最后，大多数研究仅仅探讨了妊娠期间的总体增重与不良妊娠结局之间的相关性，对于临床个性化干预缺乏指导性。在一项探讨 DCDA（双绒毛膜双羊膜囊双胎）妊娠女性的妊娠期增重与胎儿生长发育的研究中发现，母体孕 14～20 周的增重与胎儿腹围、孕 21～27 周的增重与胎儿长骨长度呈正相关[32]。另有研究认为，0～16 周之间增重不足与新生儿体重小于 5% 或 10% 呈正相关，16～24 周之间的增重与双胞胎中较大胎儿的体重降低呈线性相关，24 周至分娩的增重不足与自发性早产（＜37 周、＜34 周、＜32 周）相关，同时与 PE 发病风险降低有关[33]。也有研究发现，妊娠中期的增重速率与 z-score（与新生儿的体重指数和年龄相关联）呈正相关，这种影响在 1 岁内较为明显，随着时间推移逐渐消失[34]。这些观点均表明，目前 IOM 推荐的适宜妊娠期增重范围具有一定的局限性，应当考虑绒毛膜性、增重模式以及远期预后等问题。

13.1.3　双胎妊娠与微量营养素

目前大多数学者均认为，双胎妊娠对维生素和矿物质的需要量高于单胎妊娠。多胎妊娠妇女可能有维生素 D 和铁缺乏的风险，然而，关于其他微量营养素，要么证据不一致，要么缺乏证据[35]。

13.1.3.1　维生素 D

妇女和儿童的维生素 D 缺乏症是全球性公共卫生问题，与婴儿先天性佝偻病、婴幼儿期佝偻病等儿童生长发育不良有关。母体血液维生素 D 浓度是新生儿维生素 D 浓度最重要的调节因子，其潜在遗传因素作用有限[36]。尽管近年来科研领域对维生素 D 的科学研究非常多，但更多的研究是围绕推荐的血液浓度而不是推荐摄入量。大多数研究表明，多胎妊娠妇女的维生素 D 血液浓度低于单胎妊娠妇女。在日本女性中，双胞胎妊娠孕妇的平均维生素 D 浓度要低得多，在 36 周时为 15.0ng/mL，而单胎妊娠孕妇为 25.3ng/mL[37]。在 DCDA 妊娠中，尽管母体维生素 D 缺乏经过补充后能够得到部分改善，但双胎妊娠中新生儿患维生素 D 缺乏症的风险很高，较高的维生素 D 水平与双胎出生体重不一致风险升高有关[38]。妊娠中、晚期，母体维生素 D 浓度低于 75nmol/L 与双胎妊娠中早产风险的增加有关[39]。

13.1.3.2　叶酸

叶酸与双胎妊娠间的关系较为复杂。有学者认为，MTHFR 基因型与女性分娩健康新生儿的潜力有关（可能通过与 DNA 甲基化相关的基因相互作用）。在可能成功试管婴儿妊娠的孕妇中，高叶酸状态增加了多胚胎移植后双胞胎出生的可能性，用叶酸强化可能导致试管婴儿出生的双胞胎数量增加[40]。也有学者持怀疑态度，认为考虑了辅助生殖技术的因素之后，没有发现孕前叶酸补充剂与双胞胎之间存在关联性证据[41, 42]。怀孕期间血清叶酸水平显著下降，达到足月时的最低水平，这在双胞胎妊娠中最为明显，同时维生素 B_{12} 浓度也呈现轻度下降[43]。妊娠期间补充叶酸也与妊娠结局相关。出生体重与整个生命过程中的健康结果有关，DNA 甲基化可能是一种潜在的机制。在单胎和双胎妊娠中，围孕期每日补充 0.4mg 叶酸与新生儿出生体重增加以及小于胎龄儿和低出生体重儿的发生风险降低有关，这种关联在双胞胎中可能更为突出[44]。然而，大剂量补充叶酸并未降低双胎妊娠女性发生 PE 的风险[45]。

13.1.3.3　铁

在双胞胎妊娠中，铁的需要量比单胎妊娠高出 1.8 倍，母体更容易出现铁缺乏[35]。它源于血容量增加（与单胎妊娠相比增加了 10%～20%）、红细胞计数增加（与单胎妊娠相比，直到妊娠第 20 周增加了 20%～25%）以及母亲及其子女的不同需求。胎儿期和婴儿期缺铁（iron deficiency, ID）可导致不可逆的神经认知损伤，理论上由于双胎妊娠的营养需要量更高，因此其新生儿中患有 ID 的风险应当高于单胎妊娠，但实际上二者间的 ID 发病率并无显著差异（21% 与 20%）[46]，提示胎儿的铁储备可能与母体铁缺乏的相关性较差。另外一个问题，就是当妊娠期间出现了缺铁性贫血，应当如何补充铁剂。研究认为，在双胎妊娠并发缺铁性贫血时，铁的剂量加倍会增加血红蛋白和铁蛋白含量，而不会增加胃肠道副作用的风险[47]。但是，在未发生缺铁性贫血的双胎孕妇中将预防性补铁剂量加倍，并未能升高血红蛋白的浓度[48]。此外，应当注意到过量铁摄入对妊娠可能存在的不良影响。由于证据不足，无法估计在双胎或多胎妊娠中常规补铁（包括剂量）的收益和风险，尤其是针对素食主义者，需要开展针对性的研究。

13.1.3.4　其他营养素

此外，双胎妊娠对钙、镁、碘、锌等矿物质的需要量亦有所增加，但缺少针对性的研究。由于补充二十二碳六烯酸 / 二十碳五烯酸（DHA/EPA）可以降低早产和低出生体重的风险，有学者建议双胎妊娠的女性应当每日补充 200～500mg 的 DHA/EPA，并建议额外补充铁、叶酸、钙、镁和锌，而不是通常的仅产前补充维生素[8]。

13.2　多胎妊娠的妊娠期体重管理

13.2.1　妊娠期体重管理目标

IOM 推荐双胎妊娠孕妇的妊娠期增重，如表 13-1 所示。目前我国尚无相应的推荐标准或指南。

13.2.2　妊娠期体重干预措施

13.2.2.1　营养干预

研究发现，与没有给予营养干预的双胎妊娠孕妇相比较，给予营养干预后新生儿的平均体重增加了 80g，早产率降低 30%，虽然干预组的胎儿死亡率稍高，但早期新生儿死亡率降至约 1/5，同时母体并发症风险显著降低[6]。另外，双胎输血综合征（twin-twin transfusion syndrome, TTTS）是单绒毛膜双羊膜囊双胎（monochorionic diamniotic twin, MCDA）妊娠的主要并发症，极易导致胎儿不良结局的发生，其病理基础为两胎儿胎盘中不平衡的单向动静脉吻合。一般来说，TTTS 的治疗主要依靠介入性穿刺、胎儿镜技术，但有研究认为，早期给予MCDA 孕妇以营养补充为主的营养干预手段，能够降低 TTTS 的总发病率，并延长诊断 TTTS 后的妊娠时间[49]。膳食干预似乎可以对抗 MD 双胎中的母体异常代谢状态，并改善 TTTS 的围产儿结局。

13.2.2.2　运动干预

对于多胎妊娠的孕妇，没有具体的妊娠期运动指南。双胎妊娠妇女群体往往妊娠期运动不足，仅有 35% 的女性声称接受过从医生那里获得的进行适宜运动信息，而早产风险并未因妊娠期的运动而增加[50]。也有研究发现，大多数妇女在双胎妊娠期间，医生会提供关于身体活动和营养改善的建议。然而，建议的细节有限，身体活动水平通常受到限制[9]。实际上，大约 87% 的孕育双胎或多胎的孕妇认为在妊娠期间保持适量的运动存在一定的障碍，她们最为担心的是躯体症状（56%）和胎儿健康（35%），60% 的人群认为这些障碍是可以克服的，但需要更多的医学信息支持[51]。

13.2.2.3 个性化干预

由于缺少充足的证据，因此尚无被广泛认可的、针对双胎（或多胎）妊娠孕妇的妊娠期营养改善、运动干预的标准。但较为肯定的是，以营养干预为重点的双胎（或多胎）妊娠的妊娠期管理可改善新生儿的出生体重，并延长孕周。哺乳期咨询还可以提高双胎妊娠的产后母乳喂养率。建议在妊娠期间，应根据BMI、胎儿生长发育情况、妊娠期并发症等因素，个性化、动态、灵活地调整增重目标，避免妊娠期增重不足或严重增重过度，并补充符合双胎妊娠生理学特征的微量营养素和宏量营养素，以实现最佳的双胞胎生长和妊娠结局。

（宋伟，李光辉）

参考文献

[1] Fauser B C, Devroey P, Macklon N S. Multiple birth resulting from ovarian stimulation for subfertility treatment. Lancet, 2005, 365(9473): 1807-1816.

[2] Ashwal E, Berger H, Hiersch L, et al. Gestational diabetes and fetal growth in twin compared with singleton pregnancies. Am J Obstet Gynecol, 2021, 225(4): 420.

[3] Aviram A, Berger H, Abdulaziz K E, et al. Outcomes associated with hypertensive disorders of pregnancy in twin compared with singleton gestations. Obstet Gynecol, 2021, 138(3): 449-458.

[4] Monteiro S S, Fonseca L, Santos T S, et al. Gestational diabetes in twin pregnancy: A predictor of adverse fetomaternal outcomes? Acta Diabetol, 2022, 59(6): 811-818.

[5] Gandhi M, Gandhi R, Mack L M, et al. Estimated energy requirements increase across pregnancy in healthy women with dichorionic twins. Am J Clin Nutr, 2018, 108(4): 775-783.

[6] Dubois S, Dougherty C, Duquette M P, et al. Twin pregnancy: The impact of the Higgins Nutrition Intervention Program on maternal and neonatal outcomes. Am J Clin Nutr, 1991, 53(6): 1397-1403.

[7] Luke B. Improving multiple pregnancy outcomes with nutritional interventions. Clin Obstet Gynecol, 2004, 47(1): 146-162.

[8] Goodnight W, Newman R. Optimal nutrition for improved twin pregnancy outcome. Obstet Gynecol, 2009, 114(5): 1121-1134.

[9] Whitaker K M, Baruth M, Schlaff R A, et al. Provider advice on physical activity and nutrition in twin pregnancies: A cross-sectional electronic survey. BMC Pregnancy Childbirth, 2019, 19(1): 418.

[10] Gortazar L, Flores-Le Roux J A, Benaiges D, et al. Trends in prevalence of diabetes among twin pregnancies and perinatal outcomes in Catalonia between 2006 and 2015: The DIAGESTCAT study. J Clin Med, 2021, 10(9): 1937.

[11] Guillén M A, Herranz L, Barquiel B, et al. Influence of gestational diabetes mellitus on neonatal weight outcome in twin pregnancies. Diabet Med, 2014, 31(12): 1651-1656.

[12] Edwards L J, McFarlane J R, Kauter K G, et al. Impact of periconceptional nutrition on maternal and fetal leptin and fetal adiposity in singleton and twin pregnancies. Am J Physiol Regul Integr Comp Physiol, 2005, 288(1): R39-R45.

[13] Gandhi M. Why pregnancy weight gain guidelines need to differ for multiple versus single pregnancies. Curr Nutr Rep, 2020, 9(2): 101-106.

[14] Lin L H, Lin J, Mao X D, et al. Gestational weight gain charts for twin pregnancies in Southeast China. BMC Pregnancy Childbirth, 2020, 20(1): 127.

[15] Lipworth H, Melamed N, Berger H, et al. Maternal weight gain and pregnancy outcomes in twin gestations. Am J Obstet Gynecol, 2021, 225(5): e531-e532, e512.

[16] Whitaker K M, Baruth M, Schlaff R A, et al. Association of provider advice and gestational weight gain in twin pregnancies: A cross-sectional electronic survey. BMC Pregnancy Childbirth, 2020, 20(1): 417.

[17] Lin D X, Huang X Q, Fan D Z, et al. Association of optimal gestational weight gain ranges with perinatal outcomes across body mass index categories in twin pregnancies. JAMA Netw Open, 2022, 5(7): e2222537.

[18] Hutcheon J A, Platt R W, Abrams B, et al. Pregnancy weight gain by gestational age in women with uncomplicated dichorionic twin pregnancies. Paediatr Perinat Epidemiol, 2018, 32(2): 172-180.

[19] Lin D X, Fan D Z, Li P S, et al. Optimal gestational weight gain in women with twin pregnancies and gestational diabetes mellitus: A population-based study in the United States. Am J Obstet Gynecol MFM, 2023, 5(1): 100766.

[20] de la Calle M, Bartha J L, Marín C, et al. Maternal obesity in twin pregnancy: The role of nutrition to reduce maternal and fetal complications. Nutrients, 2022, 14(7): 1326.

[21] Chen Y W, Liu Y, Zhang Y M, et al. Gestational weight gain per pre-pregnancy body mass index and birth weight in twin pregnancies: A cohort study in Wuhan, China. Sci Rep, 2018, 8(1): 12496.

[22] Bodnar L M, Himes K P, Parisi S M, et al. Gestational weight gain in triplet pregnancies in the United States. Am J Obstet Gynecol MFM, 2022, 4(6): 100716.

[23] Pécheux O, Garabedian C, Drumez E, et al. Maternal and neonatal outcomes according to gestational weight gain in twin pregnancies: Are the Institute of Medicine guidelines associated with better outcomes? Eur J Obstet Gynecol Reprod Biol, 2019, 234: 190-194.

[24] Bodnar L M, Himes K P, Abrams B, et al. Gestational weight gain and adverse birth outcomes in twin pregnancies. Obstet Gynecol, 2019, 134(5): 1075-1086.

[25] Lipworth H, Barrett J, Murphy K E, et al. Gestational weight gain in twin gestations and pregnancy outcomes: A systematic review and meta-analysis. Bjog, 2022, 129(6): 868-879.

[26] Zhong W, Fan X, Hu F, et al. Gestational weight gain and its effects on maternal and neonatal outcome in women with twin pregnancies: A systematic review and Meta-analysis. Front Pediatr, 2021, 9: 674414.

[27] Lin D X, Fan D Z, Wu S Z, et al. The effect of gestational weight gain on perinatal outcomes among Chinese twin gestations based on Institute of Medicine guidelines. BMC Pregnancy Childbirth, 2019, 19(1): 262.

[28] Whitaker K M, Ryan R, Becker C, et al. Gestational weight gain in twin pregnancies and maternal and child health: An updated systematic review. J Womens Health (Larchmt), 2022, 31(3): 362-381.

[29] Ashtree D N, Osborne D A, Lee A, et al. Gestational weight gain is associated with childhood height, weight and BMI in the Peri/Postnatal Epigenetic Twins Study. J Dev Orig Health Dis, 2022, 13(6): 757-765.

[30] 张璐, 杨惠娟, 刘凯波. 2872 对不同绒毛膜性双胎子代不良结局差异及影响因素分析. 中国生育健康杂志, 2023, 34(3): 228-233.

[31] Bodnar L M, Cartus A R, Parisi S M, et al. Pregnancy weight gain in twin gestations and maternal and child health outcomes at 5 years. Int J Obes (Lond), 2021, 45(7): 1382-1391.

[32] Hinkle S N, Hediger M L, Kim S, et al. Maternal weight gain and associations with longitudinal fetal growth in dichorionic twin pregnancies: A prospective cohort study. The American Journal of Clinical Nutrition, 2017, 106(6): 1449-1455.

[33] Liu L Y, Zafman K B, Fox N S. The association between gestational weight gain in each trimester and pregnancy outcomes in twin pregnancies. Am J Perinatol, 2021, 38(6): 567-574.

[34] Li S S, Qiu Y H, Yuan X, et al. Impact of maternal gestational weight gain in twin pregnancies on early childhood obesity risk: A longitudinal birth cohort study. Front Pediatr, 2022, 10: 906086.

[35] Zgliczynska M, Kosinska-Kaczynska K. Micronutrients in multiple pregnancies-the knowns and unknowns: A systematic review. Nutrients, 2021, 13(2): 386.

[36] Novakovic B, Galati J C, Chen A, et al. Maternal vitamin D predominates over genetic factors in determining neonatal circulating vitamin D concentrations. Am J Clin Nutr, 2012, 96(1): 188-195.

[37] Nakayama S, Yasui T, Suto M, et al. Differences in bone metabolism between singleton pregnancy and twin pregnancy. Bone, 2011, 49(3): 513-519.

[38] Li X, Yu J X, Wen L, et al. Vitamin D status in women with dichorionic twin pregnancies and their neonates: a pilot study in China. BMC Pregnancy Childbirth, 2021, 21(1): 279.

[39] Bodnar L M, Rouse D J, Momirova V, et al. Maternal 25-hydroxyvitamin D and preterm birth in twin gestations. Obstet Gynecol, 2013, 122(1): 91-98.

[40] Haggarty P, McCallum H, McBain H, et al. Effect of B vitamins and genetics on success of *in-vitro* fertilisation: Prospective cohort study. Lancet, 2006, 367(9521): 1513-1519.

[41] Vollset S E, Gjessing H K, Tandberg A, et al. Folate supplementation and twin pregnancies. Epidemiology, 2005, 16(2): 201-205.

[42] Wolff T, Witkop C T, Miller T, et al. Folic acid supplementation for the prevention of neural tube defects: An update of the evidence for the U.S. Preventive Services Task Force. Ann Intern Med, 2009, 150(9): 632-639.

[43] Ball E W, Giles C. Folic acid and vitamin B_{12} levels in pregnancy and their relation to megaloblastic anaemia. J Clin Pathol, 1964, 17(2): 165-174.

[44] Zhang B Y, Shang S H, Li S S, et al. Maternal folic acid supplementation and more prominent birth weight gain in twin birth compared with singleton birth: A cross-sectional study in northwest China. Public Health Nutr, 2020, 23(16): 2973-2982.

[45] Corsi D J, Gaudet L M, El-Chaar D, et al. Effect of high-dose folic acid supplementation on the prevention of preeclampsia in twin pregnancy. J Matern Fetal Neonatal Med, 2022, 35(3): 503-508.

[46] Campbell R K, Buhimschi C S, Zhao G, et al. Prevalence of and risk factors for iron deficiency in twin and singleton newborns. Nutrients, 2022, 14(18): 3854.

[47] Shinar S, Skornick-Rapaport A, Maslovitz S. Iron supplementation in twin pregnancy—The benefit of doubling the iron dose in iron deficient pregnant women: A randomized controlled trial. Twin Res Hum Genet, 2017, 20(5): 419-424.

[48] Abbas A M, Elhalwagy M M, Afifi K, et al. Single vs. double dose iron supplementation for prevention of iron deficiency anemia in twin pregnancy: A randomized controlled clinical trial.Open J Obstet Gynecol, 2020, 10(12): 1788-1802.

[49] Chiossi G, Quigley M R, Esaka E J, et al. Nutritional supplementation in monochorionic diamniotic twin pregnancies: Impact on twin-twin transfusion syndrome. Am J Perinatol, 2008, 25(10): 667-672.

[50] Kwiatkowska K, Kosińska-Kaczyńska K, Walasik I, et al. Physical activity patterns of women with a twin pregnancy—a cross-sectional study. Int J Environ Res Public Health, 2021, 18(15): 7724.

[51] Meah V L, Strynadka M C, Khurana R, et al. Physical activity behaviors and barriers in multifetal pregnancy: What to expect when you're expecting more. Int J Environ Res Public Health, 2021, 18(8): 3907.

第 **14** 章

巨大儿的膳食预防

　　近年来，生活水平提高，而有些地区孕期营养健康教育相对滞后，使得孕妇摄入能量过剩、营养过剩，巨大儿发生率显著增加；在近 20 年中，世界范围内巨大儿的发生呈现上升趋势，多个国家报道的发生率在 10% ~ 20%，以挪威、瑞典等国发生率最高，在 20% 左右。我国对巨大儿的大样本数据研究较少，2006 年中国疾病预防控制中心在全国 14 个地区进行的抽样调查结果显示，我国巨大儿发生率为 6.5%，东、中、西部巨大儿发生率分别是 8.2%、5.9%、5.2%，城市为 7.5%、农村为 6.3%。

14.1 巨大儿的概念

出生体重高于第 90 百分位体重的新生儿或胎儿被称为大于胎龄儿（large for gestational age, LGA）。巨大儿（macrosomia）指的是任何孕周出生体重超过 4000g 的胎儿。还有一组以胎儿过度生长发育为特点的遗传综合征，称发育过度综合征，该类患儿出生后持续过度生长。本章中将大于胎龄儿定义为胎儿体重＞相应孕龄的第 90 百分位，以此判断胎儿的过度发育倾向，进而需要通过提前进行干预预防或降低巨大儿的发生风险。

14.2 导致巨大儿的高危因素

14.2.1 孕前超重肥胖导致巨大儿

超重或肥胖孕妇不良的代谢状况可产生不良的子宫胎盘环境，导致大于胎龄儿、巨大儿的出现[1]；有研究显示孕前肥胖妇女分娩巨大儿的风险是孕前体重正常妇女的 2.17 倍。

14.2.2 孕期体重增长过多导致巨大儿

来自临床研究的结果显示[2]，新生儿体重与孕妇的体重呈正相关，孕期体重增加越多，胎儿出生体重越重。妊娠中、晚期的增重速度与大于胎龄儿的发生风险呈正相关[3]。

14.2.3 妊娠合并糖尿病导致巨大儿

妊娠期高血糖与巨大儿的发生有密切关系，血糖水平越高越会增加巨大儿的发生风险，而且餐后血糖作用大于空腹血糖[4]。高血糖刺激胎儿胰岛 β 细胞增生肥大，胰岛素分泌增多，加快胎儿组织蛋白质及脂肪的合成，并抑制脂肪分解，使胎儿全身脂肪聚集，导致巨大儿的形成[5]。妊娠晚期胎儿胰岛素量与胎儿体积呈正相关[6]。因此没有经过控制的糖尿病性巨大儿的发生率高达 25% ～ 40%。

14.2.4 经产妇极有可能出现巨大儿

相比于未生产过的产妇而言，经产妇自身机体腹壁及子宫壁相对更加松弛，胎儿的生长空间较大，且周围环境对妊娠的关注度不足，营养供给失度，体重进而大幅度上升，与此同时也极有可能使得胎儿出现生长过度现象。

14.2.5 妊娠期高脂血症导致巨大儿

虽然在孕期特殊的生理、激素环境下，为了适应胎儿生长发育的需要，孕妇肠道吸收脂肪能力增强，会导致妊娠中、晚期生理性高脂血症，但国内外多项研究显示[7]，分娩巨大儿的孕妇其甘油三酯（TG）、总胆固醇（TC）水平及低密度脂蛋白胆固醇（LDL-C）水平显著高于分娩非巨大儿的孕妇，而高密度脂蛋白胆固醇（HDL-C）水平显著低于非巨大儿。国外研究显示妊娠 24～32 周的母体空腹甘油三酯水平与胎儿体重增长有直接相关性，这种影响独立于孕妇肥胖、体重增长及空腹血糖水平的影响[8]。孕期定期检测血脂水平，合理膳食，适当运动，控制血脂及体重增长，对降低巨大儿的发生率及改善母婴结局有重要临床意义。

14.2.6 巨大儿分娩史是重要危险因素

有研究发现，有巨大儿分娩史的孕妇再次分娩巨大儿的危险度较高（OR=4.9），提示巨大儿分娩史是再次妊娠时分娩巨大儿的重要危险因素。

14.2.7 分析导致巨大儿的其他因素并进行预防

分娩巨大儿的其他因素包括过期妊娠、父母身材高大、高龄产妇、男性胎儿、种族、民族因素等[9]。以上大于胎龄儿高危因素中除了父母身材高大、高龄、种族、胎儿性别、民族因素等无法进行干预之外，其他如血糖、血脂、体重等因素均可以通过合理营养、平衡膳食和适当运动干预进行早期科学管理，有助于防止胎儿过度发育倾向，预防巨大儿的发生。

14.3 巨大儿对母婴的危害

14.3.1 巨大儿对母体的危害

增加孕产妇的自身负担，孕妇容易出现呼吸困难、下肢浮肿、静脉曲张、耻骨联合分离等不适症状；产妇在分娩时因胎头过大，会阴产道可发生严重撕裂伤，严重时可发生子宫破裂；分娩困难造成产程延长，加之子宫过度膨胀，子宫肌纤维过度伸展而发生子宫收缩不良，可致产妇产后大出血[10]。巨大儿还可导致相对头盆不称等，这些不良因素均不利于正常分娩，增加难产及剖宫产的概率。

14.3.2 巨大儿对胎儿的危害

在分娩时由于巨大儿身体过胖、肩部过宽，通常会卡在骨盆里，通过勉强的牵拉过程易引发骨骼损伤；有时因为时间的延长，还会发生窒息，甚至死亡。在处理过程中会发生新生儿臂丛神经麻痹、面神经麻痹等，严重的可能导致终身残疾。出生后巨大儿还容易发生低血糖、红细胞增多症、高胆红素血症或其他疾病[11]。

14.3.3 巨大儿对子代远期健康状况的影响

宫内过度生长致胎儿代谢功能紊乱，通过生理和（或）表观遗传机制，存在遗传效应[12]，巨大儿将来在青春期和成年早期发生肥胖、2型糖尿病及其他代谢异常，如胰岛素抵抗、高血压和血脂异常以及行为问题和哮喘等的风险增加。

14.4 巨大儿的膳食预防

14.4.1 孕前超重肥胖者应减重后再怀孕

降低大于胎龄儿发生率的关口应前移，从孕前宣传教育开始就应强调超重或肥胖的危害，使备孕妇女及家属充分认识到大于胎龄儿的危害，提高孕前检查的依从性，孕前有意识地通过低能量平衡膳食和适量运动进行体重管理（具体详见本书第8章8.1孕前营养），将体重降至适宜水平，BMI控制在 $18.5 \sim 23.9 kg/m^2$

以内再考虑怀孕[13]。针对有巨大儿分娩史的孕妇，计划再次妊娠时应更注重降低孕前 BMI。

14.4.2　孕期应控制体重增加幅度

在孕早期加强对孕妇体重管理的宣教，教会其计算孕前 BMI，告知每位孕妇的合理增重范围；对超重及肥胖的孕妇（妊娠前 BMI ≥ 24kg/m²）加强管理，美国糖尿病协会推荐肥胖孕妇每日摄入能量（以标准体重计）低于 25kcal/kg（1kcal=4.184kJ），即减少能量需要 30% 左右，这样可以减少平均血糖水平和血浆甘油三酯水平，减少发生妊娠糖尿病的风险而不增加孕妇酮症的发生风险。2016年中国超重/肥胖医学营养治疗专家共同认为，肥胖孕妇应依据身高、体重、年龄、活动水平等进行个性化的膳食能量计划，以使体重适度增长，对于孕期体重增长，可参考 IOM 2009 年的推荐标准。考虑到不影响胎儿发育，中华医学会妇产科学分会产科学组建议孕早期最低能量不宜低于 1500kcal/d，孕中、晚期最低能量不宜低于 1800kcal/d。

举例：某孕妇身高 160cm，孕前体重 85kg，属于孕前肥胖（BMI=33.2kg/m²），现孕 24 周，属于孕中期，按照公式计算其标准体重为 160−105=55（kg），25kcal/kg×55kg+300kcal=1675kcal，低于 1800kcal，还是给予最低推荐量 1800kcal。

对体重增加过快者，首先对孕妇进行近 72h 的膳食及运动状况调查，包括摄入食物种类、能量及营养素的摄入情况，运动的时间、强度等；并分析体重增加过快的原因，结合孕期膳食宝塔对各大类食物的推荐范围，针对性调整孕妇膳食结构及摄入量，给出膳食指导方案。调整一周后再称量体重，根据体重增长情况再做能量摄入量调整。为避免体重过度波动，每次能量的调整幅度不应高于 200kcal/d。

在临床实践中，我们发现，体重增加过快的孕妇往往喜欢摄入一些高能量密度的食物，如主食喜食油条、油饼、锅贴、麻团等油炸的面食；蔬菜喜食土豆、芋头、南瓜等高淀粉根茎类食物；喜食甘蔗、香蕉、柿子、桂圆、荔枝、菠萝蜜、榴莲等高糖分水果，喜食香肠、咸肉、五花肉、筒子骨汤、老母鸡汤、蹄膀、肋排等高脂肪肉类食品；喜食巧克力、可乐、糖果、蜜饯、甜糕点、薯片、月饼、沙琪玛、葡萄干、柿饼、蜜枣、果汁、冷饮、奶茶、洋快餐等零食。

建议体重增加过快的孕妇应该把全谷物的杂粮作为日常膳食的组成部分，推荐每日的杂粮摄入量应当达到主食量的 30% 左右。此外，土豆、红薯、芋头等有较好的饱腹感，可以适当选用，但是应当作为主食，而不是蔬菜食用，注意替换掉部分精致主食，如一餐中吃 100g 红薯，就应该相应地减少摄入 25g 大米。

可以多食用西蓝花、豌豆苗、小白菜等绿色蔬菜，最好在就餐时先吃这些食物，能够增加饱腹感。多选择香菇、平菇、银耳、紫菜等菌藻类食物，既富含蛋白质、膳食纤维、多糖等营养成分，又起到辅助调节糖脂代谢的作用。尽量选择低糖分、低升糖指数的水果，如猕猴桃、樱桃、蓝莓、油桃、青苹果等，每日达到200～400g，可以放在上午及下午加餐时食用，可用黄瓜、西红柿等蔬菜替代部分水果。

可多选用高蛋白、低脂肪的水产品及海产品，如鱼、虾、贝类等，禽肉类应去皮食用，蛋每日50g，尽量选择牛瘦肉、猪瘦肉等红肉。一周建议食用一次动物血、一次动物肝脏，以补充铁质及多种维生素，防止贫血。牛奶300～500g/d，尽量避免全脂牛奶，以低脂牛奶或脱脂牛奶为宜。

坚果每天不超过10g，如葵花籽仁或开心果10g。应该控制好用盐量，每天摄入量应小于6g，为保证碘的摄入，应该食用加碘盐。注意尽量不吃含盐量多的腌制、烧烤食品，这类食品容易引起肾脏负担加重，诱发水肿及妊娠高血压疾病的发生。烹调油的用量每天应该控制在20～25g，宜选用大豆油、橄榄油、山茶油等烹调食物，避免油煎炸食物。尽量减少精制白糖、蜂蜜、红糖等调料的使用。

值得注意的是，体重增加过快的孕妇往往是喜欢进食一些能量密度高，但营养密度并不高的食物，所以体重增加快不代表其他微量营养素的摄入量也一定充足，临床观察发现不少体重增加过快的孕妇一样出现贫血、缺钙、维生素D缺乏等营养问题，所以在制定食谱时要充分考虑采用能量密度低一些，但营养密度高的食物，具体举例如表14-1所示。

该食谱能量为7570kJ（1811kcal），蛋白质为87.5g，脂肪为51g，碳水化合物为264g，三大产能营养素比例分别为蛋白质占19%，脂肪占25%，碳水化合物占56%，符合膳食指南要求。膳食纤维为24g，钙为1031mg，铁为21mg，锌为14mg，维生素A为1735μg RAE，维生素E为24.5mg，维生素 B_1 为0.9mg，维生素 B_2 为1.6mg，维生素C为147mg，除了维生素 B_1 和铁略微低于推荐量，其余营养素全部达到孕中期推荐量以上。蛋白质52%来源于动物性蛋白，属于优质蛋白；脂肪比例，动物性脂肪与植物性脂肪之比为1：2；三餐三点供能比分别为15%、11%、27%、9%、29%、9%。基本符合少吃多餐的原则，且早餐占比相对低于中、晚餐。

14.4.3　孕期血糖监测及管理

糖尿病性巨大儿是妊娠合并糖代谢异常最常见的并发症，使胎儿围生期和远期并发症显著增加。因此妇幼保健机构应在妊娠24～28周进行规范化口服葡萄糖

表 14-1　1800kcal 孕中期体重增加过快孕妇一日食谱　　　　　　单位：g

餐次	菜名	食物名称	数量
早餐	煮鸡蛋	鸡蛋	50
	小米稀饭	小米	50
	麻油拌西芹花生	芝麻油	2
		芹菜	100
		花生仁	5
早点	麦麸饼干	饼干	25
	樱桃	樱桃	200
午餐	清蒸鲈鱼	鲈鱼	75
	冬瓜海带汤	冬瓜	100
		海带	10
	西蓝花炒蘑菇	西蓝花	100
		蘑菇	50
	二米饭	稻米	40
		小米	35
	植物油	玉米油	10
午点	西红柿	西红柿	150
	无糖酸奶	酸奶	150
晚餐	红烧牛肉	牛肉	50
	芹菜香菇鸡脯肉	芹菜茎	100
		香菇	50
		鸡脯肉	25
	丝瓜豆腐汤	丝瓜	100
		豆腐	50
	红豆米饭	红豆	25
		粳米	50
	植物油	橄榄油	10
晚点	低脂奶	低脂奶	200
	全麦面包	全麦面包	25
其他	盐	精盐	6

注：数量是食物可食部分生重。

耐量试验（oral glucose tolerance test, OGTT），对确诊为妊娠糖尿病（gestational diabetes mellitus, GDM）或者糖尿病合并妊娠的孕妇及时进行医学营养治疗和指导，加强孕期保健和孕期血糖自我监测[14]，严密监测胎儿生长发育情况（具体营养管理方案参见本书第 10 章妊娠期高血糖的营养治疗及管理）。

对 OGTT 正常而孕晚期（妊娠 28 ～ 40 周末）出现胎儿生长过速情况的孕妇，应加强血糖监测，必要时再行 OGTT，以免漏诊。

14.4.4　孕期血脂监测及管理

研究证实孕妇的血脂可以通过胎盘刺激胎儿胰岛 β 细胞分泌胰岛素量增加，促进胎儿宫内生长发育。由于存在孕期生理性的血脂升高[15]，目前普通成人的正常血脂标准并不适用于孕期。但国内尚无孕期高脂血症的诊断标准，《高危孕产妇重症监测与治疗》[16] 建议孕 25 ～ 28 周 TG 应控制在（2.24±0.66）mmol/L ；孕 37 ～ 40 周 TG 应控制在（3.11±0.86）mmol/L。当出现胎儿生长过速的情况时，应及时监测孕妇的 TG、TC、HDL-C 及 LDL-C 水平，对 TG、TC 及 LDL-C 异常升高的孕妇应制定合适的能量控制措施，治疗的核心应是低脂、低升糖指数（glycemic index, GI）膳食，膳食脂肪、碳水化合物和蛋白质供能比应为 10% ～ 20%、45% ～ 65%、10% ～ 35%，需注意膳食搭配的平衡，既不增加必需脂肪酸的缺乏风险又不增加高碳水化合物诱导的高脂性胰腺炎发生风险（具体营养管理方案可参见本书第 12 章妊娠期高脂血症的营养防治）。

（戴永梅）

参考文献

[1] McDonald S M, Liu J H, Wilcox S, et al. Maternal physical activity prior to and during pregnancy does not moderate the relationship between maternal body mass index and infant macrosomia. Journal of Science and Medicine in Sport, 2019, 22(2): 186-190.

[2] Fang F, Zhang Q Y, Zhang J, et al. Risk factors for recurrent macrosomia and child outcomes. World J Pediatr, 2019, 15(3): 289-296.

[3] 徐冬梅，陈桂霞，张丽，等 . 妊娠期糖尿病中巨大儿的危险因素及预后 . 中国妇幼卫生杂志，2021, 12(2): 33-37, 41.

[4] Peng Y J, Fang Z Y, Zhang M H, et al. Predicting the risk of fetal macrosomia at pregnancy in Shandong province: A case-control study. The Journal of Maternal-Fetal & Neonatal Medicine, 2022, 35(25): 6260-6266.

[5] Bernea E G, Üyy E, Mihai D A, et al. New born macrosomia in gestational diabetes mellitus. Experimental and Therapeutic Medicine, 2022, 24(6): 1-12.

[6] Lovrić B, Šijanović S, Lešin J, et al. Diagnostic accuracy of modified Hadlock formula for fetal macrosomia in women with gestational diabetes and pregnancy weight gain above recommended. Journal of Perinatal Medicine, 2021, 49(7): 907-914.

[7] Liang N, Zhu H Y, Cai X P, et al. The high maternal TG level at early trimester was associated with the increased risk of LGA newborn in non-obesity pregnant women. Lipids Health Dis, 2018, 17(1): 294.

[8] Barbour L A, Hernandez T L. Maternal lipids, fetal overgrowth: Making fat from fat. Clinical Therapeutics,

2018, 40(10): 1638-1647.

[9] De Curtis M, Villani L, Polo A. High risk of macrosomia in newborns of immigrant mothers. Italian Journal of Pediatrics, 2020, 46(1): 8.

[10] Abramowicz J. The less spoken of extreme: Fetal macrosomia. Ultrasound in Medicine & Biology, 2019, 45: S29.

[11] 赵娜，米阳. 妊娠期糖尿病性巨大儿的研究进展. 基层医学论坛，2020, 24(1): 131-133.

[12] Yan J, Su R N, Zhang W Y, et al. Epigenetic alteration of Rho guanine nucleotide exchange Factor 11 (ARHGEF 11) in cord blood samples in macrosomia exposed to intrauterine hyperglycemia. The Journal of Maternal-Fetal & Neonatal Medicine, 2021, 34(3): 422-431.

[13] Hart T L, Petersen K S, Kris-Etherton P M. Nutrition recommendations for a healthy pregnancy and lactation in women with overweight and obesity – strategies for weight loss before and after pregnancy. Fertility and Sterility, 2022, 118(3): 434-446.

[14] Tartaglione L, di Stasio E, Sirico A, et al. Continuous glucose monitoring in women with normal OGTT in pregnancy. Journal of Diabetes Research, 2021, 2021: 9987646.

[15] Liberis A, Petousis S, Tsikouras P. Lipid disorders in pregnancy. Current Pharmaceutical Design, 2021, 27(36): 3804-3807.

[16] 刘长文. 高危孕产妇重症监测与治疗. 北京：人民卫生出版社，2012.

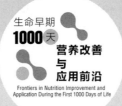

生命早期
1000天
营养改善
与
应用前沿

Frontiers in Nutrition Improvement and
Application During the First 1000 Days of Life

孕妇和乳母营养
Nutrition in Pregnant and Lactating Women

第 **15** 章

胎儿生长受限的营养支持及管理

胎儿生长受限（fetal growth restriction, FGR）是常见的产科并发症。在世界范围内，FGR 是死胎、新生儿发病率、新生儿死亡以及新生儿短期和远期患病率的首要原因[1]。往往在出生后表现为低出生体重儿（low birth weight, LBW）或小于胎龄儿（small for gestational age, SGA）。

15.1 胎儿生长受限的相关概念

15.1.1 FGR 的概念

受母体、胎儿胎盘等病理因素影响，胎儿生长未达到其应有的遗传潜能，表现为胎儿超声估测体重或腹围低于相应孕龄应有体重或腹围的第 10 百分位 [2]。

15.1.2 严重 FGR 的概念

超声估计胎儿体重或腹围在相应孕龄第 3 百分位以下。严重胎儿生长受限与不良妊娠结局相关 [1]。特别是胎儿脐动脉血流异常时（搏动指数＞第 95 百分位、舒张末期血流缺失 / 反向），常常预示胎儿宫内状况欠佳，与不良妊娠结局密切相关 [1]。

15.1.3 SGA 的概念

出生体重低于同胎龄第 10 百分位数的新生儿称为 SGA，包括病理性 SGA 和生理性 SGA[3]。2012 年儿童健康流行病学咨询组（Child Health Epidemiology Reference Group, CHERG）采用国际胎儿和新生儿生长研究联盟（21 世纪）（International Fetal and Newborn Growth Consortium for the 21st Centure, INTERGROWTH-21st）出生体重标准，含 14 项出生队列的研究发现，SGA 在中低收入国家的活产儿中为 19.3%，在发达国家中为 19%[4]。

15.1.4 LBW 的概念

LBW 是指足月胎儿出生时的体重低于 2500g[3]。

15.2 FGR 流行病学研究

FGR 发病率在发达国家为 5% ～ 15%，发展中国家为 10% ～ 55%，我国为 6.39%[3]。

15.3 对 FGR 进行疾病分类

15.3.1 根据胎儿的估计体重分类

胎儿体重或腹围估测 FGR 和严重 FGR 的方法，参见 15.1 胎儿生长受限的相关概念。

15.3.2 根据发病孕周分类

15.3.2.1 早发型 FGR（妊娠 32 周前发病）

早发型 FGR 的发病率约为 0.5% ～ 1%[1]，通常与不良妊娠结局相关[5]。与早发型子痫前期的病理机制相似。FGR 的病例中，染色体异常的发生率显著高于正常胎儿，特别是妊娠 24 周以内发生的 FGR，胎儿染色体异常的发生率更高，即使是孤立型（不伴有结构异常）的 FGR，胎儿染色体异常的发生风险都高于正常胎儿。早发型 FGR 无论是否有胎儿结构异常，都应接受遗传咨询和产前诊断[2]。还有研究显示以妊娠 24 周作为界限值，区分早发型和晚发型 FGR，发现无论是早发型还是晚发型 FGR，对胎儿进行染色体微重复微缺失拷贝数变异（copy number variation, CNV）检测，病理性检出率高于染色体核型异常的检出率[6]。

15.3.2.2 晚发型 FGR（妊娠 32 周后发病）

妊娠 24 周以后发生的 FGR，在排除染色体异常后，应更多考虑胎盘、脐带的因素[3]。鉴于晚发型 FGR 脐动脉和静脉导管多普勒血流参数多正常，更加难以准确判断预后，存在突然失代偿和死胎风险[7, 8]。

15.3.3 根据胎儿身体比例分类

胎儿生长发育分为三阶段，第一阶段（妊娠 17 周前），此阶段主要是细胞增殖；第二阶段为妊娠 17 ～ 32 周，此阶段细胞增殖伴体积增大；第三阶段为妊娠 32 周以后，以细胞增生肥大为主。因而也有综合病因、发病时间和胎儿体重进行的分类[3]。

15.3.3.1 内因匀称型

胎儿在体重、头围和身长三方面均受限。常见于染色体异常、病毒感染、大剂量放射线暴露等；匀称型 FGR 约占 FGR 总数的 20% ～ 30%[9]。这一类型 FGR 的主要病因是胎盘功能不足。妊娠早期孕妇大量吸烟、吸毒，既往有高血压、严重贫血或糖尿病等；宫内感染、胎儿染色体异常等都可能导致匀称型 FGR。胎儿非整倍体染色体异常是匀称型 FGR 的主要原因[10]。

15.3.3.2 外因非匀称型

由于母体或胎盘疾病，不能满足胎儿对营养的需求。胎儿将有限的能量、氧供、营养物质优先保障重要器官的需要，因而胎儿头部增长受影响较轻，下肢、腹围增长明显延迟；常见于子宫胎盘营养供应不足[9]；如妊娠期高血压疾病所致慢性胎盘功能不全。非匀称型 FGR 约占所有 FGR 病例的 70% ～ 80%。常发生于妊娠中、晚期，对这类 FGR 病例，在排除胎儿染色体异常、宫内感染和胎儿结构畸形后，应严密监测孕妇血压和尿蛋白，部分病例在妊娠较晚的时候发生子痫前期。

15.3.3.3 外因匀称型

部分外因非匀称型 FGR 病例，随病情加重，不能维持胎儿脑保护效应，最终发展成外因匀称型 FGR，主要是因为缺乏叶酸、氨基酸、微量元素或受到不良物质影响所致。

15.4 FGR 的病因

FGR 的病因包括母体因素、胎儿因素、胎盘因素和脐带因素。表 15-1 列举了 FGR 的常见病因[1]。

表 15-1　FGR 的常见病因

子宫胎盘灌注不足及胎儿营养欠佳

a. 母体因素

- 低氧血症（慢性肺部疾病，居住于高海拔地区）
- 贫血
- 吸烟，滥用可卡因、甲基苯丙胺
- 营养不良，增重不足
- 环境毒素：空气污染物，重金属（铅、汞），全氟辛酸

b. 胎盘因素

- 胎盘母体面血管灌注不良（梗死、纤维素沉着、慢性早剥）
- 胎盘胎儿面血管灌注不良
- 慢性胎盘炎症（如病因不明的绒毛炎）
- 限制性胎盘嵌合

c. 脐带因素
- 脐带扭转
- 脐带过长
- 脐带真结
- 单脐动脉
- 脐带边缘附着或脐带帆状附着

d. 胎儿因素
- 遗传学异常（染色体疾病、微缺失/重复、单位点突变、表观遗传疾病）
- 结构异常（先天性心脏病、腹壁裂等）
- 宫内感染（巨细胞病毒、弓形虫、疱疹病毒、梅毒螺旋体、寨卡病毒、疟原虫）
- 暴露于致畸原（药物，毒素）

15.4.1 母体因素导致 FGR

营养不良、妊娠合并症（孕前合并紫绀型心脏病、慢性肾病、高血压、糖尿病、甲状腺疾病、自身免疫性疾病等）及妊娠并发症，如子痫前期等。

15.4.1.1 孕妇营养状况

母体的营养状况与胎儿宫内生长密切相关，孕妇偏食、妊娠剧吐以及蛋白质、维生素及微量元素摄入量不足，胎儿出生体重与母体血糖水平呈正相关[3]。

15.4.1.2 妊娠合并症和并发症

（1）妊娠期甲状腺功能亢进 正常妊娠状态下，胎盘分泌大量雌激素，促进甲状腺结合球蛋白（thyroid binding globulin, TBG）的产生同时减少 TBG 的清除。总甲状腺素（T3 和 T4）水平可能增加，但游离甲状腺素（FT3、FT4）应维持在正常水平，或有些孕妇的游离 T4 水平会有所降低。胎盘分泌的人绒毛膜促性腺激素（human chorionic gonadotropin, HCG）与促甲状腺素（thyroid stimulating hormone, TSH）具有很高的同源性，结构相似，因此会在一定程度上抑制 TSH 的分泌。妊娠期甲状腺功能亢进与不良妊娠结局相关，包括流产、早产、妊娠高血压疾病、FGR、死产、低出生体重儿等。Luewan 等[11]于 2008～2011 年对 203 例诊断甲状腺功能亢进的孕妇进行队列研究，发现甲状腺功能亢进的孕妇发生 FGR、低出生体重儿、早产的风险更高，相对风险度分别为 1.3、1.4、1.3。母体甲状腺激素可以通过胎盘进入胎儿血液循环，增加基础代谢率，影响胎儿生长代谢。甲状腺激素合成和代谢与碘元素相关。世界卫生组织（WHO）推荐在妊娠期和哺乳期每日应摄取 250μg 碘。

根据中华医学会内分泌学会和中华医学会围产分会于 2019 年颁布的《妊娠和产后甲状腺疾病诊治指南》（第 2 版），中国女性妊娠早期 TSH 的上限界值为 4.0mU/L。妊娠不同阶段甲状腺激素的参考水平范围如表 15-2[12]。

表 15-2　中国妇女妊娠不同时期血清 TSH 和 FT4 参考范围（$P_{2.5} \sim P_{97.5}$）

试剂公司	TSH/（mU/L）			FT4/（pmol/L）			方法
	妊娠早期	妊娠中期	妊娠晚期	妊娠早期	妊娠中期	妊娠晚期	
DPC	0.13 ～ 3.93	0.26 ～ 3.50	0.42 ～ 3.85	12.00 ～ 23.34	11.20 ～ 21.46	9.80 ～ 18.20	化学发光免疫分析法
Abbott	0.07 ～ 3.38	0.34 ～ 3.51	0.34 ～ 4.32	11.30 ～ 17.80	9.30 ～ 15.20	7.90 ～ 14.10	化学发光免疫分析法
Roche	0.09 ～ 4.52	0.45 ～ 4.32	0.30 ～ 4.98	13.15 ～ 20.78	9.77 ～ 18.89	9.04 ～ 15.22	电化学免疫分析法
Bayer	0.03 ～ 4.51	0.05 ～ 4.50	0.47 ～ 4.54	11.80 ～ 21.00	10.60 ～ 17.60	9.20 ～ 16.70	化学发光免疫分析法
Beckman	0.05 ～ 3.55	0.21 ～ 3.31	0.43 ～ 3.71	9.01 ～ 15.89	6.62 ～ 13.51	6.42 ～ 10.75	化学发光免疫分析法
DiaSorin	0.02 ～ 4.41	0.12 ～ 4.16	0.45 ～ 4.60	8.47 ～ 19.60	5.70 ～ 14.70	5.20 ～ 12.10	化学发光免疫分析法
日本东曹	0.09 ～ 3.99	0.56 ～ 3.94	0.56 ～ 3.94	10.42 ～ 21.75	7.98 ～ 18.28	7.33 ～ 15.19	化学发光免疫分析法

注：1. TSH—促甲状腺素（thyroid stimulating hormone）；FT4—游离甲状腺素（free thyroxine）。
2. 引自妊娠和产后甲状腺疾病诊治指南（第 2 版）. 2019[12]。

（2）自身免疫性疾病　系统性红斑狼疮和抗磷脂综合征都是和不良妊娠结局密切相关的自身免疫性疾病。Xu 等 [13] 在一项 Meta 分析中，10 项包含 2976 例患者的临床研究均提示抗心磷脂抗体与 FGR 具有显著的相关性；4 项包含 2562 例患者的研究提示，抗 β2 糖蛋白抗体与 FGR 同样具有显著的相关性；狼疮抗体阳性未增加 FGR 的风险。这些自身免疫性疾病，使孕妇凝血功能亢进，绒毛血管内微血栓形成风险增加，影响母儿血氧交换，从而影响胎儿生长发育。高血压、子痫前期、慢性肾病等，会因为高血压、血管痉挛、蛋白质合成不足、胶体渗透压减低等，而成为胎盘血液灌注不良的影响因素，影响胎盘血液循环，从而影响胎儿正常生长发育。

15.4.1.3　生殖器异常

子宫畸形（子宫发育不良、双子宫、双角子宫、单角子宫、纵隔子宫等）、子宫肌瘤（黏膜下子宫肌瘤或肌壁间子宫肌瘤）、子宫腺肌病、宫腔粘连等，因空间不足，可能影响胎儿生长。

15.4.1.4 不良习惯

孕妇过度吸烟、酗酒、过量饮用咖啡、吸食毒品等，可导致子宫血管收缩，血供不足。Toriola 等[14] 在 2011 年发表的一项纳入 1343 名孕妇的研究，通过分析血清中激素水平发现吸烟母亲的孕酮水平比不吸烟母亲低 10%。吸烟者胎盘毛细血管体积分数减少，绒毛膜厚度增加，从而不利于胎盘内气体交换，尼古丁引起的血管痉挛，也会显著降低绒毛间的血液灌注[15]。Larsen 等[16] 对孕期吸烟和不吸烟的母亲进行胎盘形态学和体视学分析，发现虽然吸烟与不吸烟者胎盘总体积差异无显著性，但妊娠期吸烟会减少绒毛毛细血管的估算体积、表面积和计算长度，研究也证实吸烟母亲滋养层体积显著增加。最近的一项研究表明妊娠早期吸烟对 FGR 来说，风险大于孕前吸烟[17]。

15.4.1.5 多胎妊娠

多胎妊娠是 FGR 发生的重要因素，由于子宫的组织结构和循环血量特点、胎盘面积分布，可能发生选择性生长受限和双胎生长不一致，一胎生长受限。

双胎妊娠按照绒毛膜性分为双绒双羊和单绒双羊。两种绒毛膜性均可能发生 FGR，或双胎均生长受限，或一胎生长受限。FGR 发生的共性的原因依然是母体营养状况，特别是在双胎（多胎）妊娠情况下，对母体营养供给的要求更高；还有遗传因素和宫腔容积因素，宫腔容积限制胎儿大小，如果两胎儿总重偏大，则早产、低出生体重儿的发生风险增加；而且两胎儿的体重依赖于胎盘面积的分配，如果胎盘面积分配不均，则胎盘面积小的胎儿体重也会小于胎盘面积偏大的胎儿。

（1）双绒双羊-双胎生长不一致　双绒双羊双胎，胎盘间较少存在血管交通支，当一胎胎盘面积较小时，胎儿体重会受到胎盘面积的影响。如果一胎存在结构异常，则结构异常的胎儿发生 FGR 的可能性更大。当两胎儿体重相差较大时，小胎儿的死胎风险增加。

（2）单绒双羊-选择性生长受限　单绒双羊两胎儿共用一个胎盘，但胎盘有分隔，面积可能存在差异，在两胎盘间可能存在血管交通支，当血液循环不平衡时，一胎可能向另一胎输血，多数情况下，小胎儿为供血儿，大胎儿为受血儿。如不给予宫内治疗，进行血管交通支胎儿镜下激光凝结等，则死胎发生率大于 75%。

15.4.2 胎盘脐带因素导致 FGR

胎盘和脐带是母体和胎儿之间交换氧、营养物质、抗体、激素和代谢废物的器官。当胎盘发育异常时，如先天性小胎盘、轮廓胎盘、帆状胎盘、胎盘血管瘤、绒毛膜下血肿、前置胎盘、副胎盘、慢性胎盘早剥、胎盘梗死等；单脐动脉、脐带过细、脐带扭转或打结等，都会影响胎儿的生长发育，发生生长受限。

15.4.2.1 胎盘因素

（1）胎盘发育　受精后第 4 天，桑葚胚进入子宫腔，并开始分化为囊胚，在囊胚外层衍化出滋养细胞，以后形成胎盘和胎膜。妊娠最初的 3 个月是胎盘发育和形成的重要阶段。受精后第 6 天，囊胚开始植入子宫内膜；受精后 2 周左右，滋养细胞开始向蜕膜深层侵入，形成液泡并融合成腔隙，逐渐形成绒毛间隙。受精后 2～3 周，完成自初级绒毛到三级绒毛的衍生，绒毛内血管开始形成，在随后的 1～2 周内（自末次月经第一天开始计算，为第 6～7 周），子宫螺旋动脉开始重铸，母血进入绒毛间隙。在这一过程中，绒毛内血管对多种介质存在反应性。这些介质和因子包括肾素-血管紧张素系统、内皮素、血管舒张剂（如一氧化氮、硫化氢、一氧化碳）、组胺、5-羟色胺、前列腺素、利钠肽、甲状旁腺激素、肾上腺髓质素、胃促皮质肽，以及促肾上腺皮质激素释放激素等。如果在此期间，滋养细胞侵入过浅，或血管重铸不良，则影响胎盘后期发育，诱发子痫前期和 FGR[18]。

（2）胎盘异常　当胎盘附着位置异常，为前置胎盘或低置胎盘时，由于子宫下段血液供应相对不足，子宫内膜蜕膜化不足，胎盘的血液循环受到影响，常常导致 FGR；另有一种情况，是胎盘本身发育不良，为了给胎儿提供充足的营养和氧气，胎盘不断扩张，从而形成前置胎盘。

当胎盘形态异常时，如分叶胎盘、轮廓胎盘（纤维素沉积在胎盘周边，限制胎盘发育）、小胎盘等，因为胎盘和母体有效血氧交换面积不足，胎儿"营养不良"，体重小于相应孕龄。帆状胎盘、球拍胎盘，使脐带插入胎盘的位置异常，这两种情况下，由于脐带可能插入到绒毛板外，即与胎盘绒毛膜下血管连接，影响胎儿胎盘的血液交换，从而导致 FGR[19]。

正常情况下，胎盘屏障会隔离母体和胎儿的血液循环，当胎盘实质和胎盘后出血、绒毛间血栓和梗死，或绒毛膜受损，较多胎儿红细胞可能进入母体循环，造成胎儿慢性失血，胎儿表现为生长受限、水肿、死胎。这种情况也可见于前置胎盘病例。

慢性胎盘早剥：一些孕妇在妊娠早期出现阴道出血，经超声检查，发现存在胎盘早剥或胎膜剥离。随后，胎盘早剥不再发展，胎膜后血肿逐渐吸收，但微血栓的形成、绒毛受损，会严重影响胎盘的有效交换面积，发生羊水过少或 FGR，这种情况也见于胎盘梗死，由于感染、血栓因素，胎盘出现散在的梗死灶，甚至整个小叶纤维化。Elsasser 等[20] 对 162 例发生早剥的胎盘进行病理分析，发现急性病变包括绒毛膜羊膜炎、脐带炎、急性蜕膜炎、胎膜粪染、绒毛间质出血和绒毛水肿。慢性病变包括慢性蜕膜炎、蜕膜坏死、蜕膜血管病、胎盘梗死、绒毛发育不良（延迟或加速成熟）、含铁血黄素沉积、绒毛间血栓和慢性绒毛炎。唯一与胎盘早剥相关的慢性组织学损害是胎盘梗死。也会发生 FGR 的一种较为少见的情况是胎盘染色体嵌合，称为限制性胎盘嵌合。尽管胎儿染色体未见异常，但与胎儿染色体不同的胎盘呈现染色体嵌合现象，影响胎盘功能，可能会导致胎盘功能低下、FGR 和死胎[21]。

15.4.2.2 脐带因素

脐带是母体和胎儿之间转运营养成分和代谢产物的重要通道。正常脐带长度为 30 ~ 70cm，临床病例报道脐带过长除可能发生脐带缠绕、打结等，还可能与 FGR 相关[22, 23]。通常脐带内血管呈螺旋状盘绕，避免脐带受压或受牵拉，但有部分胎儿的脐带螺旋不足或螺旋过密，这两种情况均与 FGR 具有相关性。研究显示与脐带过度螺旋相关的临床表现中，10% 为 FGR，低螺旋指数组，FGR 的比例是 15%[24, 25]。另一项研究比较了低螺旋指数（< 0.26）、正常螺旋指数和螺旋指数过高（> 0.46）组的 FGR 发生率，发现脐带过度螺旋与 FGR 的相关性具有显著意义（P=0.0323）[26]。

15.4.3 胎儿因素导致 FGR

常见于胎儿早期不良物质暴露、病毒感染，或胎儿结构异常、染色体异常。多项研究和指南指出，在 FGR 中，有 5% ~ 20% 是因为染色体异常，包括非整倍体、单亲二倍体、单基因突变、染色体部分缺失或重复、环状染色体和异常基因组印记[9, 27, 28]。20 世纪 90 年代，有学者发现 FGR 病例中染色体异常最常见的是第 13 号、第 18 号三体，也有较为罕见的第 17 号三体，近年来随着对医学遗传学研究的深入，发现一些染色体片段的缺失和重复也是 FGR 的发生原因[29-33]。与对照组相比较，FGR 染色体微阵列分析（chromosomal microarray analysis, CMA）发现更多染色体结构异常（29.4% $vs.$ 3.4%，P=0.001）[34]。胎儿宫内巨细胞病毒感染、水痘-带状疱疹病毒感染、单纯疱疹病毒感染、梅毒螺旋体感染也是 FGR 的发生原因，另外，胎儿结构异常，如先天性心脏病等也是 FGR 发生的重要原因。梅毒螺旋体感染后，胎盘炎症是 FGR 和死胎发生的重要因素，也会影响胎儿的正常生长发育。巨细胞病毒、单纯疱疹病毒等感染胎儿，会导致胎儿神经系统、骨骼、眼、耳和皮肤等发育异常，同时导致 FGR 发生。

15.5　FGR 的筛查

15.5.1　排除危险因素

询问病史，排除高危因素：包括母体年龄≥40岁、初产妇、体质指数<20kg/m²或>25kg/m²、两次妊娠间隔过短、药物滥用、吸烟、子宫畸形、每天高强度运动等。不良妊娠史包括 FGR 妊娠史、子痫前期史、胎盘早剥史和死胎死产史等。妊娠合并症和并发症包括糖尿病合并血管病变、肾功能中重度受损（尤其是合并高血压时）、抗磷脂抗体综合征、高血压、严重的慢性贫血、严重的孕早期出血史等[1]。

15.5.2　进行体格检查

对子宫底高度进行连续动态测量，当测量结果小于该孕周应有宫高 3cm 时，应考虑 FGR 的可能。宫高检测 FGR 的敏感性为 17%～86%，随孕龄增加敏感性增加，其敏感性从孕 24 周的 3% 增至孕 40 周的 20%[1]。

15.5.3　母体血清学筛查

也有人通过血清学筛查妊娠相关血浆蛋白、胎盘生长因子和甲胎蛋白血清水平来筛查 FGR，但总体来说，通过血清标记物筛查 FGR 的敏感度较低。

15.5.4　子宫动脉血流筛查

中华医学会围产医学分会胎儿医学学组、中华医学会妇产科学分会产科学组在《胎儿生长受限专家共识（2019 版）》中指出：为探讨早、中、晚孕期子宫动脉血流对 FGR 的预测价值，一项 Meta 分析纳入了 61 项相关研究，共 41131 例孕妇，其中 3723 例（9.05%）发生 FGR。结果提示，在子痫前期低危和高危人群中，孕中期子宫动脉搏动指数增高伴切迹预测 FGR 的敏感度分别为 12% 和 45%，特异度分别为 99% 和 90%；预测严重 FGR（指小于第 3 或第 5 百分位的 FGR）的敏感度分别为 23% 和 42%，特异度分别为 98% 和 80%。因此，无论高危或低危人群，在孕中期用子宫动脉血流预测 FGR 尽管特异性较高，但敏感性均较低。妊娠早期通过子宫动脉血流预测 FGR 的准确度低于孕中期筛查，不推荐通过常规子宫动脉血流检测来预测 FGR。

15.6 FGR 的诊断

15.6.1 核对孕龄

认真询问孕妇既往月经规律、可能的受孕日，根据孕早期超声测量胎儿顶臀长的结果来推算末次月经的时间。

15.6.2 观察胎儿生长速度

妊娠中期发现胎儿小于相应孕龄后，除超声测量胎儿双顶径、头围、腹围和股骨长外，还应每 2 ～ 3 周复查一次，观察胎儿的生长速度。

在妊娠 8^{+6} 周及之前测定的胎儿顶臀长（crown-rump length, CRL）是计算妊娠时间最准确的生物测量参数（±5d）。在妊娠 9^{+0} 周至 13^{+6} 周时，CRL 的准确性轻微下降，误差范围为 ±7d。

① CRL < 25mm 时，孕龄（d）=CRL（mm）+42[35]；

② 如果 CRL > 84mm，应使用双顶径或头围评估孕龄[36]。

以下为胎儿与其体重以及各孕周胎儿生物指标参考值，第 3、第 50 和第 97 百分位的估测胎儿体重与 INTERGROWTH-21st 胎儿出生体重比较如图 15-1 所示。

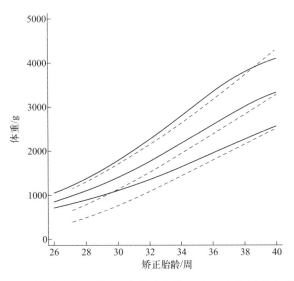

图 15-1　估测胎儿体重（—）和出生体重（---）比较的曲线[37]

不同孕周胎儿双顶径、头围、腹围、股骨长参考值分别见表 15-3～表 15-6。

表 15-3　不同孕周胎儿双顶径参考值[38]

孕周 / 周	双顶径（不同百分位）/mm								
	2.5	5	10	25	50	75	90	95	97.5
14	23	24	24	26	27	28	29	30	31
15	26	27	27	29	30	31	32	33	34
16	29	30	30	32	33	35	36	37	38
17	32	33	33	35	36	38	39	40	41
18	35	36	37	38	40	41	43	44	45
19	38	39	40	42	43	45	46	47	48
20	41	42	43	45	47	48	50	51	52
21	44	45	46	48	50	52	53	54	55
22	47	48	50	51	53	55	57	58	59
23	50	52	53	55	57	59	60	61	62
24	53	55	56	58	60	62	64	65	66
25	56	58	59	61	63	65	67	68	69
26	59	60	62	64	66	68	70	71	72
27	62	63	65	67	69	71	73	74	75
28	64	66	67	69	72	74	76	77	78
29	67	68	70	72	74	76	78	80	81
30	69	71	72	74	77	79	81	82	83
31	71	73	74	76	79	81	83	85	86
32	73	75	76	79	81	83	86	87	88
33	75	77	78	81	83	86	88	89	90
34	77	79	80	83	85	88	90	91	92
35	79	80	82	84	87	89	92	93	94
36	80	82	84	86	89	91	93	95	96
37	82	84	85	88	90	93	95	96	97
38	84	85	87	90	92	95	97	98	99
39	85	87	89	92	94	96	99	100	101
40	87	88	90	93	96	98	100	101	102

表 15-4　不同孕周胎儿头围参考值[38]

孕周/周	头围（不同百分位）/mm								
	2.5	5	10	25	50	75	90	95	97.5
14	86	88	91	95	100	104	107	110	112
15	97	99	102	106	111	115	119	122	124
16	108	111	114	118	123	128	132	134	137
17	120	123	126	130	135	140	144	147	149
18	132	135	138	143	148	153	157	160	162
19	145	147	150	155	161	166	170	173	175
20	157	159	163	168	173	179	183	186	188
21	169	172	175	180	186	191	196	199	201
22	181	184	187	193	198	204	209	212	214
23	193	196	199	205	210	216	221	224	227
24	204	207	211	216	222	228	233	236	239
25	215	218	222	227	233	239	245	248	251
26	225	228	232	238	244	250	256	259	262
27	234	238	242	248	254	261	267	270	273
28	243	247	251	257	264	270	277	280	283
29	251	256	260	266	273	280	286	290	293
30	259	264	268	274	281	288	295	299	302
31	266	271	275	282	289	296	303	307	311
32	273	278	282	289	296	304	311	315	318
33	279	284	289	295	303	311	318	322	326
34	285	290	295	302	309	317	324	328	332
35	291	296	300	307	315	323	330	335	338
36	296	301	306	313	321	329	336	340	344
37	302	306	311	318	326	334	341	345	349
38	307	311	315	324	332	339	347	350	354
39	313	316	320	329	337	344	352	355	359
40	319	321	325	334	342	350	357	360	363

表 15-5　不同孕周胎儿腹围参考值[38]

孕周 / 周	腹围（不同百分位）/mm								
	2.5	5	10	25	50	75	90	95	97.5
14	69	71	73	77	81	86	89	92	95
15	79	81	83	87	92	96	100	103	106
16	89	91	93	98	103	108	112	115	118
17	99	102	104	109	114	119	124	127	130
18	110	113	116	121	126	131	136	139	142
19	121	124	127	132	138	143	148	152	155
20	132	136	139	144	150	155	161	164	167
21	143	147	150	156	162	168	173	177	180
22	154	159	162	167	173	180	186	189	193
23	165	170	173	179	185	192	198	202	205
24	176	181	184	190	197	203	210	214	217
25	186	191	195	201	208	215	222	226	229
26	196	201	205	212	219	226	233	238	241
27	206	211	215	222	230	237	245	249	253
28	215	220	225	232	240	248	256	260	264
29	224	229	234	242	250	258	266	271	276
30	233	238	243	251	260	269	277	282	287
31	241	246	252	260	269	279	287	292	298
32	249	254	260	269	279	288	298	303	308
33	257	262	269	278	288	298	308	313	319
34	265	270	277	287	298	308	318	324	330
35	273	279	286	297	307	318	329	335	342
36	282	287	294	306	317	329	340	346	353
37	290	296	304	316	328	340	352	358	365
38	299	306	313	326	338	351	364	371	378
39	309	316	324	337	350	363	377	384	392
40	319	327	335	349	363	377	391	399	406

表 15-6　不同孕周胎儿股骨长参考值 [38]

孕周 / 周	股骨长（不同百分位）/mm								
	2.5	5	10	25	50	75	90	95	97.5
14	10	11	11	12	14	15	16	16	17
15	13	13	14	15	16	18	19	19	20
16	16	16	17	18	19	21	22	22	23
17	19	19	20	21	23	24	25	25	26
18	22	22	23	24	26	27	28	28	29
19	25	25	26	27	28	30	31	31	32
20	27	28	29	30	31	32	33	34	35
21	30	31	31	33	34	35	36	37	38
22	32	33	34	35	36	37	39	39	40
23	34	35	36	37	38	40	41	42	42
24	36	37	38	39	41	42	43	44	45
25	38	39	40	41	42	44	45	46	47
26	40	41	42	43	44	46	47	48	49
27	42	43	43	45	46	47	49	50	51
28	43	44	45	46	48	49	51	52	52
29	45	46	47	48	49	51	52	53	54
30	46	47	48	50	51	53	54	55	56
31	48	49	50	51	53	54	56	57	58
32	49	50	51	53	54	56	57	59	59
33	51	52	53	54	56	58	59	60	61
34	53	53	54	56	58	59	61	62	63
35	54	55	56	57	59	61	62	63	64
36	55	56	57	59	61	62	64	65	66
37	56	57	58	60	62	64	65	66	67
38	57	58	59	61	63	65	66	67	68
39	58	59	60	62	64	65	67	68	69
40	57	58	60	62	64	66	68	69	69

15.7 FGR 的膳食营养支持与管理

一旦确诊 FGR，应尽快查找可能的原因，制定母儿监测和管理方案。

15.7.1 改善孕妇生活方式

了解孕妇的生活、工作环境，帮助其寻找和判断与 FGR 发病可能的相关因素。建议孕妇作息规律，避免接触有毒有害物质或放射性物质，戒烟或者尽可能减少吸二手烟的机会。没有充分证据支持卧床休息、吸氧，增加进食量可改善 FGR，但当发现 FGR 后应避免重体力劳动或长时间卧床休息，建议夜间尽可能采用侧卧位，有助于改善胎盘血供。正常情况下，如果没有孕期运动的禁忌证，建议开展规律的孕期运动。

15.7.2 进行孕期体重管理

孕期体重增长可以影响母儿的近远期健康。孕期体重增长不合适与胎儿生长受限、早产儿、低出生体重等不良妊娠结局有关，因此要重视孕期体重管理。2009 年 IOM 发表了基于不同体质指数的孕期体重增长建议，尽管该推荐并没有考虑年龄、孕产次、吸烟、种族等因素，对多胎妊娠孕期增重建议的证据也不够充分，但目前该建议仍是临床开展孕期体重管理的基础。应当在第一次产检时确定 BMI [体重（kg）/ 身高 ^{2}（m^2）]，提供个性化的孕期增重、膳食和运动指导，监护产科并发症和胎儿生长情况。

低体重的育龄妇女会增加 FGR 的发生风险，备孕妇女可以通过平衡膳食和适当运动来调整体重，使 BMI 达到 18.5 ～ 23.9kg/m^2 范围。对于低体重（BMI ＜ 18.5kg/m^2）的备孕妇女，可以通过适当增加食物量来增加能量摄入量，每天有 1 ～ 2 次加餐，如主食 50g（包子、面包等）或者牛奶 200g，坚果一小把。此外经常保持规律运动，可以帮助消化，促进胃肠道对营养素的吸收能力，提高肌肉含量，也可帮助增加体重。

孕期运动是体重管理的另一项措施。通过运动能增加肌肉力量和促进机体新陈代谢；促进血液循环和胃肠蠕动，减少便秘；增强腹肌、腰背肌、盆底肌的能力；锻炼心肺功能，释放压力，促进睡眠。根据个人喜好可选择一般的家务劳动、散步、慢步跳舞、步行上班、孕妇体操、游泳、骑车、瑜伽和凯格尔（Kegel）运动等形式。但孕期不适宜开展跳跃、振动、球类、登高（海拔 2500m 以上）、长途旅行、长时间站立、潜水、滑雪、骑马等具有一定危险的运动。

15.7.3 进行 FGR 孕期管理

① 胎动计数。自我监测胎动很重要，宣教时要指导如何进行胎动计数。

② 定期胎心监护和生物物理评分。

③ 动态性胎儿多普勒超声脐血流监测和胎儿生长发育指标的监测。

④ 母亲生命体征监测。FGR 可能是产科合并症或并发症的首发临床表现，例如子痫前期，在出现高血压和蛋白尿之前已经有 FGR 的临床特征。因此监测 FGR 胎儿的同时，必须密切关注母亲体重、血压、蛋白尿等变化。

⑤ 适时终止妊娠。FGR 终止妊娠的时机取决于其发病相关因素、孕龄和母胎监护的结果。美国妇产科医师学会、美国母胎医学会在 2019 年 1 月颁布的《FGR 临床实践公告》中指出：孤立性的 FGR 可在 38 ～ 39^{+6} 周分娩；伴有其他危险因素的 FGR（羊水过少、脐动脉血流频谱异常、母亲的危险因素，或者多个危险因素共存）可在 32 ～ 37^{+6} 周终止妊娠，其中伴有脐动脉舒张末期血流反流的严重 FGR 可能需要于较早孕周终止妊娠；监测过程出现胎儿宫内缺氧征兆时应及时终止妊娠，尽可能避免胎死宫内情况的发生；需在 34 ～ 35 周前终止妊娠者应尽可能抓住时机完成促胎肺成熟的治疗，如果妊娠 34 ～ 36^{+6} 周之前没有用过促胎肺成熟治疗且预计 1 周内早产者也可用一个疗程的糖皮质激素；需要 32 周之前终止妊娠者可考虑用硫酸镁予以新生儿脑保护治疗。一般来讲，如果监测过程中出现脐动脉舒张末期血流缺失且孕周已达 34 周，应该终止妊娠；出现脐动脉舒张末期血流反流且孕周已达 32 周，也应尽快终止妊娠。如果仅为脐动脉的 S/D 比值升高，但舒张末期血流一直存在，在胎心监护好的情况下可以期待至 37 周终止妊娠。此外，如果合并其他的产科合并症或并发症者，要根据病情综合考虑分娩时机。

15.7.4 FGR 膳食营养支持

随着生活水平的提高，无论是孕妇本人还是家庭，都会较孕前更关注营养问题，大多数都会摄入所谓营养丰富的含蛋白或脂肪较多的食物，特别是临床上怀疑或诊断为 FGR 后，普遍会认为胎儿发育慢与平时的营养摄入不足有关，会更加强调要多摄入高蛋白的食物等，包括一些医务人员也会简单地嘱咐孕妇增加营养。但如何增加营养物质的摄入、如何实施精细化的膳食摄入指导却是临床需要考虑的问题。因此产科医护人员需要掌握扎实的、基础的、科学的孕期营养知识，才能在产检过程中给出合理的建议。

15.7.4.1 孕期基本营养及能量需要

（1）能量 孕期总能量的需要量增加，包括提供胎儿生长、胎盘发育、母体组织增长、蛋白质和脂肪的储存以及增加代谢所需要的能量。妊娠早期不需要额外增加能量，但摄入最低不宜低于 1500kcal/d（6276kJ/d）。妊娠 4 个月后至分娩，在原基础上每日增加能量 300kcal。我国居民的主要能量来源是主食，孕妇每天应摄入主食不少于 200～225g。

（2）蛋白质 孕期对蛋白质的需要量增加，妊娠早期不需要额外增加蛋白质，推荐量为 55g/d；孕中、晚期胎儿生长加速，需要增加蛋白质的供给，中期增加 15g/d，晚期增加 30g/d，推荐量分别为 70g/d、85g/d。妊娠各个时期的蛋白质摄入量最低不宜低于推荐量的 10%。蛋白质的主要来源是动物性食品如鸡蛋、奶制品等，孕妇每天应摄入约 150～250g 鱼、250～500g 奶制品。充足的蛋白质对胎儿的发育至关重要，适当增加蛋白质的摄入，蛋白质供能应占总能量的 15%～20%，其中动物性蛋白供能至少占蛋白质供能的 1/3。在一项针对慢性肾脏疾病妊娠女性的研究中发现，妊娠期间以植物性食物为基础、适量限制蛋白质摄入的膳食与早产和 SGA 的发生风险降低有关 [39]。新生儿出生体重的 7.2%～12.7% 由女性在孕 6 周、10 周和 26 周摄入的宏量营养素来提供；在妊娠前及孕 10 周、26 周、38 周，孕妇蛋白质摄入量每增加 1g，新生儿出生体重显著增加 7.8～11.4g[40]。在妊娠前和妊娠期间营养良好的女性膳食对新生儿出生体重有显著影响，蛋白质是影响最大的宏量营养素。妊娠早期的蛋白质摄入量与出生体重呈正相关，与出生后 6 个月至 5 岁的体重百分位数呈负相关 [41]。每天每增加 1 杯牛奶（250mL），新生儿出生体重就增加 41g（95%CI：14.0～75.1g）[42]。牛奶摄入的频率与出生体重呈正相关 [43]。妊娠早期大量摄入蛋白质是否会对胎儿-婴儿-儿童期的生长发育机制产生影响，仍值得进行深入研究。妊娠晚期，母体的蛋白质摄入量每增加 10g/d，新生儿的出生体重就减少 17.8g[44]。同时，在较大出生体重的新生儿中，母体蛋白质摄入量与新生儿的出生体重指数呈负相关 [44]。也有研究认为，妊娠期间母体宏量营养素的摄入与婴儿出生体重无关，但是较低的蛋白质摄入量与其男性子代出生时较高的身长与较低的体质指数相关 [45]。为了探讨母体蛋白质摄入量与胎儿生长发育之间的关系，日本开展了一次大样本的研究，发现母体蛋白质摄入量与胎儿生长呈反 U 形曲线关系，提示蛋白质对出生体重的影响是非线性的，满足所有宏量营养素最低要求的均衡膳食是避免胎儿生长受限的理想选择 [46]。妊娠期蛋白质的摄入对胎儿生长发育的影响存在异质性，这可能与各研究的样本量、研究对象间存在的地域 / 种族 / 遗传差异等有关。另外，由于大多数研究采用食物日记的方法调查蛋白质的摄入量及种类，可能存在一定的主观偏倚性。最后，这些研究结果也提示，高蛋白质膳食有可能影响胎儿的体成分。此外，妊娠期间较低的蛋白质摄入量可能与早产有关[47]。

（3）碳水化合物　作为提供能量的主要物质，宜占总能量的 50% ～ 60%。孕中、晚期，每天至少要保证 175g 碳水化合物的摄入。碳水化合物（carbohydrate）是供能营养素之一，每克葡萄糖产能 4kcal。孕中期母体碳水化合物的摄入对妊娠总体重增加和新生儿出生体重有显著影响[48]，妊娠晚期母体较高的碳水化合物摄入量与婴儿期和儿童早期较高的 BMI 有关[49]。妊娠早期摄入碳水化合物较高的女性，或者在妊娠中期摄入游离脂肪酸较高的女性，其子代患有肥胖的概率较高[50]。在 16 周和 28 周碳水化合物较低的摄入量与孕周延长有关[51]，而延长的孕周会增加新生儿的出生体重。上述研究表明妊娠期碳水化合物的摄入与胎儿 / 新生儿体重之间存在联系。这种联系与碳水化合物和血糖 / 胰岛素抵抗 /GDM/HDP/ 肥胖 / 妊娠期增重等问题有关。

关于妊娠期碳水化合物摄入量的问题一直存在争议。虽然 IOM 建议妊娠期间摄入碳水化合物应当 ≥ 175g/d，但低碳水化合物膳食（摄入量＜ 175g/d，或供能＜ 40% 总能量）的情况在妊娠期也较为常见。膳食中碳水化合物供能比在 47% ～ 70% 之间就能够维持正常胎儿生长发育，但若母体总能量摄入不足就会与胎儿生长迟缓独立相关[52]。另外，越来越多的证据表明，即使是较高的碳水化合物摄入量（供能占总能量的 60% ～ 70%）也能够控制母体的血糖水平，但这种高碳水化合物膳食主要特征为低 GI、低添加糖、高膳食纤维[52]。妊娠期间摄入的碳水化合物供能占比与后代的出生体重、肥胖或心律变异性无关，但是较高的膳食纤维摄入量和较低的 GI 均与新生儿较高的心律变异性有关[53]。妊娠期间摄入高碳水化合物、高 GI 膳食会导致胎盘过度生长[54]。在妊娠大鼠模型中发现，妊娠早期给予低蛋白、高碳水化合物饲料饲喂将会增加母体呼吸商和内脏脂肪，这与非孕期大鼠完全相反，可能与游离脂肪酸水平有关。这种机体代谢的变化导致葡萄糖代谢增强，推测可能是胎儿和母亲在妊娠早期对能量需求的补偿机制[55]。在所有的宏量营养素中，多糖与出生体重的相关性最强，这与能量摄入和其他协变量无关[56]。上述研究提示，妊娠期间可能应当将关注的重心放在摄入碳水化合物的构成上（如 GI、碳水化合物的种类），将更有利于控制胎儿体重及母体的代谢，而不是一味地限制碳水化合物的摄入量。需要注意的是，妊娠期间的低碳水化合物膳食存在导致微量元素缺乏的风险。膳食中能量摄入量与微量营养素的摄入量呈正相关，GI 和淀粉的摄入量与微量营养素的摄入量呈负相关，因此，膳食低 GI 利于机体将微量营养素维持在正常水平[52]。

然而，高碳水化合物膳食的低收入人群中 LBW 和 SGA 发病风险升高[57]，这可能与研究对象的经济状况有关。在资源匮乏地区，母体摄入碳水化合物量与新生儿的身长和腹围呈负相关 [43]。与蛋白质、脂肪等相比较，碳水化合物更容易获得。高碳水化合物膳食提供了大部分能量，进而减少了蛋白质、脂肪的摄入量，影响了胎儿的生长发育。然而，也有文献报道，新生儿肥胖（而非出生体重）与母亲摄入的总脂肪、饱和脂肪、不饱和脂肪和总碳水化合物（而不是蛋白质）独立相关，这表明大多数形式的能量摄入增加都有助于胎儿脂肪堆积 [58]。推测其原因，高碳水化合物膳食会诱发机体脂肪合成的激活，妊娠期间脂肪组织增多与胰岛素抵抗、全身低度炎性反应、胎盘脂肪含量增多等情况密切相关，可导致胎盘功能障碍，进而影响母体-胎盘-胎儿途径的营养转运。

（4）脂肪　脂肪占总能量的 25% ~ 30%，过多摄入会导致超重肥胖，易引起妊娠并发症，但是已经证实长链不饱和脂肪酸有助于胎儿的脑部和眼睛的发育，所以适当多吃鱼类等水产品（尤其是海鱼类）、核桃等食物有一定的好处。妊娠期间应当适当限制饱和脂肪酸含量高的食物，饱和脂肪酸摄入量不应超过总摄入能量的 7%，单不饱和脂肪酸宜大于总能量的 12%，减少反式脂肪酸摄入量。妊娠晚期的母体血清 TG 水平与新生儿出生体重呈正相关 [59]。在妊娠中期，母体的脂肪、饱和脂肪酸和不饱和脂肪酸的摄入量分别与新生儿体脂的百分比呈正相关，这表明妊娠中期是胎儿脂肪代谢的关键时期，是营养干预的重要窗口期 [60]。在另一项研究中也证明母体多不饱和脂肪酸的摄入量与新生儿出生体重呈正相关 [61]。较低的饱和脂肪酸和 n-3 多不饱和脂肪酸的摄入量分别与较低的出生体重、SGA 风险增加有关，α-亚麻酸摄入量降低与 SGA 风险升高有关 [62]。在资源匮乏地区，母体的脂肪摄入量与新生儿身长、腹围呈正相关 [43]。

此外，在妊娠后半期补充 n-3 多不饱和脂肪酸的二十二碳六烯酸（DHA）600mg/d（vs. 460mg/d）能够延长孕周，并与新生儿出生体重、身长及头围增加有关，同时降低了小于 34 周的早产风险 [63]，后续的研究发现，每日摄入 DHA 600mg 也与 LBW 和 VLBW（极低出生体重儿）的风险降低有关 [64]。妊娠晚期不吃鱼和二十碳五烯酸（EPA）摄入量低的女性患 LBW 的风险均增高 [65]。n-6 脂肪酸也是一种长链不饱和脂肪酸，有研究认为母体的 n-6 脂肪酸摄入量升高与新生儿的出生体重和身长呈负相关 [66]。有学者对 11 项与 DHA/EPA 有关的研究进行分析后得出结论，DHA/EPA 补充剂与任何评估的婴幼儿认知参数或新生儿出生体重之间没有发现显著关联。其认为结果不确定的原因可能是每个评估类别的样本量小，纳入研究的质量可疑，以及难以可靠地评估幼儿的认知表现。同时，血液中 DHA 的水平大多不具有可比性，遗传和环境因素的影响也无法评估 [67]。

（5）维生素　维生素是调节身体代谢及维持多种生理功能所必需，也是胎儿生长发育所必需，尤其在胚胎发育的早期，供给不足或过量都可能导致胎儿发生畸形的概率增加，孕中、晚期胎儿快速成长对维生素的需要量也增加，因此整个孕期都需要增加维生素的摄入。如维生素 D，在妊娠早、中、晚期缺乏均可增加低出生体重和小于胎龄儿的发生风险，其发生机制仍不清楚，可能与其具有抗炎活性，而胎盘炎症与胎儿宫内发育迟缓有关。有效的单一微量营养素干预措施的例子包括叶酸预防神经管缺陷、碘预防克汀病、锌降低早产发生风险、铁降低 LBW 发生风险，叶酸和维生素 D 也可能有助于增加出生体重。多种微量营养素补充剂可降低 LBW、SGA 或死产的发生风险，并已有很多干预试验结果证明妊娠期间补充微量营养素的合理性。然而，即便广泛的机制和相关性研究将多种微量营养素与合理的母胎健康关联起来，但在研究中发现，其临床受益往往很少 [68]。究其原因，可能与人口背景有关，对出生体重而言，不同的国家、种族、遗传、文化背景可能是最为复杂的影响因素。

在资源匮乏的地区，维生素 C 的摄入量与出生体重呈正相关（$\beta=1.4g/mg$，95%CI：0.5 ～ 2.3g/mg）[43]。维生素 B_{12} 和叶酸是正常胚胎发育所必需的微量营养素，妊娠期间维生素 B_{12} 缺乏较为常见。有研究认为，母体维生素 B_{12} 水平随着妊娠的进展而逐渐降低，但与 LBW 无明确的关联性 [69]，或者维生素 B_{12} 和叶酸水平与出生体重之间未发现相关性 [70]。也有研究持相反的意见，认为维生素 B_{12} 缺乏不仅与 LBW 风险升高有关，同时与较高的早产风险相关 [71]。在一项中国人群的研究中发现，与母体维生素 E 水平正常的女性比较，维生素 E 水平升高与巨大儿发生风险升高有关，尤其是在孕早期和孕晚期。此外，妊娠早、中、晚期的维生素水平分别与 LBW 呈正相关，妊娠中、晚期的维生素 A 水平与巨大儿发生风险呈负相关 [72]。然而，与之不同的是，给妊娠合并感染人类免疫缺陷病毒（HIV）的女性自 18 周开始口服补充维生素 A 可使新生儿体重有所增加，并降低了 LBW 发生风险 [73]。另有研究报道，摄入的维生素 D 每增加 1μg/d，新生儿出生体重增加 11g（95%CI：1.2 ～ 20.7g）[42]，也有其他国家的研究得出了类似结论 [74]。

（6）矿物质　常量元素（如钙、镁等）、微量元素（如铁、锌、碘等）是胎儿生长发育所必需的营养素，缺乏易导致胎儿发育不良，早期缺乏还易发生畸形（如碘、铁、锌缺乏）。孕期血容量增大，较容易发生生理性贫血，因此整个孕期多种矿物质的需要量显著增加。尽管常规补铁，但妊娠期间贫血、铁缺乏和缺铁性贫血的患病率仍增加。妊娠中期的铁缺乏和贫血分别与出生体重升高有关，而缺铁性贫血与早产有关 [75]。但是，也有研究认为母亲血红蛋白（hemoglobin, Hb）每降低 1g/dL，会导致新生儿体重下降 36.8g，血清铁蛋白的消耗与 SGA 不相关 [76]。一项来自中国人群的研究认为，妊娠期间补铁与新生儿出生体重增高有关，平均增重 43g，并且在妊娠合并贫血的女性子代中更为明显 [77]。另有研究认为妊娠期间补充铁剂不仅导致出生体重升高，而且与 LBW、早产 LBW 的风险降低有关 [78]。

也有研究建议在补充铁剂的同时应补充叶酸[79, 80]。

从饮用水中摄入钙能够降低 VLBW 的发病风险[81]。妊娠补钙与出生体重增加有关，补钙的人群中新生儿出生体重增加了 85g[82]。也有研究认为，从孕 20 周开始给予 1500mg 碳酸钙作为营养补充剂，并未对出生体重造成影响[83]。然而，最近的一篇 Meta 分析则认为，母体循环中钙浓度对出生体重的影响尚不明确[84]。

关于碘与新生儿出生体重的相关性研究，得出的结论较为一致。妊娠期间过多摄入富含碘的膳食与新生儿较重的出生体重、较大的头围和股骨长呈正相关。过量的碘摄入（尿碘浓度 ≥ 250μg/L）是巨大儿的独立危险因素[85]。妊娠女性的尿碘浓度每增加 0.1mg/L，出生体重增加 9.3g，身长增加 0.042cm[86]。较低的碘摄入量与出生时体重偏低和 SGA 发病风险升高有关[87]。碘通过甲状腺素影响胎儿的生长发育[88]，妊娠期的碘缺乏可以通过口服补碘加以纠正，纠正妊娠期潜在碘缺乏的获益大于碘过量的风险[86]。

虽然有学者认为，妊娠期间低硒摄入量会导致 LBW 和 SGA 的发生风险增加[89]，这可能与甲状腺功能低下有关。另有研究发现，母血中硒和锌的水平与出生体重呈正相关[90]。然而妊娠期间摄入富含硒的膳食虽然对胎儿生长有益，但其影响有限[91]。此外，也有研究发现，与血硒水平最高的母亲的婴儿比较，血硒水平最低这组的婴儿没有明显的出生体重增加，也没有较高的 SGA 发病率[92]。因此，是否能够通过补充硒来增加出生体重，尚需要进一步探讨。

（7）膳食纤维　膳食纤维虽然不能被人体吸收，但其可降低糖、脂肪的吸收率和减缓血糖的升高，预防和改善便秘及肠道功能，妊娠期应该多吃含膳食纤维丰富的食物，如蔬菜、低糖水果、粗粮类食物。

（8）膳食模式　膳食模式对妊娠期间的胎儿生长发育有一定影响，并可能增加发生不良妊娠结局的风险。低 GI、高膳食纤维的膳食模式更有利于控制胎儿体重及母体的代谢，而不是一味地控制碳水化合物的摄入量。在妊娠合并慢性肾病的人群中适量限制蛋白质的摄入可降低 SGA 及早产的发生风险[39]。也有的研究认为，均衡蛋白质-能量的膳食模式对新生儿出生体重有着积极影响，尤其是在营养不良的女性中更为显著。均衡蛋白质-能量的膳食干预可分别将 LBW 和 SGA 风险降低 32% 和 34%[93]。

在一项 Meta 分析中，将妊娠期膳食模式分为两类，即"健康"（以大量摄入蔬菜、水果、全麦、低脂乳制品和瘦肉蛋白食品为特征）和"不健康"（以大量摄入精制谷物、加工肉类和高饱和脂肪或糖的食物为特征）。该研究发现，健康膳食模式的女性其早产、SGA 发生风险降低，不健康膳食模式与较低的出生体重和早产发生风险升高有关[94]。另一项横断面研究中，将膳食模式分为三种类型：第一种被命名为"西化膳食"，特点是大量食用淀粉类蔬菜、不饱和脂肪和不健康食品；

第二种是"混合膳食"，富含水果、蔬菜、种子、大米和意大利面，以及油炸的当地美食；第三种是"新地中海膳食"，主要基于富含蛋白质的食物，如家禽、鱼类、鸡蛋和乳制品。研究发现，母亲和新生儿结局均与膳食模式无关[95]，这似乎与我们的认知不符。在另一项Meta研究中发现，以大量摄入精制谷物、加工肉类和高饱和脂肪或糖的食物为特征的不健康膳食模式与新生儿出生体重降低有关，平均减少40g（95%CI：20～61g），并增加了早产风险[94]。此外，妊娠期间早产风险较低的膳食模式通常以大量食用蔬菜、水果、全谷物、鱼类和乳制品为特征，这些特征与SGA发生风险较低的人群类似。有限的研究表明，对降低早产风险有益的妊娠期膳食模式，其特点是较高的水果和蛋白质摄入量，较少的添加糖、饱和脂肪和快餐食品摄入量。关于妊娠期母体膳食模式与低出生体重之间关系的证据好坏参半。这些发现表明，怀孕期间更好的母体膳食质量，其特征在于大量摄入蔬菜、水果、全谷物、乳制品和蛋白质的膳食，可能对降低早产和SGA的发生风险产生协同作用[96]。

15.7.4.2　不同孕期的膳食摄入及特点

（1）孕早期　膳食清淡、适口，易于消化，并有利于降低怀孕早期的妊娠反应。包括各种新鲜蔬菜和水果、大豆制品、鱼、禽、蛋以及各种谷类制品。采取少食多餐的方式，进食的餐次、数量、种类及时间应根据孕妇的食欲和反应的轻重及时进行调整，保证进食量。保证摄入足量富含碳水化合物的食物，怀孕早期应保证每天至少摄入150g碳水化合物（约合谷类200g）。因妊娠反应严重而不能正常进食足够碳水化合物的孕妇应及时就医，必要时采用肠内营养及肠外营养的方式提供能量及各类营养素，避免对胎儿早期脑发育造成不良影响。

多摄入富含叶酸的食物并补充叶酸：孕早期叶酸缺乏可增加胎儿发生神经管畸形及早产的危险。妇女应从计划妊娠开始多摄取富含叶酸的动物肝脏、深绿色蔬菜及豆类，并建议每日补充叶酸400μg。

戒烟、禁酒，烟草中的尼古丁和烟雾中的氰化物、一氧化碳可导致胎儿缺氧和营养不良、发育迟缓。酒精亦可通过胎盘进入胎儿体内造成胎儿宫内发育不良、中枢神经系统发育异常等。

（2）孕中、晚期　适当增加鱼、禽、蛋、瘦肉等优质蛋白质的来源，建议孕中、晚期每日增加50～100g。适当增加奶类制品的摄入：奶类制品富含蛋白质，也是钙的良好来源。从孕中期开始，每日应至少摄入250mL牛奶或相当量的奶制品以及补充300mg的钙，或喝500mL的低脂牛奶。

补充足量维生素及矿物质等微量营养素。孕早期服用含叶酸的复合维生素矿物质补充剂可降低FGR的发生。常吃含铁丰富的食物：孕妇是缺铁性贫血的高发人群，为了满足胎儿铁储备的需要，孕中期开始要增加铁的摄入量，如动物血、肝脏、瘦肉等，并可在医生指导下补充小剂量的铁剂。碘是甲状腺素的组成成分。孕妇缺碘尤其是孕早期缺碘，可引起甲状腺激素合成减少及甲状腺功能减退，导致胎儿体格发育迟缓、以不可逆性智力损害为主要特征的克汀病。增加海产品的摄入量和频次可满足孕期碘的需要。

适量体力活动，维持体重的适宜增长，每天进行不少于 30min 的中等强度的体力活动，如散步、体操等，有利于体重适宜增长和自然分娩。烟酒对胚胎发育的各个阶段有明显的毒性作用，因此禁烟戒酒是必需的。浓茶、咖啡也应尽量避免，同样，刺激性食物应尽量少吃。

15.7.4.3 出现 FGR 后孕妇的膳食摄入关注点

FGR 是产科的病理状况，因此怀疑或确诊 FGR 后，应详细了解孕妇的生活环境、家庭经济状况、工作性质、膳食习惯和特点、体力活动或孕期运动的情况、精神状态、有无妊娠期的合并症或并发症以及既往的基础疾病等。在膳食管理方面，要详细询问孕妇每餐的食物种类、烹调方法和摄入量、三餐间添加食物的情况等，填写膳食调查问卷，也可以予以血脂、血糖等生化指标的检查，为下一步的膳食指导提供帮助。通过膳食调查问卷，计算出孕妇摄入的各种营养素的量与比例，对照孕期膳食宝塔中营养素的推荐量，判断 FGR 孕妇的膳食摄入是否合理，并给出改善的建议。在营养指导过程中，还要兼顾食物的烹调方法与膳食习惯，以保证食物的口感和接受度（依从性）。

对于体重增加不足的孕妇，在进行膳食、运动情况调查后应分析体重增加不足的原因，结合孕期膳食宝塔对各大类食物的推荐范围，针对性调整膳食结构及摄入量，给出膳食指导方案。调整一周后再称量体重，根据体重增长情况再做能量摄入量调整。为避免体重过度波动，每次调整幅度不应高于 200kcal/d（837kJ/d）。对于此部分需要增加能量摄入量的孕妇，可选择有助于增进食欲的食物，改善烹调方式，多食用清淡、酸甜口味的食物，如水果、适当甜品、发酵乳饮料等。可适量选择风味好、能量密度高的食物，如坚果。推荐少吃多餐，并可通过餐后适当运动来达到促进食欲、增加摄食量的目的。必要时可适量服用 B 族维生素、锌等营养素的复合补充剂。

对于体重增长过快的孕妇，在排除妊娠合并糖尿病、妊娠期高血压疾病、病理性水肿等因素后，可通过膳食调查问卷了解其膳食模式是否不健康。依据中国居民膳食指南平衡膳食模式，提倡食物多样化，每日应摄入谷薯类、蔬果类、畜禽鱼类、乳蛋豆类和油脂类食物，每日种类应达到 20 种及以上，每周应达到 30 种及以上。尽量选择清蒸、炖、白灼的烹调方式，减少油炸、熏烤等加工方式的食物摄入。

对于能量摄入不足的孕妇，应补充足量的碳水化合物，孕早期不宜低于 150g，孕中、晚期不宜低于 200 ～ 250g，以提供胎儿生长发育所需的足够能量，并可起到节约蛋白质的作用，使得蛋白质真正成为构成胎儿身体组织器官的原材料。对于蛋白质摄入不足的孕妇，应首先指导其通过膳食增加蛋白质摄入量，参考《中国居民膳食营养素参考摄入量（2023 版）》，妊娠期妇女孕早、中、晚期每天增加的蛋白质推荐摄入量分别为 1.1g、10.9g 和 27.9g，综合考虑孕早期蛋白质不增加，孕中、晚期蛋白质 RNI 分别增加 25g 和 30g，达到 87g 和 92g。

妊娠期间要重视监测血脂水平，特别是合并高血压、肥胖的孕妇更应予以关注。一般情况下，孕期血脂水平会有轻度升高，这是母体受激素水平影响为适应胎儿生长而发生的生理性改变，但如果血脂指标特别是胆固醇或甘油三酯水平明显升高，往往会与产科病理情况有关，过高的血脂水平会影响血管内皮功能从而造成胎盘功能异常，继而影响胎儿营养物质的转运，与 FGR 的发生关系密切。食物的摄取对血脂水平有明显影响，对血脂显著升高的孕妇要指导限制脂肪的摄入量，向这类孕妇推荐清淡膳食以及改变食物的烹调方式。

对于 FGR 的孕妇，膳食的指导非常重要，在我国相关膳食指南各营养素推荐量的基础上，结合孕妇的基础生理状况，予以个性化的膳食指导尤为重要。

15.8　FGR 的预后

FGR 的预后取决于病因和发病孕周。在排除胎儿染色体异常后，胎盘血管病变是 FGR 的主要病因。虽然母体营养不良会导致 FGR，但如果在母体营养状况良好的情况下，进一步增加营养素和能量的摄入量，也不能改善 FGR 的状况。对FGR 患者，还需严密监测妊娠期血压变化和尿蛋白定性。当 FGR 胎儿脐动脉血流异常时，早产发生风险增加。

15.9　选择合适的终止妊娠时机及分娩方式

15.9.1　终止妊娠指征及时机

对孕 28 ～ 32 周的 FGR，脐动脉血流异常（舒张末期血流缺失或反向）应在积极促胎肺成熟后终止妊娠。如果仅是单纯脐动脉血流舒张末期反向，没有胎心监护异常和静脉导管 a 波异常，可期待到 32 周。对于 32 ~ 34 周的 FGR，单纯脐动脉舒张末期血流消失，没有其他异常，可期待妊娠到 34 周。预计不足 34 周分娩的、或 34 ~ 37 周预计 7d 内分娩的 FGR 应使用糖皮质激素促胎肺成熟；足 32 周分娩的 FGR 应使用硫酸镁保护新生儿中枢神经系统[1]。

胎动是监测胎儿宫内状况的敏感指标，胎动明显减少时，可能意味着胎儿存在缺氧状态。研究发现，分娩前 24h 内短变异 ≤ 3ms 与新生儿代谢性酸中毒和新生儿死亡密切相关，结合多普勒超声等其他检查手段可进一步降低单独应用电子胎心监护产生的假阳性率[1]。

15.9.2　选择合适的分娩方式

FGR 不是绝对剖宫产指征，但在临产后不能耐受宫缩期的短暂缺血缺氧的可能性很大，无论是自然临产还是催引产，都应严密监测胎心变化，一旦胎心监护出现中-重度可变减速、晚期减速应立即改为剖宫产终止妊娠。

15.10　FGR 对远期健康状况的影响

FGR 胎儿除死胎风险外，早产是胎儿面临的主要风险。由于在宫内血氧供给相对不足，新生儿易发生缺血缺氧性脑病、缺血性心力衰竭、胎粪吸入、急性消化道损伤，如坏死性小肠炎等，以及持续性肺动脉高压、呼吸窘迫综合征、支气管发育不良、视网膜病变、低血糖等。

15.10.1　低血糖

FGR 新生儿发生低血糖风险高。一方面，由于宫内胰岛素浓度低可导致糖原合成减少和糖原储存减少，所以婴儿在宫内就开始出现低血糖倾向，出生后 FGR 婴儿过渡至宫外生活有困难，使得其代谢需求增加（即葡萄糖消耗增加），糖原储备可能迅速耗尽。另一方面，由于 FGR 新生儿肾上腺素和胰高血糖素等反应协调不良以及周围组织对这些激素反应不敏感，糖原分解或糖异生作用也可能受损，加上 FGR 新生儿皮下脂肪含量少，出生后散热耗能增加，促使 FGR 新生儿发生低血糖。因此，FGR 出生后，应关注血糖变化，低血糖通常是在出生后的 10h 内发生，应持续监测 48h 血糖，并维持血糖高于 47mg/dL，直到血糖稳定[97]。FGR 越严重，新生儿低血糖发生风险越高。

15.10.2　红细胞增多症

生长受限的胎儿主要是胎盘功能不足，胎儿长期处在低氧状态，代偿性红细胞增多。正常情况下，从母体到胎儿，血氧呈梯度降低。高氧饱和度的母血进入螺旋动脉，氧通过绒毛膜、羊膜和血管壁进入胎盘循环，脐静脉的氧合血红蛋白浓度仅为 70%～80%，经过胎儿循环后，脐动脉的氧合血红蛋白为 40%～60%[98]。研究报道，生长受限的胎儿脐静脉血氧分压为 13mmHg、氧饱和度为 16%，而正常生长的胎儿脐静脉血氧分压和氧饱和度分别为 16mmHg 和 55%[99]。

15.10.3　多脏器损伤

生长受限的胎儿，处在血氧供应不足的状态之下，优先保证重要器官的血液供应，即优先保证脑、心、肾上腺的血液供应，而其他脏器、系统的血液供应相对减少，因此会对这些脏器的生长发育产生一定的不良影响[99]。

肾脏长期缺血可能影响肾发育，肠道缺血会导致消化道功能不成熟，出生后发生坏死性小肠炎的风险增高。另外，由于胎盘血管病变，胎盘循环阻力增加，胎儿心脏后负荷增加，也会影响胎儿心血管系统的正常发育，这可能是远期高发心血管疾病的原因之一。

FGR 的早产率显著高于非 FGR 的胎儿，这些早产的 FGR 新生儿，肺支气管发育尚不成熟，出生后发生肺动脉高压的可能性也会上升。

胎儿期大脑磁共振显示，FGR 胎儿大脑体积、皮质折叠以及形态也会受到不同程度的影响[99]。

（王欣，王子莲，戴永梅）

参考文献

[1] Melamed N, Baschat A, Yinon Y, et al. FIGO (international Federation of Gynecology and obstetrics) initiative on fetal growth: Best practice advice for screening, diagnosis, and management of fetal growth restriction. Int J Gynaecol Obstet, 2021, 152 (Suppl 1): S3-S57.

[2] 中华医学会围产医学分会胎儿医学学组，中华医学会妇产科学分会产科学组. 胎儿生长受限专家共识（2019 版）. 中华围产医学杂志，2019, 22(6): 361-380.

[3] 谢幸，孔北华，段涛. 妇产科学. 9 版. 北京：人民卫生出版社，2018: 135-137.

[4] Lee A C, Kozuki N, Cousens S, et al. Estimates of burden and consequences of infants born small for gestational age in low and middle income countries with INTERGROWTH-21st standard: Analysis of CHERG datasets. BMJ, 2017, 358: j3677.

[5] Society for Maternal-Fetal Medicine (SMFM), Martins J G, Biggio J R, et al. Society for Maternal-Fetal Medicine Consult Series No.52: Diagnosis and management of fetal growth restriction (Replaces Clinical

Guideline Number 3, April 2012). Am J Obstet Gynecol, 2020, 223(4): B2-B17.

[6] 侯磊，王小新，刘丽恒，等. 134 例生长受限胎儿产前诊断结果分析. 首都医科大学学报，2022, 43(3): 375-379.

[7] Figueras F, Gratacós E. Update on the diagnosis and classification of fetal growth restriction and proposal of a stage-based management protocol. Fetal Diagn Ther, 2014, 36(2): 86-98.

[8] Crovetto F, Crispi F, Scazzocchio E, et al. First-trimester screening for early and late small-for-gestational-age neonates using maternal serum biochemistry, blood pressure and uterine artery Doppler. Ultrasound Obstet Gynecol, 2014, 43(1): 34-40.

[9] Chew L C, Verma R P. Fetal Growth Restriction. Treasure Island (FL): StatPearls Publishing, 2022.

[10] Faraci M, Renda E, Monte S, et al. Fetal growth restriction: current perspectives. Prenat Med, 2011, 5(2): 31-33.

[11] Luewan S, Chakkabut P, Tongsong T. Outcomes of pregnancy complicated with hyperthyroidism: a cohort study. Arch Gynecol Obstet, 2011, 283(2): 243-247.

[12] 《妊娠和产后甲状腺疾病诊治指南》（第 2 版）编撰委员会，中华医学会内分泌学分会，中华医学会围产医学分会. 妊娠和产后甲状腺疾病诊治指南（第 2 版）. 中华围产医学杂志，2019, 22(8): 505-506.

[13] Xu J F, Chen D J, Tian Y, et al. Antiphospholipid antibodies increase the risk of fetal growth restriction: A systematic Meta-analysis. Int J Clin Pract, 2022, 2022: 4308470.

[14] Toriola A. T, Vaarasmaki M, Lehtinen M, et al. Determinants of maternal sex steroids during the first half of pregnancy. Obstet Gynecol, 2011, 118(5): 1029-1036.

[15] Burton G J, Palmer M E, Dalton K J. Morphometric differences between the placental vasculature of non-smokers, smokers and ex-smokers. Br J Obstet Gynaecol, 1989, 96(8): 907-915.

[16] Larsen L G, Clausen H V, Jønsson L. Stereologic examination of placentas from mothers who smoke during pregnancy. Am J Obstet Gynecol, 2002, 186(3): 531-537.

[17] Lewandowska M. Maternal Obesity and Risk of Low Birth Weight, Fetal Growth Restriction, and Macrosomia: Multiple Analyses. Nutrients, 2021, 13(4): 1213.

[18] Megli C J, Coyne C B. Infections at the maternal-fetal interface: an overview of pathogenesis and defence. Nat Rev Microbiol, 2022, 20(2): 67-82.

[19] Melcer Y, Maymon R, Pekar-Zlotin M, et al. Evaluation of the impact of vasa previa on feto-placental hormonal synthesis and fetal growth. Eur J Obstet Gynecol Reprod Biol, 2017, 215: 193-196.

[20] Elsasser D A, Ananth C V, Prasad V, et al. New Jersey-Placental Abruption Study Investigators. Diagnosis of placental abruption: Relationship between clinical and histopathological findings. Eur J Obstet Gynecol Reprod Biol, 2010, 148(2): 125-130.

[21] Taylor T H, Gitlin S A, Patrick J L, et al. The origin, mechanisms, incidence and clinical consequences of chromosomal mosaicism in humans. Hum Reprod Update, 2014, 20(4): 571-581.

[22] Schmid A, Jacquemyn Y, Loor J D. Intrauterine growth restriction associated with excessively long umbilical cord. Clin Pract, 2013, 3(2): e23.

[23] Zbeidy R, Souki F G. One long umbilical cord, four nuchal cord loops and a true knot. BMJ Case Rep, 2017, 2017: 223241.

[24] Machin G A, Ackerman J, Gilbert-Barness E. Abnormal umbilical cord coiling is associated with adverse perinatal outcomes. Pediatr Dev Pathol, 2000, 3: 462-471.

[25] Sherer D M, Al-Haddad S, Cheng R, et al. Current perspectives of prenatal sonography of Umbilical Cord Morphology. Int J Womens Health, 2021 (13): 939-971.

[26] Mittal A, Nanda S, Sen J. Antenatal umbilical coiling index as a predictor of perinatal outcome. Arch Gynecol Obstet, 2015, 291(4): 763-768.

[27] American College of Obstetricians and Gynecologists' Committee on Practice Bulletins—Obstetrics and the Society for Maternal-Fetal Medicin. ACOG practice bulletin No. 204: Fetal growth restriction. Obstet Gynecol, 2019, 133: e97-e109.

[28] Honjo R S, Mello C B, Pimenta L S E, et al. Cri du chat syndrome: Characteristics of 73 Brazilian patients. J Intellect Disabil Res, 2018, 62(6): 467-473.

[29] Nowakowska B A, Pankiewicz K, Nowacka U, et al. Genetic background of fetal growth restriction. Int J Mol Sci, 2021, 23(1): 36.

[30] Li L L, Zhang X Y, Shi Q Y, et al. Ultrasonographic findings and prenatal diagnosis of complete trisomy 17p syndrome: A case report and review of the literature. J Clin Lab Anal, 2021, 35(1): e23582.

[31] Peng Y, Pang J L, Hu J C, et al. Clinical and molecular characterization of 12 prenatal cases of Cri-du-chat syndrome. Mol Genet Genomic Med, 2020, 8(8): e1312.

[32] Yuan M Z, Deng L B, Yang Y J, et al. Intrauterine phenotype features of fetuses with Williams-Beuren syndrome and literature review. Ann Hum Genet, 2020, 84(2): 169-176.

[33] Espirito Santo L D, Moreira L M, Riegel M. Cri-du-chat syndrome: Clinical profile and chromosomal microarray analysis in six patients. Biomed Res Int, 2016, 2016: 5467083.

[34] Tzadikevitch Geffen K, Singer A, Maya I, et al. The yield of chromosomal microarray in pregnancies complicated with fetal growth restriction can be predicted according to clinical parameters. Fetal Diagn Ther, 2021, 48(2): 140-148.

[35] Goldstein S R, Wolfson R. Endovaginal ultrasonographic measurement of early embryonic size as a means of assessing gestational age. J Ultrasound Med, 1994, 13(1): 27-31.

[36] Salomon L J, Alfirevic Z, Da Silva Costa F, et al. ISUOG Practice Guidelines: ultrasound assessment of fetal biometry and growth. Ultrasound Obstet Gynecol, 2019, 53(6): 715-723.

[37] Stirnemann J, Villar J, Salomon L J, et al. International estimated fetal weight standards of the INTERGROWTH-21st Project. Ultrasound Obstet Gynecol, 2017, 49(4): 478-486.

[38] Kiserud T, Piaggio G, Carroli G, et al. The World Health Organization fetal growth charts: A multinational longitudinal study of ultrasound biometric measurements and estimated fetal weight. PLoS Med, 2017, 14(1): e1002220.

[39] Attini R, Leone F, Chatrenet A, et al. Plant-based diets improve maternal-fetal outcomes in CKD pregnancies. Nutrients, 2022, 14(19): 4203.

[40] Cucó G, Arija V, Iranzo R, et al. Association of maternal protein intake before conception and throughout pregnancy with birth weight. Acta Obstet Gynecol Scand, 2006, 85(4): 413-421.

[41] Geraghty A A, O'Brien E C, Alberdi G, et al. Maternal protein intake during pregnancy is associated with child growth up to 5 years of age, but not through insulin-like growth factor-1: Findings from the ROLO study. Br J Nutr, 2018, 120(11): 1252-1261.

[42] Mannion C A, Gray-Donald K, Koski K G. Association of low intake of milk and vitamin D during pregnancy with decreased birth weight. Cmaj, 2006, 174(9): 1273-1277.

[43] Hjertholm K G, Iversen P O, Holmboe-Ottesen G, et al. Maternal dietary intake during pregnancy and its association to birth size in rural Malawi: A cross-sectional study. Matern Child Nutr, 2018, 14(1): e12433.

[44] Andreasyan K, Ponsonby A L, Dwyer T, et al. Higher maternal dietary protein intake in late pregnancy is associated with a lower infant ponderal index at birth. Eur J Clin Nutr, 2007, 61(4): 498-508.

[45] Chong M F, Chia A R, Colega M, et al. Maternal protein intake during pregnancy is not associated with

offspring birth weight in a multiethnic Asian population. J Nutr, 2015, 145(6): 1303-1310.

[46] Morisaki N, Nagata C, Yasuo S, et al. Optimal protein intake during pregnancy for reducing the risk of fetal growth restriction: the Japan Environment and Children's Study. Br J Nutr, 2018, 120(12): 1432-1440.

[47] Awasthi S, Chauhan M, Pandey M, et al. Energy and protein intake during pregnancy in relation to preterm birth: A case control study. Indian Pediatr, 2015, 52(6): 489-492.

[48] Pathirathna M L, Sekijima K, Sadakata M, et al. Impact of second trimester maternal dietary intake on gestational weight gain and neonatal birth weight. Nutrients, 2017, 9(6): 627.

[49] Chen L W, Aris I M, Bernard J Y, et al. Associations of maternal macronutrient intake during pregnancy with infant BMI peak characteristics and childhood BMI. Am J Clin Nutr, 2017, 105(3): 705-713.

[50] Murrin C, Shrivastava A, Kelleher C C, et al. Maternal macronutrient intake during pregnancy and 5 years postpartum and associations with child weight status aged five. Eur J Clin Nutr, 2013, 67(6): 670-679.

[51] Tanner H, Barrett H L, Callaway L K, et al. Consumption of a low carbohydrate diet in overweight or obese pregnant women is associated with longer gestation of pregnancy. Nutrients, 2021, 13(10): 3511.

[52] Sweeting A, Mijatovic J, Brinkworth G D, et al. The carbohydrate threshold in pregnancy and gestational diabetes: How low can we go? Nutrients, 2021, 13(8): 2599.

[53] McKenzie K M, Dissanayake H U, McMullan R, et al. Quantity and quality of carbohydrate intake during pregnancy, newborn body fatness and cardiac Autonomic Control: Conferred cardiovascular risk? Nutrients, 2017, 9(12): 1375.

[54] Clapp J F 3rd. Maternal carbohydrate intake and pregnancy outcome. Proc Nutr Soc, 2002, 61(1): 45-50.

[55] Navarro-Meza M, Díaz-Muñoz M, García-Solano P B, et al. Effects of low protein-high carbohydrate diet during early and late pregnancy on respiratory quotient and visceral adiposity. Oxid Med Cell Longev, 2022, 2022: 3878581.

[56] Salavati N, Bakker M K, Lewis F, et al. Associations between preconception macronutrient intake and birth weight across strata of maternal BMI. PLoS One, 2020, 15(12): e0243200.

[57] Lenders C M, Hediger M L, Scholl T O, et al. Effect of high-sugar intake by low-income pregnant adolescents on infant birth weight. J Adolesc Health, 1994, 15(7): 596-602.

[58] Crume T L, Brinton J T, Shapiro A, et al. Maternal dietary intake during pregnancy and offspring body composition: The Healthy Start Study. Am J Obstet Gynecol, 2016, 215(5): 609, e1-e8.

[59] Hwang J Y, Choi H I, Kim H, et al. Relationship of maternal grain intake and serum triglyceride levels with infant birth weight: Mothers and Children's Environmental Health (MOCEH) study. Eur J Clin Nutr, 2015, 69(6): 676-680.

[60] Damen N A, Gillingham M, Hansen J G, et al. Maternal dietary fat intake during pregnancy and newborn body composition. J Perinatol, 2021, 41(5): 1007-1013.

[61] Nagata C, Iwasa S, Shiraki M, et al. Association of maternal fat and alcohol intake with maternal and umbilical hormone levels and birth weight. Cancer Sci, 2007, 98(6): 869-873.

[62] Mani I, Dwarkanath P, Thomas T, et al. Maternal fat and fatty acid intake and birth outcomes in a South Indian population. Int J Epidemiol, 2016, 45(2): 523-531.

[63] Carlson S E, Colombo J, Gajewski B J, et al. DHA supplementation and pregnancy outcomes. Am J Clin Nutr, 2013, 97(4): 808-815.

[64] Carlson S E, Gajewski B J, Alhayek S, et al. Dose-response relationship between docosahexaenoic acid (DHA) intake and lower rates of early preterm birth, low birth weight and very low birth weight. Prostaglandins Leukot Essent Fatty Acids, 2018, 138: 1-5.

[65] Muthayya S, Dwarkanath P, Thomas T, et al. The effect of fish and omega-3 LCPUFA intake on low birth

weight in Indian pregnant women. Eur J Clin Nutr, 2009, 63(3): 340-346.

[66] Lee E, Kim H, Kim H, et al. Association of maternal omega-6 fatty acid intake with infant birth outcomes: Korean Mothers and Children's Environmental Health (MOCEH). Nutr J, 2018, 17(1): 47.

[67] Lehner A, Staub K, Aldakak L, et al. Impact of omega-3 fatty acid DHA and EPA supplementation in pregnant or breast-feeding women on cognitive performance of children: systematic review and meta-analysis. Nutr Rev, 2021, 79(5): 585-598.

[68] Gernand A D, Schulze K J, Stewart C P, et al. Micronutrient deficiencies in pregnancy worldwide: Health effects and prevention. Nat Rev Endocrinol, 2016, 12(5): 274-289.

[69] Sukumar N, Rafnsson S B, Kandala N B, et al. Prevalence of vitamin B_{12} insufficiency during pregnancy and its effect on offspring birth weight: A systematic review and meta-analysis. Am J Clin Nutr, 2016, 103(5): 1232-1251.

[70] Yapicioglu Yildizdas H, Erdogan B G, Tepe T, et al. Birth weight, head circumference, and length of newborns are unaffected by maternal levels of vitamin B_{12} and folate. Nutr Res, 2022, 104: 101-107.

[71] Rogne T, Tielemans M J, Chong M F, et al. Associations of maternal vitamin B_{12} concentration in pregnancy with the risks of preterm birth and low birth weight: A systematic review and meta-analysis of individual participant data. Am J Epidemiol, 2017, 185(3): 212-223.

[72] Yang W X, Jiao M Y, Xi L, et al. The association between maternal fat-soluble vitamin concentrations during pregnancy and infant birth weight in China. Br J Nutr, 2021, 125(9): 1058-1066.

[73] Kumwenda N, Miotti P G, Taha T E, et al. Antenatal vitamin A supplementation increases birth weight and decreases anemia among infants born to human immunodeficiency virus-infected women in Malawi. Clin Infect Dis, 2002, 35(5): 618-624.

[74] Pereira-Santos M, Carvalho G Q, Dos Santos D B, et al. Influence of vitamin D serum concentration, prenatal care and social determinants on birth weight: a northeastern Brazilian cohort study. Br J Nutr, 2019, 122(3): 284-292.

[75] Symington E A, Baumgartner J, Malan L, et al. Maternal iron-deficiency is associated with premature birth and higher birth weight despite routine antenatal iron supplementation in an urban South African setting: The NuPED prospective study. PLoS One, 2019, 14(9): e0221299.

[76] Puerto A, Trojan A, Alvis-Zakzuk N R, et al. Iron status in late pregnancy is inversely associated with birth weight in Colombia. Public Health Nutr, 2021, 24(15): 5090-5100.

[77] Shi G S, Zhang Z, Ma L, et al. Association between maternal iron supplementation and newborn birth weight: a quantile regression analysis. Ital J Pediatr, 2021, 47(1): 133.

[78] Cogswell M E, Parvanta I, Ickes L, et al. Iron supplementation during pregnancy, anemia, and birth weight: A randomized controlled trial. Am J Clin Nutr, 2003, 78(4): 773-781.

[79] Passerini L, Casey G J, Biggs B A, et al. Increased birth weight associated with regular pre-pregnancy deworming and weekly iron-folic acid supplementation for Vietnamese women. PLoS Negl Trop Dis, 2012, 6(4): e1608.

[80] Rai R K, De Neve J W, Geldsetzer P, et al. Maternal iron-and-folic-acid supplementation and its association with low-birth weight and neonatal mortality in India. Public Health Nutr, 2022, 25(3): 623-633.

[81] Yang C Y, Chiu H F, Chang C C, et al. Association of very low birth weight with calcium levels in drinking water. Environ Res, 2002, 89(3): 189-194.

[82] Imdad A, Bhutta Z A. Effects of calcium supplementation during pregnancy on maternal, fetal and birth outcomes. Paediatr Perinat Epidemiol, 2012, 26 (Suppl 1): S138-S152.

[83] Jarjou L M, Prentice A, Sawo Y, et al. Randomized, placebo-controlled, calcium supplementation study in

pregnant Gambian women: Effects on breast-milk calcium concentrations and infant birth weight, growth, and bone mineral accretion in the first year of life. Am J Clin Nutr, 2006, 83(3): 657-666.

[84] Thompson W D, Tyrrell J, Borges M C, et al. Association of maternal circulating 25(OH)D and calcium with birth weight: A mendelian randomisation analysis. PLoS Med, 2019, 16(6): e1002828.

[85] Dong J J, Liu S Y, Wang L Y, et al. Iodine monitoring models contribute to avoid adverse birth outcomes related more than adequate iodine intake. BMC Pregnancy Childbirth, 2021, 21(1): 454.

[86] Rydbeck F, Rahman A, Grandér M, et al. Maternal urinary iodine concentration up to 1.0 mg/L is positively associated with birth weight, length, and head circumference of male offspring. J Nutr, 2014, 144(9): 1438-1344.

[87] Snart C J P, Threapleton D E, Keeble C, et al. Maternal iodine status, intrauterine growth, birth outcomes and congenital anomalies in a UK birth cohort. BMC Med, 2020, 18(1): 132.

[88] Alvarez-Pedrerol M, Guxens M, Mendez M, et al. Iodine levels and thyroid hormones in healthy pregnant women and birth weight of their offspring. Eur J Endocrinol, 2009, 160(3): 423-429.

[89] Guo X R, Zhou L L, Xu J, et al. Prenatal Maternal Low Selenium, High Thyrotropin, and Low Birth Weights. Biol Trace Elem Res, 2021, 199(1): 18-25.

[90] Atazadegan M A, Heidari-Beni M, Riahi R, et al. Association of selenium, zinc and copper concentrations during pregnancy with birth weight: A systematic review and meta-analysis. J Trace Elem Med Biol, 2022, 69: 126903.

[91] Solé-Navais P, Brantsæter A L, Caspersen I H, et al. Maternal dietary selenium intake during pregnancy is associated with higher birth weight and lower risk of small for gestational age births in the Norwegian mother, father and child cohort study. Nutrients, 2020, 13(1): 23.

[92] Kobayashi S, Kishi R, Saijo Y, et al. Association of blood mercury levels during pregnancy with infant birth size by blood selenium levels in the Japan Environment and Children's Study: A prospective birth cohort. Environ Int, 2019, 125: 418-429.

[93] Imdad A, Bhutta Z A. Maternal nutrition and birth outcomes: Effect of balanced protein-energy supplementation. Paediatr Perinat Epidemiol, 2012, 26 (Suppl 1): S178-S190.

[94] Chia A R, Chen L W, Lai J S, et al. Maternal dietary patterns and birth outcomes: A systematic review and meta-analysis. Adv Nutr, 2019, 10(4): 685-695.

[95] Papazian T, Salameh P, Abi Tayeh G, et al. Dietary patterns and birth outcomes of healthy Lebanese pregnant women. Front Nutr, 2022, 9: 977288.

[96] Gete D G, Waller M, Mishra G D. Effects of maternal diets on preterm birth and low birth weight: A systematic review. Br J Nutr, 2020, 123(4): 446-461.

[97] Mckinlay C J D, Alsweiler J M, Ansell J M, et al. Neonatal glycemia and neurodevelopmental outcomes at 2 years. N Engl J Med, 2015, 373(16): 1507-1518.

[98] Rodriguez-Soto A E, Langham M C, Abdulmalik O, et al. MRI quantification of human fetal O_2 delivery rate in the second and third trimesters of pregnancy. Magn Reson Med, 2018, 80(3): 1148-1157.

[99] Malhotra A, Allison B J, Castillo-Melendez M, et al. Neonatal morbidities of fetal growth restriction: Pathophysiology and impact. Front Endocrinol (Lausanne), 2019, 10: 55.

第 16 章

泌乳生理机制

妇女分娩后，随着新生儿开始吸吮乳房，启动了母体的乳汁合成与分泌过程，使营养成分由母体转运给新生儿，而且吸吮过程还涉及母子之间的亲密接触和温暖与安全的转移以及母体信息的转移。此时对于母体而言，一方面要恢复其自身的健康，另一方面又要开始担负泌乳与哺育婴儿的重任。泌乳过程受机体内分泌系统严格调控。然而，如何启动乳汁分泌（galactopoiesis）并成功进行母乳喂养，这涉及极为复杂的神经/生理反射过程，受诸多因素影响。

16.1　乳房的进化、发育与结构

乳房（breast）是哺乳动物和人类特有的腺体，也是人体最大的高度特殊化的汗腺。乳房生长发育及其功能受严格的神经内分泌系统的调控，尤其受垂体前叶及卵巢激素的影响。生长因子、催乳素、多种代谢激素对乳腺的正常发育都是必需的。在整个妊娠期，乳腺上皮细胞的增殖依赖于雌激素和孕激素。

16.1.1　乳房与哺乳的进化过程

由于人类需要直立行走与从事生产劳动，经过漫长的进化到今天，分娩新生儿后，在整个哺乳期间乳母的乳房没有明显的乳汁储存库，仅有一个个小小的乳窦。然而与人类不同的是，奶牛和山羊的外表可以看到有很大的乳房，其乳房特别的地方是有很大的储存乳汁的囊状结构。进化过程说明，人类乳房的泌乳过程有极强的特殊性，最显著的特点是人的乳腺能及时制造乳汁，又能在婴儿需要时及时分泌乳汁。人类的泌乳过程很大程度上受很强的精神、神经与内分泌的直接调节，人类乳腺管四周的横纹肌层，在需要的时候可以进行强有力的收缩，帮助挤压乳腺管内的乳汁，使其喷出。由于乳母体内没有专门储存乳汁的储存库，因此乳汁分泌的过程是婴儿强力的吸吮刺激与母体内的神经传导、内分泌的密切配合活动以及精神上的愉悦等一系列过程协同作用的结果。

在泌乳过程中，还存在很多方面的协同作用，如乳房的血流量增加，淋巴系统的活跃性增强，各种合成酶活性增高与内分泌系统活动加强；催乳素水平明显升高，这直接与神经的传递有关，淋巴系统通过协调作用，为乳汁提供免疫活性物质与免疫细胞。乳房拥有的密集神经分支集中在乳头，这也是泌乳过程的重要原动力之一，婴儿吸吮敏感乳头时，直接传递最重要信息到达乳母的大脑及下丘脑；在喂哺之前，乳头已经勃起为原来体积的一倍以上。乳头周围有一个稍为隆起的乳晕，开始时与乳头一样呈粉红色，内含可见的腺体出口，此腺称为蒙哥马利腺（Mongomary gland）。根据目前的了解，此腺体分泌的黏液为婴儿的吸吮起润滑作用，可保护乳头；孕后期这一部分发生色素沉着而变为深色；同时该腺体特有的气味，对刚出生的新生儿是可以嗅到的一个传导信号，这两种作用的结合可以把婴儿吸引向乳头，因为新生儿的视力仅有 30～40cm 的距离，容易看到变黑的乳晕，这种吸引及引导婴儿的反射被称为"根反射"或"觅食反射"（rooting reflex），而在其他哺乳类动物，还缺少相似报道。

在正常妊娠期间，孕妇的体脂含量增加 1 ~ 4kg，其中也包括增加的乳房中沉积的脂肪，使乳房稍向下垂；随着正常的喂哺，母体将消耗掉妊娠期间储存的体脂，身材与乳房可以恢复至原来状态。那些认为因哺乳而影响乳房形态和人体形态的说法缺乏根据。当然，在孕期前后及喂哺过程中需要注意对乳房的保护、承托，同时乳母要保持膳食均衡、合理营养。

16.1.2　乳房的发育阶段

乳腺发育始于胎儿时期[1]。通常认为乳房的发育经历如下 5 个阶段[2]，即胚胎期发育、青春期发育、妊娠期发育、哺乳期发育和消退期。乳腺组织的生长、分化和功能严格受激素的调节，而且每个发育阶段都对应于基因表达的变化[3,4]。

16.1.2.1　胚胎期发育

乳腺的形态发育在子宫内就已经开始[5]，即为乳房胚胎期发育。自胚胎发育的第 4 周末，从腋窝延伸到腹股沟区域的双边增厚，被称为"乳腺嵴"（mammary ridge）或"乳线"（milk lines）[6]。"乳线"的发育一直持续到第 6 周，在第 7 ~ 8 周乳腺实质开始侵入到形成原始乳腺盘的底层基质。乳腺实质的进一步增殖开始于第 9 周；第 10 ~ 12 周，来自上皮的乳腺萌芽开始增生、分支，并延伸到上皮-间质的边界；第 13 ~ 20 周，这些萌芽分支进一步增殖，形成 15 ~ 20 个坚固的上皮索；乳腺萌芽的明显发育开始于第 18 ~ 19 周。胚胎时期的乳腺是表皮组织延伸到表皮下的间质组织，由皮下延伸形成的脂肪垫前体间质组织构成。脂肪垫前体是导管的侵入，导管分支形成不成熟的乳腺导管系统，即婴儿期的乳腺仅有乳导管。在胚胎发育的后期，受胎盘所产生激素的影响，偶尔也发育成腺泡状[7]。出生时在乳头后的结缔组织中就存在这样的基础乳房。

分娩后，受母体雌激素水平的影响，新生儿的乳房腺体和腺管处于增生状态，输乳管上皮细胞增生肥大，间质也增生。因此有些婴儿的乳房可触及花生米或蚕豆大小的硬结。分娩一周左右，无论男女，新生儿的乳房均可有初级分泌物（并不是乳汁），但是持续时间不到一周。之后，由于血中雌激素水平迅速消退，上述现象很快消失，使幼年期的乳房发育暂时处于静止状态。男孩从此停止发育，而女孩在幼年时期，乳房处于缓慢发育状态，一直到青春期才进入快速发育期。

16.1.2.2　青春期发育

乳腺的全面发育成熟主要发生在青春期[5]。乳房在青春期发育期间，下丘脑分泌促性腺激素释放激素，反过来刺激卵巢分泌雌激素、黄体生成素（LH）和促卵泡素（FSH）垂体前叶的释放。而 LH 和 FSH 刺激卵巢产生雄激素（androgens）、孕激素（progesterone）、雌激素（estrogen）。雌激素刺激乳腺管生长成乳腺脂肪垫，孕激素则促进腺泡发育，乳导管开始伸展分支并形成腺泡，逐步发育至乳房结构基本完备，包括腺泡增加、腺管分支增多并形成更多的腺叶等。

此期由于女孩的卵巢逐渐发育，开始产生雌激素、孕激素，使乳房发育加快，乳房逐渐丰满、隆起，乳头及乳晕增大，开始着色。由于乳房受雌激素、孕激素的影响，乳腺的部分小叶相应地随月经周期而发生周期性变化，月经前期主要为乳腺的增生与扩张性改变，乳房胀大，有轻微痛感或触痛；月经停止后即缓解、消失而复原。动物实验研究表明，肝细胞生长因子样蛋白作为早期乳腺乳导管发育形态的正向调节因子，青春发育期如果缺乏，可导致乳腺发育缺陷[8]。

16.1.2.3 妊娠期发育

在妊娠期间，胎盘产生、分泌大量的激素（雌激素）对乳腺增生发挥重要作用，使乳腺小叶高度增生、腺管延长和腺泡形成，刺激乳房组织全面发育，使之具有分泌乳汁的能力。由于孕酮的刺激，乳腺腺泡增生、肥大，腺体明显增厚，导管局限扩张；乳房内形成许多硬结，乳晕区域扩大，乳头着色加深，乳晕部位的皮脂腺突起更为明显；乳房中腺体组织与脂肪组织的比值明显增加，腺体组织集中于远端乳房的乳头。这些变化与妊娠早期孕妇感觉到的乳腺生长和不适有关。由于乳房增大，皮下可见浅静脉扩张。妊娠 5 ～ 6 周后，输乳管远侧端呈芽状突出，上皮增生形成腺体；妊娠中期，末端输乳管增生明显，并集合成较大的乳腺小叶，管腔扩张渐成腺泡；妊娠末期，在雌激素、孕激素及胰岛素的协同作用下，乳腺导管上皮增生，乳导管延长并分支，腺小叶及腺泡发育成熟，腺小叶终末导管发展成为小叶腺泡，腺腔内充满了分泌物，为乳汁分泌做好了准备。由于此时孕妇血中雌激素、孕激素含量较高，抑制了乳腺分泌乳汁。

孕激素、催乳素和胎盘催乳素在腺体组织（特别是腺泡）发育和分化中发挥了核心作用。有一项研究测量了妊娠期间乳腺组织的生长，发现乳腺生长与胎盘催乳素水平相关，妊娠期间乳房体积增加了 12 ～ 227mL[9]。雌激素刺激了乳导管系统的精细化发育。

16.1.2.4 哺乳期发育

乳汁生成（lactogenesis）定义为乳汁的产生和分泌，此期乳房的腺体明显增厚，乳导管和周围的小导管扩张，乳汁的分泌和存储主要是在乳腺小叶和乳导管中，管腔内可充满乳汁。通常将乳房的哺乳期发育分为两个阶段：

阶段Ⅰ——哺乳的准备：乳汁生成的第一阶段发生在妊娠中期，来自垂体前叶的催乳素刺激乳腺细胞进一步发育和产生初乳。由于存在高水平的循环孕酮，可防止孕期乳汁的产生和分泌。

阶段Ⅱ——哺乳的启动：新生儿出生和胎盘剥离后，母体的孕激素水平迅速下降，在高浓度催乳素的影响下，乳汁合成增加，随着新生儿强力的吸吮刺激与哺乳后乳房排空刺激，促使腺体分泌乳汁，启动母乳喂养。在哺乳期，乳腺小叶进一步扩大，上皮细胞的数量增加，在催乳素作用下，腺泡继续增生、增大，细胞呈柱状，分泌活动增加。

16.1.2.5　消退期

停止哺乳后，合成乳汁的腺泡则显得多余，随着催乳素水平的下降，乳腺组织逐渐萎缩，大量死亡的细胞被清除，乳汁分泌活动逐渐停止，结缔组织和脂肪组织增多，乳腺转入静止期[10]。数月后乳房基本复原，但仍可偶尔有残余乳汁分泌，这个现象可持续数年。

16.1.3　乳房发育的调节

乳房并不是一个静态系统，而应该被看作为一个动态复杂的依存于年龄和激素环境的系统。在不同的发育阶段，女性的乳房发育受体内激素水平的调控，雌激素和孕激素、糖皮质激素、生长激素和直接作用于乳腺局部的细胞因子（如生长因子）等对乳房的发育都是不可缺少的[10, 11]。在月经期间，这些成分的主要作用是调节乳导管的延长和分支，以及侧支和腺泡芽的发育。在妊娠期间，雌激素、孕激素、胎盘生乳素和 / 或催乳素调控乳腺小叶和腺泡的发育，而催乳素和催产素则对保证哺乳期分泌充分的乳汁至关重要。已证明，乳腺的发育过程涉及了许多基因的表达，而且不同动物的表达可能不同[3]。

类固醇性激素和生长因子在调节乳腺增殖、分化和消退中发挥重要作用[12]。类固醇性激素的作用并不局限于调节乳腺发育（mammogenesis），而且还调控乳腺消退。生长因子则是乳腺发育的另一个重要调节因子，调节上皮生长因子、双向调节蛋白（amphiregulin）、转移生长因子 α、胰岛素样生长因子和肿瘤坏死因子 α 的存活或乳腺细胞的凋亡。近年来，环境相关的内分泌干扰物对乳腺发育的影响引起人们的关注，胚胎发育和哺乳期间，暴露于环境污染物（雌激素样物质和抗雄激素化合物）将会影响后代的乳腺发育[13]。

16.1.4　乳房的一般结构

　　成年女性乳房为一对称性半球形性器官，附着于胸大肌及肋间肌的上面，位于胸廓前第2、第3至第6、第7肋间的腋前线内侧，左右对称。乳头（nipple）位于顶部，乳头周围有直径约3～4cm的环形色素沉着，称为乳晕（areola）。少女的乳晕颜色为淡红色，孕妇和经产妇的乳晕为暗红色。乳晕表面散在许多粗大隆起的皮脂腺，称为乳晕腺，该腺体分泌的黏液具有保护皮肤、湿润乳头及婴儿口唇的作用。

　　乳房主要由皮肤、乳腺小叶、乳腺管（输乳管）、脂肪和结缔组织等构成。人类女性的乳房实际上是一个大的内分泌腺，是汗腺组织的一种类型，内达胸骨旁，外至腋前线。如果从未孕育过孩子的妇女，其乳腺很难称为活性形式的乳房，因为孕期乳房发生了明显发育，而在产后喂哺新生儿和婴儿的过程中进一步强大了乳腺的分泌能力。

　　每个乳房内有被结缔组织和脂肪组织所分隔的15～20个呈轮辐状排列的乳腺叶（lobe of mammary gland），每一个腺叶又分成若干个（通常含有10～15个）乳腺小叶，而每一个乳腺小叶由10～100个腺泡（包括肌上皮细胞、腺管、腺管周围细胞）+乳腺管所组成，输乳管以乳头为中心呈放射状排列，输乳管开口于乳头，开口前稍有扩张，形成输乳窦（sinus lactikeme）。输乳管周围有环形和纵向排列的平滑肌，这些肌肉的收缩和血管的充盈引起乳头勃起。

　　而每个小叶由众多腺泡组成；腺叶之间，腺叶与腺泡之间有脂肪与结缔组织包裹和保护（图16-1）。乳房的每一叶内含有成千个囊状的分泌腺泡，由肌上皮细胞所包围，腺泡的分泌物流入小管，进而流入乳腺管与乳窦。在人类仅有少量的

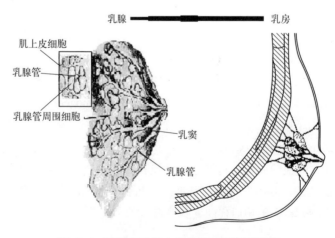

图 16-1　乳腺在乳房中的位置及解剖示意图

乳汁存在于乳窦中，泌乳时需要婴儿的强力吸吮和泌乳反射，这样可刺激乳腺不断地制造和分泌乳汁。因此，在乳腺管腔的内壁，实际上是一层分泌乳汁的腺细胞，直接包裹住它的还有一层肌上皮细胞，这一层有收缩能力的细胞对乳汁的射出发挥重要作用。

孕前期的乳房多为半圆形，孕后期及哺乳期一些乳母的乳房可形成盅形。平时，在月经周期的不同阶段，乳腺的生理状态也在各种激素的影响下呈周期性变化。绝经期后，由于体内雌激素和孕激素水平下降，乳腺组织萎缩退化，脂肪减少。不同民族或同民族中不同发育水平女性的乳房结构未发现明显差异，只是形状有若干差异，乳腺的受体数目与对雌激素、皮质酮等的敏感程度也有所不同，但是乳房的大小与泌乳能力无关，而与乳腺是否正常发育呈正相关。

16.2　母乳分泌的调节

在人类成年女性，可以将泌乳周期分成连续的几个阶段，即乳腺发育（mammogenesis）、乳汁生成（lactogenesis）、乳汁分泌（galactopoiesis）和退化（involution）。每个阶段都严格地受多种激素调控。生殖激素，如雌激素（estrogen）、孕激素（progestin）、胎盘催乳素（placental lactogen）、催乳素（prolactin）和催产素（oxytocin），均直接作用于乳腺。代谢激素，如生长激素（GH）、糖皮质激素（glucocorticoid）、甲状腺激素（thyroid hormone）、胰岛素（insulin）和胃肠激素（gastrointestinal hormone）尽管在体内具多种功能，也常常直接影响乳腺发育。

16.2.1　母乳分泌的开始过程

在妊娠期，血中催产素的浓度升高，到孕35周时达高峰，并一直维持到分娩，此时的乳汁分泌并未开始，这是由于大量雌激素的作用，使催乳素的受体减少。分娩后，血中雌激素浓度迅速降低，对催产素的抑制作用解除，乳汁开始分泌。分娩后第2～3天乳腺开始分泌乳汁，包括泌乳和排乳两个过程。

16.2.1.1　细胞分泌乳汁过程

婴儿强力吸吮刺激乳头神经末梢，将神经冲动沿胸部脊神经传入神经中枢（至下丘脑），激发垂体前叶释放催乳素。催乳素经血液循环到达乳腺腺泡，乳腺上皮细胞有催乳素的受体，经催乳素作用后，乳腺细胞合成乳汁并向腺腔内分泌，就是狭义的细胞分泌乳汁的过程。

16.2.1.2　经乳腺管由乳头排出乳汁过程

乳汁的排出除了婴儿的强力吸吮刺激外，还有乳腺小叶及小乳腺管的肌上皮细胞反射性收缩。吸吮刺激冲动通过感觉神经经脊髓传导到达下丘脑，激发垂体后叶释放催产素，后者直接作用于乳腺管肌上皮细胞，使之收缩而增加乳腺管内压力，促使乳汁排出。吸吮刺激还使下丘脑催乳素抑制因子的分泌减少，导致垂体催乳素的分泌增加，与此同时，促肾上腺皮质激素的分泌也增加。乳汁排出过程还受各种条件反射的影响，如听见婴儿的啼哭声，乳母的乳腺即可有乳汁溢出。

16.2.2　乳汁分泌的维持与调节

16.2.2.1　乳汁分泌的维持

产褥期间，催乳素的基础分泌量在产后 3～4 个月内呈缓慢下降趋势。由于婴儿的吸吮刺激，催乳素水平可在 2h 内呈现一时性升高，最高时可升至原有水平的 10 倍。乳汁的分泌和排出两个过程密切配合、共同依存。排空乳房本身可作为一种机械性刺激到达下丘脑-垂体轴，促使分泌催乳素。因此不断排空乳房是维持乳汁持续分泌的一个重要条件。每日哺乳 7～8 次，可使催乳素水平保持处于分泌巅峰状态，促使分泌更多的乳汁。产后如不授乳，催乳素的分泌量也呈现无反应性增高，基础分泌量在 3～4 周减少，乳汁分泌也趋于停止。

16.2.2.2　泌乳过程的调节

在妊娠和哺乳期，受胎盘分泌大量雌激素和脑垂体分泌催乳素的影响，乳腺明显增生，腺管延长，腺泡分泌乳汁。在产褥期内，随着胎盘的娩出，这个同时又是产生和分泌激素的器官已不存在，雌激素的水平急剧下降，催乳素分泌量急剧上升，婴儿的气味、母子的接触、孩子的啼哭声以及新生儿对乳头吸吮动作的反复进行，催乳素的分泌量和作用得到进一步加强，促使乳汁的分泌逐渐增加。泌乳过程是逐步的、连续的，是母子间相互协同作用促成的。

从乳腺的发育到泌乳，体内多种激素发挥重要调节作用。非妊娠时，乳腺发育主要受雌激素调节，使乳腺管、乳头及乳晕发育，并与黄体酮协同作用刺激腺泡发育。整个乳腺的发育还受催乳素、生长激素及胰岛素的影响。当乳腺发育成熟时，乳汁的生成受催乳素分泌量的影响，肾上腺皮质激素和胰岛素也有一定的作用，这些激素在怀孕后期血液中的浓度很高。而且神经系统对乳汁的分泌也发挥极重要的调节作用。在哺乳期间，乳腺是人体内代谢率最高的器官之一，它比肝脏的代谢还要高，这是因为乳腺的分泌活动涉及全身多系统、多因素的协同作用。

16.2.3 泌乳过程的不同阶段和神经反射

泌乳是个连续过程，大体上可人为分成乳汁生成起始、乳汁排出、乳汁射出和婴儿吞咽乳汁几个阶段。泌乳过程的神经反射，实际上是指以神经反射为轴心的泌乳活动重要环节，涉及多种婴儿反射和乳母反射，并不单指神经系统。

16.2.3.1 泌乳过程的不同阶段

（1）乳汁生成起始阶段（initial stage of milk production） 胎盘娩出后，垂体继续发挥作用，随后腺腔细胞分泌乳汁增加并进入腺管，同时催乳素刺激合成蛋白质与乳糖的酶活性升高，也抑制卵巢及胎盘的固醇水平，尤其是黄体酮的水平。婴儿对乳头反复吸吮刺激催乳素的分泌增加。

（2）乳汁排出阶段（stage of milk secretion） 这一阶段受多种激素的调控，受催乳素和乳母营养状况的影响最为明显，此时分泌细胞进行一系列的营养素合成，在细胞的亚显微结构上也可以看到游离的核糖体、内质网、线粒体、高尔基体、脂肪小粒与蛋白质颗粒等的改变。在分泌过程的后段，这些细胞也由柱状变为扁平状。

（3）乳汁射出阶段（stage of milk ejection） 人类与其他动物不同，从乳腺的腺胞分泌乳汁到进入婴儿的口腔，是乳腺的一个主动活动过程，受泌乳反射的影响。

（4）婴儿吞咽乳汁（baby sucking and swallowing milk） 哺乳过程的最后阶段为婴儿吸吮和吞咽乳汁，这是一个需要母子双方协同互动的过程。

16.2.3.2 新生儿反射

新生儿反射（neonatal reflex）实际上是一组反射群，包括三个主要的反射，即根基反射或觅食反射、吸吮反射、吞咽反射。首先在根基反射中，婴儿依靠朦胧视觉以及面颊及口腔周围的触觉和鼻的嗅觉去寻找乳头并做张口动作；其次为吸吮反射，是口腔接触乳头与乳晕以及婴儿舌头与软腭的协同作用产生的动作；最后为吞咽反射。

胎儿生长的第 7 周就已开始出现吸吮反射，在第 32～36 周就可以测出，健康足月新生儿的根基反射在出生之后就已达最高点，强烈地刺激乳头，可引起母体的其他反射，相反，早产儿的这些反射减弱甚至还未出现。新生儿患病时也是如此。口腔或其他有关部位的先天性缺陷也可导致新生儿的反射不正常。

16.2.3.3 母体的主要反射

（1）催乳反射（prolactin reflex），即乳汁分泌反射 最近的研究结果表明，催乳素的分泌在凌晨 1 时到 5 时最高，这可能与晚间喂奶有关。这种激素分泌受下丘脑的控制，下丘脑部位有两个中心，对乳汁的促进可能也是通过这个控制中心发挥作用，控制中心对乳母的焦虑与神经过度紧张也发挥作用。催乳素是影响泌乳的最重要激素，主要通过婴儿对乳头的吸吮刺激催乳素分泌。如果乳母患严重的营养不良，或受环境、心理、社会应激因素的影响，会干扰乳汁的分泌。这可以通过对乳母内分泌的分析以及观察得到证明。

用放射免疫方法进行研究的结果显示，用手刺激不是喂奶妇女的乳房，15min之后也可升高血浆的催乳素水平，尤其是用手同时刺激乳房和乳头时最为明显。这也说明为什么双胞胎同时吸吮两侧乳房可以使母亲的乳汁在早期能够同时满足两个孩子的需要。

（2）乳头勃起反射（nipple erection reflex）　婴儿的口部刺激母亲乳头可引起乳头勃起，这一反射对于母体还有一种愉快的感觉并使乳头突出，以利于喂哺。

（3）母乳反射（let-down reflex）或称射奶反射　这是一种神经内分泌的反射，与其他反射不完全相同。这种反射过程包含婴儿吸吮以及刺激乳头和乳晕部分，使神经冲动到达下丘脑的旁室核，并进入垂体后叶，促使催乳素分泌。这些激素进入血流，既进入子宫使其收缩，又作用于乳房，使乳房的血流加大、温度升高。催乳素最重要的影响是使肌上皮细胞收缩，挤出乳汁，引起泌乳或射乳现象。通过这一过程，乳房中 90% 的乳汁可以在 7min 左右输出给喂哺中的婴儿。也可以通过注射催乳素引起母乳反射，但这种方法只有在具备特定医疗条件的情况下才可考虑。

（4）影响泌乳反射的主要因素　心理因素可以明显促进或激发人类的泌乳反射，例如一些乳母可以通过听到孩子的声音（如啼哭），或见到孩子，或嗅到孩子的气味而引起这种反射。同时，情绪也可以抑制这种反射，心理压力将使肾上腺分泌肾上腺素而使乳房的血管收缩，尤其是乳囊泡周围的血管收缩而妨碍催乳素进入。乳母的惶恐和不安，包括害怕乳汁分泌不足等因素也可抑制泌乳反射。一些乳母泌乳反射不正常，有的是由于缺乏这方面的知识和没有取得社会和家庭对哺乳的支持而发生，了解这一点对保证母乳喂养婴儿是很重要的。乳母本身对喂哺的态度也具有决定性影响。

当泌乳反射被抑制时，婴儿的不满足、哭闹，母亲的焦虑，乳汁未完全排空而引起的乳房肿胀等会进一步影响乳汁分泌。因为乳汁的排空是一个重要的产乳刺激，长时间不能排空也会影响到哺乳甚至还会引起乳头感染。在泌乳反射过程中，不适当地给予婴儿母乳以外的食物（如过早导入辅食），不但会影响婴儿的胃口，减少对乳头的吸吮和刺激，也能造成上述不利刺激的循环。因此，了解泌乳的机制和指导乳母采取正确的授乳姿势是非常重要的。

16.2.3.4　参与乳汁生成调节的激素

乳腺分泌乳汁的功能受多种激素调节。首先是在雌激素、孕激素的刺激下，乳腺管增生，在生长激素和催乳素的参与下，促使腺泡发育成熟，而乳汁生成的发生需要孕激素水平降低和持续升高催乳素水平。产后胎盘的剥离使孕激素水平降低，泌乳量逐渐增加，新生儿的吸吮（及时吸出生成的乳汁）对于维持乳汁持续的生成是重要的。

（1）参与乳腺生理活动的激素　乳腺的生理活动受垂体激素、肾上腺激素和性激素的调节。垂体前叶产生的促乳房激素，直接作用于乳房，同时又通过卵巢和肾上腺皮质产生的激素，间接地影响乳房发育。在卵巢卵泡刺激激素和促肾上腺皮质激素的作用下，卵巢产生雌激素，促使乳房生长发育。在促肾上腺皮质激素的影响下，肾上腺皮质也产生激素，刺激乳房发育。

（2）雌激素、孕激素与乳汁分泌

① 雌激素（estrogen）　在青春期，由于卵巢分泌大量雌激素，加速了乳腺的发育与成熟，促进乳腺导管系统上皮增生，乳腺及小叶周围组织发育，使乳腺管延长并分支，脂肪沉积于乳腺。而后者是青春期乳房发育增大的主要原因。妊娠后，胎盘分泌大量的雌激素、孕激素和人胎盘生乳素，在垂体前叶分泌的生乳素及生长激素的协同作用下，乳腺管及腺泡增生。但是妊娠期高水平的雌激素抑制了生乳素，使乳腺腺泡的泌乳作用受到抑制。分娩后，这种抑制作用被解除，生乳素促使乳腺分泌乳汁。

② 孕激素（progestin）　孕激素是许多类固醇激素生物合成中的重要中间体。在卵巢内主要是由黄体产生。天然孕激素叫孕酮。孕激素促进腺小叶及腺泡发育，在雌激素刺激乳腺导管发育作用的基础上，促使乳腺充分发育，并在分娩后为泌乳准备条件。孕激素的生理功能在细胞水平受孕激素受体的调节[3]。

（3）催产素、催乳素与乳汁分泌

① 催产素（oxytocin）　催产素是由垂体后叶分泌，具有刺激乳腺和子宫的双重作用，以刺激乳腺为主，通过与乳腺上皮细胞膜受体结合，刺激环绕腺泡和乳腺导管的肌上皮细胞的收缩，刺激乳汁的合成（乳汁射出或称为"下奶"），肌上皮细胞的收缩使乳汁从乳房转运和射出。哺乳期乳腺不断分泌乳汁，储存于腺泡中。新生儿和婴儿吸吮乳头的刺激，除了可引起催产素的分泌外，同时还可导致射乳反射，即典型的神经内分泌反射。一些刺激启动催产素波动性释放，伴随神经内分泌反射，包括乳头的触觉刺激、视觉刺激、听觉刺激或想到婴儿时的刺激。接受一种刺激或有紧张的感觉，乳母常常会感觉到"下奶"。在一次母乳喂养期间，可发生数次"下奶"。心理应激、饮酒（剂量依赖方式），以及阿片样药物的使用

可抑制催产素释放。尽管催产素水平的升高对于初期哺乳的乳汁的产生是必需的，然而泌乳量与催产素的分泌水平无关 [2]。

② 催乳素（prolactin） 因其能刺激哺乳动物的乳腺发育和乳汁生成而得名 [14]。催乳素的分泌受下丘脑产生多巴胺（dopamine）的抑制性调控。多巴胺的分泌受下丘脑儿茶酚胺（catecholamine）水平的影响，可以降低儿茶酚胺水平的药物和事件也会降低多巴胺的水平，因此会增加催乳素的水平。催乳素作为生长激素及其衍生物家族的成员，是一种对生殖功能有重要作用的多效性激素，其最重要的作用是促进乳腺发育与分化 [3, 15]，对所有的哺乳动物都是必需的，其作用是启动乳汁合成和维持泌乳。妊娠期，由于血中雌激素与孕激素浓度显著升高，与催乳素竞争乳腺细胞的受体，使催乳素失去效能。分娩后，血中雌激素与孕激素的浓度显著降低，此时催乳素发挥启动和维持泌乳的作用。而且婴儿吸吮乳头产生的射乳反射，使乳汁流出，同时催乳素的分泌也显著增加。随哺乳进程催乳素水平逐渐降低，但是此时仍可持续成功哺乳。约在产后 6 个月，泌乳量开始更多地依赖于婴儿对乳汁的需要量，此时的催乳素水平仍然超过基线水平，直到断奶为止 [2]。

（4）与乳腺发育或乳汁分泌有关的其他激素

① 胎盘催乳素 胎盘分泌雌激素、孕酮和一种高效的促乳样激素——胎盘催乳素，胎盘催乳素可能具有促进母体乳腺发育的作用。

② 肾上腺皮质激素 肾上腺皮质分泌的多种激素中，具有调节功能的激素，女性有黄体酮和雌素酮。

③ 甲状腺素 幼儿甲状腺功能低下，全身发育不良，乳腺也未发育。甲状腺对乳腺的作用是间接的，垂体前叶分泌的促甲状腺素减少时，甲状腺素分泌也减少，可影响乳腺的发育。

④ 垂体激素 垂体前叶激素（生长激素、糖皮质激素和催乳素）共同参与了乳房发育，而且是不可缺少的。垂体前叶腺体分泌的催乳素以及垂体腺体的分泌物部分受哺乳初期乳头刺激程度的影响，产后缺少乳头吸吮刺激，到第 7 天催乳素的水平就可降低到孕前水平。

16.2.4 泌乳量充足与否的评价标准

出生后 6 个月内完全母乳喂养的婴儿，生长发育良好、大小便正常，并且评价营养状况的生化指标都在适宜水平时，可以认为泌乳量充足，母乳喂养是成功的。实践证明，哺乳期的母亲有充足的睡眠和休息，注意平衡膳食和合理营养，同时多吃些汤汁（如猪蹄汤、鸡汤、鱼汤等）类食物有助于增加乳汁分泌；掌握正确的喂奶姿势，经常让婴儿吸吮乳房，几乎所有的母亲均可产生和分泌充足的乳汁。

如果泌乳量不足，应设法尽早增加母乳分泌量，通常的方法是增加婴儿吮吸乳房的次数，乳母要保持心情舒畅、充足的营养和睡眠，同时丈夫要多注意妻子的情绪波动，及时做好安慰工作。

16.2.5　导致延迟哺乳（下奶）的因素

产后 36～120h，泌乳量迅速增加，可以认为"下奶"了。经产妇一般比初产妇可较早地增加奶量。然而，已经证明许多因素与延迟哺乳有关，例如，剖宫产[16]、胎盘滞留[17]、孕期肥胖[16, 18, 19]、第二产程延长[16]、初产妇[16]、乳头扁平或内陷[16]、使用安抚奶嘴[16]、吸吮/泵奶或挤奶的频率不适当[2, 20]、分娩时过度紧张[21]和糖尿病[22]、使用抑制催乳素和催产素的药物等。经历延迟哺乳的妇女，可能到产后约 6～10d 乳汁量才迅速开始增加。

16.3　影响乳汁分泌的因素

在分娩后最初几周，乳母的心理状况、乳房的护理和科学的喂奶姿势对建立充足奶量供应和保证母乳喂养成功至关重要。是否能成功哺乳取决于诸多因素，首先是乳母的内分泌因素，哺乳期妇女的营养状况和情绪以及喂养婴儿的方式是否正确（如婴儿吸吮乳头的姿势）、喂奶的频率和持续时间等。

16.3.1　内分泌因素对乳汁分泌量的影响

人类哺乳的开始以及维持受复杂的神经内分泌机制调控。为了分泌乳汁，乳房必须发育到适当的程度，这一过程从青春期就开始到妊娠期完成。青春期乳房的发育主要受雌激素和黄体酮的作用，促使乳腺腺泡和导管发育。乳腺的腺泡细胞分泌乳汁，而腺泡又连接许多导管，导管、腺泡的周围是脂肪组织、结缔组织和血管。妊娠期间乳房较正常增大 2～3 倍，同时乳腺腺泡、导管处于分泌乳汁的准备状态。分娩后，雌酮和孕酮即刻消退，而催乳素的水平持续升高，导致乳汁开始分泌。

16.3.1.1　乳汁分泌反射的调控

乳汁分泌受两个反射所调控，即产奶反射与下奶反射。

（1）产奶反射（ejection reflex） 当婴儿开始吸吮乳头时，刺激垂体产生催乳素引起乳腺腺泡分泌乳汁，并存于乳腺导管内；虽然婴儿的吸吮对启动生乳不是必要的，但是如果婴儿不吸吮乳头，泌乳作用在 3～4d 后就不能维持了。

（2）下奶反射（milk production reflex） 婴儿吸吮乳头的同时还刺激垂体产生催产素，引起腺泡周围肌肉收缩，促使乳汁沿乳腺导管流向乳头。下奶反射易受疲劳、紧张、乳头破裂引起疼痛而烦躁等情绪的影响。催产素同时还作用于子宫，引起子宫肌肉收缩，可帮助停止产后出血（止血作用），促进子宫尽快复原。

16.3.1.2　内分泌系统的影响

孕末期临近分娩时，乳房已可分泌少量乳汁。一旦开始哺乳后，主要依靠催乳素维持泌乳。针对吸吮反应，垂体前叶的催乳素细胞释放催乳素到血液循环中。吸吮作用引起催乳素的释放是由下丘脑分泌多巴胺量的短暂减少进行调节。正常情况下，多巴胺抑制催乳素的分泌。只要婴儿每天能吸吮乳房超过一次，乳腺就可持续生成乳汁。大多数乳母的泌乳能力通常比其喂养的一个婴儿所需要乳量要大得多，但是个体间差异很大，即使是在营养状况良好的人群中也是这样。

泌乳是一个持续过程，产生的乳量主要由婴儿需要量来调节。当婴儿停止吸吮或母亲没有乳汁排出时，在 24～48h 内母亲即可停止乳汁的生成。在哺乳的最初 6 个月，如果母亲完全用母乳喂养婴儿，会继续闭经，这是由于受高催乳素血症的影响，通过抑制促性腺激素（LH）的释放和干扰促性腺激素释放激素的分泌，持续哺乳过程具有抑制排卵的功能，防止再次怀孕的概率为 98%。

16.3.2　乳母营养状况对泌乳量的影响

影响泌乳量的因素很多，如乳母的健康状况、心理因素，以及婴儿吸吮乳房程度和频率等都影响泌乳量；乳母的膳食、营养状况也是影响乳汁分泌量的重要因素，患营养不良的乳母将会影响到乳汁的分泌量和泌乳期的持续时间。

16.3.2.1　泌乳量

泌乳量主要受婴儿需要量的调节。产后随着婴儿开始吸吮乳头，乳汁的分泌量很快增加。在正常情况下，产后第一天约分泌 50mL 乳汁，第二天约分泌 100mL，至第二周时增加到约 500mL，通常在产后 10～14d 就可达到有效和持久的正常泌乳量，之后逐渐增加，到一个月时每日泌乳量约 650mL，3 个月后营养状况良好的乳母每日泌乳量约 750～1000mL。在哺乳的最初 6 个月，平均每天泌乳量约为 750mL，其后的 6 个月约为 600mL。在生后 6 个月内母乳喂养期间，不要给予婴儿其他流食和饮料，因为过早地导入这些食物和饮料，会增加接触感染源的风险，降低营养素摄入量，还可能导致过早地中止母乳喂养。

16.3.2.2　乳母营养状况和能量摄入量对泌乳量的影响

营养和健康状况良好的乳母，其膳食状况通常并不会明显影响乳汁中所含有的营养素的量，乳汁中的蛋白质含量比较恒定，也不受膳食蛋白质偶尔降低的影响。如果孕期和哺乳期蛋白质与能量摄入量均不足或长期处于边缘性缺乏状态时，就可能会影响到其所分泌乳汁中的营养素水平。乳母膳食维生素摄入量可不同程度影响乳汁中脂溶性和水溶性维生素的含量，尤其是当乳母体内这些维生素处于缺乏状况时对乳汁含量的影响更为明显。即使是营养状况良好的乳母，如果哺乳期采取节制膳食，也可使泌乳量迅速降低。

（1）哺乳期间限制或补充能量对泌乳量的影响　限制能量对泌乳量影响的研究结果主要来自动物模型的研究，最常用的模型是大鼠，限制动物摄取饲料可降低乳汁产量，哺乳前和哺乳期间限制饲料量的影响显著高于仅哺乳期间限制饲料量的大鼠。人类哺乳期的相对能量消耗远低于大多数其他哺乳动物，低至实验动物或家养动物的 1/15 ～ 1/4[23]。

通过母体能量摄入和乳汁产量间相关性的研究，尽管与工业化国家的乳母相比，发展中国家乳母的能量摄入量要低得多，但是产后 3 个月时两者的泌乳量相似，说明乳母的能量摄入量与婴儿的摄入量无关，但是乳母严重营养不良将会降低乳汁的产量，而短期给乳母补充能量对泌乳量的影响也十分有限。

（2）乳母体脂储备或能量不足和泌乳量间的关系　理论上讲，妊娠期间能量以脂肪的形式被储存起来，用于支持产后乳汁合成与分泌，然而这方面开展的研究甚少。针对营养状况相对良好妇女的研究结果显示，产后最初 5 个月婴儿母乳摄入量与母亲妊娠前的体重或妊娠体重无关，而印度尼西亚的研究结果发现，妊娠前母体体质指数与产后 18 ～ 22 周母乳喂养婴儿乳汁摄入量呈正相关，这可能与发展中国家营养不良乳母的比例较高有关。

泌乳量少是母亲营养状况不良的一个指征。当乳母能量摄入量很低时，可使泌乳量降低到正常的 40% ～ 50%；营养状况较差的乳母产后最初 6 个月每日泌乳量约 500 ～ 700mL，后 6 个月每日约 400 ～ 600mL；严重营养不良乳母的泌乳量可降低到每天 100 ～ 200mL；饥荒时营养不良的乳母甚至可能完全停止乳汁分泌。在母亲营养状况极差的地区，以母乳为唯一来源的婴儿于产后 6 个月内出现早期干瘦型蛋白质-能量营养不良的患病率显著增加，而在发展中国家一般的营养状况下，单独母乳喂养的婴儿在生后最初 4 ～ 6 个月仍可以正常生长。但是，由于婴儿需要量和母亲泌乳量的个体间差异很大，很难根据泌乳量判断能否满足婴儿的需要，通常判断泌乳量是否足够的较好指标是婴儿体重的增长率。

（3）乳母蛋白质摄入量对泌乳量的影响　动物实验结果发现，增加蛋白质摄入量可能增加泌乳量，这种影响与摄入的总能量无关。早期印度和尼日利亚的研究结果提示，当乳母的蛋白质摄入量从 50～60g/d 增加到 100g/d 时，可增加泌乳量，但是当摄入量超过 100g/d 则不会使泌乳量进一步增加（这个研究的样本量很小）。对于营养状况较差的乳母，补充营养，特别是增加能量和蛋白质的摄入量，可增加泌乳量。

16.3.3　乳母其他因素和婴儿因素对泌乳量的影响

除了前面提到的乳母营养状况对泌乳量的影响，乳母方面的其他多种因素和婴儿因素也会影响泌乳量。

简述而言，乳母方面的其他多种因素包括乳母年龄（在 21～37 岁的妇女中，母亲年龄和婴儿乳汁摄入量无关）、胎次（生育过多的孩子，泌乳量降低）、产后应激和急性感染性疾病（产后焦虑和紧张，如同时在哺乳期得到的护理较差可影响泌乳量；已经成功建立哺乳的乳母，患有发热性感染性疾病不会影响乳汁产量）、吸烟和饮酒（母亲吸烟和饮酒行为，除了对婴儿的健康状况产生潜在不良影响，两者可能还影响到泌乳量和乳汁成分）[24, 25]。乳母哺乳期间出现的持续性乳头疼痛也与泌乳量的降低或过早终止母乳喂养有关 [26]。口服避孕药对泌乳能力的影响一直是备受关注问题，大多数研究观察到，使用组合的雌激素和孕激素药片与泌乳量和母乳喂养持续时间的降低有关 [27]，对于希望使用口服避孕药和维持泌乳量的妇女，WHO 推荐乳母首选纯孕激素药物用于避孕。

影响乳母泌乳量的因素除了上面提到的，还与婴儿方面的诸多因素有关，除了婴儿对摄入母乳量有很强的自我调节能力外，还有婴儿出生体重（出生体重与母乳摄入量有关，较重的婴儿有更大的吸吮强度）、吸吮方式、吸吮力度（强度）、吸吮频率与吸吮持续时间，胎儿成熟程度（早产或足月小婴儿，分娩胎龄和出生体重两者对乳汁摄入量的影响大于两者中任何一个单独的影响）、过早导入液体和固体食物（过早给婴儿导入固体食物，显著降低婴儿的母乳摄入量），以及疾病（婴儿患病会降低食欲或导致厌食，因此也常常会降低乳汁摄入量）等。

（潘丽莉，荫士安）

参考文献

[1] 李庆章 . 乳腺发育与泌乳生物学 . 北京：科学出版社，2009.

[2] Neville M C, Morton J, Umemura S. Lactogenesis. The transition from pregnancy to lactation. Pediatr Clin

North Am, 2001, 48(1): 35-52.

[3] Ollivier-Bousquet M, Devinoy E. Physiology of lactation: Old questions, new approaches. Livestock Production Sci, 2005, 98: 163-173.

[4] Musumeci G, Castrogiovanni P, Szychlinska M A, et al. Mammary gland: From embryogenesis to adult life. Acta Histochem, 2015, 117(4-5): 379-385.

[5] Sternlicht M D, Kouros-Mehr H, Lu P E, et al. Hormonal and local control of mammary branching morphogenesis. Differentiation, 2006, 74(7): 365-381.

[6] Macias H, Hinck L. Mammary gland development. Wiley Interdiscip Rev Dev Biol, 2012, 1(4): 533-557.

[7] Cowin P, Wysolmerski J. Molecular mechanisms guiding embryonic mammary gland development. Cold Spring Harb Perspect Biol, 2010, 2(6): a003251.

[8] Gurusamy D, Ruiz-Torres S J, Johnson A L, et al. Hepatocyte growth factor-like protein is a positive regulator of early mammary gland ductal morphogenesis. Mech Dev, 2014, 133: 11-22.

[9] Cox D B, Kent J C, Casey T M, et al. Breast growth and the urinary excretion of lactose during human pregnancy and early lactation: Endocrine relationships. Exp Physiol, 1999, 84(2): 421-434.

[10] Watson C J, Oliver C H, Khaled W T. Cytokine signalling in mammary gland development. J Reprod Immunol, 2011, 88(2): 124-129.

[11] Khaled W T, Read E K, Nicholson S E, et al. The IL-4/IL-13/Stat6 signalling pathway promotes luminal mammary epithelial cell development. Development, 2007, 134(15): 2739-2750.

[12] Lamote I, Meyer E, Massart-Leen A M, et al. Sex steroids and growth factors in the regulation of mammary gland proliferation, differentiation, and involution. Steroids, 2004, 69(3): 145-159.

[13] Mandrup K R, Johansson H K, Boberg J, et al. Mixtures of environmentally relevant endocrine disrupting chemicals affect mammary gland development in female and male rats. Reprod Toxicol, 2015, 54: 47-57.

[14] Trott J F, Vonderhaar B K, Hovey R C. Historical perspectives of prolactin and growth hormone as mammogens, lactogens and galactagogues—agog for the future! J Mammary Gland Biol Neoplasia, 2008, 13(1): 3-11.

[15] Freeman M E, Kanyicska B, Lerant A, et al. Prolactin: Structure, function, and regulation of secretion. Physiol Rev, 2000, 80(4): 1523-1631.

[16] Dewey K G, Nommsen-Rivers L A, Heinig M J, et al. Risk factors for suboptimal infant breastfeeding behavior, delayed onset of lactation, and excess neonatal weight loss. Pediatr, 2003, 112(3 Pt 1): 607-619.

[17] Neifert M R, McDonough S L, Neville M C. Failure of lactogenesis associated with placental retention. Am J Obstet Gynecol, 1981, 140(4): 477-478.

[18] Rasmussen K M, Kjolhede C L. Prepregnant overweight and obesity diminish the prolactin response to suckling in the first week postpartum. Pediatr, 2004, 113(5): e465-e471.

[19] Lovelady C A. Is maternal obesity a cause of poor lactation performance. Nutr Rev, 2005, 63(10): 352-355.

[20] Chen D C, Nommsen-Rivers L, Dewey K G, et al. Stress during labor and delivery and early lactation performance. Am J Clin Nutr, 1998, 68(2): 335-344.

[21] Grajeda R, Perez-Escamilla R. Stress during labor and delivery is associated with delayed onset of lactation among urban Guatemalan women. J Nutr, 2002, 132(10): 3055-3060.

[22] Neubauer S H, Ferris A M, Chase C G, et al. Delayed lactogenesis in women with insulin-dependent diabetes mellitus. Am J Clin Nutr, 1993, 58(1): 54-60.

[23] Prentice A M, Prentice A. Energy costs of lactation. Annu Rev Nutr, 1988, 8: 63-79.

[24] Zuppa A A, Tornesello A, Papacci P, et al. Relationship between maternal parity, basal prolactin levels and

neonatal breast milk intake. Biol Neonate, 1988, 53(3): 144-147.

[25] Aryeetey R N, Marquis G S, Brakohiapa L, et al. Subclinical mastitis may not reduce breastmilk intake during established lactation. Breastfeed Med, 2009, 4(3): 161-166.

[26] McClellan H L, Hepworth A R, Kent J C, et al. Breastfeeding frequency, milk volume, and duration in mother-infant dyads with persistent nipple pain. Breastfeed Med, 2012, 7: 275-281.

[27] Koetsawang S. The effects of contraceptive methods on the quality and quantity of breast milk. Int J Gynaecol Obstet, 1987, 25 (Suppl): S115-S127.

第 **17** 章

初乳在新生儿发育中的作用

初乳是指分娩后 7d 之内由母体乳腺分泌的乳汁，初乳较黏稠，颜色发黄，虽然分泌量很少（尤其是最初 1 ~ 2d），然而大量科学研究证明，初乳中含有丰富的蛋白质（含免疫球蛋白，主要是 sIgA）、非蛋白氮、脂肪、维生素和矿物质以及很多其他细胞成分等，是纯母乳喂养新生儿营养成分和免疫成分的唯一来源。初乳是新生儿天然免疫的体内最有效助推剂和预防感染性疾病的保护剂。

17.1　人与其他动物的初乳中主要营养成分比较

人初乳中主要成分与其他动物的初乳比较结果见表 17-1。人初乳中总固形物含量（11.4%）显著低于其他动物（如牛、羊、猪等）初乳[1-3]；人初乳中总蛋白质、乳清蛋白、酪蛋白、脂肪和灰分的含量也显著低于表 17-1 中所列的其他动物的初乳，总蛋白质含量约相当于表 17-1 中列出其他动物的 1/10；然而人初乳中乳糖含量要比其他动物的初乳高得很多。人初乳中磷含量显著低于牛初乳，钙磷比值约1.50，而牛初乳中磷的含量很高，钙磷比值严重倒置。

表 17-1　人与其他动物初乳中主要成分（质量分数）比较　　　　单位：%

成分	人（0～7d）	牛（1～5d）	山羊（0～7d）	猪（＜3d）
总固形物	11.4	26.1 → 11.8	40.2 → 17.0	22.0 → 33.1
总蛋白质	2.0	16.1 → 4.23	20.4 → 4.8	9.9 → 22.6
乳清蛋白	0.28	5.77	ND	ND
酪蛋白	0.32	3.31	ND	ND
脂肪	2.54	3.6 → 4.5	12.3 → 6.2	2.7 → 7.7
乳糖	5.93	2.7 → 4.2	2.8 → 4.93	2.0 → 7.5
灰分	0.15	1.18 → 0.87	1.5 → 0.92	0.59 → 0.99
钙	0.22	0.16 → 0.29[①]	2.98 → 1.79	0.50 → 0.80
磷	0.15	1.70 → 1.05[①]	ND	0.08 → 0.11
钙磷比值	1.50	0.10 → 0.27	ND	6.25 → 1.23

① 基于摩尔浓度换算。

注：ND，没有数据；"→"表示从产后 0d 或 1d 开始变化的趋势。

人初乳中免疫球蛋白含量与其他动物初乳中含量的比较，结果见表 17-2（产后 24h 之内）。人初乳中免疫球蛋白主要是 IgA［以分泌型（sIgA）为主］，IgA 含量显著高于其他动物初乳的含量；人初乳中 IgG 和 IgM 含量均显著低于其他动物

表 17-2　人与其他动物初乳中免疫球蛋白含量比较[①]　　　　单位：g/L

免疫球蛋白	人	牛	山羊		猪
			初产	经产	
IgG	0.7～2.0	92.8	11.8±6.3	59.9±14.2	95.6
IgM	1.0～2.7	4.5	2.0±1.3	6.1±1.7	9.1
IgA	13.4～39.6	1.6	1.1±0.6	2.0±0.3	21.2
sIgA	28.4±9.6	ND	ND	ND	ND

① 结果系范围、平均值或平均值 ±SD。

的初乳。经产动物的初乳中各种免疫球蛋白的含量显著高于初产动物（如山羊），提示产次或胎次影响动物初乳中免疫球蛋白的含量。人乳中溶菌酶的含量是其他哺乳动物乳汁的 1500 ～ 3000 倍；人乳中补体成分 C3 和 C4 含量也显著高于牛奶。

王洋等 [4] 比较了人初乳、牛初乳、牛常乳、牛血中神经生长因子（NGF）和胰岛素样生长因子-1（IGF-1）的含量，人初乳和牛初乳中均富含 NGF 和 IGF-1。分娩后 3d 内牛初乳中 NGF 含量显著低于人初乳，第 1 天、第 2 天和第 3 天的含量分别相当于人初乳的 31.1%、29.6% 和 13.3%；而 IGF-1 的含量两者间差异不明显。NGF 是具有营养神经元和促进突起生长双重生物学功能的一种神经细胞生长调节因子，维持感觉、交感神经元的存活，促进受损神经纤维修复以及淋巴细胞、单核细胞和中性粒细胞增殖、分化以及伤口愈合等，在中枢及周围神经元的发育、分化、生长、再生和功能特性的表达中发挥重要调控作用 [5]。IGF-1 对于胎儿和婴儿的生长发育都发挥重要作用，如调节机体蛋白质代谢、脂代谢，促进细胞生长分化（有丝分裂原），刺激 RNA、DNA 的合成和细胞增殖，抑制细胞凋亡等；IGF-1 在肌肉、心血管系统、脑、生殖系统、脂肪组织、免疫系统、肝脏、肾脏、肾上腺、消化系统的生长发育中发挥重要作用 [6]。

17.2 人初乳营养成分丰富

与过渡乳（产后 8 ～ 14d）和成熟乳（产后 15d 之后）相比，初乳是新生儿营养素的丰富来源，它的蛋白质含量最高，脂肪和碳水化合物的总量较低，而低聚糖类含量最高。由于宫内生长期间有些维生素不能通过胎盘屏障，出生后初乳也是母乳喂养儿这些营养素的主要来源 [7]。

17.2.1 蛋白质及含氮化合物

初乳中蛋白质含量显著高于过渡乳和成熟乳；乳铁蛋白也是人母乳中的主要蛋白质，占总蛋白质含量的 15% ～ 20%，其次是骨桥蛋白，占总蛋白质含量的 10% 以上；初乳中各种游离氨基酸和总氨基酸中必需氨基酸浓度均显著高于过渡乳和成熟乳。初乳的中乳白蛋白含量及与酪蛋白的比值都高于过渡乳和成熟乳。α-乳白蛋白是人类乳汁中存在的主要蛋白质；初乳中不含有酪蛋白或含量非常低，而牛奶中含有 α-酪蛋白的两种不同形式 α_{s1} 和 α_{s2}，α_{s1}-酪蛋白是牛乳酪蛋白的主要成分。人初乳的含氮化合物总量显著高于成熟乳，其中超过 90% 存在于乳清中，主要为蛋白质。

17.2.2　脂肪与脂肪酸

尽管初乳中总脂肪和中链脂肪酸的含量均低于过渡乳和成熟乳，但是富含多不饱和脂肪酸，特别是 DHA［中位数为 1.11%（占总脂肪比）］，到成熟乳降低到 0.75%（占总脂肪比）[8]；初乳中总磷脂含量也显著高于成熟乳；母乳中胆固醇含量高于婴儿配方食品。

17.2.3　碳水化合物和低聚糖

母乳中碳水化合物含量约 7%，其中 90% 为乳糖，其他部分主要是低聚糖，含量范围在 5 ～ 15g/L；与其他哺乳动物相比较，人初乳中低聚糖含量最高，达 12.9g/L，牛奶中存在少量低聚糖，山羊奶中仅 48h 内的初乳中含有极少量低聚糖，之后迅速降低。

17.2.4　维生素 A、类胡萝卜素和维生素 E

根据哺乳期间乳汁中视黄醇含量的动态变化分析，初乳中视黄醇水平最高，可迅速升高新生儿血中维生素 A 水平；之后视黄醇浓度降低的速度非常迅速。初乳呈现明显的黄色可能与乳汁脂肪球富含类胡萝卜素有关；随泌乳量的增加，过渡乳和成熟乳中类胡萝卜素（如 β-胡萝卜素、叶黄素、α-胡萝卜素、玉米黄质、番茄红素和隐黄素等）的含量逐渐降低。初乳中生育酚的浓度最高，成熟乳中浓度降低并维持在稳定水平。

17.2.5　多种生物活性成分

初乳中 sIgA 的含量显著高于过渡乳和成熟乳，sIgA 占初乳中免疫球蛋白总量的 89.8%。初乳中乳铁蛋白的浓度显著高于过渡乳和成熟乳；分娩后最初 2d 内初乳的溶菌酶含量最高，过渡乳中溶菌酶含量呈现逐渐降低趋势；初乳中补体成分 C3 和 C4 的含量较高，之后迅速下降。初乳中 IL-1β、IL-2、IL-4、IL-5、IL-6、IL-8、IL-10 和 TNF-α、TNF-β 以及可溶性 TNF 受体等细胞因子浓度高于过渡乳。

17.2.6　生长发育相关的激素

初乳中脂联素、IGF-1、瘦素和 EGF 的含量高于成熟乳。例如，初乳（分娩后第 3 天）中瘦素含量显著高于成熟乳（分娩后第 28 天），含量分别为（0.65±0.67）μg/L 和（0.50±0.50）μg/L（$P<0.05$）[9]。已知瘦素参与食物摄入量和能量消耗的调节，因此影响体重增长；在发育方面，瘦素在血管生成、骨骼代谢、血细胞生成、脑发育以及生长发育其他环节中发挥重要作用[10]；瘦素与胰岛素抵抗的发生有关；母乳中的瘦素可能对于产后新生儿的生长和不同器官的发育是重要的。

17.3 人初乳具备优良的免疫活性

尽早给予新生儿初乳和持续纯母乳喂养婴儿到 6 个月，不仅可以满足新生儿和婴儿的全面营养需求，更重要的是可以启动新生儿的肠道免疫系统功能，帮助婴儿免疫系统的发育与成熟，降低感染性疾病的发病率和死亡率。

17.3.1 启动新生儿自身的免疫系统功能

人初乳中含有丰富的抗体、多种免疫球蛋白、多种生长因子以及维生素 A 等，可增强新生儿的免疫功能，促进新生儿生长发育。近年研究结果显示，初乳对启动新生儿自身的免疫系统发挥重要作用。人初乳中含有丰富的微生物，种类可高达数百种，婴儿每天吸吮乳汁的同时摄入约 $1×10^5 \sim 1×10^7$ CFU 的共生菌，因此母乳是母乳喂养婴儿肠道中潜在共生菌的持续来源。这些微生物参与了对新生儿自身免疫系统功能的刺激与启动，有助于增强新生儿的抗感染能力。人母乳（尤其是初乳）中富含的低聚糖类可刺激特定的肠道微生物（如益生菌的定植与生长），阻止病原体在肠道的位点吸附，或者作为可溶性病原体的受体类似物（参见第 19 章母乳中微生物的来源与作用相关内容）。

17.3.2 具有广谱抗菌和抗病毒作用

学者们很早就知道初乳含有的免疫刺激成分具有广谱抗菌、抗病毒作用，母乳喂养可增强婴儿对某些感染性疾病的抵抗力，尤其是对肠道功能紊乱的抵抗力[11]。母体通过乳汁，特别是初乳，为其喂养的新生儿和婴儿提供特异性和非特异性被动免疫所必需的保护因子。

17.3.2.1 初乳中富含很多天然抗微生物成分

人初乳中含有很多天然抗微生物成分，如细胞成分，按总细胞数量百分数计，主要是巨噬细胞（49%），其次是多形核白细胞（37%）和淋巴细胞（12%），而上皮细胞的数量相对较少（2%）；巨噬细胞能产生溶菌酶、补体成分（C3和C4）和干扰素（IFN），这些成分显示抗微生物的活性。母乳中还存在多种其他的抗微生物因子，包括免疫球蛋白和乳铁蛋白等；母乳中存在大量的sIgA，也是人初乳中免疫成分的主要代表。母乳中sIgA可以改变粪便致病菌（如大肠杆菌）的培养特征，母乳喂养的婴儿血中sIgA的水平显著高于人工喂养的婴儿。在Jatsyk等[11]的研究中，测定了哺乳开始时母乳和婴儿粪便中IgA、IgM和IgG的含量，在哺乳的第一周，母乳中IgA含量非常高；而且母乳中sIgA的水平比较稳定，可以抵抗胃肠液（含各种酶）的作用。

17.3.2.2　初乳的抗菌和抗病毒作用

初乳中的多种天然抗微生物成分可为新生儿消化道提供被动免疫保护，降低新生儿发生腹泻风险[12]，而且可为防止新生儿致命性坏死性小肠结肠炎提供部分保护作用。母乳或初乳中sIgA可与难辨梭菌毒素A结合，以受体类似物形式发挥功能，防止婴儿感染梭状菌相关性疾病[13]。sIgA作为防止致病菌穿透黏膜的第一道防线。例如纯母乳喂养可降低婴儿腹泻、耳部和呼吸道感染的发病率[14]。在产后的最初3d，母体通过初乳将IgA优先转移给新生儿[5]。在这期间，第一天喂奶时，就可使新生儿摄入IgA约4g，这个数量的IgA相当于正常成人一天黏膜产生IgA的总量[15]，这凸显了人乳免疫保护对脆弱未成熟婴儿的重要性。根据Xanthou等[5]的研究，婴儿摄入的500mg多聚IgA中有150mg在小肠中以完整的形式存在。这个数量的抗菌蛋白对黏膜宿主防御做出了重要贡献。多聚IgA的主要功能是阻止病原体附着到肠上皮表面。Cravioto等[16]的研究证明，从初乳和乳汁中纯化得到的sIgA可以抑制肠致病性大肠杆菌的局部附着。初乳中可能含有成熟乳中不存在的生长因子或初乳中某种因子含量非常高[17]。如初乳比成熟乳含有显著高浓度的EGF（表皮生长因子）就是一个例子，该因子可增加DNA的合成和有丝分裂，提高刷状缘膜酶的活性[18]。母乳或初乳中还含有显著高的天然抗菌剂补体C3。母乳中含有为婴儿（含新生儿）提供特异性和非特异性被动免疫所需要的保护因子。

初乳富含的乳铁蛋白具有抗菌和抗病毒特性。母乳中含有大量的乳铁蛋白和转铁蛋白，两者都是有效的铁结合剂。它们通过使铁不能用于细菌繁殖而达到抑菌效果。乳铁蛋白的这种独特能力可保护婴儿（含新生儿）免受各种有害微生物的感染。其他的研究已经证明，乳铁蛋白与sIgA和溶菌酶联合发挥作用。初乳中发现高浓度乳铁蛋白，这些蛋白质在婴儿体内的免疫防御系统中发挥重要作用。

17.3.2.3 初乳具有抗炎作用

早期母乳特别是初乳喂养，一个重要的功能是为不成熟的、过度炎症反应的新生儿提供抗炎作用。由于新生儿的肠道免疫功能远未发育成熟，易患肠道及全身性感染。母乳尤其是初乳中，含有的数种成分可以刺激新生儿胃肠道启动免疫反应、促进免疫系统发育，降低炎症反应，这些成分包括转移生长因子-β（TGF-β）、白细胞介素-10、促红细胞生成素和乳铁蛋白等，这些成分可以单独发挥作用或协同发挥作用[19]。初乳和成熟乳中都含有可溶性受体和细胞因子拮抗剂，这些也有助于其发挥抗炎特性[20]。体外试验结果显示，初乳抑制金黄色葡萄球菌和大肠杆菌的活性约相当于庆大霉素活性的1/2[21]。

17.3.3 富含细胞因子

已知母乳中含有多种细胞因子或趋化因子[22, 23]，可增强宿主防御力，预防自身免疫和促进肠道系统发育[19]。有些细胞因子/趋化因子仅存在于初乳（分娩后2d）中，且含量极高，其作用是调节新生儿免疫系统和造血功能[24-26]，而这些细胞因子于分娩4～5d之后的乳汁中则不存在或含量极低，例如分娩后2d的初乳中IL-1α、IL-2受体α、IL-3、IL-12 p40亚单位、IL-16、IL-18、皮肤T细胞吸引趋化因子、人生长因子、单核细胞趋化蛋白3、IFN诱导的单核因子、干细胞因子、生长因子β等含量均显著高于分娩4～5d之后的乳汁[27]。

17.4 人初乳的其他功能

母体转移给新生儿的初乳除含有满足新生儿生长发育所需要的营养成分，也是抗体和生长因子的丰富来源，初乳中富含有助于新生儿尽快适应外界环境和抵抗疾病所必需的生物活性成分[5, 6]。动物试验结果显示，生后24h内没有给予初乳的新生小牛犊，可导致体内免疫球蛋白G、β-胡萝卜素和维生素A的含量降低，并持续数周，还会影响血浆脂肪酸、必需氨基酸和谷氨酰胺/谷氨酸的比值等[28]。

17.4.1 预防过敏性疾病和食物不耐受

根据Meta分析、流行病学调查结果，儿童过敏性疾病和食物不耐受（包括湿疹、食物过敏、呼吸道过敏等疾病）的患病率或发生率呈现逐年上升趋势，严重威胁儿童身心健康。尽早给予初乳喂养，可显著降低新生儿生后最初几周发生过敏性疾病的风险（包括有家族过敏史婴儿的过敏性湿疹和哮喘的复发），这与初乳喂养儿具备较低水平的血清免疫球蛋白E（IgE）和较少的血液循环中嗜酸性粒细胞有关；生后早期的喂养方式以及持续时间与儿童对过敏性疾病的易感性密切相关，初乳有助于预防变态反应疾病和降低对某些食物的不耐受性或过敏的风险。母乳喂养（尤其是初乳喂养）是婴儿接受的"第一次免疫"，有助于婴儿免疫器官（如胸腺）的早期发育（参见第18章母乳喂养对婴儿的益处）。

17.4.2　减轻新生儿黄疸

给予新生儿初乳有助于降低新生儿体内胆红素的含量，减轻新生儿黄疸的严重程度；由于初乳具有轻微通便功能，利于胎便排出。尽早开奶、有助于新生儿尽快排净胎便，减少胎便中的胆红素通过肠道黏膜的毛细血管被重吸收进入血液，可降低新生儿黄疸的发病率。

17.4.3　预防新生儿眼部感染

沙眼衣原体是新生儿眼炎的一种常见致病菌，人初乳对这种致病菌具有抗菌能力，局部应用人初乳也可有效预防新生儿眼炎，缓解严重眼干涩和眼部病变 [29, 30]。

17.4.4　促进 T 细胞活化

1993 年，人们从初乳中发现了一种被称为富含脯氨酸的免疫调节多肽或 PRP（富脯氨酸多肽）。PRP 刺激不成熟的胸腺细胞转化成功能性活化的 T 细胞 [31]。PRP 作为免疫调节因子通过改变细胞表面标记和细胞功能发挥作用，而且免疫调节因子在体内动态平衡和防止感染的免疫反应的活化以及自身免疫或疾病（如多发性硬化和类风湿关节炎）的预防中发挥重要作用。

17.4.5　参与新生儿生长和组织修复

母乳中富含多种生长因子，除了为新生儿和婴儿提供重要的免疫支持外，还参与了新生儿生长发育和组织的修复过程。

17.4.5.1　生长与组织修复因子

初乳除了为新生儿提供重要的免疫支持外，还具有显著的肌肉骨骼修复功能。

初乳是两种主要生长因子的唯一天然来源[32]，即转化生长因子（TGF-α 和 TGF-β）及胰岛素样生长因子（IGF-1 和 IGF-2），它们可促进伤口愈合。TGF-α 和 TGF-β 都参与正常的细胞活动，如胚胎发育、细胞增殖和组织修复。IGF-1 是唯一能刺激肌肉生长和自身修复的生长因子，其在细胞分化、组织修复和合成过程中与其他必需生长因子的相互作用，几乎影响所有身体组织细胞的再生效果[33]。

17.4.5.2　与 TGF-β 相关的生长因子

初乳中非细胞成分对单核细胞的细胞毒性有抑制作用，与 TGF-β 相关的生长因子可能是抑制成分之一[34]。虽然初乳的单核细胞和 T 淋巴细胞的细胞毒活性降低，然而初乳和常乳被认为有助于新生儿的防御。初乳的这种保护作用主要是非炎症性因子，而且与 TGF-β 相关的生长因子可能是非炎症性因子之一。与 TGF-β 相关的生长因子的另一个作用可能是乳腺产生 IgA 的正向调节剂。

17.4.5.3　其他生长因子

母乳中存在肝细胞生长因子（HGF），而且可调节新生儿的生长发育。母乳尤其是初乳中含有大量的由巨噬细胞产生的 HGF，这种来源的 HGF 可诱导新生儿肠细胞生长，研究证明出生后 HGF 是调节新生儿肠细胞生长的重要因子之一。

结论：人初乳除了营养丰富，还含有很多对婴儿（含新生儿）特定生理功能必不可缺少的生物活性因子。初乳中富含的多种生物活性成分与微生物环境是新生儿体内天然免疫的最有效助推剂，帮助新生儿建立免疫系统和启动免疫功能，提高新生儿细胞生长和组织修复的潜力，降低新生儿胃肠道和呼吸道感染性疾病的发生率和死亡率。

（韩秀明，荫士安）

参考文献

[1] 陈树兴，赵胜娟，石宝霞，等. 山羊初乳成分及其免疫球蛋白构成变化的研究. 食品科学，2008，29(1): 41-44.

[2] Sanchez-Macias D, Moreno-Indias I, Castro N, et al. From goat colostrum to milk: physical, chemical, and immune evolution from partum to 90 days postpartum. J Dairy Sci, 2014, 97(1): 10-16.

[3] Tsioulpas A, Grandison A S, Lewis M J. Changes in physical properties of bovine milk from the colostrum period to early lactation. J Dairy Sci, 2007, 90(11): 5012-5017.

[4] 王洋，生庆海，张玉梅，等. 中国北方人初乳、牛初乳、牛常乳、牛血中胰岛素样生长因子 -1 和神经生长因子含量的比较. 中国食品卫生杂志，2011, 23(4): 365-368.

[5] Xanthou M, Bines J, Walker W A. Human milk and intestinal host defense in newborns: An update. Advances in pediatrics, 1995, 42: 171-208.

[6] Xu R J. Development of the newborn GI tract and its relation to colostrum/milk intake: A review. Reprod

Fertil Dev, 1996, 8(1): 35-48.

[7] Quigley J D, Drewry J J. Nutrient and immunity transfer from cow to calf pre- and postcalving. J Dairy Sci, 1998, 81(10): 2779-2790.

[8] Kuipers R S, Luxwolda M F, Dijck-Brouwer D A, et al. Fatty acid compositions of preterm and term colostrum, transitional and mature milks in a sub-Saharan population with high fish intakes. Prostaglandins Leukot Essent Fatty Acids, 2012, 86(4-5): 201-207.

[9] Eilers E, Ziska T, Harder T, et al. Leptin determination in colostrum and early human milk from mothers of preterm and term infants. Early Hum Dev, 2011, 87(6): 415-419.

[10] Locke R. Preventing obesity: The breast milk-leptin connection. Acta Paediatr, 2002, 91(9): 891-894.

[11] Jatsyk G V, Kuvaeva I B, Gribakin S G. Immunological protection of the neonatal gastrointestinal tract: The importance of breast feeding. Acta Paediatr Scand, 1985, 74(2): 246-249.

[12] Ziyane I S. The relationship between infant feeding practices and diarrhoeal infections. J Adv Nurs, 1999, 29(3): 721-726.

[13] Dallas S D, Rolfe R D. Binding of Clostridium difficile toxin A to human milk secretory component. J Med Microbiol, 1998, 47(10): 879-888.

[14] Chandra R K. Prospective studies of the effect of breast feeding on incidence of infection and allergy. Acta Paediatr Scand, 1979, 68(5): 691-694.

[15] Mestecky J, McGhee J R. Immunoglobulin A (IgA): molecular and cellular interactions involved in IgA biosynthesis and immune response. Adv Immunol, 1987, 40: 153-245.

[16] Cravioto A, Tello A, Villafan H, et al. Inhibition of localized adhesion of enteropathogenic Escherichia coli to HEp-2 cells by immunoglobulin and oligosaccharide fractions of human colostrum and breast milk. J Infect Dis, 1991, 163(6): 1247-1255.

[17] Heird W C, Schwarz S M, Hansen I H. Colostrum-induced enteric mucosal growth in beagle puppies. Pediatr Res, 1984, 18(6): 512-515.

[18] Berseth C L, Lichtenberger L M, Morriss F H. Comparison of the gastrointestinal growth- promoting effects of rat colostrum and mature milk in newborn rats in vivo. Am J Clin Nutr, 1983, 37(1): 52-60.

[19] Walker A. Breast milk as the gold standard for protective nutrients. J Pediatr, 2010, 156(2 Suppl): S3-S7.

[20] Buescher E S, Malinowska I. Soluble receptors and cytokine antagonists in human milk. Pediatr Res, 1996, 40(6): 839-844.

[21] Ibhanesebhor S E, Otobo E S. In vitro activity of human milk against the causative organisms of ophthalmia neonatorum in Benin City, Nigeria. J Trop Pediatr, 1996, 42(6): 327-329.

[22] Garofalo R. Cytokines in human milk. J Pediatr, 2010, 156(2 Suppl): S36-S40.

[23] Lepage P, Van de Perre P. The immune system of breast milk: Antimicrobial and anti-inflammatory properties. Adv Exp Med Biol, 2012, 743: 121-137.

[24] Davanzo R, Zauli G, Monasta L, et al. Human colostrum and breast milk contain high levels of TNF-related apoptosis-inducing ligand (TRAIL). J Hum Lact, 2013, 29(1): 23-25.

[25] Melendi G A, Coviello S, Bhat N, et al. Breastfeeding is associated with the production of type I interferon in infants infected with influenza virus. Acta Paediatr, 2010, 99(10): 1517-1521.

[26] Secchiero P, Zauli G. Tumor-necrosis-factor-related apoptosis-inducing ligand and the regulation of hematopoiesis. Curr Opin Hematol, 2008, 15(1): 42-48.

[27] Radillo O, Norcio A, Addobbati R, et al. Presence of CTAK/CCL27, MCP-3/CCL7 and LIF in human colostrum and breast milk. Cytokine, 2013, 61(1): 26-28.

[28] Blum J W, Baumrucker C R. Colostral and milk insulin-like growth factors and related substances: Mammary gland and neonatal (intestinal and systemic) targets. Domest Anim Endocrinol, 2002, 23(1-2): 101-110.

[29] Chaumeil C, Liotet S, Kogbe O. Treatment of severe eye dryness and problematic eye lesions with enriched bovine colostrum lactoserum. Adv Exp Med Biol, 1994, 350: 595-599.

[30] Ramsey K H, Poulsen C E, Motiu P P. The in vitro antimicrobial capacity of human colostrum against Chlamydia trachomatis. J Reprod Immunol, 1998, 38(2): 155-167.

[31] Janusz M, Lisowski J. Proline-rich polypeptide (PRP)—an immunomodulatory peptide from ovine colostrum. Arch Immunol Ther Exp (Warsz), 1993, 41(5-6): 275-279.

[32] Ginjala V, Pakkanen R. Determination of transforming growth factor-beta 1 (TGF-beta 1) and insulin-like growth factor (IGF-1) in bovine colostrum samples. J Immunoassay, 1998, 19(2-3): 195-207.

[33] Tollefsen S E, Lajara R, McCusker R H, et al. Insulin-like growth factors (IGF) in muscle development. Expression of IGF-I, the IGF-I receptor, and an IGF binding protein during myoblast differentiation. J Biol Chem, 1989, 264(23): 13810-13817.

[34] Kohl S, Pickering L K, Cleary T G, et al. Human colostral cytotoxicity. Ⅱ. Relative defects in colostral leukocyte cytotoxicity and inhibition of peripheral blood leukocyte cytotoxicity by colostrum. J Infect Dis, 1980, 142(6): 884-891.

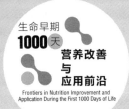

生命早期
1000天
营养改善
与
应用前沿
Frontiers in Nutrition Improvement and
Application During the First 1000 Days of Life

孕妇和乳母营养
Nutrition in Pregnant and Lactating Women

第 **18** 章

母乳喂养对婴儿的益处

　　母乳喂养对母子双方都有巨大的健康效应，特别是在婴儿方面，母乳喂养并不仅仅是为了解决婴儿吃的问题——食物，由于母乳含有丰富的营养物质、抗感染因子和其他的生物活性成分，以及喂哺时母子之间密切的情感交流，对儿童的身心健康与发育均非常有益。对于母亲，喂哺过程可促进自身生殖器官的复原，加速产后康复，降低患乳腺炎的风险，消耗母亲孕期储存的脂肪预防产后肥胖等；而且母乳喂哺与否还与母亲中老年期的健康状况密切相关，如降低母亲患生殖器官疾病、癌症等的风险。本章总结了母乳喂养在婴儿营养与健康中的重要作用。

18.1 母乳为婴儿提供其生长发育所需的全部营养成分

通过对母乳成分的分析，已发现包括表皮、神经、成纤维细胞、类胰岛素、转化酶等多种生长因子。母乳中含量最高的是表皮生长因子（EGF），各种生长因子的功能高度专一化。现代营养学研究证明，来自乳汁的生长因子（属多肽类蛋白）的受体（靶细胞），广泛存在于婴儿的胃肠道及其他组织细胞中；生长因子对细胞的生长、分化、功能等产生显著影响，因为离开母体时新生儿的身体组织和神经系统还未发育成熟，胃肠道还未曾"工作"过。因此，初乳除了为新生儿提供食粮外，还有帮助新生儿实现机体组织功能开始"启动"的一套"指令"，就像给新安装的计算机完成"初始化设置"一样。

母乳可为6月龄内的婴儿提供其生长发育所需的全部营养成分；对于6~12月龄的婴儿，母乳仍能满足其一半或更多的营养需要；而对于12~24月龄的幼儿，母乳仍可满足其1/3的营养需求。虽然母乳的蛋白质含量低于牛乳，但其利用率高，母乳中的蛋白质以乳清蛋白为主，乳清蛋白在胃酸作用下形成的乳凝块细小而柔软，容易被婴儿消化吸收。母乳中必需氨基酸比例适当，牛磺酸含量高，是牛乳的10倍，牛磺酸与胆汁酸的结合可促进婴儿的消化吸收功能；母乳含有的脂肪颗粒小，含有乳脂酶，比牛乳脂肪更易被消化吸收，且含丰富的必需脂肪酸、长链多不饱和脂肪酸，如花生四烯酸和二十二碳六烯酸，以及卵磷脂、鞘磷脂和胆固醇等，有利于新生儿中枢神经系统发育；母乳富含乳糖，可促进婴儿脑发育、乳酸杆菌的生长与定植，有效抑制大肠杆菌等致病菌的生长，有助于铁、钙、锌等矿物质的吸收利用。母乳中矿物质含量明显低于牛乳，可保护婴儿尚未发育成熟的肾功能，适宜的钙磷比例有利于钙吸收，母乳中钙、铁、锌的生物利用率均显著高于牛乳，其中母乳中铁的吸收率高达50%~70%，而牛乳仅为10%。母乳含有的这些成分有助于婴儿胃肠道发育成熟。

18.2 我国婴儿母乳喂养状况

母乳喂养被认为是为婴儿提供健康生长发育所需营养的理想方式，被WHO和联合国儿童基金会（UNICEF）列为抢救儿童生存的四大战略技术之一。所有的母亲都可以用母乳喂哺其婴儿。WHO建议在婴儿出生后6个月内用纯母乳喂养，然后及时合理添加辅食的同时继续母乳喂养至2岁或更长的时间。母乳喂养对婴儿自身营养和健康的益处可以延续到成人期。然而，根据 WHO 的统计，全球只有 37% 的婴儿生后最初 6 个月内得到纯母乳喂养。

18.2.1　我国母乳喂养的总体趋势

　　根据 1989 年 UNICEF 推荐的母乳喂养定义，母乳喂养包括完全母乳喂养及部分母乳喂养；完全母乳喂养包括纯母乳喂养及基本纯母乳喂养。我国不同地区、不同时间 6 月龄内完全母乳喂养、混合喂养、人工喂养婴儿的比例列于表 18-1。整体上看，我国婴儿 6 月龄内的喂养方式以完全母乳喂养和混合喂养为主。

　　我国不同地区婴儿母乳喂养率差异很大。根据 2010 ～ 2013 年中国居民营养与健康状况监测[1b]，2013 年 6 月龄婴儿纯母乳喂养率为 20.8%，城市和农村分别为 19.6% 和 22.3%；6 月龄内基本纯母乳喂养率为 48.3%，城市和农村分别为 43.0% 和 54.1%；4 月龄内婴儿基本纯母乳喂养率为 56.5%，城市为 51.9%，农村为 61.1%；与 2002 年调查结果相比，4 月龄内婴儿基本纯母乳喂养率降低了 15.1%[2]。中国居民营养与慢性病状况报告（2020 年）的数据显示，2017 年我国城乡 6 月龄内婴儿纯母乳喂养率均为 34.1%，比 2010 ～ 2013 年全国的监测结果提高了 13.3 个百分点（城乡分别为 15.7 个和 10.5 个百分点）[1a]。2005 年西部 45 个县 14077 名 3 岁以下的儿童，母乳喂养 ≥ 1 年的比例为 64.9%，而持续 ≥ 2 年的比例仅为 9.7%；断奶平均时间为（15.8±5.6）个月，主要分布在 12 月龄、18 月龄和 24 月龄；而 6 月龄内的纯母乳喂养率仅有 11.4%，基本纯母乳喂养率为 33.4%[3]。2005 年北京市 7 岁以下儿童 6 月龄内母乳喂养状况调查结果显示，4777 名儿童 4 月龄内母乳喂养率 87.6%，纯母乳喂养率 57.4%，混合喂养率 30.3%，人工喂养率 12.3%；4 ～ 6 月龄分别为 76.4%、13.5%、62.9% 和 23.6%，纯母乳喂养率较 10 年前下降明显[4]。2008 年安徽、陕西、重庆共 104 个乡 3673 名婴儿喂养情况调查结果显示，中西部地区农村 4 月龄内纯母乳喂养率为 76.8%，4 月龄以上纯母乳喂养率为 42.7%，6 月龄以上纯母乳喂养率为 16.4%；母乳喂养平均时间为 3.1 个月[5]。2007 ～ 2009 年贫困地区 2 岁以下儿童营养与健康监测数据显示，6 月龄内婴儿母乳喂养率低于 50%（48.3%）[6]。在 2010 年，中西部甘肃、青海、江西、新疆、重庆、四川、贵州、广西、陕西、内蒙古、山西、西藏 12 个省（自治区、直辖市）40 个县 3708 名 2 岁以下儿童喂养情况调查中，6 月龄内婴儿纯母乳喂养率为 18.9%，到婴儿 1 岁时仍坚持母乳喂养的占 41.8%，2 岁时这一比例下降到 11.5%[7]。2009 ～ 2010 年湖北省 8 个县 1197 名农村 2 岁以下婴幼儿调查结果显示，6 月龄内婴儿纯母乳喂养率为 72.1%[8]。2010 年新疆、山西、甘肃和青海四省（自治区）1272 名农村婴幼儿母乳喂养情况的调查结果显示，6 个月龄内婴儿纯母乳喂养率为 70%[9]。我国不同地区婴儿喂养方式见表 18-1。

表 18-1　我国不同地区婴儿喂养方式

调查时间	地点	n	年龄/月	6月龄内喂养方式占比/%			作者
				完全母乳	混合喂养	人工喂养	
2019	九城市[1]	44897	0～23	48.8	38.2	12.9	武华红等[10]
	九郊区	44109	0～23	48.4	36.4	15.2	
2009	贫困地区	9019	<60	51.8	40.6	7.6	钱霞等[11]
2007～2009	贫困地区	8673	<23	48.3	44.6	7.0	钱霞等[11]
2006	城市抽样调查	2501	<23	51.9	38.8	9.3	刘爱东等[12]
	农村	4703	<23	48.5	45.3	6.2	
	全国	7204	<23	49.2	44.0	6.8	
2006	甘肃农村	2691	0～12	71.2[2]	24.3[2]	4.4[2]	薛红丽等[13]
2004	济南城区	3490	<60	62.0	23.1	3.5	赵冬梅等[14]
	济南郊区	5728	<60	82.6	16.2	1.2	

① 九城市分别为哈尔滨、北京、西安、上海、南京、武汉、广州、福州、昆明。

② 为4月龄内喂养方式。

18.2.2　母乳喂养率的城乡差别

不同时间的调查结果显示，母乳喂养率存在明显城乡差别，农村和郊区高于城市[4]。2011年云贵川三省城乡6～24月龄婴幼儿喂养情况调查结果显示，母乳喂养率的城乡差异非常明显，4月龄内基本纯母乳喂养率为35.5%（城市27.4%与农村43.6%），母乳喂养率为76.2%（城市68.5%与农村84.3%）；6月龄内基本纯母乳喂养率为11.3%（城市7.9%与农村14.4%），母乳喂养率为65.0%（城市54.0%与农村76.3%）。平均母乳喂养持续时间为8.0个月，其中城市7.0个月，农村9.0个月[15]。2011年成都地区母乳喂养持续时间的调查结果显示，1178名6～24月龄婴幼儿母乳喂养持续时间分别为城市6.0个月（P_{25}～P_{75}: 3～8.5个月）和农村8.0个月（P_{25}～P_{75}: 5～11个月），城乡差异显著（$P < 0.05$）[16]。2017年山西运城某调查中，城区妇女文化水平、家庭收入和产假时间均高于外来务工妇女，但城区妇女母乳喂养持续时间［(7.1±1.3)个月］低于农村外来务工妇女［(9.2±2.1)个月］[17]。近年来城区的基本纯母乳喂养率逐渐提升，城乡差距缩小，如2017年中国居民营养与健康状况监测数据显示，我国城乡6月龄内婴儿纯母乳喂养率均为34.1%[1a]；九市调查结果显示，2005～2015年城区6月龄内基本纯母乳喂养率由32.8%提高到48.8%，而郊区2015年6月龄内基本纯母乳喂养率为48.4%[10]。

18.2.3　母乳喂养率的地域与种族差异

母乳喂养通常存在明显的地域和种族差异。2002年北京、山东、浙江、湖北、广东的10个社区2001名儿童母亲的问卷调查结果显示，儿童断母乳的时间平均为（8.7±4.2）个月，北京、广东小于其他各省。根据2006～2008年中国5个地区（内蒙古通辽市、江苏省常州市、甘肃省临夏市、贵州省毕节市和黑龙江省哈尔滨市）17094名婴幼儿的抽样调查，纯母乳喂养率为62.6%，其中汉族为60.2%，少数民族为70.9%；汉族婴儿的母乳喂养率显著低于少数民族[18]。"2006年中国十省农村7岁以下儿童体格发育调查"中2岁以下儿童的数据显示，农村47843名儿童母乳喂养持续时间中位数为12个月，东部、中部和西部儿童分别为10个月、12个月和12个月，区域差异明显[19]。

18.2.4　母乳喂养率与乳母的年龄的关系

根据2013年1277例浙江省内城镇刚入托儿童的喂养状况调查，婴儿6个月内基本纯母乳喂养率的高低与母亲的年龄有关，以≤25岁组最高为60.7%，26～30岁组为43.1%，而≥31岁组最低，为37.3%[20]。

18.3　母乳喂养对婴儿的近期与远期影响

婴儿期的科学合理喂养不仅是其生长发育和身体健康的基石，也影响其成年期对慢性病的易感性，母乳喂养对婴儿既有近期影响也有远期的有益影响。

18.3.1　母乳喂养与婴幼儿生长发育的关系

诸多研究结果显示，6月龄内的婴儿纯母乳喂养，可使其达到最佳生长发育状态，身心发育也优于混合喂养的婴儿，母乳喂养的这些好处具有远期持续效应。婴儿期不同喂养方式与儿童身长和体重的关系汇总于表18-2。整体看，相同月龄的婴儿比较，母乳喂养组的身长和体重显著优于人工喂养组。南宁市6～10月龄婴儿生长发育的随访结果显示，母乳喂养婴儿（125例）的独坐、爬行、站立、扶走、独站、独走时间均显著早于人工喂养的婴儿（200例）[21]。应用超声显像技术研究不同喂养方式婴儿胸腺发育的结果显示，两组婴儿胸腺指数出生时无显著差异，4个月时纯母乳喂养组婴儿的胸腺指数显著大于婴儿配方奶粉喂养的婴儿，提

表18-2 婴儿期不同喂养方式与儿童身长和体重的关系

时间	地点	年龄/月	母乳喂养			人工喂养			P值	作者
			n	身长/cm	体重/kg	n	身长/cm	体重/kg		
2013~2014	杭州	3	237	61.8±1.9	5.5±0.3	216	60.5±1.4	5.7±0.2	>0.05	卢琴红等[25]
		6		68.0±1.9	7.6±0.3		67.2±1.8	7.7±0.3	>0.05	
		12		75.3±2.0	9.8±0.4		74.9±1.8	9.8±0.3	>0.05	
2013	大连市	6	50	69.3±2.3	8.4±1.0	50	68.6±2.1	8.4±1.1	>0.05	汪晓霞等[26]
		9		73.7±2.3	9.6±1.1		72.3±2.2	9.4±0.8	<0.05	
		12		78.1±2.6	10.4±1.1		77.0±2.2	9.9±0.9	<0.05	
2012	浙江三门	3	42	62.3±1.3	6.4±0.7	38	56.7±2.6	5.7±1.0	>0.05	叶明伟[27]
		6		67.4±1.8	7.9±0.9		66.0±3.4	7.7±1.2	>0.05	
2011~2012	重庆市	3	195	61.7±2.4	6.7±0.8	79	61.4±2.0	6.6±2.0	<0.05	刘婷婷等[28]
		6	144	67.6±2.1	8.2±0.9	104	67.4±2.2	8.0±0.9	>0.05	
		9	100	71.8±2.4	9.1±1.0	171	71.2±2.4	9.1±0.9	>0.05	
2008~2009	广州市	4	112	63.1±5.7	7.0±0.8	103	63.2±2.4	6.8±0.8	>0.05	林穗方等[29]
2007	南宁市	6	125	67.1±1.9	7.5±0.8	200	67.4±2.4	7.6±0.9	>0.05	宁珂等[21]
		12		74.7±2.1	9.1±0.9		75.2±2.5	9.2±1.0	>0.05	
2003~2008	西安市	6	123	68.4±2.3	8.3±1.0	129	68.1±2.4	8.1±1.0	>0.05	许静等[30]
		12		76.3±2.3	10.3±1.4		76.2±2.4	10.4±1.4	>0.05	
2000	深圳市	6	224	ND	8.1±1.1	125	ND	7.8±1.1	<0.05	刘一心等[23]
		<6	183	66.3±3.8	7.5±1.3	93	65.0±2.8	7.0±0.8	<0.05	

注：ND 表示没有数据。

示母乳对婴儿早期胸腺的发育有重要影响[22]。深圳调查结果显示，母乳喂养组 6 月龄婴儿的体重以及女婴身长均明显大于混合喂养组和人工喂养组，母乳喂养婴儿能独坐开始的时间显著早于人工喂养婴儿，母乳喂养和混合喂养的婴儿营养不良发生率显著低于人工喂养的婴儿[23]。因此全社会应积极倡导 6 月龄内婴儿纯母乳喂养，这也是影响婴幼儿生长发育和认知潜能发展的重要因素[24]。

18.3.2 母乳喂养与儿童超重和肥胖的关系

近年来流行病学调查数据显示，无论是在发达国家还是发展中国家，儿童肥胖率均呈快速上升趋势，对儿童及成年以后的健康状况都会产生不良影响，已成为严重的公共卫生问题。尽管母乳喂养是否可降低儿童发生肥胖的风险仍存在争议，但是已有越来越多的流行病学证据支持充分的母乳喂养和延长母乳喂养时间，可延缓儿童体质指数增长速度，降低儿童发生肥胖的风险[31]，而且对成年期肥胖和超重也具有一定预防作用，可使成年后发生肥胖的风险降低 18.4%[32]。有研究报道，北京市 10221 名 6～8 岁学生出生后母乳喂养组肥胖发生率为 14.8%，而从没有喂予母乳的儿童肥胖发生率为 18.1%，两者间差异显著。武汉市 2014～2016 年的"同济母婴队列"研究结果显示，3 月龄纯母乳喂养组在 6 个月和 12 个月时高体重率分别为 27.5% 和 26.1%，3 月龄非纯母乳喂养组在 6 个月和 12 个月时高体重率分别为 33.5% 和 32.1%，提示早期坚持母乳喂养有利于预防婴儿晚期发生超重[33]。McCrory 和 Layte[34] 回顾性调查结果显示，在所调查的 7798 例 9 岁儿童中，生后母乳喂养至 13～25 周的儿童肥胖风险降低 51%，表明母乳喂养对降低儿童期肥胖具有一定的保护作用。母乳喂养有助于降低成年时发生肥胖症和其他慢性病的风险。Owen 等[35] 研究结果提示，与婴儿配方食品喂养的婴儿相比，婴儿期母乳喂养的婴儿到青少年期和成年期肥胖症发生率降低 15%～30%，而且母乳喂养持续时间与超重发生风险成反比关系。Meta 分析结果显示，母乳喂养持续时间与儿童肥胖发生率呈明显负相关；母乳喂养每增加 1 个月，肥胖率可下降 4%[36]，母乳喂养在预防儿童肥胖方面发挥关键作用[37]。1800 名婴儿期母乳喂养状况与学龄前肥胖症关系的病例对照研究结果显示，4 月龄内喂予婴儿配方乳粉的量越多，肥胖的发生率越高；而母乳喂养持续时间越长，肥胖的发生率越低[38]。

母乳喂养预防儿童肥胖的保护作用被认为与母乳中含有的激素（如瘦素等）成分有关。瘦素是脂肪组织分泌的一种激素，作用于下丘脑，调节食物摄入量与能量消耗。通过母乳喂养，使婴儿获得一定量瘦素，帮助婴儿调节食物摄取和能量代谢的平衡，母乳喂养持续时间越长，可使婴儿获得越多的瘦素[27]，因此生后纯母乳喂养持续 6 个月可以预防儿童期过度的体重增加。同时还要关注，母乳喂养行为对预防儿童以后发生肥胖可能发挥的重要作用，即母乳喂养的婴儿可能具有自我控制调节母乳和食物摄入量的能力。

18.3.3 母乳喂养与认知、行为、气质及运动发育的关系

尽管儿童的认知与行为等发育相当复杂，且受非常多因素影响，但是母乳喂养以及持续较长时间的喂哺过程可能在婴幼儿的大脑发育中发挥重要作用[39]。哺乳时，通过母亲对婴儿的爱抚、目光交流、语言交流等，可增进母子间情感交流，促进婴儿大脑和智力发育，使乳母和婴儿的情绪稳定；母乳中富含的长链多不饱和脂肪酸，如 DHA 和 AA（氨基酸）有利于婴幼儿的大脑发育[40]。诸多比较性研究结果提示母乳喂养婴儿的认知、行为、气质与运动发育优于人工喂养的婴儿，母乳喂养是否有利于儿童的认知发育已成为研究的热点。

18.3.3.1 婴儿期母乳喂养与儿童认知和行为发育

国内外已有诸多调查评价了婴儿期喂养方式与学龄期儿童认知、学习成绩和行为发育的关系[41]。婴儿期母乳喂养对儿童远期认知发育和行为能力的影响，除了母乳中所富含的某些营养成分（如牛磺酸、AA 和 DHA 等）有利于神经系统发育，母乳喂养行为和过程的影响也发挥了重要作用，因为母乳喂养方式可使母子之间有更多和持久的情感互动交流。在母乳喂养与 4～5 岁儿童行为问题方面，周晓彬等[42]评价了青岛市 600 名 4～5 岁儿童的行为问题与早期不同喂养方式的关系。校正了家庭年收入、父母受教育水平后，婴儿期母乳喂养量少（婴儿配方乳粉组）和母乳喂养持续时间短是 4～5 岁儿童发生行为问题的危险因素。王敬彩等[43]评价了 581 名 7～11 岁儿童婴儿期母乳喂养时间和数量与其认知和行为发育的关系，4 月龄内仅喂母乳的男童知觉辨别、类同比较和抽象推理的正确率显著高于人工喂养组（$P<0.05$）；而 4 月龄内仅喂母乳的女童类同比较、比较推理、系列关系的正确率显著高于人工喂养组（$P<0.05$）；而且婴儿期母乳喂养量越多、持续时间越长，学龄期智商数值越高，行为问题也越少。也有调查观察到，生后母乳喂养 6 个月的婴儿开始叫爸妈的平均时间或语言发育商数优于人工喂养儿，说明母乳喂养有助于婴儿的语言发育[23]。蔡传兰等[44]评价了 4669 例 6 月龄内喂养方式和母乳喂养持续时间对喂养儿智力发育的影响。调整多种混杂因素后，与人工喂养组相比，纯母乳喂养可使婴幼儿获得更高的发育商（$P<0.05$），而且母乳喂养持续时间到 5～6 个月还可使婴幼儿获得更高的精细动作发育商（$P<0.01$）。人工喂养或母乳喂养持续时间小于 1 个月是 4～5 岁儿童出现行为障碍问题的危险因素[45]。研究结果表明，母乳喂养可提高孤独症患儿及有孤独症倾向儿童的认知能力，对儿童

孤独症的发生有保护作用，而且 4 月龄内母乳喂养比例越高、母乳喂养持续时间越长，儿童孤独症的发生率越低，这可能与母乳喂养过程中母亲与儿童接触亲近和交流沟通的机会较多，以及母亲在哺乳时很自然地增加了对婴儿的抚爱有关。

18.3.3.2　婴儿期母乳喂养与儿童气质发展

气质是儿童早期发展中的一项重要心理学指标，气质与儿童期的心理障碍和行为问题的发生率密切相关，婴幼儿的早期气质特征将对其身心健康和以后良好个性的养成产生重要影响。许多横断面观察性调查结果提示，母乳喂养的儿童比人工喂养的儿童认知表现、行为气质和运动能力更为优秀，焦虑、烦躁、睡眠障碍等问题的发生率也明显降低[23, 46]。近年来人们开始关注婴儿期不同喂养方式与儿童气质发展的关系。南宁市 1356 例 6 月龄婴儿的研究结果显示，母乳喂养儿的适应行为、大运动、精细运动、语言和个人社交能力的得分均显著高于人工喂养儿（$P<0.05$）[47]，长沙和大连市的调查也获得相似结果[26]。3 ~ 7 岁儿童气质量表通常包括表达气质的不同维度，如适应度、规律性、活动水平、坚持度、情绪本质、趋避性、反应强度、注意分散等，共 72 个项目。如刘芳等[48]评价了淄博市 8 所幼儿园 737 名 4 ~ 5 岁儿童早期喂养方式与气质的关系，婴儿生后 4 个月内喂养类型和母乳喂养持续时间（7 ~ 9 个月）与 4 ~ 5 岁儿童的气质维度发展有关，早期母乳喂养有利于儿童优良气质的养成。

18.4　母乳喂养与儿童疾病易感性的关系

生后早期喂养方式以及持续时间除了直接影响婴幼儿的营养与健康状况外，还与儿童对感染疾病以及过敏性疾病的易感性密切相关[49, 50]。近年来很多研究证明，婴儿期喂养方式与成年时期罹患营养相关慢性病的风险有关。母乳喂养（尤其是初乳喂养）是婴儿接受的"第一次免疫"，有助于免疫器官（如胸腺）的发育[22]，也是保护儿童生命和降低死亡率的最经济有效的方法。

18.4.1　母乳喂养与呼吸系统和消化系统感染性疾病的关系

肺炎和腹泻是婴儿呼吸系统和消化系统最常见的两类疾病。母乳喂养预防呼吸道感染（如肺炎、哮喘、支气管炎）的 Meta 分析结果表明，6 月龄婴儿母乳喂养组呼吸道感染率显著低于混合喂养组或人工喂养组，母乳喂养对婴儿呼吸道感染有显著保护作用，$Z=5.91$，$P<0.001$（OR=0.58，95%CI：0.49 ~ 0.70）[51, 52]。在

低收入和中等收入国家，母乳喂养可以减少喂养儿约一半的腹泻和 1/3 的呼吸道感染，可减少 72% 的腹泻住院病例和 57% 的呼吸道感染住院病例 [53]。与非纯母乳喂养的婴儿相比，4 月龄内纯母乳喂养可减少婴儿感染性疾病的发生率，尤其是腹泻、肺炎；母乳喂养还可以降低新生儿感染呼吸道合胞病毒性肺炎的风险。Meta 分析结果显示，与人工喂养的婴儿相比，5 个月内完全母乳喂养可显著降低 24 月龄幼儿的肺炎发病率和死亡率 [54]。不同喂养方式与儿童感染性疾病的比较结果见表 18-3。上述结果证明，母乳喂养对婴儿抵御呼吸系统和消化系统感染性疾病的保护作用是明显的。因此倡导生后 6 个月内纯母乳喂养婴儿，可以降低生后最初 2 年肺炎和腹泻等感染性疾病的发病率和死亡率，尤其是在卫生条件较差的农村地区，母乳喂养对保护婴儿的健康和生存尤为重要。

表 18-3　不同喂养方式与儿童感染性疾病的关系

时间	疾病	母乳喂养			人工喂养			P 值	作者
		n	病例数	占比 /%	n	病例数	占比 /%		
1994 ～ 2003	腹泻①	9123	788	8.6	4334	1170	26.9	<0.001	陈晓芳 [51]
	肺炎①		569	6.2		947	21.8	<0.001	
2003 ～ 2006	上呼吸道感染②	206	87	42.2	126	61	48.4	<0.05	王全震 [52]
	肺炎②		16	7.8		24	19.0	<0.05	
	腹泻②		108	52.4		75	59.5	>0.05	
2002③	腹泻	280	15	5.4	213	20	9.4	<0.001	黄永真 [55]
	肺炎		24	8.6		35	16.4	<0.01	
2006③	腹泻	270	14	5.2	202	19	9.4	<0.001	罗任奎 [54]
	肺炎		23	8.5		33	16.3	<0.01	

① 为预防保健门诊儿童。

② 门诊就诊或体检儿童，母乳喂养，生后 4 个月内除母乳外，不给婴儿添加任何食物和母乳代用品。

③ 为文章发表时间，文章中无调查时间。

18.4.2　母乳喂养与过敏性疾病的关系

过敏性疾病包括湿疹、食物过敏、呼吸道过敏（如哮喘）等，严重威胁儿童的身心健康。Meta 分析、流行病学调查和不同喂养方式婴儿过敏性疾病患病率的群体比较结果提示，母乳喂养可以降低婴儿发生过敏性疾病的风险。湿疹和哮喘是婴幼儿皮肤病和呼吸系统中最常见的变态反应性疾病，其病因仍不完全明确，但被认为与生命早期的喂养方式有关。母乳中含有大量生物活性成分和免疫活性物质以及多种抗感染和调节生理功能的因子，这些成分具有抗过敏的作用，还有助于预防或降低发生变态反应性疾病的风险。

18.4.2.1 Meta 分析结果

婴幼儿哮喘和湿疹以及食物过敏性疾病的发病率和患病率呈逐年增高趋势。Meta 分析结果显示，生后最初 6 个月母乳喂养显著降低儿童哮喘和湿疹发生风险[56, 57]。不同喂养方式与儿童时期发生支气管哮喘关系的 Meta 分析结果显示，与非母乳喂养儿相比，母乳喂养显著降低儿童时期发生哮喘的风险，总体效应检验 $Z=2.71$，$P<0.01$（OR=0.78，95%CI：0.65 ～ 0.93）；中国的研究显示母乳喂养降低支气管哮喘的风险更明显，总体效应检验 $Z=3.03$，$P<0.01$（OR=0.64，95%CI：0.48 ～ 0.85）[58]。伽俊凤[56] 的 Meta 分析结果也显示母乳喂养≥ 6 个月可降低儿童哮喘的发生。也有 Meta 分析结果表明，严格控制混杂因素后，母乳喂养对哮喘的效果减弱甚至没有意义，但母乳喂养对 5 岁以下儿童过敏性鼻炎有预防作用[59]。另一项母乳喂养与婴幼儿湿疹关系的 Meta 分析中，累计纯母乳喂养组 5903 例，非纯母乳喂养组 6213 例，纯母乳喂养显著降低湿疹发生率，总体效应检验 $Z=3.46$，$P<0.05$（OR=0.62，95%CI：0.47 ～ 0.81），说明母乳喂养对婴幼儿湿疹有明确保护作用，显著降低婴幼儿湿疹的发生风险[57]。

18.4.2.2 流行病学调查结果

流行病学证据支持母乳喂养对降低婴儿过敏性疾病的保护作用。根据北京市 1990 年、2000 年、2008 年和 2011 年儿童健康状况调查问卷分析，在 1990 ～ 2011 年的 22 年间，北京市儿童哮喘患病率从 0.78% 上升至 6.30%，2011 ～ 2013 年的 3 年间增长显著，6 岁儿童哮喘患病率从 1.26% 增至 7.44%[60]。生后最初 6 个月纯母乳喂养，无论家庭有无过敏史，母乳喂养对预防哮喘均有显著保护作用（$P<0.05$）。以无哮喘和过敏性疾病家庭史的女孩为例，纯母乳喂养 6 个月以上对其健康效应有显著保护作用：哮鸣（$P<0.01$，OR=0.48，95%CI：0.29 ～ 0.80）、干咳（$P<0.01$，OR=0.47，95%CI：0.27 ～ 0.79）、哮喘（$P<0.01$，OR=0.14，95%CI：0.04 ～ 0.49）和鼻炎（$P<0.05$，OR=0.67，95%CI：0.45 ～ 0.99），而纯母乳喂养 6 个月以上对儿童湿疹则未显示保护或危害作用。另一项研究则观察到，纯母乳喂养婴儿 6 个月以上，有助于预防儿童哮喘和过敏性疾病的发病，尤其是对于有家庭过敏史的男孩，对无家庭过敏史的女孩也呈现显著的保护作用[60, 61]。有研究表明，3 个月时混合喂养婴儿儿童期发生食物过敏的概率是纯母乳喂养儿的 1.54 倍[62]。综上所述，纯母乳喂养 6 个月以上对儿童哮喘和哮喘样症状以及其他过敏性疾病具有保护作用，母乳喂养可降低儿童哮喘、过敏性鼻炎、持续咳嗽和持续咳痰的发生风险。人工喂养或出生后母乳喂养少于 4 个月是哮喘发生的危险因素[63, 64]。

18.4.2.3 不同喂养方式婴儿过敏性疾病患病率的群体比较

尽管遗传因素（家族史）仍被认为是影响婴儿期过敏性疾病的最重要因素，但是婴儿生存环境，尤其是喂养方式的影响也是非常重要的因素。诸多小样本研究比较了母乳喂养和人工喂养与婴儿过敏性疾病的关系，结果汇总于表18-4。例

表18-4　不同喂养方式与儿童过敏性疾病的关系

调查时间	疾病	母乳喂养			人工喂养			P 值	作者
		n	病例数	占比 /%	n	病例数	占比 /%		
2012～2015	鼻炎	925	535	57.9[①]	725	493	68.0	<0.01	赵海侠和
		1055	652	61.8[②]					胥巧平[70]
	湿疹	925	235	25.4[①]	725	242	33.4	<0.01	
		1055	304	28.8[②]					
2012	湿疹	55	18	32.7	55	36	65.4	<0.001	王美英等[71]
2008	湿疹	204	52	25.0	465[③]	135	29.0		黄慧等[66]
	过敏性皮炎		34	16.7		94	20.2		
	喘息		2	1.0		25	5.4	<0.05	
2007	哮喘[④]	6830	418	6.12	1903	141	7.41	<0.05	刘玉芹等[61]
	持续咳痰[④]		271	3.97		115	6.04	<0.05	
	过敏性鼻炎[④]		285	4.17		112	5.89	<0.05	
2008	哮喘[⑤]	615	92	15.0	489	148	30.3	<0.05	邝朝锋等[65]
2008	哮喘[⑥]	106	42	39.6	87	56	64.4	<0.01	方睿等[68]
	哮喘（特应性体质）[⑥]	45	22	48.9	74	57	77.0	<0.005	
2013	哮喘	250	72	28.8	250	138	55.2	<0.05	潘啟锐等[67]
2010	湿疹	85	9	10.6	85	47	55.3	<0.05	吕晖[72]
	食物过敏		11	12.9		41	48.2	<0.05	
2009～2011	过敏性疾病[⑦]	45	12	26.7	35	28	80.0	—	薛绍兵[73]
2003～2006	湿疹[⑧]	115	21	18.3	115	49	42.6		陈继红等[74]
	食物过敏[⑧]		16	13.9		48	41.7		
2000	哮喘[⑨]	2205	102	4.6	1033	219	21.2	—	李敏和李兰[75]

① 4 月龄内完全母乳喂养。

② 4 月龄内混合喂养。

③ 对照组为人工喂养与混合喂养婴儿，分娩后随访到 2 岁。

④ 沈阳市内小学和幼儿园儿童父母问卷调查。

⑤ 门诊就诊儿童，年龄 16～161d。

⑥ 专家门诊就诊儿童，年龄范围 8 个月～6 岁。

⑦ 门诊病例，年龄 8 个月～13 岁，过敏性疾病包括过敏性结膜炎、过敏性鼻炎、支气管哮喘和食物过敏等。

⑧ 累积到 12 月龄时发生例数，母乳喂养组为全母乳喂养 4 个月以上，4 月龄内不添加任何固体辅食。

⑨ 发病年龄为（1.66±1.07）岁。

如，母乳喂养婴儿的呼吸道过敏（如哮喘、持续性咳痰、过敏性鼻炎等）、消化道过敏性疾病的发病率显著低于其他喂养方式的婴儿[61, 65]。有较充足的证据表明，早期母乳喂养和较长的持续时间（≥ 6 个月）对哮喘有预防作用，婴儿过敏性疾病的队列研究也证明母乳喂养（0 ～ 6 个月）对婴儿喘息具有保护作用[66]，但是无证据表明对其他特应性疾病（如特应性皮炎和过敏性鼻炎、过敏性结膜炎）有类似的效果[65]。但是在方睿等的研究中，观察到母乳喂养能降低儿童哮喘发病率，尤其对于特应性体质和有过敏家族史的婴儿，建议应将至少生后 4 个月内母乳喂养婴儿作为一级预防措施[67, 68]；中西医结合治疗哮喘反应方面，母乳喂养组患儿的疗效显著优于人工喂养的对照组（$P<0.05$）[68]。田玉双等[69] 的 6 个月到 4 岁 164 例哮喘儿和 1763 名非哮喘儿的问卷调查结果显示，母乳喂养 ≥ 4 个月组儿童哮喘发生率显著低于母乳喂养 < 4 个月组（$X^2=6.456$，$P=0.011$），同时 3 岁以下儿童婴儿期母乳喂养少于 4 个月发生哮喘的风险显著增加（$P=0.043$，OR=1.51，95%CI：1.01 ～ 2.53），推测其机制可能是母乳喂养以及母乳含有的生物活性成分有助于预防儿童感染和特应性变态反应而降低儿童哮喘发生率。研究发现，与 3 个月内纯母乳喂养的婴儿相比，混合喂养的婴儿儿童期发生食物过敏风险增加（OR=1.54，95%CI：1.02 ～ 2.29）[62]。早期母乳喂养，特别是生后最初 6 个月母乳喂养可预防或推迟高危儿童的特应性皮炎、牛奶过敏和喘息发生风险。

18.4.2.4　母乳喂养有助于婴儿肠道益生菌群的生长与定植

母乳中存在的某些成分和微生态环境影响婴儿肠道内细菌菌群的定植，尤其是人初乳中含有丰富的低聚糖类有利于益生菌（如双歧杆菌、乳酸杆菌）的生长。生后最初 6 个月，肠道菌群处于动态定植过程中，不同的喂养方式对这一时期肠道菌群的影响以及与过敏易感性的关系受到普遍关注。

在对于不同喂养方式下健康婴儿肠道菌群定植过程及其与食物过敏关系的研究中，婴儿粪便的分析结果显示，母乳喂养以及持续时间在肠道菌群形成和食物过敏易感性方面发挥重要作用。如母乳喂养儿中双歧杆菌增长迅速，生后第 6 天成为优势菌，而大肠杆菌数量较低，而人工喂养儿中生后第 6 天双歧杆菌仍不是优势菌；生后 6 个月母乳喂养婴儿的肠道益生菌数量显著高于人工喂养儿，而大肠杆菌数量则显著低于人工喂养儿；食物过敏婴幼儿的肠道乳酸杆菌、双歧杆菌的数量显著低于健康婴幼儿，而大肠杆菌数量则显著高于健康婴幼儿，提示益生菌群对过敏性疾病有预防作用[76]。给予益生菌的人群干预试验结果显示，孕期及哺乳期口服双歧杆菌可降低母乳中抗炎症细胞因子 TGF-β1、TGF-β2 的水平，母乳中这两种成分的含量与母乳喂养婴儿对过敏的低敏感性有关，而且这种细胞因子的降低与母乳喂养婴儿低 IgE 相关性湿疹发病率和机体的敏感性降低有关[74, 77]。

根据上述研究结果，早期母乳喂养在降低儿童患过敏性疾病风险方面发挥重要作用，这是因为母乳具有多种抗感染因子和有利于婴儿肠道发育的微生态环境，有抗过敏作用，可预防变态反应疾病的发生，因此应大力倡导母乳喂养。

18.4.3 母乳喂养与儿童牙齿健康和发育的关系

诸多流行病学调查结果显示，生后最初 6 个月纯母乳喂养有助于改善婴幼儿的牙齿发育，降低龋齿发生率。其作用机制与母乳喂养能够为婴儿牙齿发育提供所需要的均衡全面营养成分，增加机体抵抗力和降低致病菌感染有关。

18.4.3.1 母乳喂养对婴儿牙齿发育的影响

母乳喂养能为婴儿提供生长发育所需要的营养成分，增加婴儿抵抗致病菌感染的能力，对婴儿牙齿发育也会产生重要影响。纯母乳喂养婴儿到 6 个月，随后在继续母乳喂养的同时及时合理添加辅食有利于婴幼儿牙齿正常发育与萌出 [78]。纯母乳喂养的婴儿由于不需要奶瓶奶具，可避免婴儿不良的咬合习惯，很少造成乳前牙的畸形，而非纯母乳喂养的婴儿发生畸形的相对危险是纯母乳喂养婴儿的 2.67 倍，这可能与母乳喂养的方式可使乳头与婴儿口腔含接良好，不会对上颌骨造成压迫有关；Meta 分析表明，母乳喂养可有效减少儿童乳牙错𬌗畸形（OR=0.32，95%CI：0.25 ～ 0.40）[79]。也有研究结果提示，纯母乳喂养对预防乳牙龋齿及乳前牙畸形的发生有重要影响。如果婴幼儿期牙齿生长发育不良也易患龋齿，而乳牙龋病对儿童生长发育产生很多不良影响。

18.4.3.2 母乳喂养与龋齿以及牙周疾病的关系

龋病是儿童口腔最常见的一种疾病，是由多因素复合作用导致的牙齿细菌感染性疾病，生命早期的喂养方式被认为是乳牙龋病发生的重要条件之一。多项研究结果显示，婴幼儿龋齿以及牙周疾病的患病率和严重程度与早期喂养方式有关 [80, 81]，与人工喂养或混合喂养的方法相比，母乳喂养儿的患龋率最低 [81, 82]。婴幼儿龋是婴幼儿和学龄前儿童发生的乳牙龋病，其发生和发展是由于早期不适当的喂养方式造成的。婴幼儿 6 个月以内用纯母乳喂养，能够有效降低儿童患乳牙龋的风险。幼儿猛性龋（又称猖獗龋）是一种幼儿常见病。WHO 规定，幼儿口腔中两个以上上颌切牙患龋，称为猛性龋，而奶瓶（人工）喂养与幼儿猛性龋的发生密切相关 [80]；与婴儿期母乳喂养相比，人工喂养可使儿童发生龋齿的风险升高 2.87 倍 [83]，采用母乳喂养能有效预防学龄前儿童牙龋齿的发生。也有 Meta 分析结果显示，母乳喂养 12 个月以上和夜间哺乳与乳牙龋齿增加相关，增加幅度为 2 ～ 3 倍，原因可能是母乳喂养后没有充分清洁口腔。

18.4.3.3 母乳喂养对儿童口腔内变形链球菌定植的影响

口腔变形链球菌被认为是导致龋齿的重要原因之一，细菌在牙齿菌斑内定植是最终导致龋病的重要前提条件之一。婴儿期6个月以上的母乳喂养对幼儿期乳前牙菌斑内变形链球菌的定植有明显影响。这一现象可能与母乳和牛乳在牙齿发育过程中发挥的不同作用有关。母乳喂养6个月后开始添加辅食，幼儿龋齿患病率低。目前的研究结果提示，倡导生后最初6个月内给予纯母乳喂养可有效预防或降低乳牙龋齿发生率[84]。

18.4.4 母乳喂养与贫血和佝偻病的关系

缺铁性贫血和佝偻病是儿童，尤其是发展中国家儿童的常见病和多发病。儿童贫血和佝偻病与生后早期的喂养方式及持续时间有关，结果见表18-5。总体上讲，不同喂养方式对7～12月龄婴儿生长发育影响的研究中，生后母乳喂养6个月，母乳喂养组婴儿的血红蛋白含量显著高于人工喂养组，且贫血比例也显著低于人工喂养组（$P<0.05$）[26]，母乳喂养显著降低婴儿的贫血和佝偻病发病率[51, 52, 85]。

表18-5　不同喂养方式与儿童贫血和佝偻病的关系

时间	疾病	母乳喂养			人工喂养			P值	作者
		n	病例数	占比/%	n	病例数	占比/%		
2003～2006	贫血①	206	4	1.9	126	23	18.2	<0.01	王全震[52]
	佝偻病①		3	1.5		25	19.8	<0.01	
1994～2003	贫血②	9123	552	6.0	4344	248	5.7	>0.05	陈晓芳[51]
	佝偻病②		359	3.9		301	6.9	<0.05	
1993～1999	贫血	5237	276	5.3	2267	122	5.4	>0.05	吴日勉等[85]
	佝偻病		244	4.7		137	6.0	>0.05	

① 门诊就诊或体检儿童。

② 预防保健门诊儿童。

18.4.5 母乳喂养对婴幼儿死亡率的影响

喂养不当是婴儿营养不良的主要原因。每年全球5岁以下死亡的儿童中，有60%与营养不良有关。2015年一项Meta分析结果显示，母乳喂养有强大的保护作用，在低收入和中等收入国家，纯母乳喂养婴儿的死亡率只有从未母乳喂养儿童的 12%[86]。2000 年，WHO 对 6 个发展中国家母乳喂养预防婴儿死亡的 Meta 分析结果显示：生后 6 个月内，非母乳喂养婴儿由于腹泻、呼吸系统感染导致死亡的风险分别是母乳喂养儿的 6.1 倍和 2.4 倍，随婴儿年龄增长，母乳喂养的保护作用逐渐降低，但是母乳的保护作用在婴儿出生后第 2 年仍然存在。其他的 Meta 分析结果显示，生后 23 个月内人工喂养或母乳喂养不足会增加各年龄组肺炎和腹泻发病率与死亡率的风险，特别是人工喂养的婴儿肺炎和腹泻死亡率显著高于 0 ～ 5 个月母乳喂养的婴儿，23 个月内母乳喂养可作为降低肺炎和腹泻发病率和死亡率的关键干预措施[87, 88]。6 个高质量研究的 Meta 分析结果显示，母乳喂养与婴儿猝死率下降相关，约降低 36%（95%CI：19% ～ 49%）[89]。母乳喂养还与坏死性小肠结肠炎（一种高致死性疾病）发生率减少相关，约降低 58%（95%CI：4% ～ 82%）。据统计，出生后立即进行母乳喂养，能够将新生儿死亡风险降低 45%，纯母乳喂养婴儿的存活率是非母乳喂养婴儿的 14 倍。

　　母乳喂养可保护新生儿免受病原体感染。母乳的主要保护作用是通过母乳的乳糖复合物［如母乳寡糖（HMO）］作为可溶性受体模拟物发挥功能，抑制病原体结合到黏膜细胞表面，发挥有利于有益微生物肠道定植的益生元刺激作用、免疫调节，以及作为肠道细菌发酵产物的底物。为保证婴儿健康成长、智力发育健全，每位母亲都应该用自己最珍贵的乳汁喂哺婴儿。联合国儿童基金会（UNICEF）强调母乳喂养是保护儿童生命最经济有效的方式，因此，全面大力推广 6 月龄内婴儿纯母乳喂养势在必行。

（庞学红，荫士安）

参考文献

[1] (a) 国家卫生健康委疾病预防控制局 . 中国居民营养与慢性病状况报告（2020 年）. 北京：人民卫生出版社，2021. (b) 常继乐，王宇 . 中国居民营养与健康状况监测 2010—2013 年综合报告 . 北京：北京大学医学出版社，2016.

[2] 荫士安，赖建强 . 中国 0 ～ 6 岁儿童营养与健康状况——2002 年中国居民营养与健康状况调查 . 北京：人民卫生出版社，2008.

[3] 康轶君，颜虹，王全丽，等 . 中国西部 45 县农村 2005 年 3 岁以下儿童母乳喂养现状调查 . 中华流行病学杂志，2007, 28(2): 109-114.

[4] 何辉，陈欣欣，王燕 . 北京市 6 月内婴儿母乳喂养状况及其对体格发育的影响 . 中国儿童保健杂志，2010, 18(9): 686-689.

[5] 花静，吴擢春，邓伟，等 . 我国中西部地区农村纯母乳喂养影响因素研究 . 中国儿童保健杂志，2010, 18(3): 189-191.

[6] 钱霞，刘爱东，于冬梅，等 . 2007—2009 年中国贫困地区 2 岁以下儿童母乳喂养状况及影响因素分析 . 卫生研究，2012, 41(1): 56-59.

[7] 冯瑶，周虹，王晓莉，等 . 中国部分地区婴幼儿喂养状况及国际比较研究 . 中国儿童保健杂志，

2012, 20(8): 689-692.

[8] 刘爽，李骏，龚晨睿，等. 湖北省农村地区 2 岁以下婴幼儿喂养状况. 中华预防医学杂志，2014, 48(8): 705-709.

[9] 蒋燕，郭利娜，张荔，等. 我国中西部 4 省（自治区）农村婴幼儿喂养情况及其影响因素研究. 中国健康教育，2013, 29(5): 394-397.

[10] 武华红，张亚钦，宗心南，等. 中国九市城郊 2 岁以下婴幼儿母乳喂养现状及 1985 年至 2015 年的变化趋势. 中华围产医学杂志，2019, 22(7): 445-450.

[11] 钱霞，罗家有. 2009 年中国贫困地区 6 岁以下儿童母乳喂养行为分析. 心理医生（下半月版），2012, 216(5): 418.

[12] 刘爱东，赵丽云，于冬梅，等. 中国 2 岁以下婴幼儿喂养状况研究. 卫生研究，2009, 38(5): 555-557.

[13] 薛红丽，李芝兰，苏国明，等. 甘肃省农村地区婴儿母乳喂养及影响因素的调查研究. 中国妇幼保健，2010, 25(33): 4878-4880.

[14] 赵冬梅，杨良政，李玲，等. 济南市 5 岁以下儿童母亲喂养行为研究. 中国妇幼保健，2007, 22(3): 398-400.

[15] 黄璐娇，李鸣，芮溧，等. 我国西南地区 6 ～ 24 月龄婴幼儿母乳喂养行为及城乡差异. 中华围产医学杂志，2013, 16(7): 410-415.

[16] 黄璐娇，曾果，李鸣，等. 成都地区城乡母乳喂养持续时间及其影响因素研究. 卫生研究，2012, 41(5): 760-764.

[17] 赵泽燕，李晓琴，马萍，等. 运城市城区及农村外来务工妇女分娩后早期纯母乳喂养状况调查及改善措施分析. 中国妇幼保健，2017, 32(13): 3016-3018.

[18] 黄会堂，梁辉，胡健伟，等. 中国 5 个地区母乳喂养现状及影响因素研究. 苏州大学学报（医学版），2012, 32(4): 454-458.

[19] 王建敏，李能，谢胜男，等. 中国 10 省区农村 2 岁以下儿童母乳喂养持续时间现状及影响因素分析. 中华流行病学杂志，2013, 34(7): 682-685.

[20] 邱丽倩，马袁英，吴巍巍，等. 浙江省城镇婴儿喂养方式和幼儿健康情况. 中国妇幼保健，2014, 29(9): 1353-1356.

[21] 宁珂，韦金露，曾理，等. 南宁市母乳喂养对生长发育及疾病影响的随访研究. 中国妇幼保健，2013, 28(18): 2908-2910.

[22] 白霞，李晓君，史淼，等. 母乳喂养与人工喂养对婴儿早期胸腺发育的影响. 中国妇幼保健，2010, 25(26): 3703-3704.

[23] 刘一心，黄荣彬，姜海萍，等. 深圳市母乳喂养现状及对儿童生长发育的影响. 中国儿童保健杂志，2006, 14(6): 574-576.

[24] 张蕊，吴丹，张丹娣，等. 0 ～ 6 月龄不同喂养方式对婴儿体格生长发育的影响. 中国食物与营养，2023 (6).

[25] 卢琴红，何婷婷，季钗. 杭州市母乳喂养现状调查及对婴儿生长发育的影响. 中国妇幼保健，2016, 31(10): 2165-2167.

[26] 汪晓霞，肖绪武. 不同喂养方式对 7—12 个月婴儿生长发育影响. 中国医学创新，2014, 11(7): 69-70.

[27] 叶明伟. 不同喂养方式对婴儿血浆 Ghrelin、Leptin 水平及生长发育的影响. 中国妇幼健康研究，2013, 24(6): 846-849.

[28] 刘婷婷，曾坪，钟俊，等. 不同喂养方式对婴儿体格发育及营养状况的影响研究. 中国全科医学，2013, 16(35): 3428-3230.

[29] 林穗方，刘慧燕，胡艳，等 . 母乳喂养婴儿体格发育及铁营养状况纵向观察结果分析 . 中国儿童保健杂志，2010, 18(9): 678-680.

[30] 许静，石峻岭，亢秋芳 . 婴儿早期喂养对 1 岁前疾病与生长发育的影响 . 中国妇幼健康研究，2010, 21(5): 652-654.

[31] Crume T L, Ogden L G, Mayer-Davis E J, et al. The impact of neonatal breast-feeding on growth trajectories of youth exposed and unexposed to diabetes in utero: The EPOCH Study. Int J Obes (Lond), 2012, 36(4): 529-534.

[32] 王小雪，刘丽，王骋，等 . 母乳喂养与成人肥胖及超重关系 . 中国公共卫生，2008, 24(7): 864-865.

[33] 黄俊美 . 婴儿早期喂养方式对 12 月龄内婴儿生长发育的影响 [D]. 武汉：华中科技大学，2017.

[34] McCrory C, Layte R. Breastfeeding and risk of overweight and obesity at nine-years of age. Soc Sci Med, 2012, 75(2): 323-330.

[35] Owen C G, Martin R M, Whincup P H, et al. Effect of infant feeding on the risk of obesity across the life course: a quantitative review of published evidence. Pediatr, 2005, 115(5): 1367-1377.

[36] Harder T, Bergmann R, Kallischnigg G, et al. Duration of breastfeeding and risk of overweight: A meta-analysis. Am J Epidemiol, 2005, 162(5): 397-403.

[37] Ramos D E. Breastfeeding: A bridge to addressing disparities in obesity and health. Breastfeed Med, 2012, 7(5): 354-357.

[38] 衣明纪，孙殿凤，周晓彬 . 婴儿母乳喂养与学龄前肥胖症关系的病例对照研究 . 青岛大学医学院学报，2002, 38(3): 206-208.

[39] Horwood L J, Fergusson D M. Breastfeeding and later cognitive and academic outcomes. Pediatr, 1998, 101(1): E9.

[40] Grummer-Strawn L M. The effect of changes in population characteristics on breastfeeding trends in fifteen developing countries. Int J Epidemiol, 1996, 25(1): 94-102.

[41] Huang J, Peters K E, Vaughn M G, et al. Breastfeeding and trajectories of children's cognitive development. Dev Sci, 2014, 17(3): 452-461.

[42] 周晓彬，衣明纪，张健 . 母乳喂养对 4 ～ 5 岁儿童行为问题的影响 . 中国实用儿科杂志，2005, 20(9): 559-560.

[43] 王敬彩，姚国，衣明纪 . 婴儿期母乳喂养与学龄期儿童认知和行为发育的关系 . 实用儿科临床杂志，2007, 22(8): 619-621.

[44] 蔡传兰，郝加虎，陶芳标，等 . 母乳喂养与婴幼儿智力发育水平关联的队列研究 . 安徽医科大学学报，2013, 48(6): 634-638.

[45] Yi M J, Zhou X B, Zhang P, et al. Correlation of behavioral problems with gender and infant breastfeeding in preschool children. Chin J Clin Rehabilitation, 2005, 9: 243-245.

[46] Lauzon-Guillain B, Wijndaele K, Clark M, et al. Breastfeeding and infant temperament at age three months. PloS one, 2012, 7(1): e29326.

[47] 陈柳玉，马梁红，骆桂秀，等 . 1356 例 6 月婴幼儿行为发育的影响因素调查 . 现代护理，2007, 13(19): 1809-1810.

[48] 刘芳，周建芹，衣明纪 . 母乳喂养与 4 ～ 5 岁儿童气质发育的关系 . 中国行为医学科学，2006, 15(8): 739-741.

[49] Boccolini C S, Boccolini Pde M, de Carvalho M L, et al. Exclusive breastfeeding and diarrhea hospitalization patterns between 1999 and 2008 in Brazilian State Capitals. Cien Saude Colet, 2012, 17(7): 1857-1863.

[50] Boccolini C S, Carvalho M L, Oliveira M I, et al. Breastfeeding can prevent hospitalization for pneumonia

among children under 1 year old. J Pediatr (Rio J), 2011, 87(5): 399-404.

[51] 陈晓芳. 喂养方式与婴儿"四病"发病情况分析. 中国初级卫生保健, 2004, 18(6): 72.

[52] 王全震. 婴幼儿常见疾病与不同喂养方式的调查分析. 现代保健 (医学创新研究), 2008, 5(27): 20-21.

[53] Horta B L, Victora C G. Short-term effects of breastfeeding: a systematic review of the benefits of breastfeeding on diarhoea and pneumonia mortality. Geneva: World Health Organization, 2013.

[54] 罗任奎. 婴儿患感染性疾病与喂养方式的关系分析. 现代医院, 2006, 6(4): 121-122.

[55] 黄永真. 母乳喂养对婴儿患感染性疾病的影响. 中国初级卫生保健, 2002, 16(7): 38-39.

[56] 伽俊凤. 母乳喂养与儿童支气管哮喘发生关系的 Meta 分析. 实用儿科临床杂志, 2011 (15): 1215-1217.

[57] 梅英姿, 张敏婕, 周勤. 母乳喂养与婴幼儿湿疹发生关系的 meta 分析. 中国实验诊断, 2013, 17(9): 1686-1688.

[58] 张蕴芳, 汪丽萍, 陈光福. 婴儿喂养方式与儿童支气管哮喘关联性的 meta 分析. 临床儿科杂志, 2013, 31(2): 186-189.

[59] Lodge C J, Tan D J, Lau M, et al. Breastfeeding and asthma and allergies: a systematic review and meta-analysis. Acta Paediatr, 2015, 104(467): 38-53.

[60] 屈芳, Weschler L B, Sundell J, 等. 纯母乳喂养对北京学龄前儿童哮喘和过敏性疾病患病率的影响. 科学通报, 2013, 58(25): 2513-2526.

[61] 刘玉芹, 赵洋, 刘苗苗, 等. 母乳喂养与儿童哮喘及哮喘样症状相关性研究. 中华预防医学杂志, 2012, 46(8): 718-721.

[62] Mathias J G, Zhang H, Nelis S R, et al. The association of infant feeding patterns with food allergy symptoms and food allergy in early childhood. Int Breastfeed J, 2019, 14: 43.

[63] Pellegrini-Belinchon J, Miguel-Miguel G, de Dios-Martin B, et al. Study of wheezing and its risk factors in the first year of life in the Province of Salamanca, Spain. The EISL Study. Allergol Immunopathol (Madr), 2012, 40(3): 164-171.

[64] Sonnenschein-van der Voort A M, Jaddoe V W, van der Valk R J, et al. Duration and exclusiveness of breastfeeding and childhood asthma-related symptoms. Eur Respir J, 2012, 39(1): 818-819.

[65] 邝朝锋, 欧少阳, 邹春山, 等. 婴儿喂养方式与儿童哮喘相关性的前瞻性研究. 中国医药导报, 2012, 9(29): 163-164.

[66] 黄慧, 张峰英, 杭晶卿, 等. 684 对母婴过敏性疾病队列研究. 中华儿科杂志, 2013, 51(3): 168-171.

[67] 潘启锐, 潘巧红, 叶丽娟, 等. 母乳喂养改善儿童哮喘的临床研究. 现代诊断与治疗, 2013, 24(1): 111-112.

[68] 方睿, 韩萍, 蒋思琼. 喂养方式对特应性体质婴幼儿哮喘发病的影响. 护理学报, 2010, 17(21): 46-48.

[69] 田玉双, 金哲英, 王玉凤, 等. 母乳喂养与儿童哮喘的关系. 临床肺科杂志, 2011, 16(6): 877-879.

[70] 赵海侠, 胥巧平. 喂养方式对婴幼儿发育行为、过敏性疾病及肥胖的影响. 中国临床医生杂志, 2019, 47(10): 1237-1240.

[71] 王美英, 王仲安, 王海莲, 等. 脐血 IgE 及喂养方式与婴儿过敏的相关研究. 中国现代医生, 2014, 52(12): 33-36.

[72] 吕晖. 喂养方式对婴儿湿疹的影响分析. 中外健康文摘, 2011, 8(44): 132-133.

[73] 薛绍兵. 母乳喂养预防儿童过敏性疾病的临床探究. 中国保健营养, 2013, 23(7): 3678-3679.

[74] 陈继红, 张小兰, 王世媛. 不同喂养方式对婴儿湿疹的影响. 中国妇幼保健, 2008, 23(12): 1660-1661.

[75] 李敏, 李兰. 儿童哮喘发病的相关因素调查. 现代预防医学, 2005, 32(3): 271-272.

[76] 王小卉, 杨毅, 王莹. 婴儿肠道菌群的形成与喂哺方式及食物过敏的关系. 临床儿科杂志, 2004,

22(9): 594-597.

[77] 吴福玲，冯学斌，刘秀香，等．双歧杆菌对母乳成分的影响及其与婴儿过敏性疾病的关系．临床儿科杂志，2010, 28(3): 260-263.

[78] 黄程，滕云．影响乳牙生长发育有关因素的调查分析．中外妇儿健康，2011, 19(3): 15-16.

[79] Peres K G, Cascaes A M, Nascimento G G, et al. Effect of breastfeeding on malocclusions: a systematic review and meta-analysis. Acta Paediatr, 2015, 104(467): 54-61.

[80] 邹晓璇，苗江霞，李文珺，等．母乳喂养对 3 岁儿童乳牙患龋病的影响．中国预防医学杂志，2012, 13(6): 451-453.

[81] 郭纹君．婴儿期喂养方式与乳牙龋齿及乳前牙反（牙合）关系的研究．中外健康文摘，2012, 9(11): 167-168.

[82] 孙晓旭，杨太全，张永．少儿龋齿发病的影响因素分析．中国妇幼保健，2008, 23(26): 3697-3698.

[83] 辛蔚妮，凌均棨．婴儿期喂养方式与中国学龄前儿童乳牙龋病关系的 Meta 分析．牙体牙髓牙周病学杂志，2005, 15(9): 492-495.

[84] 卢川，陈绛媛，彭莉丽，等．幼儿龋齿与母乳喂养辅食添加的关系．广东医学，2013, 34(16): 2489-2491.

[85] 吴日勉，杨金英．婴儿不同喂养方式与"四病"情况调查分析．中国儿童保健杂志，2001, 9(2): 79.

[86] Sankar M J, Sinha B, Chowdhury R, et al. Optimal breastfeeding practices and infant and child mortality: a systematic review and meta-analysis. Acta Paediatr, 2015, 104(467): 3-13.

[87] Lamberti L M, Zakarija-Grkovic I, Fischer Walker C L, et al. Breastfeeding for reducing the risk of pneumonia morbidity and mortality in children under two: a systematic literature review and meta-analysis. BMC Public Health, 2013, 13(Suppl 3): S18.

[88] Lamberti L M, Fischer Walker C L, Noiman A, et al. Breastfeeding and the risk for diarrhea morbidity and mortality. BMC Public Health, 2011, 11(Suppl 3): S15.

[89] Ip S, Chung M, Raman G, et al. Breastfeeding and maternal and infant health outcomes in developed countries. Evidence report/technology assessment, 2007, 153: 1-186.

第 19 章

母乳微生物在婴儿免疫系统
启动与发育中的作用

母乳是非常复杂的液体，除了能为新生儿和婴儿提供最佳的营养和多种天然抗感染成分，还是从母体转运细菌和病毒等微生物到婴儿的载体，母乳是母乳喂养儿胃肠道细菌的主要来源，或被称为婴儿的天然原型益生菌食品[1]。初乳中含有丰富的微生物，通过母乳喂养可让新生儿和婴儿暴露于母乳含有的微生物中，刺激新生儿和婴儿的肠道免疫功能，在肠道免疫系统发育与功能成熟[2-6]及降低疾病易感性轨迹方面发挥重要作用[7]。消化道不仅是营养素消化吸收的器官，还是主要的内分泌、神经和免疫功能器官[8]。尽早给予新生儿初乳和持续纯母乳喂养婴儿到 6 个月，是保护儿童生命的最经济有效的方法，而且还会对乳母和喂养儿的健康状况产生诸多短期和长期的有益影响[9]。

19.1 母乳中微生物的来源

关于母乳中微生物的来源问题一直存有争议，主要集中在传统假设（污染学说）和现代的主动迁移理论（进化学说）[10] 两方面。

19.1.1 母乳中微生物的传统假设

新鲜母乳中是否含有微生物？至今传统观念、大多数医学或营养学教科书中仍然认为母乳本身是无菌的，微生物在人体内的定植出生时才开始 [11-13]。已有证明母乳是婴儿肠道中共生菌和潜在益生菌的良好和连续来源 [14]。母乳中之所以含有细菌，是由于喂哺过程中产妇/乳母的皮肤和婴儿口腔内含有的微生物污染了乳房/母乳，或污染了乳头的微生物，随婴儿吸吮过程（负压）沿乳腺管转移到乳腺，在此过程中存在婴儿口腔与乳腺的细菌交换 [15]，而新生儿口腔/体内的细菌则是分娩过程中，新生儿受到产妇肠道和阴道内微生物的污染 [16] 或分娩过程导致母体肠道和阴道中存在的菌群自然"迁移"至婴儿肠道导致的 [17]，即传统假设"污染学说"（the traditional hypothesis: a contamination hypothesis）。

然而，这一说法很难解释为什么从母乳中能分离出严格厌氧的双歧杆菌，而且初乳中也能分离出多种细菌 [18]；从婴儿粪便中检出的乳酸杆菌与乳母阴道的乳酸杆菌菌群不同 [16]；从母乳中分离的乳酸杆菌属、肠球菌和双歧杆菌遗传型与从皮肤表面分离的菌群不同 [19-22]。越来越多的证据支持这样的假设，即母乳中存在的细菌不仅仅是污染的结果。第一，双歧杆菌是严格的厌氧菌，这使得它很难从婴儿口腔迁移到乳房皮肤 [23]；第二，在婴儿出生前就可以从初乳中分离出细菌；第三，给乳母口服含有活菌的胶囊，乳汁中可以检测到该种补充的益生菌 [24, 25]。

19.1.2 母乳中微生物的主动迁移理论

近年来，越来越多的研究证据支持母乳中微生物不是"外来污染物"，母乳中含有的微生物来源于环境污染之外的途径 [26]，即母亲肠道中的细菌通过内源性途径迁移到乳腺的肠道-乳腺途径，再通过哺乳过程进入婴儿体内，并定植在喂养儿的胃肠道 [17, 24, 27-29]，即主动迁移理论"进化学说"（the revolutionary hypothesis: active migration）。

采用组织培养和分子生物学技术，通过动物试验和人群干预试验获得的结果支持母亲肠道中细菌可通过内源性途径迁移到乳腺，树突状细胞和巨噬细胞参与了这个迁移过程[12, 30-32]；也有的研究结果提示，来自母体胃肠道的某些细菌通过涉及单核免疫细胞的机制迁移到乳腺[33]。通过比较母乳、产妇粪便、婴儿粪便和母亲外周血中单核细胞中发现的细菌 DNA 印迹，显示的结果是相同的，提示细菌是通过血液循环被转运，肠源性细菌或细菌成分能够在单核细胞内被转移到哺乳期的乳腺，而且已经证明健康人血液中存在细菌[34, 35]，在几乎所有采取的活体乳房组织中均检测出活菌，而相应的采样环境中没有分离出来这样的细菌菌株[36]；采用培养基培养的方法，已经在假设无菌采集的母乳样品中证实存在细菌。采用16S rDNA 测序技术的检测结果显示，母乳是婴儿肠道乳酸菌的主要来源，乳汁中存在的乳酸菌来源于母体本身，而不是来源于乳房周围皮肤的污染。

19.1.3 "迁移假说"有待解决的问题

上述研究结果提示，存在母体肠道中的细菌通过内源性途径迁移到乳腺的过程，但是这种"迁移假说"的如下几个方面还有待证明：①目前还不十分清楚乳母肠道内的细菌如何与免疫细胞相互作用以及被转运到乳腺，细菌通过什么样的机制躲避被宿主先天免疫细胞吞噬和被杀死。推测妊娠与哺乳期多种激素水平的变化可能对体内细菌的迁移发挥了重要作用。②细菌发生迁移过程是否存在一个"机会窗口期"？Donnet-Hughes 等[37]研究结果显示，分娩后 1d 细菌就可从肠系膜淋巴结迁移到乳腺。但是，还不清楚迁移过程开始和结束的时间，以及限制或影响这个时期迁移的因素。③母体内迁移过程对细菌的选择性。最初人们认为，某些菌株可以被免疫细胞识别并被转运到乳腺，而有些则不能被转运。尽管所有的细菌都能被免疫细胞识别，但是有些菌株可能具有躲避被免疫细胞吞噬或杀死的能力。这还需要进一步研究细菌的存活能力或吸附到免疫细胞表面的停留时间与其从母体肠道迁移到乳腺的关系。④母乳中微生物的来源可能包括母体内来源（肠道-乳腺转运途径）和哺乳期间乳房暴露的细菌（来自婴儿口腔、乳房皮肤、衣服、空气等）[11]，因此需要研究两者对婴儿肠道微生物的贡献和影响因素及对婴儿健康状况的近期和远期影响。

19.2 母乳中微生物的种类与数量

健康乳母的各阶段乳汁中均含有丰富的微生物，且种类复杂[18, 38]。母乳中的微生物环境，如人类微生物组中任何其他生态环境一样，并不是一个孤立的环境，而是一个相互关联、相互依存的网络体系[39]。因此，从生态学角度，全面系统地研究母乳中微生物菌落结构的多样性和稳定性具有重要意义。

19.2.1 母乳中已发现的微生物

经培养基培养无菌采集的母乳样品，证实母乳中存在的菌种包括葡萄球菌、链球菌、乳球菌、明串珠菌、魏斯菌、肠球菌、丙酸菌、乳酸杆菌和双歧杆菌、假单胞菌等[11, 12, 21, 40]。母乳中分离出来的最常见细菌包括表皮葡萄球菌、金黄色葡萄球菌、轻型链球菌、唾液链球菌、唾液乳酸杆菌、发酵乳酸杆菌、加氏乳酸杆菌、鼠李糖乳酸杆菌、短双歧杆菌和双歧杆菌。母乳中微生物菌群特征的系统综述数据显示，母乳中普遍占主导地位的微生物是链球菌和葡萄球菌，而且与采样地理位置或分析方法的差别无关[40]。

19.2.1.1 DNA 二代测序技术的研究结果

母乳中微生物菌落存在多样性和随时间变化相对稳定的特征，母乳中含量最丰富的菌属是葡萄球菌属、金黄色葡萄球菌属、链球菌属，还有乳酸杆菌属、双歧杆菌属、肠球菌属和明串珠菌属等，这些菌普遍存在于母乳中[21]。Martin 等[41]还从健康母乳中分离出一种新的细菌，即乳链球菌。短双歧杆菌也被证明是母乳中最常见的一种益生菌[42-44]。短双歧杆菌菌株 UCC2003 可产生一种胞外多糖（exopolysacchafides, EPS），EPS 阳性的菌株可降低肠道病原体的定植。

19.2.1.2 应用 454 焦磷酸测序的 16S 核糖体 RNA（rRNA）

基因编码扩增技术可深入分析母乳中的细菌菌落，评估母乳中细菌的多样性[14, 16, 19, 21, 22]。在 Hunt 等[21]的研究中，从 16 名健康妇女中各采集 3 个乳样进行分析，所有样品中均存在 9 个菌属（链球菌属、葡萄球菌属、沙雷菌属、假单胞菌属、棒状杆菌属、青枯菌属、丙酸菌属、鞘氨醇单胞菌属和慢生根瘤菌属），占观察到的母乳中微生物菌属的一半；链球菌属和葡萄球菌属与沙雷菌属一起是母乳中代表性的主要菌属，所检索的 16S rRNA 基因序列超过 5%；而其他 8 个菌属仅占整个样品观察到菌群的 ≥ 1%。然而，与其他的研究相反，Hunt 等[21]的母乳微生物研究中未检出乳酸杆菌，也未发现双歧杆菌。这些差异可能是由于社会经济、文化、遗传及抗生素使用的差异和膳食差异引起的，因为这些研究是在欧洲和美国完成，造成这样差异的原因还可能是研究细菌菌落的分子生物学技术的限制[45-48]。这些研究结果说明，母乳中含有细菌的多样性超过以前的假想，提示如同人体其他部位的细菌菌群一样，母乳中也可能存在一个"核心"微生物群（core microbiome）[49, 50]。这些研究通过依赖培养基的技术，证实了母乳中细菌菌群的存在，同时也揭示了多种细菌菌群的存在，包括某些革兰阴性菌[14, 21]。目前已经从母乳中分离出的细菌种类超过了 200 多种。近年来通过现代分子生物学技术进一步确定了母乳中存在微生物的多样性与复杂性[16-22, 28, 30, 38, 41, 42, 44, 51-55]。

随着焦磷酸测序或宏基因组学技术的日趋完善和广泛应用，单细胞培养和测序技术已被应用于细菌细胞的分离和鉴定，人们期待发现母乳中存在的更多"稀有"的细菌菌种[21]，将使我们更深入了解母乳中微生物成分和功能及母乳微生物对母乳喂养婴儿营养与健康状况的近期和远期影响。

19.2.2　影响母乳中微生物种类与数量的因素

尽管母乳中含有丰富的细菌，然而，母乳中微生物成分具有明显的宿主依赖性[21]，不同个体的母乳中微生物种类差异明显，即使是同一产妇其母乳中微生物菌群的组成和数量也呈现动态变化；而且在单一母乳样品中可培养出细菌菌株的数量要低得多（218 个不同菌种）。乳汁或乳腺中存在的细菌菌落与稳态持续受乳母或其婴儿暴露环境中微生物的影响，也受乳母健康状态的影响；母乳中菌群构成差别也可能与母乳样品采集时间和采集的个体差别以及样品储存和分析方法不同等有关[21, 26, 40, 42]。除了乳母的健康状况，影响母乳中微生物的潜在因素还包括胎次、分娩方式、分娩年龄、乳母的膳食、地理位置（如城乡）及遗传背景[6, 26, 56]。因此还需要深入研究，更好地了解健康状况和实际微生物菌群之间的关联及这些相关可能对母婴营养与健康状况的影响。

19.3　母乳微生物与新生儿免疫系统启动

人初乳中含有的微生物种类高达数百种，对母乳喂养的婴儿（含新生儿）具有许多营养价值与健康益处[57]。按照婴儿每天摄入约 800mL 母乳估算，吸吮乳汁的同时可摄入约 $1 \times 10^5 \sim 1 \times 10^7$ CFU 的共生菌，母乳是婴儿肠道中潜在共生细菌的持续来源[20, 53]。

19.3.1　母乳喂养有助于婴儿肠道益生菌群的生长与定植

通过母乳喂养，可将微生物菌群由母体垂直转移给其喂养儿，这将有助于婴儿正处于发育肠道中的益生菌群的建立与定植[58, 59]。例如，在对不同喂养方式下健康婴儿肠道菌群定植过程及其与食物过敏关系的研究中，通过分析婴儿粪便，显示母乳喂养及持续时间在肠道菌群形成和食物过敏易感性方面发挥重要作用；母乳喂养儿的肠道中双歧杆菌数增长迅速，生后第 6 天即成为优势菌，而大肠埃希菌数量较低；相比较下的人工喂养儿，生后第 6 天双歧杆菌仍不是优势菌；生后 6 个月母乳喂养婴儿的肠道益生菌（如乳酸杆菌、双歧杆菌）数量显著高于人工喂养儿，而大肠埃希菌数量则显著低于人工喂养婴儿；食物过敏婴幼儿肠道乳酸杆菌、双歧杆菌的数量显著低于健康婴幼儿，而大肠埃希菌数量则显著高于健康婴幼儿，提示益生菌菌群对过敏性疾病有预防作用 [60, 61]。

19.3.2 初乳在启动新生儿肠道免疫中的作用

现代观点认为，人体免疫系统的启动和发育成熟与肠道微生物密切相关。母乳中含有的多种活菌和其他游离的细菌 DNA 印迹在新生儿内源性免疫系统激活过程（启动）、编程新生儿的免疫系统和促进肠道免疫功能发育，以及防止婴儿感染中发挥了关键作用 [6, 12, 13]。

19.3.2.1 广谱抗菌和抗病毒作用

学者们很早就知道初乳含有的免疫刺激成分具有广谱抗菌和抗病毒作用，母乳喂养可增加婴儿对某些感染的抵抗力，尤其是对肠道功能紊乱的抵抗力 [4, 5]。有研究观察到来自母体双歧杆菌和乳酸杆菌在婴儿肠道内的定植具有广谱抗菌和抗病毒作用，可以抑制病原微生物在婴儿肠道内定植生长，保护婴儿抗感染和促进婴儿免疫系统功能的成熟 [12, 17, 31, 62]。

19.3.2.2 抗炎作用

早期母乳喂养，特别是初乳的一个重要功能是为不成熟的、过度炎症反应的新生儿提供抗炎作用。因为新生儿的肠道免疫功能还远未发育成熟，新生儿易患肠道及全身性感染。母乳中，尤其是初乳，含有丰富的微生物和生物活性成分，可刺激新生儿胃肠道启动免疫反应、促进免疫系统发育、降低炎症反应。母乳中这些成分可以单独或联合发挥抗炎作用 [63]。体外试验结果显示，初乳抑制金黄色葡萄球菌和大肠埃希菌的活性相当于庆大霉素活性的 1/2 [64]。

19.3.3 母乳在新生儿和婴儿免疫系统发育中的作用

母乳中的微生物与多种具有免疫活性的细胞和可溶性免疫活性成分等共同协

调促进新生儿和婴儿的肠道发育、免疫功能的启动与成熟。

19.3.3.1　启动新生儿肠道免疫和促进免疫系统发育

新生儿免疫系统的发育成熟程度受经胎盘（胎儿期）和母乳转运母体免疫力（免疫活性成分）的影响。母乳喂养是婴儿接受的"第一次免疫"，有助于婴儿免疫器官的早期发育[65]。刚出生的新生儿免疫系统还未发育成熟，胃还没有清除病原体的能力，肠道也缺乏微生物菌落，尤其是益生菌的定植。母乳不仅含有对新生儿生长发育所需要的营养成分，而且还含有诸多有益于免疫系统发育成熟的益生菌、免疫活性成分或多种调节因子[5, 66]，这些均可抑制肠道内致病菌的定植与生长，增强新生儿抗感染的能力[4, 5]。

19.3.3.2　参与机体的主动免疫及调节被动免疫

最近的临床调查和实验观察结果还表明，母乳不仅为新生儿和婴儿提供被动免疫保护，还可以直接调节婴儿免疫系统的发育与成熟。在母乳提供被动保护和主动调节婴儿黏膜发育及系统免疫应答的能力方面，还与其含有的抗菌、抗炎和免疫调节活性物质的复杂混合物中的各成分相互协同作用有关[4, 5, 9]。在婴儿期，母乳喂养提供的免疫活性成分可以保护其不成熟的免疫系统，例如，通过像妊娠期间免疫球蛋白 G（IgG）的胎盘（从母体到胎儿）转运通道和通过母乳摄入的免疫活性成分（如免疫球蛋白、乳铁蛋白和骨桥蛋白、具有免疫功能的细胞成分、溶菌酶、细胞因子等），为婴儿提供防御感染的保护作用；母乳中含有的转化生长因子（TGF）对启动新生儿 IgA 的产生发挥重要作用[67]。母乳喂养可以使母体对胎儿的保护作用在其出生后得以延续，使有利于调节免疫系统功能的母体因子持续不断地向新生儿转移，而且母乳对这个时期儿童自身免疫能力的发育完善也是非常重要的[68]。

19.3.4　剖宫产影响新生儿肠道菌群的定植

基于 121 个国家的统计数据，1990 ～ 2014 年间全球剖宫产率由 6.7% 上升到 19.1%，年均增长 4.4%[69]。我国剖宫产率也呈现明显上升趋势，1993 ～ 1994 年约 5%[70]，2001 ～ 2002 年为 20.4%[70]，2006 年达到 55.2%，2011 年虽略有下降，但仍高达 43.6%[71]，而且主要是无指征剖宫产[72]。

细菌在肠道的初次定植是新生儿经历的最明显的免疫暴露，也是影响健康和疾病发生风险的重要环境因素[73]。诸多研究结果显示，分娩方式与生后最初 3 个月婴儿肠道微生物的多样化和定植密切相关，自然分娩新生儿的肠道菌群主要来自母体产道和肠道菌群，而剖宫产的新生儿肠道菌群主要来自环境菌群[74, 75]。自然分娩的婴儿肠道双歧杆菌属和拟杆菌属的定植水平显著高于剖宫产的婴儿[76-79]；自然分娩过程中，从母体转移的几种双歧杆菌于婴儿生后不久即可定植在其肠道，母体肠道是自然分娩婴儿肠道微生物的重要来源[80]。健康的肠道菌群可促进婴儿免疫系统的发育与成熟，而异常的肠道菌群则是婴儿期患严重胃肠感染的主要原因[76]，剖宫产与免疫介导性疾病可能存在关联[78]，而且这些婴儿过敏性疾病的发生率也较高[81, 82]。因此应倡导和促进自然分娩，降低剖宫产率。

综上所述，母乳的优点已得到公认，早开奶并用纯母乳喂养婴儿到6个月，有助于启动新生儿的肠道免疫功能，促进免疫器官发育，降低腹泻及肺炎等相关感染性疾病的发病率和死亡率，尤其是在那些卫生条件较差的农村地区，母乳喂养对保护婴儿的健康和婴儿存活尤为重要。因此每位母亲都应该用自己最珍贵的乳汁喂哺婴儿。

（王雯丹，李依彤，董彩霞，荫士安）

参考文献

[1] McGuire M K, McGuire M A. Human milk: Mother nature's prototypical probiotic food? Adv Nutr, 2015, 6(1): 112-123.

[2] Boccolini C S, Boccolini Pde M, de Carvalho M L, et al. Exclusive breastfeeding and diarrhea hospitalization patterns between 1999 and 2008 in Brazilian State Capitals. Cien Saude Colet, 2012, 17(7): 1857-1863.

[3] Boccolini C S, Carvalho M L, Oliveira M I, et al. Breastfeeding can prevent hospitalization for pneumonia among children under l year old. J Pediatr (Rio J)，2011, 87(5): 399-404.

[4] Goenka A. Kollmann T R. Development of immunity in early life. Journal of Infection, 2015, 71(Suppl 1)：S112-S120.

[5] Turtkruyer M, Verhasselt V. Breast milk and its impact on maturation of the neonatal immune system. Curr Opin Infect Dis, 2015, 28(3): 199-206.

[6] Gomez-Gallego C, Garcia-Mantrana L, Salminen S, et al. The human milk microbiome and factors influencing its composition and activity. Semin Fetal Neonatal Med, 2016, 21(6): 400405.

[7] Gollwitzer E S, Marsland B J. Impact of early-life exposures on immune maturation and susceptibility to disease. Trends Immunol, 2015, 36(11): 684-696.

[8] Neu J. Gastrointestinal maturation and implications for infant feeding. Earlv Hum Dev, 2007, 83(12): 767-775.

[9] Victora C G, Bahl R, Barros A J, et al. Breastfeeding in the 21st century: Epidemiology, mechanisms, and lifelong effect. Lancet, 2016, 387(10017): 475-490.

[10] Jeurink P V, van Bergenhenegouwen J, Jimenez E, et al. Human milk: A source of more life than we imagine. Benef Microbes, 2013, 4(1): 17-30.

[11] McGuire M K, McGuire M A. Got bacteria? The astounding, yet not-so-surprising, microbiome of human milk. Curr Opin Biotechnol, 2017, 44: 63-68.

[12] Femandez L, Langa S, Martin V, et al. The human milk microbiota: Origin and potential roles in health and disease. Pharmacol Res, 2013, 69(1): 1-10.

[13] Koleva P T, Kim J S, Scott J A, et al. Microbial programming of health and disease starts during fetal life. Birth Defects Res C Embryo Today, 2015, 105(4): 265-277.

[14] Martin R, Heilig H G, Zoetendal E G, et al. Cultivation-independent assessment of the bacterial diversity of breast milk among healthy women. Res Microbiol, 2007, 158(1): 31-37.

[15] Sanz Y. Gut microbiota and probiotics in maternal and infant health. Am J Clin Nutr, 2011, 94(6 Suppl): 2000S-2005S.

[16] Martin R. Heilig G H. Zoetendal E G, et al. Diversity of the *Lactobacillus* group in breast milk and vagina of healthy women and potential role in the colonization of the infant gut. J Appl Microbiol, 2007, 103(6): 2638-2644.

[17] Makino H, Kushiro A, Ishikawa E, et al. Transmission of intestinal *Bifidobacterium longum* subsp. longum strains from mother to infant, determined by multilocus sequencing typing and amplified fragment length polymorphism. Appl Environ Microbiol, 2011, 77(19): 6788-6793.

[18] Jimenez E, Delgado S, Fernandez L, et al. Assessment of the bacterial diversity of human colostrum and screening of staphylococcal and enterococcal populations for potential virulence factors. Res Microbiol, 2008, 159(9-10): 595-601.

[19] Martin R, Jimenez E, Heilig H, et al. Isolation of bifidobacteria from breast milk and assessment of the Bifidobacterial population by PCR-denaturing gradient gel electrophoresis and quantitative real-time PCR. Appl Environ Microbiol, 2009, 75(4): 965-969.

[20] Martin R, Langa S, Reviriego C, et al. Human milk is a source of lactic acid bacteria for the infant gut. J Pediatr, 2003, 143(6): 754-758.

[21] Hunt K M, Foster J A, Fomey L J, et al. Characterization of the diversity and temporal stability of bacterial communities in human milk. PLoS One, 2011, 6(6): e21313.

[22] Gueimonde M, Laitinen K, Salminen S, et al. Breast milk: A source of Bifidobacteria for infant gut development and maturation? Neonatology, 2007, 92(1): 64-66.

[23] Xiao M, Xu P, Zhao J Y, et al. Oxidative stress-related responses of *Bifidobacterium longum* subsp. *longum* BBMN68 at the proteomic level after exposure to oxygen. Microbiology, 2011, 157(Pt 6): 1573-1588.

[24] Jiménez E, Fernández L, Maldonado A, et al. Oral administration of *Lactobacillus* strains isolated from breast milk as an alternative for the treatment of infectious mastitis during lactation. Appl Envimn Microbiol, 2008, 74(15): 4650-4655.

[25] Arroyo R, Martin V, Maldonado A, et al. Treatment of infectious mastitis during lactation: Antibiotics versus oral administration of Lactobacilli isolated from breast milk. Clin Infect Dis, 2010, 50(12): 1551-1558.

[26] Cabrera-Rubio R, Collado M C, Laitinen K, et al.The human milk microbiome changes over lactation and is shaped by maternal weight and mode of delivery. Am J Clin Nutr, 2012, 96(3): 544-551.

[27] Matsummiva Y, Kato N, Watanabe K, et al. Mo1ecular epidemiological study of vertical transmission of vaginal Lactobacillus species from mothers to newborn infants in Japanese, by arbitrarily primed polymerase chain reaction. J Infect Chemother, 2002, 8(1): 43-49.

[28] Martin R, Jimenez E, Olivares M, et al. Lactobacillus salivarius CECT 5713, a potential probiotic strain isolated from infant feces and breast milk of a mother-child pair. Int J Food Microbiol, 2006. 112(1): 35-43.

[29] Albesharat R. Ehmann M A. KorakJi M, et al. Phenotypic and genotypic analyses of lactic acid bacteria in local fermented food, breast milk and faeces of mothers and their babies. Syst Appl Microbiol, 2011, 34(2): 148-155.

[30] Perez P F, Dore J, Leclerc M, et al. Bacterial imprinint of the neonatal immune system: Lessons from

maternal cells? Pediatrics, 2007, 119(3): e724-e732.

[31] Fernández L, Langa S, Martín V, et al. The microbiota of human milk in healthy women. Cell Mol Biol (Noisy-le-Grand)，2013, 59(1): 31-42.

[32] Rescigno M, Urbano M, Valzasina B, et al. Dendritic cells express tight junction proteins and penetrate gut epithelial monolayers to sample bacteria. Nat Immunol, 2001, 2(4): 361-367.

[33] Rodriguez J M, The origin of human milk bacteria: Is there a bacterial entero-mammary pathway during late pregnancy and lactation? Adv Nutr, 2014, 5(6): 779-784.

[34] Nikkari S, McLaughlin I J, Bi W, et al. Does blood of healthy subjects contain bacterial ribosomal DNA? J Clin Micmbiol, 2001, 39(5): 1956-1959.

[35] McLaughlin R W, Vali H, Lau P C, et al. Are there naturally occurring pleomorphic bacteria in the blood of healthy humans? J Clin Micmbiol, 2002, 40(12): 4771-4775.

[36] Urbaniak C, Cummins J, Brackstone M, et al. Microbiota of human breast tissue. Appl Envion Microbiol, 2014, 80(10): 3007-3014.

[37] Donnet-Hughes A, Perez P F, Dore J, et al. Potential role of the intestinal microbiota of the mother in neonatal immune education. Proc Nutr Soc, 2010, 69(3): 407-415.

[38] Collado M C, Delgado S, Maldonado A, et al. Assessment of the bacterial diversity of breast milk of healthy women by quantitative real-time PCR. Lett Appl Microbiol, 2009, 48(5): 523-528.

[39] Costello E K, Lauber C L, Hamady M, et al. Bacterial community variation in human body habitats across space and time. Science, 2009, 326(5960): 1694-1697.

[40] Fitzstevens J L, Smith K C, Hagadom J I, et al. Systematic review of the human milk microbiota. Nutr Clin Pract, 2017, 32(3): 354-364.

[41] Martín V, Mañes-Lázaro R, Rodríguez J M, et al. *Streptococcus lactarius* sp. nov., isolated from breast milk of healthy women. Int J Svst Evol Microbiol, 2011, 6l(Pt 5): 1048-1052.

[42] Solis G, de Los Reves-Gavilan C G, Fernandez N, et al. Establishment and development of lactic acid bacteria and bifidobacteria microbiota in breast-milk and the infant gut. Anaerobe, 2010, 16(3): 307-310.

[43] Alp G, Aslim B. Relationship between the resistance to bile salts and low pH with exopolysaccharide (EPS) production of *Bifidobacterium* spp. isolated from infants feces and breast milk. Anaerobe, 2009, 16(2): 101-105.

[44] Martín R, Olivares M, Marín M L, et al. Probiotic potential of 3 Lactobacilli strains isolated from breast milk. J Hum Lact, 2005, 21(1): 8-17.

[45] Sim K, Cox M J, Wopercis H, et al. Improved detection of bifidobacteria with optimised 16S rRNA-gene based pyrosequencing. PLoS One, 2012, 7(3): e32543.

[46] Inglis G D, Thomas M C, Thomas D K, et al. Molecular methods to measure intestinal bacteria : A review. J AOAC Int, 2012, 95 (1): 5-23.

[47] Zoetendal E G, Collier C T, Koike S, et al. Molecular ecological analysis of the gastrointestinal microbiota: A review. J Nutr, 2004, 134(2): 465-472.

[48] Frank J A, Reich C I, Sharma S, et al. Critical evaluation of two primers commonly used for amplification of bacterial 16S rRNA genes. Appl Environ Microbiol, 2008, 74(8): 2461-2470.

[49] Ravel J, Gajer P, Abdo Z, et al. Vaginal microbiome of reproductive-age women. Proc Nati Acad Sci USA, 2011, 108 (Suppl 1): S4680-S4687.

[50] Turnbaugh P J, Hamady M, Yatsunenko T, et al. A core gut microbiome in obese and lean twins. Nature, 2009, 457(7228): 480484.

[51] Martin V, Maldonado-Barragan A, Moles L, et al. Sharing of bacterial strains between breast milk and infant feces. J Hum Lact, 2012, 28(1): 36-44.

[52] Beaslev S S, Saris P E. Nisin-producing lactococcus lactis strains isolated from human milk. Appl Environ Microbiol, 2004, 70(8): 5051-5053.

[53] Heikkila M P, Saris P E. Inhibition of *Staphylococcus aureus* by the commensal bacteria of human milk. J Appl Microbiol, 2003, 95(3): 471-478.

[54] Jimencz E, Delgado S, Maldonado A, et al. *Staphylococcus epidermidis*: A differential trait of the fecal microbiota of breast-fed infants. BMC Microbiol, 2008, 8: 143.

[55] Delgado S, Arroyo R, Jimenez E, et al. *Staphylococcus epidermidis* strains isolated from breast milk of women suffering infectious mastitis: Potential virulence traits and resistance to antibiotics. BMC Microbiol, 2009, 9：82.

[56] Khodayar-Pardo P, Mira-Pascual L, Collado M C,et al. Impact of lactation stage, gestational age and mode of delivery on breast milk microbiota. J Perinatol, 2014, 34(8): 599-605.

[57] Lemas D J, Yee S, Cacho N, et al. Exploring the contribution of maternal antibiotics and breastfeeding to development of the infant microbiome and pediatric obesity. Sernin Fetal Neonatal Med, 2016, 21(6): 406-409.

[58] Murphy K, Curley D,OCallaghan T F, et al. The Composition of human milk and infant faecal microbiota over the first three months of life: A pilot study. Sci Rep, 2017, 7：40597.

[59] Rautava S. Early microbial contact, the breast milk microbiome and child health. J Dev Orig Health Dis, 2016, 7(1): 5-14.

[60] 王小卉，杨毅，王莹. 婴儿肠道菌群的形成与喂哺方式及食物过敏的关系. 临床儿科杂志，2004, 22(9): 594-597.

[61] 王小卉，杨毅，王莹，等. 婴儿肠道菌群的形成及其与食物过敏的关系. 中华实用儿科临床杂志，2004, 19(9): 756-758.

[62] Olivares M, Diaz-Ropero M P, Martin R, et al. Antimicrobial potential of four *Lactobacillus* strains isolated from breast milk. J Appl Microbiol, 2006, 101(1): 72-79.

[63] Walker A. Breast milk as the gold standard for protective nutrients. J Pediar, 2010, 156(2 Suppl): S3-S7.

[64] Ibhanesebhor S E, Otobo E S. *In vitro* activity of human milk against the causative organisms of ophthalmia neonatorum in Benin City, Nigeria. J Trop Pediar, 1996, 42(6): 327-329.

[65] 白霞，李晓君，史淼，等. 母乳喂养与人工喂养对婴儿早期胸腺发育的影响. 中国妇幼保健，2010, 25(26): 3703-3704.

[66] Kainonen E, Rautava S, Isolauri E. Immunological programming by breast milk creates an anti-inflammatory cytokine milieu in breast-fed infants compared to formula-fed infants. Br J Nutr, 2013, 109(11): 1962-1970.

[67] Ogawa J, Sasahara A, Yoshida T, et al. Role of transforming growth factor-beta in breast milk for initiation of IgA production in newborn infants. Early Hum Dev, 2004, 77(1-2): 67-75.

[68] Chirico G, Marzo1lo R, Cortinovis S, et al. Antiinfective properties of human Imilk. J Nutr, 2008, 138(9): 1801S-1806S.

[69] Betran A P, Ye J F, Moller A B, et al. The increasing trend in Caesarean section rates: Global, regional and National estimates: 1990—2014. PLoS One, 2016, 11(2): e0148343.

[70] Guo S F, Padmadas S S, Zhao F M, et al. Delivery settings and Caesarean section rates in China. Bull World Health Organ, 2007, 85(10): 755-762.

[71] 魏玉梅，杨慧霞. 巨大儿发生率和剖宫产率的变化趋势及其影响因素分析. 中华妇产科杂志，2015, 50(3): 170-176.

[72] 侯磊，李光辉，邹丽颖，等 . 全国剖宫产率及剖宫产指征构成比调查的多中心研究 . 中华妇产科杂志，2014, 49(10): 728-735.

[73] Sevelsted A, Stokholm J, Bønnelykke K, et al. Cesarean section and chronic immune disorders. Pediatrics, 2015, 135(1): e92-e98.

[74] Orrhage K, Nord C E. Factors controlling the bacterial colonization of the intestine in breastfed infants. Acta Paediatr Suppl, 1999, 88(430): 47-57.

[75] Grönlund M M, Lehtonen O P, Eerola E, et al. Fecal microflora in healthy infants born by different methods of delivery: Permanent changes in intestinal flora after cesarean delivery. J Pediatr Gastroenterol Nutr, 1999, 28(1): 19-25.

[76] Rutayisire E, Huang K, Liu Y H, et al. The mode of delivery affects the diversity and colonization pattern of the gut microbiota during the first year of infants life: A systematic review. BMC Gastroenterol, 2016, 16(1): 86.

[77] Biasucci G, Rubini M, Riboni S, et al. Mode of delivery affects the bacterial community in the newborn gut. Early Hum Dev, 2010, 86(Suppl 1): S13-S15.

[78] Stokholm J, Thorsen J, Chawes B L, et al. Cesarean section changes neonatal gut colonization. J Allergy Clin Immunol, 2016, 138(3): 881-889.

[79] Jakobsson H E, Abrahamsson T R, Jenmalm M C, et al. Decreased gut microbiota diversity, delayed bacteroidetes colonisation and reduced Th1 responses in infants delivered by caesarean section. Gut, 2014, 63(4): 559-566.

[80] Makino H, Kushiro A, Ishikawa E, et al. Mother-to-infant transmission of intestinal bifidobacterial strains has an impact on the early development of vaginally delivered infant's microbiota. PLoS One, 2013, 8(11): e78331.

[81] Salminen S, Gibson G R, McCartney A L, et al. Influence of mode of delivery on gut microbiota composition in seven year old children. Gut, 2004, 53(9): 1388-1389.

[82] Negele K, Heinrich J, Borte M, et al. Mode of delivery and development of atopic disease during the first 2 years of life. Pediag Allergy Immunol, 2004, 15(1): 48-54.

第20章

乳母营养状况的近远期影响

　　母乳是婴儿最优质的食物，母乳喂养可显著降低儿童死亡率和发病率，对儿童的身心健康发育与发展具有长期有益影响。尽管有人类存在就有母乳喂养，然而全国性调查结果显示，我国的母乳喂养率呈现持续下降趋势，与2002年全国调查的结果相比，2013年全国4个月内婴儿基本纯母乳喂养率由71.6%下降到56.5%，下降了15.1个百分点[1a]。2015～2017年中国居民营养与健康状况监测报告中尽管没有涉及4月龄内的婴儿母乳喂养情况，但是2016～2017年我国6月龄内婴儿的纯母乳喂养率为34.1%，城乡无差别，与2013年的调查结果相比上升了13.3个百分点[1b]。分娩后，人们更多关注的是婴儿，而对乳母营养与健康状况则关注和研究得很少。然而，乳母营养状况的优劣，不仅可影响母乳的分泌量和质量（成分），直接影响儿童的健康，而且还将会对乳母本身的健康状况产生近期和远期的影响。因此全社会要关注乳母营养，促进母婴健康。

20.1　乳母营养状况影响儿童的健康

我国每年出生数以千万计的婴儿，这是中国梦的未来筑造者、继承者与发展者，同时有大致相同数量的妇女（乳母）要用其乳汁喂哺这些新生命。我国已故著名营养学家何志谦教授曾强调："在地球发展中的冰河时期，地面上许多动物都灭绝了，如果人类不采取母乳喂养下一代，人类也许就没有今天的发展了。"[2] 说明乳母和母乳喂养哺育婴儿在人类社会发展与进化中发挥了重要作用，也是人类社会赖以生存和可持续发展的重要根基之一；而且在生命孕育阶段（如孕期和哺乳期），母乳喂养对预防儿童在未来生命历程中出现的营养与健康问题具有重要价值 [3]。

已有研究结果提示，乳母的营养与健康状况不仅影响泌乳量和乳成分，而且还可能影响母乳喂养的成功与否 [2]。有调查结果显示，我国乳母仍存在下奶时间延迟 [4]、膳食不合理 [5]、产后体重滞留较多 [6]、微量营养素缺乏（如维生素 D、叶酸）[7, 8] 等问题。另外我国 0 ～ 7d 新生儿纯母乳喂养率较低 [9]。为提高人口素质、促进母乳喂养，应关注我国乳母营养与健康状况的改善。

20.2　乳母营养状况对泌乳量和乳成分的影响

哺乳期妇女对营养的额外需求主要用于满足如下两个方面，即泌乳的重要物质基础和恢复母体健康的需要。乳母营养状况对哺乳（泌乳量和乳成分）的影响已得到确认。因此乳母营养状况的优劣和膳食摄入量将会不同程度影响泌乳量和乳汁成分。一旦乳母营养不良影响到乳汁的质与量，就不能满足婴儿的生长发育需要，从而可能导致婴儿出现营养缺乏病。

20.2.1　乳母营养状况对泌乳量的影响

乳母营养状况和能量摄入可能与其泌乳量有关 [4]。母体脂肪储备或能量摄入严重不足可能会降低泌乳量。如果乳母膳食中营养素不足或缺乏，尽管短期内泌乳量下降得不明显，但是母体是通过动用体内储备的营养素，甚至消耗母体组织来维持乳汁成分基本恒定，结果将会影响到母体健康，常见的表现是乳母体重减轻，甚至可能出现营养缺乏病的症状。如果乳母长期能量摄入不足和严重营养不良，最终将会降低泌乳量。早期在印度和尼日利亚小样本研究结果提示，当乳母的蛋白质摄入量从 50～60g/d 增加到 100g/d 时，可增加乳汁产量，但是当摄入量超过 100g/d 则不会进一步增加泌乳量[2]。

20.2.2　乳母营养状况对乳汁中宏量营养素含量的影响

当乳母的膳食蛋白质质量较差、摄入量严重不足时，将会影响乳汁中蛋白质的总量和组分；与正常体重的乳母相比，超重和肥胖将会影响母乳中脂肪酸的含量（含有较多饱和脂肪酸、较低 n-3 脂肪酸）[10]；母乳中的脂肪酸和磷脂含量也受乳母膳食摄入量的影响；当乳母长期能量摄入不足和严重营养不良将会降低乳汁中蛋白质和脂肪含量。然而，乳母膳食摄入量对乳汁中乳糖含量的影响不明显。

20.2.3　乳母营养状况对乳汁中微量营养素含量的影响

如果乳母长期能量摄入不足和严重营养不良，将会降低乳汁中维生素 A 与类胡萝卜素[11, 12]、维生素 E[11]、硒[13] 以及多种水溶性维生素的含量[13-15]。母乳中钙含量相对较恒定，但是当乳母膳食中长期缺钙也可导致乳汁中钙含量降低；乳母硒和碘的营养状况和膳食摄入量与乳汁中这两种元素的含量密切相关。如果乳母膳食富含维生素 A，则乳汁中也会含有丰富的维生素 A；母乳中水溶性维生素含量有的受乳母膳食摄入量影响，有些则不受其影响。如乳母膳食中维生素 B_1 缺乏可导致乳汁中缺乏维生素 B_1，严重缺乏可引起婴儿出现急性脚气病。在哺乳期间，需要高度优先考虑的营养素包括维生素 A、维生素 D、硫胺素、核黄素、维生素 B_6、维生素 B_{12}、碘和硒，因为母体摄入或体内储备不足可降低乳汁中这些微量营养素的含量，影响婴儿生长发育。而乳母叶酸、钙、铁、铜和锌摄入量和体内的储备状况对母乳中含量或婴儿营养状况的影响甚微。

乳母营养状况优劣将会直接影响泌乳量和乳汁中营养素含量，进一步影响婴幼儿的生长发育与健康状况。平衡膳食与合理营养在保证乳母分泌充足乳汁和乳汁质量中发挥重要作用。

20.3　母乳喂养对乳母健康状况的近期影响

母乳喂养对乳母健康状况的近期影响包括促进子宫收缩和产后康复，推迟月经复潮，延长生育间隔等。

20.3.1　母乳喂养促进乳母产后恢复

产后应尽早开奶和用母乳喂养新生儿。由于哺乳过程中新生儿对乳房的不断吸吮，刺激母体内催产素分泌而引起子宫收缩，减少发生产后子宫出血的风险，还可以促进产后子宫较快地恢复到孕前状态，而且有助于避免乳房肿胀和预防乳腺炎，促进产后机体新陈代谢尽快恢复到孕前状态[16]。

20.3.2　母乳喂养对乳母排卵恢复的影响

母乳喂养可推迟月经复潮，延长生育间隔。很久以来人们就知道母乳喂养能够延长分娩后到恢复规律排卵的间隔时间。在没有服用避孕药的乳母中，当满足"完全"或"几乎完全"母乳喂养婴儿并持续闭经两个条件时，产后最初6个月母乳喂养可抑制排卵活动，防止再次妊娠的保护作用超过98%，延长生育间隔时间[17, 18]，而且母乳喂养到2岁或更长时间与出生间隔呈显著正相关[19]；与母乳喂养相比，人工喂养（奶瓶喂养）则可使分娩后月经和排卵较快得到恢复，增加再次怀孕风险[20]。因此在持续闭经的乳母中，产后6个月母乳喂养被认为是有效的避孕方法。

20.3.3　母乳喂养对乳母营养状况的影响

由于哺乳过程中合成乳汁的原料既可来自母体内的合成代谢，也可能来自母体自身组织的分解代谢，因此早期不容易发现存在的问题。当存在孕前营养不良或孕期和哺乳期摄入的营养素不足的情况时，为了保证乳汁的分泌，乳母体内的分解代谢明显增加，最明显的体征是乳母体重减轻，甚至还可能出现营养缺乏的临床症状。

20.4　母乳喂养对乳母健康状况的长期影响

在我国和国际上，以往的人群营养调查或营养与健康状况监测很少关注乳母。自2013年，我国在全国居民营养与健康状况监测中开始增加乳母营养与健康状况的内容[1, 4-8]，可及时获得乳母中存在的突出营养与健康问题，以制定针对性的改善政策。诸多流行病学调查结果显示，母乳喂养可以保护妇女健康，包括预防生育性肥胖、降低生殖系统癌症以及2型糖尿病的发生风险等[16, 17]。

20.4.1　母乳喂养预防乳母生育性肥胖

产后 6 个月用纯母乳喂养婴儿，之后开始添加辅食的同时继续母乳喂养到 2 岁或更长时间，可消耗母体内储备的过多能量，促使孕期储存的脂肪被消耗用以补充母体能量需要，有利于乳母的体重尽快复原，预防产后肥胖，即生育性肥胖。产后妇女体重滞留过多或肥胖，与母乳喂养启动延迟、母乳喂养率的降低或过早断奶有关 [1, 4, 8]，而且还会增加以后肥胖和慢性病的发生风险 [21, 22]。为了提高母乳喂养率和延长喂养持续时间，应将预防妇女产后体重滞留和肥胖作为干预的重点之一。

20.4.2　母乳喂养降低生殖系统癌症发生风险

大量研究结果提示，母乳喂养可降低生殖系统癌症（如乳腺癌和卵巢癌）的发生风险 [17]，特别是持续时间较长的母乳喂养时长与乳腺癌的发生风险呈负相关（RR=0.47；95%CI：0.37 ～ 0.60）[23]。对照病例研究的证据支持母乳喂养时长与乳腺癌的发生风险呈负相关，母乳喂养平均持续时间大于 24 个月可显著降低乳腺癌的发生风险；而且与小于 6 个月的母乳喂养相比，OR 值为 0.46（95%CI：0.28 ～ 0.76）[24]。包括 41 项母乳喂养与卵巢癌关系研究的 Meta 分析结果显示，较长时间母乳喂养可使卵巢癌发生风险降低 30%[25]。因此，母乳喂养和持续较长时间的母乳喂养可降低乳母患生殖系统癌症风险 [16, 25]。

20.4.3　母乳喂养降低代谢综合征发生风险

近年的研究结果显示，母乳喂养和持续较长时间母乳喂养可能与降低代谢综合征的发生风险有关，如降低 2 型糖尿病和心血管疾病的发生风险等 [15, 26]。来自挪威 98 名产妇的能量平衡和乳腺癌方面的研究（energy balance and breast cancer aspects-study Ⅰ，EBBA Ⅰ），是一项 25 ～ 35 岁健康绝经前妇女的横断面研究。与每个孩子哺乳超过 10 个月的妇女相比，平均每个孩子哺乳时间少于 10 个月的妇女有更高的平均空腹血清葡萄糖水平（5.2mmol/L 与 5.0mmol/L，P=0.04）、血清甘油三酯水平（0.91mmol/L 与 0.66mmol/L，P=0.001）和血清胆固醇水平（4.78mmol/L 与 4.32mmol/L，P=0.004）以及更高的腰臀比（0.81 与 0.77，P=0.001）。调整潜在混杂因素后，每个孩子的平均哺乳期长度仍与腰臀比之间呈负相关。这些结果支持延长哺乳时间可能与更健康的代谢特征和更健康的人体测量指标有关 [27]。涵盖 6 项母乳喂养与发生 2 型糖尿病关系研究的 Meta 分析比值比（OR）为 0.68（95%CI：0.57 ～ 0.82），支持母乳喂养有助于降低哺乳妇女未来 2 型糖尿病的发生风险 [28]。

因此鼓励倡导和支持母乳喂养婴儿并持续到 2 年或更长时间。

20.5　2013 年全国乳母营养与健康状况监测结果

基于 2013 年全国居民营养与健康状况监测乳母的调查数据，分析了我国乳母下奶延迟及影响因素[4]、产后一个月的膳食状况[5]、乳母产后体重滞留及影响因素[6]、乳母叶酸缺乏状况及其影响因素[7]、乳母维生素 D 营养状况及其影响因素[8]。获得的结果显示，我国乳母下奶延迟率较高，剖宫产和开奶时间晚是下奶延迟的主要危险因素。通过孕期母乳喂养教育可以减少下奶延迟的发生。中小城市和做家务的乳母可能是下奶延迟干预的重点人群。根据 2013 年中国乳母产后 1 个月的膳食状况分析结果，我国乳母产后 1 个月内奶豆类食物的食用率较低，各类食物每日摄入量中位数均低于《中国居民膳食指南（2022）》推荐摄入量，奶豆类食物和液体的摄入量尤为突出。我国乳母产后体重滞留较高，主要受乳母年龄、产后月龄、孕前 BMI、孕期增重和职业的影响，控制孕期增重是降低产后体重滞留的关键措施，并且产后 1 年内是体重恢复关键期。总体上，我国乳母叶酸营养状况明显改善，叶酸缺乏率为 3.0%；然而，在北方乳母（6.2%）、小学及文盲（6.3%）、少数民族（6.3%）、较低收入人群（5.7%）和农村乳母（6.0%）的叶酸缺乏率较高，应关注这些乳母血清叶酸营养状况的改善。我国乳母维生素 D 缺乏率［25(OH)D<12ng/mL］为 25.2%，不足率［12ng/mL ≤ 25(OH)D<20ng/mL］为 45.4%；乳母维生素 D 营养状况受民族、文化、职业、地区、季节、纬度和畜肉食用量的影响；我国乳母维生素 D 缺乏和不足较普遍，回族／维吾尔族、文化水平较高、从事专业技术类工作、高纬度地区和冬春季的乳母是维生素 D 缺乏的高风险人群。

20.6　乳母营养与健康状况改善建议

乳母是卫生保健中的特殊群体，也是营养需求和卫生服务需求量较大的人群，她们营养与健康状况的优劣，将会直接影响到母乳喂养儿的正常生长发育和乳母本身的健康状况。

20.6.1　将乳母营养与健康状况改善工作纳入国民经济发展规划

尽管我国育龄妇女的营养与健康状况有了明显改善，但是，营养不良、营养过剩（超重/肥胖）、微量营养素缺乏等仍然是我国育龄妇女中普遍存在的营养问题。育龄妇女的营养与健康状况在一定程度上将会影响我国可持续发展的重要人力资源储备的实现，应将改善我国育龄妇女的营养与健康状况纳入国民经济发展规划，保证相关政策/法规和改善计划的顺利实施。

20.6.2 建立和完善乳母营养与健康状况监测系统

建立和完善这些特殊人群营养与健康状况的监测系统，获得的数据可用于修订哺乳期妇女各类食物推荐摄入量和平衡膳食与合理营养原则，为政府制定相关政策、改善措施、食物强化方案与国民经济发展规划提供科学依据。

20.6.3 重视和加大营养知识的宣传与教育投入

国家应重视和加大营养知识宣传与教育投入，加强营养知识的宣传，提高乳母的知识水平；指导乳母注意平衡膳食、合理营养、增进健康。应加强婚前和产前检查以及加强孕期保健知识和检查必要性的宣传，提高乳母本身对健康的正确认知。

20.6.4 重视乳母营养与健康状况的改善，控制和预防产后肥胖

我国产妇营养不良和产后肥胖并存，产后不同时期内的营养不良发生率呈下降趋势，而产妇肥胖逐渐成为突出的健康问题。因此应尽快制定我国孕妇孕期适宜体重增加值，并进行适当干预，预防不良出生结局和降低妇女产后肥胖。

20.6.5 积极预防贫血和微量元素缺乏症

缺铁和缺铁性贫血以及微量营养素缺乏仍然是乳母的常见营养缺乏病，乳母贫血通常是孕期营养不良的延续，而产褥期和哺乳期膳食安排不合理易发生多种微量营养素缺乏。应积极推动国家食物强化，预防微量营养素缺乏；根据我国妇女中存在的突出营养问题，采取多种综合措施改善微量营养素的营养状况。

总之，通过全社会营造倡导、鼓励、推广母乳喂养的氛围，提高我国的母乳喂养率，改善乳母的营养与健康状况，可为我国社会长期可持续发展提供优质的人力资源储备。

（刘蓉，董彩霞，荫士安）

参考文献

[1] (a) 国家卫生健康委疾病预防控制局 . 中国居民营养与慢性病状况报告（2020 年）. 北京：人民卫生出版社，2021; (b) 赵丽云，丁钢强，赵文华，等 . 2015—2017 年中国居民营养与健康状况检测报告 . 北京：人民卫生出版社，2022.

[2] 荫士安 . 人乳成分——存在形式、含量、功能、检测方法 . 北京：化学工业出版社，2016.

[3] 陶芳标 . 儿童健康促进应始于生命的孕育阶段 . 中华预防医学杂志，2016, 50(2): 105-109.

[4] 姜珊，段一凡，庞学红，等 . 2013 年中国乳母下奶延迟流行状况及其影响因素 . 中华预防医学杂志，2016, 50(12): 1061-1066.

[5] 段一凡，姜珊，王杰，等 . 2013 年中国乳母产后 1 个月的膳食状况 . 中华预防医学杂志，2016, 50(12): 1043-1049.

[6] 王杰，杨振宇，庞学红，等 . 2013 年中国乳母产后体重滞留状况及其影响因素 . 中华预防医学杂志，2016, 50(12): 1067-1073.

[7] 毕烨，段一凡，王杰，等 . 2013 年中国乳母叶酸缺乏状况及其影响因素 . 中华预防医学杂志，2016, 50(12): 1050-1055.

[8] 庞学红，杨振宇，王杰，等 . 2013 年中国乳母维生素 D 营养状况及其影响因素 . 中华预防医学杂志，2016, 50(12): 1056-1060.

[9] 段一凡，潘丽莉，王杰，等，中国 1882 对母婴 0 ～ 7d 纯母乳喂养状况及其影响因素 . 中华预防医学杂志，2016, 50(1): 61-66.

[10] Makela J, Linderborg K, Niinikoski H, et al. Breast milk fatty acid composition differs between overweight and normal weight women: the STEPS study. Eur J Nutr, 2013, 52(2): 727-735.

[11] Olafsdottir A S, Wagner K H, Thordottir I, et al. Fat-soluble vitamins in the maternal diet, influence of cod liver oil supplementation and impact of the maternal diet on human milk composition. Annals of nutrition & metabolism, 2001, 45(6): 265-272.

[12] Strobel M, Tinz J, Biesalski H K, et al. The importance of beta-carotene as a source of vitamin A with special regard to pregnant and breastfeeding women. Eur J Nutr, 2007, 46(Suppl 1): I1-I20.

[13] Chen H J, Wang P, Han Y F, et al. Evaluation of dietary intake of lactating women in China and its potential impact on the health of mothers and infants. BMC Women's Health, 2012, 12: 18.

[14] 刘会会，韩秀霞，刘烈刚，等 . 城乡乳母乳汁 4 种 B 族维生素含量及母婴营养状况对比分析 . 卫生研究，2014, 43(3): 409-414.

[15] de Pee S, Hautvast J G. Variation in mineral concentrations in breast milk of Guatemalan mothers and a tribute to Professor Clive E. West. J Pediatr Gastroenterology Nutr, 2005, 40(2): 120-121.

[16] Dieterich C M, Felice J P, O'Sulivan E, et al. Breastfeeding and health outcomes for the mother-infant dyad. Pediatr Clin N Am, 2013, 60(1): 31-48.

[17] Victora C G, Bahl R, Barros A J D, et al. Breastfeeding in the 21st century: Epidemiology, mechanisms, and lifelong effect. Lancet, 2016, 387(10017): 475-490.

[18] Edozien L. The contraceptive benefit of breastfeeding. Afr Health, 1994, 16(6): 15-17.

[19] Matison S M, Wander K, Hinde K. Breastfeeding over two years is associated with longer birth intervals, but not measures of growth or health, among children in Kilimanjaro, TZ. Am J Hum Biol, 2015, 27(6): 807-815.

[20] Ingram J, Hunt L, Woolridge M, et al. The association of progesterone, infant formula use and pacifier use with the return of menstruation in breastfeeding women: A prospective cohort study. Euro J Obstetrjcs & Gynfcology Repjroductive Biol, 2004, 114(2): 197-202.

[21] Kirkegaard H, Stovring H, Rasmussen K M, et al. How do pregnancy-related weight changes and breastfeeding

relate to maternal weight and BMI-adjusted waist circumference 7 y after delivery? Results from a path analysis. Am J Clin Nutr, 2014, 99(2): 312-319.

[22] Huang T, Brown F M, Curran A, et al. Association of pre-pregnancy BMI and postpartum weight retention with postpartum HbA1c among women with Type 1 diabetes. Diabet Med, 2015,32(2): 181-188.

[23] Zhou Y, Chen J D, Li Q, et al. Association between breastfeeding and breast cancer risk: Evidence from a meta-analysis. Breastfeed Med, 2015, 10(3): 175-182.

[24] Awatef M, Olfa G, Imed H, et al. Breastfeeding reduces breast cancer risk: A case-control study in Tunisia. Cancer Causes Control, 2010, 21(3): 393-397.

[25] Chowdhury R, Sinha B, Sankar M J, et al. Breastfeeding and maternal health outcomes: A systematic review and meta-analysis. Acta Paediatr Suppl, 2015, 104(467): 96-113.

[26] Scoccianti C, Key T J, Anderson A S, et al. European code against cancer 4th edition: Breastfeeding and cancer. Cancer Epidemiology, 2015, 39(Suppl 1): S101-S106.

[27] Tørris C, Thune I, Emaus A, et al. Duration of lactation, maternal metabolic profile, and body composition in the Norwegian EBBA I-study. Breastfeed Med, 2013, 8(1): 8-15.

[28] Winkvist A, Bertz F, Ellegård L, et al. Metabolic risk profile among overweight and obese lactating women in Sweden. PLoS One, 2013,8(5): e63629.

[29] Aune D, Norat T, Romundstad P, et al. Breastfeeding and the maternal risk of type 2 diabetes: A systematic review and dose-response meta-analysis of cohort studies. Nutr Metab Cardiovasc Dis, 2014, 24(2): 107-115.

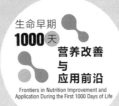

生命早期 1000天 营养改善 与 应用前沿
Frontiers in Nutrition Improvement and Application During the First 1000 Days of Life

孕妇和乳母营养
Nutrition in Pregnant and Lactating Women

第21章

中国乳母的营养状况

哺乳期妇女（乳母）营养状况的优劣不仅关系到分娩后产妇近期的生理调整、产后康复以及远期营养与健康状况，还影响到新生儿和婴儿的生长发育[1-3]，因此乳母的营养状况被认为是反映妇女生殖健康状况的一项量化指标。了解乳母的膳食与营养状况和存在的问题，将有助于通过针对性干预改善乳母的营养状况、促进母乳喂养。我国各地区、各民族的饮食差异很大，导致乳母膳食营养受到地域环境、生活习俗、经济水平、文化教育水平、宗教信仰等多方面影响，因此我国乳母膳食情况与母婴健康的情况比较复杂，但目前尚缺乏系统研究[4]。因此本章基于近年来我国居民营养状况调查、营养与健康状况监测数据以及相关研究，综述了我国乳母的营养状况。

21.1 乳母膳食营养状况

乳母膳食摄入对乳母及婴儿健康意义重大。妇女分娩后用自己的乳汁哺喂新生儿，是婴儿从宫内孕育到宫外生长发育的天然连续的生理过程。由于这一期间乳母经历过分娩过程，乳母一方面需要逐渐补偿妊娠以及分娩过程中所损耗的体内营养素储备，促进机体各器官、系统功能的恢复；另一方面还要分泌乳汁，哺育新生儿，因此对于能量和营养素的需求高于未哺乳的妇女[1,2]。若乳母膳食营养不足，不仅会影响母体健康，影响乳母自身产后身体恢复，而且易致乳汁分泌不足，影响新生儿发育。因此，乳母合理膳食对母体及新生儿都至关重要。

21.1.1 分娩后一个月内乳母的膳食状况

我国传统妇女分娩后有"坐月子"的习俗，即将分娩后最初一个月（约30d）称为"月子"。了解我国乳母产后一个月的食物消费情况，可一定程度反映乳母及其婴儿的营养与健康状况。通常产妇产后一个月的膳食安排特点是注重蛋类、禽畜肉、鱼和红糖的摄入，但忌食含膳食纤维、矿物质多的蔬菜，甚至认为某些蔬菜还有回奶作用。表21-1汇总了近年来国内发表的产褥期（产后一个月）乳母的食物摄入量[5-15]。不同调查获得的乳母产后一个月的食物摄入量范围差异很大，与《中国居民膳食指南（2022）》中推荐的哺乳期妇女食物摄入量（以下简称"推荐食物量"）相比[16]，有的调查中某类食物摄入量超过推荐食物量，而有些类食物则低于推荐食物量。例如，根据2013年中国居民营养与健康状况监测的数据，涵盖产后1～6个月的乳母3623名，超过50%乳母的产后一个月各类食物摄入量中位数均达不到推荐摄入量，特别是奶豆类食物和液体摄入量明显不足，而且奶类及奶制品和大豆类及坚果的低食用率和低摄入量均集中在农村、文化程度为初中及以下、年人均收入15000元以下和家务或待业的乳母[8,9,14]。

不同调查结果显示城市乳母的乳类摄入量高于农村，豆类也呈相似趋势（湖北的调查除外），其他食物摄入量的地域性差异规律不明显，这也可能与采用的调查方法、调查季节等有关。究其原因除了我国传统产后一个月膳食安排不合理，不排除目前膳食调查采用的食物频率问卷或24h膳食回顾法调查方法本身的局限性，可能存在低估或高估实际食物摄入量，尤其是询问较长时间（如过去30d或半年）的食物频率问卷存在较大的回忆偏差；例如，大多数调查系采用食物频率回顾性调查，对于产后月龄稍大的乳母可能存在回忆偏倚。因此需要规范现场调

表 21-1　乳母产后一个月食物摄入量（中位数）　　　　单位：g/d

调查地点	调查时间	样本数	谷薯	蔬菜	水果	动物性食物[①]	奶类	大豆	作者
全国[②]	2013	3623	227.6	120.0	34.3	174.3	0	0	段一凡等 [8]
城市	2013	1917	232.5	200.0	50.0	200.0	0	4.6	段一凡等 [8]
农村	2013	1706	227.5	100.0	22.9	142.9	0	0	段一凡等 [8]
福州市门诊	2012	113	340.5	125.0	65.0	657.5	0[③]	0[③]	李国波等 [9]
福州市抽样	2013	220	291.6[④]	101.4[④]	83.5[④]	556.4[④]	120.7[④]	21.4[④]	张晓阳等 [7]
广西南宁市	2013	100	267.6[④]	305.0[④]	173.1[④]	374.9[④]	138.4[④]	35.1[④]	莫洁玲等 [10]
广州城区	2014[③]	240	320.7[④]	269.0[④]	81.0[④]	360.6[④]	164.2[④]	7.0[④]	杨波等 [11]
农村	2014[③]	360	437.9[④]	195.4[④]	19.0[④]	607.5[④]	11.4[④]	0.8[④]	杨波等 [11]
广州城区	2013	204	251.1[④]	136.7[④]	136.7[④]	189.2[④]	28.4[④]	16.0[④]	薛瑶纯等 [12]
南昌市	2013	434	—[⑤]	240.0[④]	118.3[④]	320.0[④]	231.7[④]	14.3[④]	肖燕丽等 [13]
巴彦淖尔市	2013[③]	468	324.6[④]	58.0[④]	77.5[④]	445.6[④]	24.4[④]	45.3[④]	张晓春等 [14]
湖北[⑥]城区	2010[③]	142	320.6[④]	213.7[④]	61.9[④]	378.3[④]	60.4[④]	28.8[④]	毛丽梅等 [6]
农村	2010[③]	160	408.7[④]	681.5[④]	25.3[④]	699.2[④]	3.3[④]	162.2[④]	毛丽梅等 [6]
厦门地区	2008	40	584.7[④]	146.7[④]	166.0[④]	586.7[④]	—	29.3[④]	王萍等 [15]
厦门地区	2018	200	405.9[④]	193.8[④]	165.2[④]	685.7[④]	95.4[④]	31.2[④]	郭海良等 [17]

① 动物性食物包括蛋、鱼/虾、禽等肉类。

② 数据不包括港澳台地区。

③ 发表日期（论文中未提及调查日期）。

④ 为平均值。

⑤ 没有数据。

⑥ 湖北城区为武汉市，农村为麻城市。

查方法和评价尺度，对推荐食物量的适宜性进行评价和完善[16]。

21.1.2　分娩一个月后乳母的膳食质量

在哺乳期，给乳母良好的营养供给是维持正常乳汁分泌和保持乳汁质量相对恒定的重要保证。然而，大多数调查结果显示，当婴儿满月后，即产妇"坐月子"结束，乳母膳食受到特别关照和重视的程度明显降低，膳食质量发生显著变化，通常是恢复到以往的家庭膳食[5-7]。例如福州市和湖北的调查结果显示，非产褥期乳母每日畜禽类、蛋类和水产品（鱼类）的摄入量均低于产后一个月内的摄入量，农村降低得尤为明显[6, 7]；2002 年全国营养与健康状况调查结果显示，有 44.1%的乳母认为产后第二个月的膳食质量明显下降；动物性食物（如蛋类、猪肉、其他肉类、牛奶、鱼类食物）摄入量降低明显，如蛋类摄入量由两个月内 153g 下降至产后两个月时的 31g，猪肉由两个月内的 82g 下降至产后两个月时的 48g，其他肉类食物则由两个月内的 86g 下降至产后两个月时的 18g[5]。表 21-2 汇总了一些国内发表的产褥期后乳母的每日食物摄入量，农村乳母的膳食质量总体上低于城市的，但是主食摄入量高于城市的 [5, 8]。

表 21-2　产褥期后乳母食物摄入量（中位数）　　　　　　　　单位：g/d

调查地点	调查时间	样本数	谷薯	蔬菜	水果	动物性食物①	奶类	大豆	作者
广西三江侗族	2004	120	457	303	56	133	0.2	43	陈红慧等 [18]
广西南宁汉族	2004	120	404	106	67	341	450	10	陈红慧等 [18]
福州市抽样	2013	220	358.3③	261.3③	112.4③	209.4③	113.5③	19.3③	张晓阳等 [7]
济南⑥城区	2006	52	490.3③	289.2③	75.1③	254.4③	88.0③	15.7③	董艳等 [19]
农村	2006	46	563.5③	347.0③	47.7③	159.7③	21.1③	35.6③	董艳等 [19]
湖北⑤城区	2010②	142	361.2③	153.4③	87.8③	358.2③	89.8③	33.9③	毛丽梅等 [6]
农村	2010②	160	460.3③	514.3③	7.4③	390.8③	0③	161.7③	毛丽梅等 [6]
陕西农村	2000	55	578.0③	294.2③	93.8③	56.3③	—④	—④	王维清等 [20]
重庆⑤主城区	2017	1048	339.2	213.4	182.4	405.8	105.8	15.62	钟荧等 [21]
上海	2015～2016	137	257.5	248.7	149.8	402.4	85.5	8.2	胡漫丽等 [22]
南京	2015～2016	111	272	256	152.1	273	0	6.9	胡漫丽等 [22]
成都	2015～2016	184	254.4	268.7	129.1	261	190	0	胡漫丽等 [22]
郑州	2015～2016	59	244.4	153	130	153	100	0	胡漫丽等 [22]
齐齐哈尔	2015～2016	88	237.5	255.2	200	254	180	4.8	胡漫丽等 [22]

① 动物性食物包括蛋、鱼/虾、禽等肉类。
② 发表日期（论文中未提及调查日期）。
③ 为平均值。
④ 没有数据。
⑤ 为产后第 42 天调查结果，湖北城区为武汉市，农村为麻城市。
⑥ 为产后 20d～3 个月的乳母。

与推荐食物量[16] 相比，大部分地区乳母的谷类摄入量超过推荐摄入量；除湖北农村外，大部分地区乳母的蔬菜摄入量低于推荐量，所有地区均存在水果摄入量偏低的状况；湖北地区、上海地区及重庆主城区均存在动物性食物摄入量明显过量，而少数民族地区和陕西农村乳母的动物性食物摄入量偏低；除了南宁汉族乳母的奶类摄入量较高，湖北地区、济南农村地区及广西三江侗族乳母的豆类摄入量较高，其他地方调查的乳母奶豆类摄入量均很低。上述结果说明，目前各个地区、城乡乳母的食物消费量和膳食结构尚不甚合理，应进行针对性的合理膳食指导。

21.2 乳母膳食中主要营养素摄入量

多项调查结果显示，我国乳母的能量和宏量营养素摄入量达到或超过推荐摄入量（recommended nutrient intake, RNI），尤其在坐月子期间，而有些微量营养素摄入通过日常膳食难以满足需要，如维生素 D 和铁等，饮奶量低也难以满足钙的需要，需要考虑额外补充。根据 2011 ～ 2012 年北京、苏州和广州乳母的调查结果，月子期间的膳食特点是注重高蛋白、高脂肪的食物摄入，而避免食用生冷的蔬菜和水果，第 1 个月乳母摄入蛋白质的质与量明显高于 1 个月之后的，而膳食纤维、维生素 C、维生素 B_1 的摄入量则处于偏低的水平[23]。

表 21-3 汇总了不同调查获得的乳母主要营养素摄入量。结果显示，能量和蛋白质摄入量能达到 RNI，有些产褥期的调查结果甚至超过 RNI（过多摄入动物性

表 21-3　乳母主要营养素摄入量（平均值）

调查地点	产后时间 /d	能量 /kcal	蛋白质 /g	维生素 A/μg RE	维生素 B_1/mg	维生素 B_2/mg	钙 /mg	铁 /mg	锌 /mg	作者
北京顺义	30	1965.6	82.6	712.7	0.87	1.21	433.1	22.0	11.2	王双佳等[24]
	180	1766.1	59.0	557.0	0.75	0.76	275.8	18.2	8.6	王双佳等[24]
广州城区	2 周	2167.0	97.0	1095.1	1.25	1.21	589.6	23.2	14.8	杨波等[11]
郊区	2 周	2454.0	111.6	1063.4	1.16	1.34	381.0	24.3	15.1	杨波等[11]
巴彦淖尔市	产褥期	2200.7	100.6	803.7	1.4	2.7	772.4	23.6	16.7	张晓春等[14]
福州市抽样	30	2275.3①	166.8①	1268.0①	2.0①	2.4①	544.2①	33.4①	19.2①	李国波等[9]
厦门地区	30	2006.1	104.2	879.0	1.24	2.11	547.0	27.5	17.8	王萍[15]
长春市	20 ～ 22	2759.1	127.7	1244.7	1.40	1.65	855.5	32.7	16.2	李响等[25]
三城市②	0 ～ 30	1692.9	72.5	662.1	0.90	1.10	401.4	19.9	10.3	杨媞媞等[23]
	31 ～ 60	2069.3	85.8	713.7	1.10	1.20	585.3	24.2	12.4	杨媞媞等[23]
湖北③城区	产褥期	2362.2	87.5	783.8	1.20	0.98	450.5	21.2	12.2	毛丽梅等[6]
农村	产褥期	3271.9	152.6	2055.2	2.19	1.72	946.5	36.9	20.9	毛丽梅等[6]
福州市	产褥期	2349.0	132.4	755.0	1.34	1.23	455.0	20.3	13.9	张晓阳等[7]
	非产褥期	1919.2	79.0	805.0	1.04	0.86	514.0	20.7	10.9	张晓阳等[7]
重庆市	产褥期	1939.0	87.5	771.8	1.03	1.53	439.3	21.9	12.0	钟荧等[21]
厦门地区	30	2304.7	126.3	681.6	1.60	2.40	566.5	33.1	19.9	郭海良[17]

① 数值为 P_{50}。

② 三城市包括北京、苏州、广州。

③ 湖北城区为武汉市，农村为麻城市。

食物，尤其是蛋类）[6]；通常产褥期能量、蛋白质和大多数微量营养素摄入量明显高于非产褥期[7, 24]，但也有个别调查结果相反[23]；农村或郊区乳母产褥期的能量和蛋白质摄入量显著高于城区乳母[6, 11]。根据乳母的膳食构成分析，有些微量营养素（如维生素 D 与钙、锌、维生素 B$_1$ 和维生素 C 等）摄入量偏低，应适当增加粗杂粮、蔬菜、水果、奶类和大豆类食物的摄入量。

21.3　产后体重滞留和肥胖

乳母的体质指数（body mass index, BMI）通常作为反映其营养与健康状态的一项综合指标。分娩后，如果产妇体重居高不下，将会导致生育性肥胖，不仅给女性带来诸多烦恼，而且还会影响产妇的健康和产后恢复，增加以后发生肥胖的风险。

21.3.1　产后体重滞留状况及影响因素

因怀孕导致的自身体重增加即为产后体重滞留，是女性近期和远期发生超重和肥胖的潜在危险因素[26]，也可能与慢性病发生风险增加有关[27]。针对我国女性产后体重滞留量及其影响因素和远期健康效应，目前尚缺少代表性人群研究数据。Meta 分析结果提示，产后体重滞留主要受孕期增重和孕前 BMI 的影响，孕期增重过多者产后体重滞留的风险高，孕前 BMI 越高产后体重滞留越高，而且孕期增重过多者在产后 3 年和产后 15 年的体重滞留均高于对照组[28]。

基于 2013 年中国居民营养与健康状况监测中 9972 名产后 0～24 个月乳母体重的分析，孕期体重增加 P_{50}（95%CI）为 13.8kg（13.4～14.2kg），产后 0～5 个月、6～11 个月、12～17 个月和 18～23 个月的乳母体重滞留 P_{50} 分别为 4.3kg、3.0kg、2.4kg 和 2.4kg；产后体重滞留主要受乳母年龄、产后月龄、孕前 BMI、孕期增重和职业的影响，而且孕期增重过多者的产后体重滞留高的风险是孕期增重适宜者的 2.44 倍[29]，控制孕期增重是降低产后体重滞留的关键措施[28-31]。2006 年潘丽莉等[30] 获得石家庄、成都和齐齐哈尔城乡乳母的调查结果，城市妇女产后平均体重滞留显著高于农村（2.3kg，$P<0.01$），城市和农村妇女产后超重和肥胖率分别是孕前的 2.3 倍和 1.92 倍。小样本研究也观察到类似结果[28]。总之，我国城市和农村妇女产后体重滞留、超重和肥胖率均明显高于孕前水平[29, 30]。产后体重过多滞留或肥胖已成为危害我国妇女健康的潜在危险因素[29]，如果不采取相应的干预措施，对今后我国劳动力质量的提高将产生不可估量的损失。因此，更多地了解和

评价女性产后体重滞留水平及影响因素，可为产后体重滞留控制提供科学依据和干预思路。

21.3.2　乳母肥胖对母乳喂养的影响

近年已有多项调查结果提示，产后妇女体重滞留过多或肥胖与母乳喂养率的降低或过早断奶有关，孕期体重增加过多或孕前肥胖的妇女与产后泌乳开始分泌（下奶）时间延迟和或导致母乳喂养率降低有关 [5, 32, 33]。2013 年中国居民营养与健康状况监测数据显示，孕前超重和肥胖的乳母乳汁开始分泌时间延迟比值较孕前体重正常的乳母的比值增加 13%[33]；Masho 等 [34] 对美国非西班牙裔白人妇女的研究结果显示，与正常体重的妇女相比，超重和肥胖妇女没有启动母乳喂养调整 OR 值（95%CI）分别为 1.17（1.07 ~ 1.29）、1.25（1.14 ~ 1.37）。澳大利亚的纵向研究结果显示，正常体重母亲（BMI 为 20 ~ 25kg/m²）母乳喂养开始（启动）和产后6 个月时母乳喂养率（分别为 95.1%、87.1%）均高于肥胖（BMI ≥ 30kg/m²）的母亲（分别为 64%、44%）[28]。2013 年中国居民营养与慢性病监测数据显示，6 个月内婴儿纯母乳喂养率为 20.8%（城市、农村分别为 19.2% 和 22.3%），6 个月内婴儿基本纯母乳喂养率为 48.3%（城市、农村分别为 43.0% 和 54.1%），与 2002年基本纯母乳喂养率为 71.6% 相比，下降了 15.1%，这可能与该时期妇女产后体重滞留过多或肥胖率的增加有关；母乳喂养可以每月降低乳母体重 0.44kg，延长母乳喂养有利于产后乳母体重降低，而对于纯母乳喂养婴儿的超重乳母，产后4 ~ 14 周每月减重约 0.5kg 不会影响婴儿的生长 [5, 32, 33, 35, 36]。因此，应将育龄妇女（尤其是产妇和乳母）作为营养与健康增进干预和改善的重点人群，重视维持孕前和孕期适宜体重。

21.4　微量营养素缺乏对乳母与婴幼儿的影响

微量营养素缺乏不仅影响乳母本身的营养与健康状况，还会影响分泌的乳汁中的含量，影响母乳喂养儿的生长发育和认知能力发育。

21.4.1　缺铁与缺铁性贫血及其影响

缺铁与缺铁性贫血仍然是全球影响最为广泛的公共卫生问题之一。乳母是贫血的易感人群，而且妊娠期贫血不仅增加孕产妇死亡的风险 [37, 38]，还会严重影响分娩后乳母和婴幼儿的营养与健康状况。我国关于乳母贫血患病率的研究较少，已发表的小样本调查结果显示，不同地区报道的乳母贫血患病率的差异很大，农村地区尤其是贫困农村乳母的贫血患病率仍然处于较高水平。

正常产妇产后出现贫血多为孕期贫血的延续，而且还与分娩时出血量有关，我国产妇和乳母的贫血率仍然较高，年龄≥30岁的产妇贫血患病率高于<30岁的产妇。2002年的调查结果发现，全国乳母贫血率达到30.7%，城乡差异有统计学意义（P<0.0001），大城市乳母贫血率较低（16.4%）；乳母贫血患病率随年龄增加呈现降低趋势（P<0.01），35岁以上乳母贫血率为28.3%，低于25岁组；产后不同时间的乳母贫血率差异无统计学意义，但是产后1年的妇女贫血率呈现下降趋势[5]。2013年全国营养与慢性病监测结果显示，城市乳母贫血患病率低于农村（7.9%和10.2%），贫困农村乳母的贫血率仍较高（14.4%）；全国平均乳母贫血患病率比2002年下降了21.4%[36]。

造成乳母贫血的原因很多且很复杂，除了营养因素，贫血还受生活条件、文化背景和生活习惯等诸多因素的影响，特别是孕期铁的营养状况尤为重要，将直接影响胎儿和母体内铁储备。因此需要关注和改善孕前和孕期妇女的贫血状况。

21.4.2 维生素 D 缺乏及其影响

维生素 D 缺乏在全世界各年龄人群中均十分普遍，乳母是维生素 D 缺乏的高危人群，乳母维生素 D 不仅与自身营养与骨骼健康相关，还会影响乳汁中的维生素 D 水平。虽然乳汁中维生素 D 水平很低，但研究结果显示，哺乳期母亲补充钙和维生素 D，可以有效降低母乳喂养婴儿的全血骨碱性磷酸酶活性，促进其骨质发育。然而目前国内外对乳母维生素 D 营养状况的研究较少。根据2013年中国居民营养与健康状况监测数据中1981名乳母血清25(OH)D含量分析，我国乳母维生素 D 缺乏和不足较普遍，维生素 D 缺乏率［25(OH)D<12ng/mL］为25.2%，不足率［12ng/mL≤25(OH)D<20ng/mL］为45.4%，合计为70.6%；乳母维生素 D 营养状况受民族、文化、职业、地区、季节、纬度和畜肉食用量的影响，表现为冬春季节、高纬度地区、大城市、山区和丘陵地区、回族和维吾尔族等人群维生素 D 缺乏的发生风险较高，贫困农村维生素 D 缺乏的发生风险是普通农村的2.66倍，生活在这些地区的乳母应为维生素 D 改善的重点人群[39, 40]。而在贫困地区和灾害地区，维生素 D 缺乏更为突出。汶川地震1年后（2009年4月）灾区乳母的维生素 D 缺乏和不足的总和超过了90%[41]。

因此需要定期监测乳母维生素 D 的营养状况，分析影响维生素 D 缺乏的因素，为制定改善乳母营养状况的政策提供科学依据；鉴于人群膳食来源的维生素 D 摄入通常低于 10%，主要来源是户外活动使皮肤暴露于紫外线合成的维生素 D，对于生活在北方冬季或南方梅雨季节的乳母，额外补充适量的维生素 D 是必要的。

21.4.3　维生素 A 缺乏及其影响

在生命早期，维生素 A 对基因表达、生殖发育、生长发育、红细胞生成、免疫系统发育和视力发育都起着至关重要的作用[42]。由于人体本身无法合成维生素 A，因此维生素 A 缺乏主要是其摄入不足引起的[43]。动物制品是维生素 A 最丰富的天然膳食来源，一些蔬菜和水果也可以提供维生素 A 的另一重要来源——类胡萝卜素[44]。关于中国香港乳母的研究认为，母体类胡萝卜素摄入量对母乳类胡萝卜素水平有显著影响，乳母摄入的深绿色蔬菜和浅绿色蔬菜与母乳中的视黄醇、叶黄素和 β-胡萝卜素水平显著相关，这意味着母乳中的维生素 A 和胡萝卜素可以通过摄入蔬菜补充[45]。对于中国哺乳期妇女，其多受"坐月子"观念的影响，认为某些蔬菜水果为"寒凉性"食物，因此在产褥期避免或者尽量少摄入这类食物。由于乳母自身及新生儿对维生素 A 的需求，乳母更容易发生维生素 A 缺乏。对中国 885 例乳母摄入新鲜蔬菜、水果量与维生素 A 水平的研究发现，年龄 ≤ 30 岁，未接受过高等教育、家庭月收入较低、北方的乳母在"坐月子"期间新鲜蔬菜水果的摄入量较低。根据 24h 膳食回忆调查的结果显示，有 64.7% 的乳母水果摄入量低于推荐量，85.5% 的乳母蔬菜摄入量低于推荐量[46]。在"坐月子"之后，对于乳母的饮食重视下降，饮食结构也发生明显改变，即肉、蛋、乳制品摄入量减少，导致维生素 A 摄入量明显减少。王双佳等[24]调查了北京顺义 120 例乳母产后 5d、10d、30d 和 180d 的营养素摄入量，发现维生素 A 平均摄入量分别为 650.15μg/d、933.40μg/d、712.70μg/d 和 557.96μg/d，产后 30d 后维生素 A 摄入量较前明显下降。来自中国 10 个城市 326 名乳母膳食维生素 A 相关研究显示，膳食中的维生素 A 有 49.06% 来源于肉蛋类、29.50% 来源于蔬菜、4.84% 来源于水果，仅有 3.1% 的乳母达到了维生素 A 的推荐摄入量。该研究还发现，对于血清维生素 A 正常的乳母，约有 1/5 存在乳汁中维生素 A 不足，超重、肥胖、经产的乳母更容易发生维生素 A 营养状况欠佳[47]。这一结果与既往关于巴西哺乳期妇女的研究结果相似，研究认为乳汁中的维生素 A 水平比血液中的维生素 A 水平更能反映乳母维生素营养状况[48]。母乳中维生素 A 对满足婴儿需要以及对断奶后所需的肝脏储存至关重要[49]。维生素 A 缺乏的乳母其乳汁中维生素 A 不足，因此，婴儿更易患维生素 A 缺乏症，从而可能引起干眼症、贫血、铁代谢受损、生长迟缓、感染发生率增加、免疫力降低、腹泻、呼吸道感染和死亡发生风险增加[50]。

初乳和过渡乳维生素 A 水平较高，基本能满足婴儿的需求；成熟乳维生素 A

水平趋于稳定，但不同个体及不同区域之间差异较大，部分处于边缘水平。从整个哺乳期来看，随泌乳期增加，维生素 A 水平逐渐降低[51]。由于超重、肥胖、经产的乳母更容易发生维生素 A 缺乏，因此对于超重、肥胖及经产的乳母，应更关注哺乳期维生素 A 营养状况的改善。根据各地区乳母维生素 A 摄入水平，应适当增加食用富含维生素 A 的食物，以提高乳母自身及母乳中维生素 A 水平，从而保证婴幼儿有足够的维生素 A 来源，以改善乳母营养状况，促进儿童生长发育[47]。

21.4.4　其他微量营养素缺乏及其影响

除了上述提及的缺铁与缺铁性贫血和维生素 D、维生素 A 缺乏，乳母还存在其他微量营养素缺乏，如叶酸、锌和维生素 B_{12} 缺乏等。关于乳母叶酸营养状况的研究较少。总体上，发达国家人群叶酸缺乏率较低，大多数发展中国家叶酸缺乏率较高[52]。根据 2013 年中国居民营养与健康状况监测中 1977 名乳母血清叶酸水平分析，大城市、中小城市、非贫困农村和贫困农村乳母的叶酸缺乏率分别为 0.26%、1.27%、5.95%、3.15%；少数民族乳母叶酸缺乏率高于汉族（6.32% 和 2.40%），北方地区乳母叶酸缺乏率高于南方地区（6.23% 和 0.37%）。且儿童月龄越小，乳母发生叶酸缺乏的风险越高。谷类和薯类摄入量、儿童月龄、民族、地区、居住城镇类型，家庭人均年收入等多个因素与乳母叶酸缺乏相关[53-55]。随着我国推广从孕期开始普服叶酸，使乳母的血清叶酸状况得到明显改善[41, 53]，但是在北方、哺乳早期、少数民族、较低收入人群和农村乳母的叶酸缺乏率仍较高，应关注这些乳母叶酸营养状况的改善。王丽娟等[56]关于贵州省和河南省四县农村地区孕妇及乳母营养状况的研究发现，乳母叶酸水平显著低于孕妇，乳母叶酸缺乏率显著高于孕妇（29.8% 和 5%）；关于湖南岳阳、内蒙古包头以及山东威海三地孕妇及乳母血浆叶酸水平的调查同样发现，约有 31% 的女性叶酸不足。处于妊娠晚期和哺乳期、居住在北部地区、受教育程度较低及多胎的妇女叶酸不足的发生风险更高。且三个地区孕妇均存在妊娠中期叶酸浓度最高，晚期次之，乳母哺乳期叶酸浓度最低的现象，相较于妊娠中期孕妇，妊娠晚期孕妇叶酸状况不佳的风险增加了 2 倍，哺乳期叶酸状况不佳的风险增加了 2.5 倍[57]。2015 ～ 2016 年，中国上海、南京、成都、郑州、齐齐哈尔五城市部分哺乳期妇女每日膳食研究显示，只有 15.2% 的乳母膳食叶酸摄入达到乳母平均需要量水平，仅 8.1% 的乳母达到 2016 年中国居民膳食指南所推荐的摄入量水平[22]。

WHO 建议，至少应给产后妇女提供 3 个月的铁和叶酸补充剂。曾有研究结果指出，乳母服用小剂量叶酸有利于婴儿的智力发育，提示改善哺乳期妇女叶酸营养状况的重要性。

已有充足的证据说明，多种微量营养素在育龄妇女健康中发挥重要作用 [24, 58, 59]。除了前面提到的铁、维生素 A、维生素 D 和叶酸，锌、碘和多种 B 族维生素（如维生素 B_1 和 B_{12}）缺乏也是关注的热点问题。2020 年关于岳阳、包头及威海三个地区乳母的调查发现，乳母体内必需微量元素锌含量高于孕妇，威海地区乳母锌含量最高（1088ng/mL），包头地区乳母锌含量最低（813ng/mL），由于膳食中富含锌的食物主要来源于水产、坚果类，考虑可能与威海地区妇女食用更多水产品有关 [60]。张晓阳等 [7] 关于福州市哺乳期妇女膳食营养状况的调查发现，产褥期乳母锌摄入量均低于推荐值，这可能与福州地区乳母多以"汤水"等形式摄入水产品，而忽略了肉质摄入有关，部分乳母也存在产褥期忌食鱼虾水产品的现象。为了补充分泌乳汁过程中丢失的量，哺乳期妇女锌和维生素 B_{12} 的平均需要量增加要超过未哺乳的妇女 [1]，因此容易出现缺乏。汶川地震 1 年后（2009 年 4 月）灾区乳母血清锌含量为（12.6±2.7）μmol/L，锌缺乏率为 23.0%；血清维生素 B_{12} 浓度为（314±224）ng/L，维生素 B_{12} 缺乏和边缘缺乏合计为 17.7%，说明需要关注乳母锌和维生素 B_{12} 营养状况的改善 [41]。人体主要通过膳食的方式从食物和饮用水中获取每日所必需的碘。机体只有在碘摄入充足的情况下才能保证甲状腺素的正常合成，继而发挥促进智力发育、体格发育等生理功能。碘作为乳母最重要的营养物质之一，乳母碘状况可能会通过影响乳汁中碘的分泌量，进而影响婴儿的健康 [60]。因此，乳母碘营养状况对子代的智力发育至关重要。郭海良 [17] 关于厦门地区乳母产后第 2、第 7、第 30、第 90 天膳食状况的研究发现，产后不同时间碘的摄入达到《中国居民膳食指南（2016）》推荐值的个体比例分别仅有 0.0%、0.5%、0.5%、1.0%。研究显示乳母尿碘浓度低于孕妇，可能由于乳母体内储存的碘孕期被消耗以促进胎儿生长发育。表明相较于孕妇及一般人群，乳母可能更需要增加富含碘的食物摄入量，如海带、紫菜等。以满足母体自身及婴儿生长的需求 [60]。因此，应根据各地区乳母的营养素摄入状况，给予针对性干预，改善乳母的营养情况，促进乳母及婴幼儿健康。

21.5 乳母膳食补充剂使用情况

对 2015 ～ 2016 年南京、成都、齐齐哈尔、郑州市 405 名哺乳期妇女的调查发现，乳母营养补充剂总使用率仅为 18%，钙类补充剂使用率（13.8%）最高，但仍远低于其孕期使用率（49.4%）[61]。长沙地区乳母营养补充剂相关研究显示，营养补充剂使用率为 15.5%[62]。乳母维生素 A、维生素 C、钙摄入不足的情况比较明显，维生素 A 补充剂使用率仅为 0.2%，营养补充剂的摄入不足以改善乳母营养素缺乏情况[61]。北京、许昌、苏州三地产后 6 个月的乳母膳食补充剂服用情况调查发现，82.03% 的调查对象在孕期服用过膳食营养素补充剂，然而只有 47.83% 的乳母在产后 6 个月服用膳食营养素补充剂[63]。说明在我国，对于妇女在哺乳期相关营养素摄入的重视程度明显低于孕期。我国乳母也存在膳食营养素摄入不均衡的现象。北京、许昌、苏州三地乳母在产后 6 个月时，钙类补充剂服用率最高（43%），铁、锌、复合营养素及其他营养补充剂的服用率均低于 5%。产后 6 个月膳食营养素补充剂及钙补充剂使用与地区相关性显著[63]。基于此，我们认为目前我国乳母膳食不仅存在补充剂补充不足，还存在营养素摄入不均衡的现象。因此应针对各个地区乳母的营养特点及其存在的健康问题，进行科学的营养指导以合理使用补充剂。但需要注意，在补充膳食营养素的同时还应注意多种营养素的复合作用，应避免营养素摄入过量。

21.6　改善育龄妇女营养与健康状况的展望

尽管我国育龄妇女的营养与健康状况有了明显改善，但是，营养不良、营养过剩（超重与肥胖）、微量营养素缺乏等仍然是我国育龄妇女普遍存在的营养问题；由于我国有关哺乳期妇女微量营养素补充剂使用状况的研究甚少，导致缺少科学合理使用营养素补充剂的指导性建议；由于国家全面放开二孩、三孩，哺乳期妇女面临新的问题（如高龄妊娠与不良妊娠结局婴儿的喂养问题）。因此，建议将改善我国育龄妇女营养与健康状况纳入国民经济发展规划，保证相关政策和改善计划的顺利实施；建立和完善这些特殊人群的营养与健康状况监测系统，完善哺乳期妇女膳食营养素摄入量（膳食调查方法）和营养状况评价方法，尽快研究并制定适合我国乳母特点的适宜体重建议值，系统评价哺乳期妇女食物推荐摄入量的推广（干预）效果和推荐量的可行性；应重视和加大营养知识宣传与教育投入，提高乳母的知识水平，重视营养与健康状况的改善，控制和预防产后肥胖；积极推动国家食物强化、孕期和哺乳期合理使用营养素补充剂，预防微量营养素缺乏（如叶酸、锌、维生素 A、维生素 D 和钙的缺乏，以及缺铁性贫血和 B 族维生素缺乏等）。总之，应根据我国育龄妇女（包括孕妇和乳母以及准备怀孕的妇女）中存在的突出营养问题，采取多种综合有效的干预措施，改善其营养状况。

（董彩霞，荫士安）

参考文献

[1] Marshall N E, Abrams B, Barbour L A, et al. The importance of nutrition in pregnancy and lactation: Lifelong

consequences. Am J Obstet Gynecol, 2022, 226(5): 607-632.

[2] Mohammad M A, Sunehag A L, Haymond M W. Effect of dietary macronutrient composition under moderate hypocaloric intake on maternal adaptation during lactation. Am J Clin Nutr, 2009, 89(6): 1821-1827.

[3] Allen L H. B vitamins in breast milk: Relative importance of maternal status and intake, and effects on infant status and function. Adv Nutr, 2012, 3(3): 362-369.

[4] 朱大洲, 张婉, 王亚娟, 等. 乳母膳食与母婴营养关系的研究进展. 中国食物与营养, 2018, 24(9): 52-56.

[5] 荫士安, 赖建强. 中国妇女营养与健康状况（育龄妇女、孕妇和乳母）——2002 年中国居民营养与健康状况调查. 北京：人民卫生出版社, 2008: 28-56.

[6] 毛丽梅, 孙秀发, 刘烈刚, 等. 湖北省城乡妇女产褥期膳食营养状况追踪调查. 中国妇幼保健, 2010, 25(7): 950-953.

[7] 张晓阳, 周美龄, 徐幽琼. 福州市哺乳期妇女膳食营养调查研究. 现代预防医学, 2015, 42(15): 2722-2725.

[8] 段一凡, 姜珊, 王杰, 等. 2013 年中国乳母产后 1 个月的膳食状况. 中华预防医学杂志, 2016, 50(12): 1043-1049.

[9] 李国波, 林麒, 欧萍, 等. 乳母产褥期膳食调查与影响因素分析. 中国妇幼保健, 2015, 30(18): 3029-3032.

[10] 莫洁玲, 黄颖红, 周容, 等. 个性化膳食指导对壮族乳母膳食结构及乳汁钙铁锌含量影响的分析. 广西医学, 2014, 36(6): 776-779.

[11] 杨波, 黄少明, 焦昌娅, 等. 广州城郊妇女产褥期膳食营养与健康状况调查. 中国妇幼保健, 2014, 29(19): 3127-3130.

[12] 薛瑶纯, 徐琼, 刘莉, 等. 广州市女性分娩后的膳食摄入情况及泌乳启动延迟相关影响因素分析. 华南预防医学, 2015, 41(3): 218-223.

[13] 肖燕丽, 冯海英. 南昌市妇女产褥期膳食习惯及影响因素分析. 江西科学, 2014, 32(6): 842-845.

[14] 张晓春, 刘洪元, 韩文林, 等. 巴彦淖尔市城区产褥期妇女膳食状况调查. 中国妇幼保健, 2013, 28(12): 1948-1950.

[15] 王萍, 陈海娇, 马婧, 等. 厦门地区乳母产褥期膳食营养状况调查. 预防医学情报杂志, 2010, 26(6): 453-456.

[16] 中国营养学会. 中国居民膳食营养素参考摄入量（2023 版）. 北京：人民卫生出版社, 2023.

[17] 郭海良. 厦门市乳母膳食营养状况及变化趋势调查. 中国食品卫生杂志, 2019, 31(6): 551-554.

[18] 陈红慧, 江蕙芸, 杨万清, 等. 广西三江县侗族、南宁市汉族乳母膳食与乳汁中营养素含量调查分析. 广西医科大学学报, 2007 (4): 644-647.

[19] 董艳, 王立葵. 济南婴儿喂养及哺乳期妇女营养状况的调查. 中国儿童保健杂志, 2007, 15(3): 290-292.

[20] 王维清, 刘黎明, 孙晓勉, 等. 陕西澄城县农村乳母膳食与乳汁营养素的调查分析. 中国临床营养杂志, 2006 (3): 171-175.

[21] 钟荧, 赖雪梅, 张海燕, 等. 重庆市主城区产褥期女性膳食营养及体成分状况. 中国妇幼保健, 2019, 34(21): 5018-5020.

[22] 胡漫丽, 秦蕊, 林小芳, 等. 2015—2016 年中国五城市哺乳期妇女膳食状况. 卫生研究, 2019, 48(2): 220-225.

[23] 杨媞媞, 张玉梅, 马富德, 等. 中国 3 城市乳母营养素摄入情况调查. 营养学报, 2014, 36(1): 84-86.

[24] 王双佳, 韦力仁, 李永进, 等. 乳母膳食营养素摄入量与母乳渗透压的关系研究. 中国食物与营养,

2012, 18(7): 74-78.

[25] 李响，丁珍，刘国良，等 . 长春市 251 例乳母膳食营养的分析评价 . 中国妇幼保健，2014, 29(27): 4473-4475.

[26] Kirkegaard H, Stovring H, Rasmussen K M, et al. How do pregnancy-related weight changes and breastfeeding relate to maternal weight and BMI-adjusted waist circumference 7 y after delivery? Results from a path analysis. Am J Clin Nutr, 2014, 99(2): 312-319.

[27] Huang T, Brown F M, Curran A, et al. Association of pre-pregnancy BMI and postpartum weight retention with postpartum HbA1c among women with Type 1 diabetes. Diabet Med, 2015, 32(2): 181-188.

[28] Nehring I, Schmoll S, Beyerlein A, et al. Gestational weight gain and long-term postpartum weight retention: A meta-analysis. Am J Clin Nutr, 2011, 94(5): 1225-1231.

[29] 王杰，杨振宇，庞学红，等 . 2013 年中国乳母产后体重滞留状况及其影响因素 . 中华预防医学杂志，2016, 50(12): 1067-1073.

[30] 潘丽莉，赖建强，曾果，等 . 城乡产后妇女体重滞留及影响因素分析 . 卫生研究，2012, 9(3): 504-507.

[31] Rong K, Yu K, Han X L, et al. Pre-pregnancy BMI, gestational weight gain and postpartum weight retention: A meta-analysis of observational studies. Public Health Nutr, 2015, 18(12): 2172-2182.

[32] Donath S M, Amir L H. Maternal obesity and initiation and duration of breastfeeding: Data from the longitudinal study of Australian children. Matern Child Nutr, 2008, 4(3): 163-170.

[33] 姜珊，段一凡，庞学红，等 . 2013 年中国乳母下奶延迟流行状况及其影响因素 . 中华预防医学杂志，2016, 50(12): 1061-1066.

[34] Masho S W, Cha S S, Morris M R. Prepregnancy obesity and breastfeeding noninitiation in the United States: An examination of racial and ethnic differences. Breastfeed Med, 2015, 10(5): 253-262.

[35] Lovelady C A, Garner K E, Moreno K L, et al. The effect of weight loss in overweight, lactating women on the growth of their infants. N Engl J Med, 2000, 342(7): 449-453.

[36] 国家卫生计生委疾病预防控制局 . 中国居民营养与慢性疾病状况（2015 年）. 北京：人民卫生出版社，2016: 11-25.

[37] Sanghvi T G, Harvey P W, Wainwright E. Maternal iron-folic acid supplementation programs: Evidence of impact and implementation. Food Nutr Bull, 2010, 31(2 Suppl): S100-S107.

[38] Van Den Broek N. Anaemia and micronutrient deficiencies. Br Med Bull, 2003, 67: 149-160.

[39] 庞学红，杨振宇，王杰，等 . 2013 年中国乳母维生素 D 营养状况及其影响因素 . 中华预防医学杂志，2016, 50(12): 1056-1060.

[40] Moy F M. Vitamin D status and its associated factors of free living Malay adults in a tropical country, Malaysia. J Photochem Photobiol B, 2011, 104(3): 444-448.

[41] Dong C X, Ge P F, Ren X L, et al. Evaluating the micronutrient status of women of child-bearing age living in the rural disaster areas one year after Wenchuan earthquake. Asia Pac J Clin Nutr, 2014, 23(4): 671-677.

[42] Trumbo P, Yates A A, Schlicker S, et al. DRI, dietary reference intakes for vitamin A, vitamin K, arsenic, boron, chromium, copper, iodine, iron, manganese, molybdenum, nickel, silicon, vanadium, and zinc. Washington (DC): National Academies Press, 2001.

[43] Vijayaraghavan K. National control programme against nutritional blindness due to vitamin A deficiency: Current status & future strategy. Indian J Med Res, 2018, 148(5): 496-502.

[44] Maina E G, Madivoli E S, Ouma J A, et al. Evaluation of nutritional value of Asystasia mysorensis and Sesamum angustifolia and their potential contribution to human health. Food Sci Nutr, 2019, 7(6): 2176-

2185.

[45] Lu Z, Chan Y T, Lo K K, et al. Carotenoids and vitamin A in breastmilk of Hong Kong lactating mothers and their relationships with maternal diet. Nutrients, 2022, 14(10): 2031.

[46] Yang C L, Zhao A, Lan H L, et al. Fruit and vegetable consumption and serum vitamin A in lactating women: A cross-sectional survey in urban China. Food Sci Nutr, 2021, 9(10): 5676-5688.

[47] Yang C L, Zhao A, Ren Z X, et al. Vitamin A nutritional status of urban lactating Chinese women and its associated factors. Nutrients, 2022, 14(15): 3184.

[48] Machado M R, Kamp F, Nunes J C, et al. Breast milk content of vitamin A and E from early- to mid-lactation is affected by inadequate dietary intake in Brazilian adult women. Nutrients, 2019, 11(9): 2025.

[49] Stoltzfus R J, Underwood B A. Breast-milk vitamin A as an indicator of the vitamin A status of women and infants. Bull World Health Organ, 1995, 73(5): 703-711.

[50] Basu S, Sengupta B, Paladhi P K. Single megadose vitamin A supplementation of Indian mothers and morbidity in breastfed young infants. Postgrad Med J, 2003, 79(933): 397-402.

[51] 侯成, 冉霓, 衣明纪. 母乳中的维生素 A 水平及其影响因素. 中华围产医学杂志, 2018, 21(11): 783-787.

[52] Metz J. A high prevalence of biochemical evidence of vitamin B_{12} or folate deficiency does not translate into a comparable prevalence of anemia. Food Nutr Bull, 2008, 29(2 Suppl): S74-S85.

[53] 毕烨, 段一凡, 王杰, 等. 2013 年中国乳母叶酸缺乏状况及其影响因素. 中华预防医学杂志, 2016, 50(12): 1050-1055.

[54] 陈浩, 王园, 郭浩岩. 三省市育龄妇女免费服用叶酸政策接受度的影响因素分析. 现代预防医学, 2015, 42(13): 2369-2371.

[55] 张继国, 张兵, 王惠君, 等. 中国 9 省区成年居民膳食模式研究. 中华流行病学杂志, 2013, 34(1): 37-40.

[56] 王丽娟, 陈顿, 唐艳斌, 等. 贵州省和河南省四县农村地区孕妇乳母营养状况. 卫生研究, 2021, 50(3): 382-388.

[57] Zhou Y B, Si K Y, Li H T, et al. Trends and influencing factors of plasma folate levels in Chinese women at mid-pregnancy, late pregnancy and lactation periods. Br J Nutr, 2021, 126(6): 885-891.

[58] Yin S A, Dong C X. The nutritional status and improving ways of reproductive women and children in the disaster areas at about one year after Wenchuan Earthquake. Vitamins, 2011, 85(11): 519-530.

[59] 刘会会, 韩秀霞, 刘烈刚, 等. 城乡乳母乳汁 4 种 B 族维生素含量及母婴营养状况对比分析. 卫生研究, 2014, 43(3): 409-414.

[60] Zhou Y B, Yan L L, Li H T, et al. Patterns and determinants of essential and toxic elements in Chinese women at mid-pregnancy, late pregnancy, and lactation. Nutrients, 2021, 13(2): 668.

[61] 胡漫丽, 秦蕊, 林小芳, 等. 中国 4 城市部分妇女孕期与哺乳期营养补充剂使用状况分析. 中国妇幼保健, 2019, 34(16): 3769-3772.

[62] 黄志. 269 例乳母膳食营养状况及乳汁中矿物质含量的研究 [D]. 长沙: 中南大学, 2014.

[63] 王美辰, 白安颖, 李批, 等. 中国 3 城市乳母孕期与产后 6 个月内营养素补充剂摄入情况调查. 中国公共卫生, 2021, 37(8): 1223-1227.

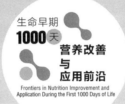

生命早期
1000天
营养改善
与
应用前沿
Frontiers in Nutrition Improvement and
Application During the First 1000 Days of Life

孕妇和乳母营养

Nutrition in Pregnant and Lactating Women

第22章

中国 7 日内纯母乳喂养率和乳母下奶延迟流行情况

母乳是婴儿的最佳食物，产后 7 日内分泌的初乳尤为宝贵。初乳中含有大量来自母体的 IgA（主要是 sIgA）、IgM、补体和溶菌酶以及具有免疫活性的细胞成分等免疫活性物质，可提高新生儿的免疫力，预防新生儿感染性疾病的发生[1]，降低过敏性疾病的发生率[2]，还可以促进新生儿消化吸收、排便[3]。纯母乳喂养是婴儿出生后 6 个月内最理想的喂养方式，然而目前我国 0 ~ 6 月龄婴儿纯母乳喂养的现状并不乐观，2008 年第四次全国卫生服务调查报告显示，0 ~ 6 月龄婴儿纯母乳喂养率仅为 27.6%；2013 年全国营养监测的结果显示，6 月龄内婴儿纯母乳喂养率仅 20.8%[4]，距离《中国儿童发展纲要（2021—2030 年）》中提出的 "6 个月内婴儿纯母乳喂养率达到 50% 以上" 的目标仍有很大差距[5-7]。产后初期的喂养方式对 6 个月内纯母乳喂养和持续母乳喂养的成功具有重要影响[8]。目前，国内外研究较多关注母乳喂养的启动[9-11] 或医院内纯母乳喂养率的现状及影响因素[12-15]，较少研究涉及产后 1 周纯母乳喂养的现状及影响因素和乳母下奶延迟的影响因素。

22.1 中国产后 0 ～ 7 日纯母乳喂养状况

纯母乳喂养定义采用 WHO 推荐的标准[16]，是指以母乳为婴儿提供全部液体、能量和营养素来源的喂养方式，不添加除药物、维生素和矿物质补充剂和口服补液盐以外的任何其他食物和液体（包括白开水），乳母产后 7 日之内分泌的乳汁被称为初乳。基于《中国居民营养与健康状况监测报告（2010—2013）》，分析产后0 ～ 7 日纯母乳喂养情况[4]。

22.1.1 纯母乳喂养的乳母及新生儿样本情况

根据《中国居民营养与健康状况监测报告（2010—2013）》的数据，共纳入产后 0 ～ 7 日的乳母及其新生儿 1882 对，0 ～ 7 日纯母乳喂养率为 13.3%（250 名）。乳母年龄为（26.3±4.1）岁，新生儿日龄为（3.8±1.6）d，出生体重为（3309.8±448.2）g，出生身长为（49.9±1.8）cm。纯母乳喂养组新生儿日龄[（4.2±1.6）d] 大于非纯母乳喂养组 [（3.8±1.6）d]（t=3.85，P<0.001）。

男女婴分别为 998 名（53.3%）、876 名（46.7%），其中 5.0%（94/1870）的新生儿为早产儿，75.3%（1418/1882）的乳母为汉族。基于表 22-1 分析，乳母的职业以农林牧渔业生产人员（33.3%）和家务（20.9%）为主。35.9%（674 名）的乳母孕期增重不足，36.8%（689 名）孕期增重过多。56.9%（1066 名）的乳母是初次怀孕，77.8%（1458 名）的婴儿是第 1 胎。98.7%（1850 名）的乳母在县级及以上保健院或医院分娩，只有 33.6%（630 名）的乳母是自然分娩，17.6%（329 名）乳母人工辅助分娩（侧切或使用产钳等），49.2%（923 名）的乳母采取的是剖宫产的分娩方式。

22.1.2 对调查对象基线因素进行单因素分析

将调查对象人口学特征、生活方式以及怀孕、分娩情况各因素逐一进行单因素分析发现，除表 22-1 中列出的因素外，其余均无统计学意义（P>0.05）。

22.1.3 对纯母乳喂养影响因素进行多因素分析

将乳母及新生儿的基本情况、乳母孕产情况和喂养行为等变量逐个分析后，

表 22-1 影响纯母乳喂养现状的单因素分析部分结果

因素	总人数 / 名	纯母乳喂养人数 / 名	纯母乳喂养率 /%	χ^2 值	P 值
地区	1882	250	13.3	118.25	<0.001
北京	204	45	22.1		
黑龙江	429	110	25.6		
上海	201	30	14.9		
云南	314	20	6.4		
甘肃	326	25	7.7		
广州	202	11	5.4		
浙江	105	6	5.7		
山东	101	3	3.0		
乳母丈夫的职业	1874	250	13.3	29.76	<0.001
机关 / 企事业单位负责人	77	9	11.7		
专业技术人员	271	30	11.1		
办事人员和有关人员	118	11	9.3		
商业、服务业人员	226	29	12.8		
农林牧渔业生产人员	624	79	12.7		
生产运输设备操作人员	109	8	7.3		
军人	13	3	23.1		
家务	45	1	2.2		
其他	391	80	20.5		
乳母本身 0 ~ 4 月龄时的喂养方式	1866	248	13.3	41.83	<0.001
纯母乳喂养	1089	186	17.1		
基本纯母乳喂养	276	18	6.5		
人工喂养	81	11	13.6		
混合喂养	284	14	4.9		
不知道	136	19	14.0		
乳母认为奶够不够孩子吃	1871	249	13.3	95.08	<0.001
不够	651	21	3.2		
够	1148	222	19.3		
不知道	72	6	8.3		
是否使用催奶方法	1866	247	13.2	9.71	0.002
否	1391	204	14.7		

因素	总人数/名	纯母乳喂养人数/名	纯母乳喂养率/%	χ^2值	P值
是	475	43	9.0		
开奶时间/h	1882	250	13.3	7.08	0.132
≤1	362	35	9.7		
>1且≤24	1039	144	13.9		
>24且≤48	314	47	15.0		
>48且≤72	147	23	15.6		
>72	20	1	5.0		
下奶时间/d	1882	250	13.3	10.53	0.014
≤1	512	49	9.6		
>1且≤2	791	125	15.8		
>2且≤3	514	67	13.0		
>3且≤7	65	9	13.8		
孩子出生后吃到的第一口食物	1870	250	13.4	12.87	0.012
母乳	381	61	16.0		
白水	630	75	11.9		
糖水	403	41	10.2		
婴儿配方奶粉	406	69	17.0		
其他	50	4	8.0		
哺乳方式	1863	250	13.4	11.06	0.004
直接哺乳	1641	236	14.4		
直接哺乳+挤出乳汁喂养	164	11	6.7		
挤出乳汁喂养	58	3	5.2		
过去24h内，吃母乳次数/次	1882	250	13.3	35.66	<0.001
0～4	475	26	5.5		
5～7	625	97	15.5		
8～10	646	100	15.5		
>10	136	27	19.8		
过去24h内，是否使用过奶瓶喂养（喝水、喝奶等）	1863	250	13.4	223.82	<0.001
否	759	210	27.7		
是	1104	40	3.6		

采用逐步法纳入 Logistic 回归模型（SLE=0.20，SLS=0.05）。结果显示，奶瓶喂养、乳母本身 0 ～ 4 月龄时非纯母乳喂养、乳母使用过催奶方法是产后 0 ～ 7 日纯母乳喂养率的危险因素；乳母认为奶够吃、新生儿日龄的增加是产后 0 ～ 7 日纯母乳喂养率的保护因素；北京产后 7 日内纯母乳喂养率明显高于云南和甘肃，详见表 22-2。

表 22-2　纯母乳喂养影响因素的多因素 Logistic 回归模型分析结果

影响因素	β 值	SE 值	Wald χ^2 值	P 值	OR（95%CI）值
乳母认为奶够不够孩子吃					
不够					1.00
够	1.80	0.30	35.28	<0.001	6.04（3.34 ～ 10.94）
不知道	1.85	0.64	8.27	0.004	6.39（1.80 ～ 22.62）
是否使用催奶方法					
否					1.00
是	−0.55	0.25	4.78	0.03	0.58（0.35 ～ 0.94）
过去 24h 是否使用过奶瓶喂养					
否					1.00
是	−2.56	0.23	121.77	<0.001	0.08（0.05 ～ 0.12）
新生儿日龄	0.29	0.07	16.18	<0.001	1.33（1.16 ～ 1.53）
地区					
北京					1.00
黑龙江	−0.17	0.34	0.25	0.62	0.84（0.43 ～ 1.65）
上海	−0.12	0.36	0.11	0.74	0.89（0.44 ～ 1.80）
云南	−2.32	0.46	25.66	<0.001	0.10（0.04 ～ 0.24）
甘肃	−3.61	0.58	37.94	<0.001	0.03（0.01 ～ 0.08）
广州	−0.21	0.45	0.23	0.63	0.81（0.34 ～ 1.95）
浙江	−0.98	0.70	1.96	0.16	0.38（0.10 ～ 1.48）
山东	−0.70	0.76	0.85	0.36	0.50（0.11 ～ 2.19）
乳母本身 0 ～ 4 月龄时的喂养方式					
纯母乳喂养					1.00
基本纯母乳喂养	−0.72	0.36	4.04	0.04	0.49（0.24 ～ 0.98）
人工喂养	−0.67	0.45	2.23	0.14	0.51（0.21 ～ 1.23）
混合喂养	−1.50	0.49	9.30	0.002	0.22（0.08 ～ 0.58）
不知道	−0.60	0.47	1.62	0.20	0.55（0.22 ～ 1.38）
乳母丈夫职业					

影响因素	β 值	SE 值	Wald χ^2 值	P 值	OR（95%CI）值
机关 / 企事业单位负责人					1.00
专业技术人员	−0.02	0.52	<0.01	0.97	0.98（0.36～2.72）
办事人员和有关人员	−0.53	0.63	0.72	0.40	0.59（0.17～2.01）
商业、服务业人员	−0.12	0.55	0.05	0.82	0.88（0.30～2.58）
农林牧渔业生产人员	1.00	0.56	3.21	0.07	2.73（0.91～8.17）
生产运输设备操作人员	0.06	0.65	0.01	0.92	1.07（0.30～3.81）
军人	1.90	0.98	3.75	0.053	6.69（0.98～45.74）
家务	−1.46	1.17	1.55	0.21	0.23（0.02～2.32）
其他	0.34	0.51	0.45	0.50	1.41（0.52～3.81）

考虑到"乳母认为奶够不够孩子吃"与"是否使用催奶方法"可能交互影响纯母乳喂养率，因此对两者进行了相乘交互作用分析，结果发现，两者之间不存在交互作用（Wald χ^2 值 =0.91，P=0.635）。

22.1.4　影响我国新生儿 0～7 日纯母乳喂养的因素

22.1.4.1　区域差别

根据《中国居民营养与健康状况监测报告（2010—2013）》的数据分析，产后7日的纯母乳喂养率仅为 13.3%，略高于刘萍等 [17] 的报道（9.1%）。在控制了乳母认为奶够不够、是否采用催奶方法、奶瓶使用和新生儿日龄等因素后，产后 7 日纯母乳喂养率的地区差异仍非常明显。北京、上海、广州的纯母乳喂养率接近，云南的纯母乳喂养率仅为北京的 10%，甘肃仅为北京的 3%。这可能与发达地区"爱婴医院"覆盖率高，乳母接受妇幼保健相关知识渠道较多，获得正确喂养知识机会较大有关 [18, 19]。

22.1.4.2　奶瓶喂养

过去 24h 内使用过奶瓶的新生儿 0～7 日纯母乳喂养率仅相当于未使用过奶瓶的 8%，提示产后初期奶瓶喂养方式显著影响纯母乳喂养。黄勤瑾等 [20] 的调查也发现，未使用奶瓶喂养新生儿的纯母乳喂养率显著高于使用奶瓶者。

22.1.4.3　母乳喂养信心不足

34.7% 的乳母认为自己乳汁不够孩子吃，与徐韬等 [21] 的研究结果相似（38.0%），提示这种现象值得引起重视。应在产前教育、产后随访等的宣传教育中强调这种现象对母乳喂养的不良影响，并指导产妇如何正确处理。乳母自身在婴幼儿时的喂养方式与其喂养自己孩子是否采取纯母乳喂养的相关性也值得关注。

22.1.4.4　下奶前引入其他液体

下奶前引入非母乳食物（如婴儿配方奶粉）或液体（如糖水），这一传统习惯依然是影响纯母乳喂养率的重要原因之一。

我国 0 ～ 7 日新生儿纯母乳喂养率较低，存在明显地区差异。新生儿日龄越小，纯母乳喂养率越低。乳母自认为奶量不足、进行催奶干预和使用奶瓶显著降低新生儿纯母乳喂养率。

22.2　乳母下奶延迟流行情况及其危险因素

我国政府将 6 月龄内纯母乳喂养率在 2030 年达到 50% 以上作为中国儿童发展纲要的重要目标。然而 2013 年中国 0 ～ 5 岁儿童和乳母营养与健康状况监测结果显示，我国 6 月龄内纯母乳喂养率仅 20.8%[22]。纯母乳喂养受多种因素（社会、心理和生理等因素）的影响。乳母感觉到下奶的时间超过 72h 被认为下奶延迟[23]。国内外的一些研究发现，下奶延迟可缩短母乳喂养时间，影响随后纯母乳喂养持续时间、增加新生儿生后体重过度下降的风险[24-26]。研究下奶延迟及其危险因素将有助于发现促进母乳喂养的干预措施及可能采取的干预手段。一些研究显示发达国家下奶延迟的发生率高达 44%[23]，然而在我国局部地区的调查结果显示下奶延迟的发生率为 9.8%[27]。下面根据 2013 年中国居民营养与健康状况监测中 0 ～ 5 岁儿童和乳母监测数据，分析影响下奶延迟的各种危险因素，包括母亲社会经济状况、母亲孕前 BMI、分娩方式、婴儿开奶时间、哺乳困难、母乳喂养宣传教育、母乳喂养知识等。

22.2.1　样本基本情况及下奶延迟率

本次共调查 11178 名目前哺乳或曾经哺乳过的乳母，其中 3388 名乳母的下奶时间超过 3d，中国乳母下奶延迟率为 31.2%（见表 22-3）。大城市、中小城市、普通农村和贫困农村乳母下奶延迟率分别为 25.0%、31.9%、36.1% 和 21.6%，但 4 类地区乳母下奶延迟率之间差异无统计学意义（$X^2=6.49$，$P=0.09$）。初产妇和经产妇的下奶延迟率分别为 30.2% 和 33.4%，两者间差异无统计学意义（$X^2=2.05$，$P=0.15$）。

自然分娩、人工辅助分娩和剖宫产乳母的下奶延迟率分别为 26.9%、28.9% 和 36.9%，不同分娩方式之间下奶延迟率存在显著差异（$X^2=13.4$，$P=0.001$）。孕前消瘦、体重正常、超重和肥胖乳母下奶延迟率分别为 31.4%、32.2%、36.7% 和 41.9%，不同孕前营养状况之间下奶延迟率存在显著差异（$X^2=8.79$，$P<0.032$），趋势检验结果也具有统计学意义（$X^2=35.56$，$P<0.001$）。乳母文化程度为高中及以上下奶延迟率为 28.8% 与初中及以下乳母的 32.3% 之间差异无统计学意义（$X^2=2.86$，$P=0.09$）。少数民族乳母和汉族乳母下奶延迟率分别为 21.6% 和 32.7%（$X^2=3.31$，$P=0.07$）。4h 之内开奶的乳母下奶延迟率为 18.1%，显著低于 4h 以上开奶乳母下奶延迟率的 37.1%（$X^2=310.3$，$P<0.001$）。自报哺乳困难乳母的下奶延迟率为 36.2%，显著高于无自报哺乳困难乳母的 30.2%（$X^2=4.09$，$P=0.04$）。本次怀孕以来接受母乳喂养知识的乳母下奶延迟率为 28.0%，显著低于未接受母乳喂养知识的乳母 33.7%（$X^2=5.09$，$P=0.02$）。母亲年龄与下奶延迟率之间无显著关联（$X^2=2.27$，$P=0.13$）。懂得开奶时间小于 4h 的乳母下奶延迟率为 28.3%，显著低于开奶时间大于 4h 的 35.5%（$X^2=10.6$，$P=0.001$）。懂得按需哺乳的乳母下奶延迟率为 30.4%，显著低于不知道按需哺乳乳母的 35.8%（$X^2=4.53$，$P<0.03$）。

表 22-3　2013 年中国不同特征乳母的下奶延迟率

变量	n/N	下奶延迟率（95%CI）	X^2	P 值
合计	3388/11178	31.2%（25.7% ～ 36.8%）		
地区			6.49	0.09
大城市	653/2612	25.0%（21.3% ～ 28.7%）		
中小城市	1011/3029	31.9%（26.4% ～ 37.3%）		
普通农村	1219/3560	36.1%（22.9% ～ 49.3%）		
贫困农村	505/1977	21.6%（10.4% ～ 32.7%）		
产次			2.05	0.15
1	2203/7383	30.2%（25.0% ～ 35.3%）		
>1	1166/3703	33.4%（26.2% ～ 40.6%）		
分娩方式			13.4	0.001
自然分娩	1431/5490	26.9%（20.7% ～ 33.1%）		
人工辅助分娩	275/921	28.9%（15.6% ～ 42.2%）		
剖宫产	1681/4765	36.9%（31.5% ～ 42.3%）		
孕前营养状况			8.79	<0.032
消瘦	402/1461	31.4%（24.8% ～ 38.1%）		
体重正常	2041/6517	32.2%（25.7% ～ 38.7%）		
超重	472/1278	36.7%（30.1% ～ 43.3%）		
肥胖	100/250	41.9%（33.8% ～ 50.0%）		

变量	n/N	下奶延迟率（95%CI）	X^2	P 值
乳母教育水平			2.86	0.09
初中及以下	2102/6535	32.3%（26.4%～38.3%）		
高中及以上	1285/4640	28.8%（23.1%～34.6%）		
乳母民族			3.31	0.07
汉族	3038/9639	32.7%（26.5%～38.9%）		
少数民族	350/1539	21.6%（12.6%～31.3%）		
开奶时间			310.3	<0.001
< 4h	766/3873	18.1%（13.4%～22.8%）		
≥ 4h	2616/7294	37.1%（31.5%～42.7%）		
自报是否有过哺乳困难			4.09	0.04
否	2656/9136	30.2%（24.5%～36.0%）		
是	730/2040	36.2%（29.2%～43.1%）		
本次怀孕以来，是否接收到母乳喂养方面的知识			5.09	0.02
否	1836/5599	33.7%（27.5%～40.0%）		
是	1550/5575	28.0%（22.1%～33.9%）		
母亲的年龄			2.27	0.13
< 30	2331/7616	31.8%（26.2%～37.4%）		
≥ 30	1057/3562	29.9%（24.1%～35.7%）		
喂养知识开奶时间			10.6	0.001
< 4h	1237/4349	28.3%（22.4%～34.3%）		
≥ 4h	856/2561	35.5%（27.4%～43.5%）		
认为按需哺乳比较好			4.53	<0.03
是	2418/8228	30.4%（24.2%～36.6%）		
否	856/2547	35.8%（30.0%～41.6%）		
职业			31.13	<0.001
家务	1792/5116	36.1%（30.1%～42.1%）		
企事业单位负责人	223/854	25.9%（19.0%～32.7%）		
专业技术人员	89/325	26.1%（18.4%～33.7%）		
办事人员	212/768	31.5%（18.5%～44.4%）		
服务业从业人员	110/413	27.2%（17.2%～37.3%）		
农林渔牧民	310/1235	24.9%（18.2%～31.5%）		
工人	403/1545	24.8%（15.7%～33.9%）		
待业	38/136	29.4%（21.8%～36.9%）		
其他	211/782	28.4%（20.9%～36.0%）		

注：n—下奶延迟乳母数；N—样本量。

22.2.2 影响下奶延迟的多因素分析

将单因素分析中具有统计学差异的变量,纳入复杂抽样的多因素 Logistic 模型。利用 AIC 统计量和似然比统计量进行模型选择。最终将具有统计学意义和具有医学意义的变量纳入最终的模型(表 22-4)。在校正其他影响因素后,剖宫产乳母下奶延迟的比值较自然分娩乳母下奶延迟的比值增加 28%(P=0.009)。孕前超重和肥胖乳母的下奶延迟比值较孕前体重正常乳母下奶延迟比值增加 13%,但其 95%CI 包含 1,所以差异无统计学意义(P=0.20 和 P=0.10),趋势检验无统计学意义(P=0.12)。开奶时间达到并晚于 4h 的乳母下奶延迟比值为 4h 以内开奶乳母的 2.34 倍(P<0.001)。乳母经历过哺乳困难为未经历哺乳困难乳母下奶延迟比值的 1.17 倍,但其 95%CI 包含 1,所以差异无统计学意义(P=0.14)。孕期接受过

表 22-4　影响中国乳母下奶延迟的多因素 Logistic 模型分析

变量(比较组 vs. 参照组)	OR	95%CI	P 值
分娩方式			
人工辅助分娩 vs. 自然分娩	1.15	0.69 ～ 1.91	0.59
剖宫产 vs. 自然分娩	1.28	1.06 ～ 1.53	0.009
孕前 BMI			
消瘦 vs. 正常	0.99	0.81 ～ 1.20	0.91
超重 vs. 正常	1.13	0.94 ～ 1.71	0.20
肥胖 vs. 正常	1.13	0.94 ～ 1.36	0.10
开奶时间(≥ 4h vs. ＜ 4h)	2.34	1.76 ～ 3.11	<0.001
哺乳困难(是 vs. 否)	1.17	0.95 ～ 1.46	0.14
孕期母乳喂养教育(是 vs. 否)	0.78	0.62 ～ 0.98	0.03
地区			
中小城市 vs. 大城市	1.39	1.05 ～ 1.84	0.02
普通农村 vs. 大城市	1.49	0.89 ～ 2.53	0.14
贫困农村 vs. 大城市	1.15	0.61 ～ 2.15	0.66
职业			
企事业单位负责人 vs. 家务	0.68	0.47 ～ 0.99	0.046
专业技术人员 vs. 家务	0.88	0.54 ～ 1.44	0.62
办事人员 vs. 家务	0.69	0.43 ～ 1.10	0.12
服务业从业人员 vs. 家务	0.61	0.43 ～ 0.86	0.005
农林渔牧民 vs. 家务	0.65	0.44 ～ 0.96	0.03
工人 vs. 家务	0.72	0.41 ～ 1.26	0.25
待业 vs. 家务	0.64	0.46 ～ 0.90	0.01
其他 vs. 家务	0.78	0.55 ～ 1.10	0.15
产后时间(<1 年 vs. 1 ～ 2 年)	0.86	0.77 ～ 0.98	0.02

母乳喂养教育乳母下奶延迟比值较孕期未接受母乳喂养教育乳母低22%（*P*=0.03）。中小城市乳母下奶延迟的比值为大城市乳母的1.39倍（*P*=0.02），普通农村乳母下奶延迟的比值为大城市乳母的1.49倍（*P*=0.14）。同做家务乳母相比，企事业单位负责人、服务业从业人员、农林渔牧民和待业乳母的下奶延迟比值显著降低（*P*<0.05）。产后1年内的乳母下奶延迟较产后1～2年的乳母低14%（*P*=0.02）。

22.2.3 影响乳母下奶延迟的因素

2013年中国居民营养与健康状况监测观察到我国乳母下奶延迟率为31.2%，超过65%的乳母开奶时间在4h以上。剖宫产、开奶时间达到并晚于4h显著增加下奶延迟风险。生活在中小城市或从事家务工作的乳母下奶延迟的风险较高。但孕期开展母乳喂养教育可显著降低下奶延迟的风险。

虽然我国乳母下奶延迟率低于部分美国初产妇下奶延迟率水平[23, 26]，但高于部分美国、秘鲁的研究和国内研究所报道的水平[28-30]，剖宫产可使乳母下奶延迟风险增加1.28倍。不同国家和地区的研究结果显示，剖宫产可能延长开奶时间、缩短母乳喂养时间、降低母乳喂养率[31-35]。最近的研究发现，剖宫产还可以延迟下奶时间，例如，我国安徽的一项研究观察到，剖宫产可以使下奶延迟风险增加2.11倍[28]，美国采用无痛剖宫产术分娩可使下奶延迟增加2.13倍[29]。开奶时间延迟（≥4h）增加2.34倍下奶延迟的风险，而美国的一项研究中未发现开奶时间延迟（≥2h）对下奶延迟的影响。

国内研究结果提示，我国乳母超过80%开奶时间晚于1h，提示我们需要促进早开奶，进而可能降低下奶延迟。职业因素也是下奶延迟的影响因素之一，与做家务的乳母相比，企事业单位负责人、服务业从业人员、农林渔牧民和待业乳母的下奶延迟比值显著降低，做家务乳母可能由于长时间固定在一个场所和陪伴婴儿，不容易接收到母乳喂养的知识，并承担了更多的心理压力，导致下奶延迟。孕期接收到母乳喂养相关知识可降低下奶延迟的发生率，增强产前教育和母乳喂养知识的教育有助于提高母乳喂养率[36]，提示通过加强孕期母乳喂养知识的宣传教育，可能有助于改善当前我国乳母下奶延迟的现状。

近年来，人们开始关注哺乳期肥胖与下奶延迟的关系。部分研究发现乳母肥胖可增加下奶延迟的风险约2倍[23]。但也有些研究没有观察到乳母肥胖与下奶延迟之间有显著关联[37]。通常单因素分析显示孕前超重肥胖与下奶延迟存在显著关联，但在多变量分析时不再显著，提示可能与样本中肥胖的乳母占比较低有关，后续研究中应增加肥胖乳母的比例，关注乳母肥胖发生率以及对母乳喂养的影响。

（段一凡，潘丽莉，王杰，姜珊，杨振宇，荫士安）

参考文献

[1] 张绍兰，杨致邦．初乳 sIgA 研究进展．国外医学（流行病学・传染病学分册），2004, 31(3): 188-190.

[2] 刘玉芹，赵洋，刘苗苗，等．母乳喂养与儿童哮喘及哮喘样症状相关性研究．中华预防医学杂志，2012, 46(8): 718-721.

[3] 韦军，冉隆龙．临床初乳喂养率低下的原因分析及干预效果评价．中国实用护理杂志，2012, 28(23): 85-86.

[4] 杨振宇．中国居民营养与健康状况监测报告［2010—2013］之九：中国 0～5 岁儿童营养与健康状况．北京：人民卫生出版社，2020.

[5] 卫生部统计信息中心．2008 中国卫生服务调查研究：第四次家庭健康询问调查分析报告．北京：中国协和医科大学出版社，2009.

[6] 赖建强，王茵，李楠，等．我国育龄妇女、孕妇和乳母的营养与健康状况．中华预防医学杂志，2009, 43(2): 154-158.

[7] 国务院．国务院关于印发中国妇女发展纲要和中国儿童发展纲要的通知（国发〔2021〕16 号）．2021-9-27.

[8] Centers for Disease Center and Prevention. Vital signs: Hospital practices to support breastfeeding—United States, 2007 and 2009. MMWR Morb Mortal Wkly Rep, 2011, 60(30): 1020-1025.

[9] Dashti M, Scott J A, Edwards C A, et al. Determinants of breastfeeding initiation among mothers in Kuwait. Int Breastfeed J, 2010, 5: 7.

[10] Xu F L, Binns C, Yu P, et al. Determinants of breastfeeding initiation in Xinjiang, PR China, 2003—2004. Acta Paediatr, 2007, 96(2): 257-260.

[11] Ladewig E L, Hayes C, Browne J, et al. The influence of ethnicity on breastfeeding rates in Ireland: A cross-sectional study. J Epidemiol Community Health, 2014, 68(4): 356-362.

[12] Pechlivani F, Vassilakou T, Sarafidou J, et al. Prevalence and determinants of exclusive breastfeeding during hospital stay in the area of Athens, Greece. Acta Paediatr, 2005, 94(7): 928-934.

[13] Tang L, Binns C W, Luo C M, et al. Determinants of breastfeeding at discharge in rural China. Asia Pac J Clin Nutr, 2013, 22(3): 443-448.

[14] 郑开颜，张晓辉，李琳，等．影响杭州市产妇住院期间母乳喂养的因素．中国儿童保健杂志，2008, 16(6): 716-718.

[15] 张悦，王惠珊，罗倩，等．新生儿院内纯母乳喂养情况及其影响因素分析．中国儿童保健杂志，2012, 20(6): 507-509, 513.

[16] Organization World Health. Indicators for assessing infant and young child feeding practices part 3 country profiles. Geneva, Switzerland: WHO, 2010.

[17] 刘萍，乔丽娟，于萍，等．石河子市母乳喂养启动现状及影响因素分析．中国妇幼健康研究，2010, 21(2): 130-132.

[18] 莫灶娣，沈丽娇，苏巴丽，等．创建爱婴医院对提高母乳喂养率的作用．国际医药卫生导报，2004, 10(18): 195-197.

[19] 花静，吴擢春，邓伟，等．我国中西部地区农村纯母乳喂养影响因素研究．中国儿童保健杂志，2010, 18(3): 189-191.

[20] 黄勤瑾，陆秀．浦东新区爱婴医院母乳喂养情况调查．中国妇幼保健，2010, 25(9): 1242-1244.

[21] 徐韬，于晓松．母乳喂养影响因素分析．中国卫生统计，2009, 26(4): 406-410.

[22] 国家卫生健康委疾病预防控制局．中国居民营养与慢性病状况报告（2020 年）．北京：人民卫生出版社，2021.

[23] Nommsen-Rivers L A, Chantry C J, Peerson J M, et al. Delayed onset of lactogenesis among first-time mothers is related to maternal obesity and factors associated with ineffective breastfeeding. Am J Clin Nutr, 2010, 92(3): 574-584.

[24] Brownell E, Howard C R, Lawrence R A, et al. Delayed onset lactogenesis Ⅱ predicts the cessation of any or exclusive breastfeeding. J Pediatr, 2012, 161(4): 608-614.

[25] Liu P, Qiao L J, Xu F L, et al. Factors associated with breastfeeding duration: A 30-month cohort study in northwest China. J Hum Lact, 2013, 29(2): 253-259.

[26] Dewey K G, Nommsen-Rivers L A, Heinig M J, et al. Risk factors for suboptimal infant breastfeeding behavior, delayed onset of lactation, and excess neonatal weight loss. Pediatrics, 2003, 112(3 Pt 1): 607-619.

[27] 胡亚美，江载芳，申昆玲，等 . 褚福棠实用儿科学 . 北京：人民卫生出版社，2015.

[28] Zhu P, Hao J H, Jiang X M, et al. New insight into onset of lactation: mediating the negative effect of multiple perinatal biopsychosocial stress on breastfeeding duration. Breastfeed Med, 2013, 8(2): 151-158.

[29] Lind J N, Perrine C G, Li R W. Relationship between use of labor pain medications and delayed onset of lactation. J Hum Lact, 2014, 30(2): 167-173.

[30] Matias S L, Nommsen-Rivers L A, Creed-Kanashiro H, et al. Risk factors for early lactation problems among Peruvian primiparous mothers. Matern Child Nutr, 2010, 6(2): 120-133.

[31] Hazir T, Akram D S, Nisar Y B, et al. Determinants of suboptimal breast-feeding practices in Pakistan. Public Health Nutr, 2013, 16(4): 659-672.

[32] Lok K Y, Bai D L, Tarrant M. Predictors of breastfeeding initiation in Hong Kong and Mainland China born mothers. BMC Pregnancy Childbirth, 2015, 15: 286.

[33] Albokhary A A, James J P. Does cesarean section have an impact on the successful initiation of breastfeeding in Saudi Arabia? Saudi Med J, 2014, 35(11): 1400-1403.

[34] Morrison M K, Collins C E, Lowe J M, et al. Factors associated with early cessation of breastfeeding in women with gestational diabetes mellitus. Women Birth, 2015, 28(2): 143-147.

[35] Patel A, Bucher S, Pusdekar Y, et al. Rates and determinants of early initiation of breastfeeding and exclusive breast feeding at 42 days postnatal in six low and middle-income countries: A prospective cohort study. Reprod Health, 2015, 12(Suppl 2): S2-S10.

[36] 段一凡，潘丽莉，王杰，等 . 中国 1882 对母婴 0 ～ 7 d 纯母乳喂养状况及其影响因素 . 中华预防医学杂志，2016, 50(1): 61-66.

[37] Scott J A, Binns C W, Oddy W H. Predictors of delayed onset of lactation. Matern Child Nutr, 2007, 3(3): 186-193.

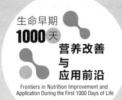

生命早期
1000天
营养改善
与
应用前沿
Frontiers in Nutrition Improvement and
Application During the First 1000 Days of Life

孕妇和乳母营养
Nutrition in Pregnant and Lactating Women

第 **23** 章

肠道微生物与生命早期营养
研究的新进展

　　肠道微生物指肠道中存在的数量庞大的微生物，这群微生物依靠肠道生活，同时帮助宿主完成多种生理生化功能。肠道不仅是人体消化吸收的重要场所，同时也是最大的免疫器官，在维持正常免疫防御功能中发挥着极其重要的作用。作为人体最庞大、最复杂的微生态系统，肠道微生物本身及其代谢产物不仅能调节人体健康，更在膳食和宿主之间起到了重要的桥梁作用。

23.1　肠道微生物群与人类生存与进化

大约 38 亿年前，细菌在地球上出现[1]，22 亿～ 24 亿年前，地球大气开始氧化，包括人类在内的真核生物开始出现[2]。细菌、古生菌、原生菌和真菌，大部分保持独立生活，但其中一部分开始寄居于宿主体内，成为与宿主共生的微生物群。因此，动物和与其共生的、共同进化的微生物群形成了复杂的动物共生总体。这种复杂的动物共生总体包含了动物、细菌、古生菌、真菌、原生菌、蠕虫和病毒，这些生命形式跨越了整个系统发育树（图 23-1）[3-4]。

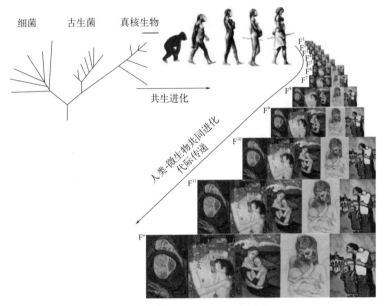

图 23-1　共生总体的进化和人类世代间的垂直传递[4]

通过与宿主共同进化，微生物群形成了我们祖先谱系的表型。肠道微生物群和灵长类动物的系统发育树的一致性表明了宿主与微生物群的共同进化，并提示微生物群可在物种内跨代传递[5]。在自然选择的过程中，突变导致了机体的进化，并增加了机体在这些环境中的适应性。在人类进化过程中，人类所处环境发生了巨大的变化，食物变化和饥荒是主要的自然选择压力。有证据表明，人类基因组有适应饥饿生存的特征，但目前尚不清楚人体微生物组是否为了适应饥饿生存而形成节能特性[6]。

宿主与共生微生物群一起，进化出免疫系统，其阻止微生物群在机体内部定植。宿主免疫系统进化出复杂机制，用于识别和杀灭入侵微生物，不论是共生微生物，还是外源致病菌，只要出现在免疫保护的"禁地"，就会被免疫系统清除。在5亿多年前，免疫分子在鞭毛虫中形成，并开始进化[7]。越来越多的证据表明，包括抗菌肽和模式识别受体的先天免疫系统，是在控制上皮细胞菌群定植的过程中逐步进化形成的[8]。

人体免疫系统将微生物群限制在人体"外部"和"内陷"部位。这些部位包括诸如皮肤和黏膜等覆盖身体的上皮，以及肠道上皮。严格地说，肠道是一个空心管道，外部物质（饮食）流入肠道，进而穿过身体。同时，肠道包含了人体内绝大多数细菌。在消化道的上端，包括胃和小肠中，由于pH值较低和肠道内容物转运时间短，细菌数量较低（$10^3 \sim 10^4$CFU/mL 肠道内容物）；但在结肠中，肠道内容物转运时间延长，细菌密度显著增加（$10^{10} \sim 10^{11}$CFU/g 肠道内容物）[9]。因此，微生物群占据了我们身体与外部接触的界面，并在这个界面与包括饮食、阳光、沐浴、化妆品等在内的环境因素发生相互作用。微生物群同时是自我和非我：它是我们生物体的一部分，但却由快速进化的微生物群组成，微生物群可在生理、生态和进化时间尺度上对外部干扰作出快速反应，从而影响我们的表型。研究已证实，肠道微生物群可影响诸如肥胖[10, 11]、能量代谢[12]、血压控制[13]、葡萄糖稳态[14]等多种生理过程。在这些状况下，肠道微生物及其代谢物和宿主受体以及表型之间都存在联系。进化方面的研究对于理解微生物-宿主相互作用的本质，以及菌群破坏及其对健康的影响至关重要，最终需理解和利用这些因素来预防和治疗"现代"疾病。

23.2　肠道微生物的失调与孕期健康

与非孕期肠道微生物组成不同，正常孕妇妊娠期肠道微生态发生"重塑"，这可能与孕期生理性代谢变化有关，包括妊娠晚期的炎症及胰岛素抵抗情况[15]。妊娠期母体生理状态将发生一系列适应性重构，肠道菌群失调已被认为是导致妊娠期并发症的重要因素之一。

23.2.1　母体肠道微生态在妊娠期的变化

妊娠后，母体肠道微生态维持在"动态平衡"的状态，这种"动态平衡"是肠道菌群与机体在妊娠的不同阶段互动的结果，参与孕期增重、代谢及免疫等生理性变化过程，进而满足母体及胎儿随妊娠进展日益增长的能量和营养需要，为新生儿肠道微生态的建立奠定了基础。2012年，Koren等[15]分析了91例欧洲孕妇在妊娠不同阶段肠道微生态状况，结果显示随着妊娠进展，肠道菌群α多样性有所下降，即妊娠晚期比妊娠早期肠道微生物的数量显著降低；而β多样性有上升趋势，即妊娠晚期肠道微生物组成的差异更为显著。妊娠早期的优势菌大部分为厚壁菌门的梭菌目，而妊娠晚期的优势菌主要为变形菌门、放线菌门、厚壁菌门的肠杆菌科和链球菌属。进一步分别将妊娠早期及妊娠晚期肠道菌群转移至无菌小鼠，结果显示，接受妊娠晚期肠道菌群的小鼠出现肥胖，血浆瘦素、胆固醇、胰岛素抵抗标志物以及粪便中促炎细胞因子，如白细胞介素（interleukin, IL）IL-2、IL-6及肿瘤坏死因子α(tumor necrosis factor-α, TNF-α)均有增加。由此推测，妊娠期母体肠道微生态随孕周增加有显著变化，这种改变是机体为适应自身及胎儿营养需求的生理性调节。然而，DiGiulio等[16]的研究认为，随妊娠进展，肠道菌群α或β多样性的变化均无明显差异。这种研究结果差异的可能原因是，研究设计和受试者种族不同，但更为重要的是影响肠道菌群的各种因素，包括遗传因素、年龄、膳食结构、体质指数（body mass index, BMI）和孕期增重。

23.2.2　超重孕妇孕期肠道微生物的变化

大量证据表明，非孕期超重和肥胖女性中肠道微生物群的多样性和功能已经发生了变化，其肠道微生物的多样性较低，厚壁菌门与拟杆菌门的比例发生了改变[17, 18]。同样地，与正常体重的孕妇相比，超重和肥胖孕妇的肠道微生物也发生了变化。Santacruz等[19]发现超重孕妇较正常孕妇肠道中的葡萄球菌、大肠埃希菌增加，双歧杆菌、厌氧杆菌减少，与未孕女性一致，且超重、肥胖孕妇肠道阿克曼菌减少。阿克曼菌可降解肠黏膜黏蛋白，产生单糖和游离脂肪酸，通过短链脂肪酸受体GPR41（G protein-coupled receptor41）和GPR43影响人体代谢和免疫平衡，减少脂肪堆积。Collado等[20]进行的一项前瞻性研究，首先发现拟杆菌属和葡萄球菌属在超重和肥胖孕妇中显著增加，而且高丰度拟杆菌属与孕期体重过度增加具有显著相关性。然而，另一项包含50名西班牙孕妇的观察性研究却得出了不同的结果，超重和肥胖孕妇的肠杆菌科（含大肠埃希菌）和葡萄球菌属的数量增加，但双歧杆菌和拟杆菌属的丰度显著降低。此外，超重和肥胖孕妇双歧杆菌与球状梭菌属的比例也明显低于正常体重孕妇。该研究进一步分析肠道微生物与生化指标间的关系发现，葡萄球菌属的增加与血浆总胆固醇（total cholesterol, TC）水平的升高呈正相关；拟杆菌属的减少与低水平的高密度脂蛋白（high density lipoprotein, HDL）、低叶酸（folic acid, FA）水平和高铁蛋白水平相关。这些变化可能是由于不同肠道微生物产生不同的短链脂肪酸（short-chain fatty acid, SCFA）

调节宿主基因的表达进而影响了母体的脂质代谢造成的[21-23]。而叶酸水平的降低可能与双歧杆菌数量的降低有关，双歧杆菌属能够在肠道环境中合成和分泌叶酸，是其内源性来源之一[24]。因此，超重和肥胖孕妇的肠道微生物存在的复杂变化与孕妇妊娠期的各个代谢改变有着紧密的联系。

此外，动物实验也证实了母体肥胖与肠道菌群变化之间的关系。在雌性 SD 大鼠中，高脂肪 / 蔗糖饮食诱导的肥胖组的血糖水平、血浆胰岛素水平及瘦素水平显著升高，而多肽-YY 水平显著低于对照组。同时，肠道微生物组成也发生了改变，双歧杆菌数量减少，梭状芽孢杆菌簇XI和 I 的数量显著增加[25]。

肠道菌群的改变是为了使母体适应妊娠，并促进胎儿的生长和发育。综上所述，在超重和肥胖女性妊娠期间，肠道微生物的改变会影响 SCFA 的产生，参与物质代谢，调节宿主基因表达，影响母体免疫反应，从而导致母亲的代谢紊乱，间接影响婴儿的发育和微生物群的建立。

23.2.3　肠道微生态失调诱发子痫前期

子痫前期（pre-eclampsia, PE）是在妊娠 20 周后发生的新发高血压伴蛋白尿，可发展为器官功能障碍，是导致母亲和胎儿死亡的主要原因之一[26, 27]。PE 的发病机制主要与胎盘中的氧化应激失调和血管生成障碍有关[28, 29]，有研究提示"肠-胎盘"轴在该过程中起着重要作用[30]。肠道微生物或其代谢物易位到宫内环境中，引发母体循环和胎盘中的炎症及异常免疫反应，进而诱发 PE[31]。

对肠道微生态进行分析的研究表明，PE 孕妇粪便中肠道菌群的丰富度、多样性和结构均发生了变化。与对照组的健康孕妇相比，PE 孕妇肠道中的瘤胃球菌、梭状芽孢杆菌和梭状芽孢杆菌数量减少，而 γ-变形菌门和肠杆菌科的数量升高[32]。Liu 等[33] 对中国 PE 孕妇的肠道菌群特征进行了研究，结果发现 SCFA 产生菌——牛粪球菌属丰度降低，而产气荚膜梭菌和致病菌——黑小球菌的丰度增加。在另一项研究中，与对照组的健康孕妇相比，PE 孕妇分娩前肠道菌群中蓝杆菌、瘤胃球菌、双球菌和梭杆菌数量增加，粪杆菌、双球菌、阿克曼菌和甲烷短杆菌数量减少[34]。此外，该研究还报道了母体的肝酶水平和血压与厌氧菌、瘤胃球菌、肠杆菌属和嗜胆菌属呈正相关，母体循环中脂多糖（lipopolysaccharide, LPS）水平与阿克曼菌呈负相关，IL-6 水平与肠杆菌属和嗜胆菌属呈正相关[34]。

在 PE 发生过程中，梭杆菌属通过影响细胞增殖、DNA 修复和细胞凋亡，成了"肠-胎盘"轴的重要调节因子。梭杆菌属附着于肠道上皮细胞，从而破坏其完整性，导致肠道微生物进入母体循环，易位到胎盘中，形成"肠-胎盘"轴介导 PE 发生[30, 35]。梭杆菌属也可以通过核因子 κB（nuclear factor-kappa B, NF-κB）信号通路激活免疫应答。肠道生态失调通过引起局部和全身性的免疫因子比例失衡，进而诱发严重母体炎症，胎盘中高水平的炎症细胞因子会导致胎盘中的氧化应激失调和血管功能障碍，进一步诱发 PE[30, 36]。

23.2.4　肠道微生态失调与妊娠糖尿病

妊娠糖尿病（gestational diabetes mellitus, GDM）是最常见的妊娠并发症之一，正在成为一个全球健康问题[37]。GDM 孕妇发生妊娠期高血压疾病、早产、肩难产、产后感染、代谢综合征和其他心血管疾病等近远期并发症的风险增加[38-40]。此外，GDM 产妇的子代因胎龄、胎儿畸形和新生儿高胰岛素血症而发育为巨大儿的风险也非常高[41-43]。肠道微生态紊乱在 GDM 发生、发展中的作用是近年来研究的热门领域，而且多项研究已经证明了肠道微生物在 GDM 中的作用[44-46]。

GDM 孕妇肠道微生态失调的主要特征是微生物多样性的变化，包括 α 和 β 多样性。此外，GDM 孕妇孕中期及孕晚期的肠道菌群在门、属和种水平均存在异常。既往研究表明，GDM 孕妇孕中、晚期肠道菌群的 α 多样性较血糖正常孕妇低[14, 47, 48]，这种 α 多样性的降低与血糖升高也存在相关性[47]。也有研究表明，两组孕妇孕晚期肠道菌群之间的 α 多样性并无差异[46, 49-52]，这样的结果可能与正常血糖组孕妇多为超重有关[52]。相反，另一项研究观察到，GDM 孕妇孕晚期肠道菌群的 α 多样性较血糖正常孕妇更高[53]。这种研究结果的不一致可能是各研究样本量偏少，以及研究样本来源不同和分析方法不同导致的。

在门水平上，GDM 孕妇与血糖正常孕妇相比，孕晚期的厚壁菌门 / 拟杆菌门比例升高[53]。既往研究表明，较高的厚壁菌门 / 拟杆菌门比值与肥胖[54] 和低度炎症的加重[55] 均存在相关性。

在属水平上，GDM 孕妇肠道中的革兰阴性菌如副杆菌、普雷沃菌、嗜血杆菌和硫化弧菌均高于血糖正常孕妇，这些细菌的增加也与孕妇血糖升高呈正相关[14, 47, 52, 53]。LPS 是革兰阴性细菌的外膜成分之一，是一种会导致母体低度炎症和胰岛素抵抗的内毒素[56, 57]，其生物合成和转运系统与口服葡萄糖耐量试验（oral glucose tolerance test, OGTT）的血糖水平呈正相关[14]。同时，GDM 孕妇中 SCFA 生成菌，即粪杆菌属、瘤胃球菌属、玫瑰香杆菌属、粪球菌属、阿克曼杆菌属和弧形杆菌属的相对丰度降低，这些变化与血糖水平升高有关[14, 44, 46-49, 52, 53]。既往研究表明，SCFA 在调节胰岛素释放、增强肠道屏障以及减少炎症和氧化应激方面均发挥了重要作用[58, 59]。此外，与正常血糖孕妇相比，GDM 孕妇芳香族氨基酸（aromatic amino acid, AAA）降解菌如梭状芽孢杆菌、梭杆菌、真细菌的数量减少[14, 53]。另外，吲哚是一种芳香氨基酸的肠道菌群相关产物，不仅能够通过芳香烃受体（aryl hydrocarbon receptor, AhR）途径促进胰高血糖素样肽 1（glucagon-like peptide-1, GLP-1）的释放 [60, 61]，还可以改善肠道黏膜屏障功能 [62]。

在这种水平上，既往研究报告了 GDM 孕妇与正常血糖孕妇相比，拟杆菌增加，而产生 SCFA 的双歧杆菌和干酪乳杆菌减少，而肠道菌群的这些变化也与血糖水平升高有关 [14, 51]。双歧杆菌属和乳杆菌属是益生菌，可以通过减少全身炎症、调节免疫功能和改善肠道黏膜通透性来缓解胰岛素抵抗。以上结果说明，GDM 孕妇某些特殊的拟杆菌种增多，而双歧杆菌属和乳杆菌属则减少。

综上所述，GDM 孕妇的肠道生物失调的特征是 α 多样性与 β 多样性的降低，革兰阴性菌和部分革兰阳性菌的增加，以及产生 SCFA 的菌属和具有益生菌特性的细菌减少。既往研究显示，与正常血糖孕妇相比，随后在怀孕中期被诊断为 GDM 的孕妇在妊娠前三个月时肠道菌群就已经发生了变化 [46, 63]。因此，妊娠早期肠道菌群的变化可以被认为是 GDM 的潜在诊断工具，或者可能是 GDM 的发病原因之一。

23.3　肠道微生物与胎儿生长发育及母乳喂养

23.3.1　肠道微生物与胎儿生长发育

胎儿发育是哺乳动物繁殖的重要时期，"胎儿宫腔内是否暴露于微生物"在学术上一直存在争议 [64]：一是认为胎盘的机械屏障和免疫细胞、效应分子及抗菌肽构成的免疫屏障共同抵御外袭菌入侵，而且研究发现胎粪中微生物种的检出与胎膜破裂时间、胎粪排出时间存在关联 [65]。新生儿生后肠道微生物的定植是迅速的，胎粪中所检测出的微生物并不代表胎儿宫内情况，胎盘、羊水中所检出的微生物不排除与孕期感染、妊娠合并症等有关。二是支持"宫内有菌"假说的研究大多基于 16S rRNA 技术，严格意义上不代表样本中存在活的微生物。另外，样本采集的方法和时间、保存方式及检测水平等对"低丰度、低多样性"微生物的检测存在极大影响，易受外界环境微生物的污染，而且许多研究设计中未设置空白对照。

近年来研究者从胎粪、羊水和胎盘中分离出微生物 DNA，提出"肠道微生物初始化程序性定植可能始于子宫"，来源于母体的口腔、肠道、胎盘和泌尿生殖道，并受孕期环境和疾病影响。母体微生物群可通过母体免疫反应、代谢物等母体因素，间接影响胎儿 [66, 67]，也可通过膳食 [68]、压力 [69]、内分泌干扰物暴露 [70, 71] 等更间接的因素，介导胎儿表观遗传学上的改变。膳食、压力、内分泌干扰物暴露同时也会影响母体微生物群。有研究认为，母体微生物群的变化可让胎儿更有效地从母亲的血液中获得能量[15]；也有研究认为，丁酸产生菌可维持肠道上皮功能，促进母亲的免疫耐受[72]。一项发表在 Science 上的研究[73] 为妊娠期母体肠道微生物对后代健康影响新增一项证据，该研究表明，孕期母体肠道环境是影响后代代谢发育以预防代谢综合征的关键因素，因此，孕鼠肠道微生物群提供了一个环境线索，可以微调后代的能量稳态以对代谢综合征的发育起源进行预防。

23.3.2 肠道微生物与母乳喂养

新生儿初始细菌是其微生物群、免疫系统、代谢系统、激素和神经系统发育的重要基础[74]。在自然状况下，新生儿及其肠道微生物群在母乳的滋养下协同发育、发展。健康足月阴道分娩、全母乳喂养婴儿的粪便微生物群被认为是婴儿微生物群的金标准，其继承并遵循了健康成人微生物群的独特发展模式[75]。婴儿微生物群的初始定植始于分娩过程，然后受到环境因素的影响，如喂养方式和药物治疗[76]。母乳中包含的微生物群塑造了微生物组的成熟性和多样性[77]。在婴儿生命的第一年，其微生物群极易受到环境和结构性因素的影响，这可能最终改变微生物群的成熟性和稳定性。肠道微生物群落在婴儿期的早期阶段最具可塑性，其在这一时期的发展对远期健康有着广泛的影响。

母乳中的特定成分在塑造婴儿肠道微生物群的组成和功能上发挥重要作用。母乳提供了支持婴儿的健康和生存必需的营养物质和其他非必需的成分，其中母乳寡糖（human milk oligosaccharide, HMO）的含量排在前三位[78]。迄今为止已发现200 个 HMO 结构[79]，这些分子的结构与可溶纤维相似，能够完整到达婴儿结肠[80]，被具备相应功能的肠道微生物利用[81]。HMO 选择并驱动特定的双歧杆菌在婴儿肠道定植，双歧杆菌可以产生醋酸盐、甲酸盐和乳酸盐等产物，进而被其他常驻微生物代谢成 SCFA[82]。某些特定种类的双歧杆菌可以将色氨酸代谢成 3-吲哚乳酸（indole-3-lactic acid, ILA）和其他代谢物[83, 84]。SCFA 和 ILA 可被重新吸收到肠道上皮细胞中，并再分布到外周组织中，影响婴儿免疫系统的形成[85]。

另外，初乳中富含大量 IgA 抗体和相对低水平的 IgG 抗体，这种相对比例的差异是乳腺上皮对 IgA 进行主动运输，进一步生成 sIgA 形成的[86]。sIgA 抗体由 2 个或多个 IgA 单体链接而成，形成 IgA 抗体二聚体或聚合体，在感染、炎症和免疫性疾病等情况下，IgA 二聚体和聚合体共同发挥作用。sIgA 通过介导免疫排斥和限制生长[87, 88]、限制运动、抑制毒素和毒力因子的表达[89]，达到抵御病原生物的目的[90]。另外，sIgA 一方面通过改变细菌基因表达来支持共生物种，促进肠道微生物的生长和定植[91]；另一方面提供聚糖残基作为营养物质，促进微生物组的整体多样性[92]。母乳成分（特别是 HMO、sIgA 和微生物群）可能通过多种潜在的机制来塑造婴儿微生物群、代谢物的产生和早期免疫发育，尽管母乳喂养如何具体介导这些关系尚不清楚，但其重要性不容忽视。此外，虽然既往研究尚未确定母乳和母体肠道微生物之间是否存在大比例的共享菌群，但在母乳中已检测到肠道中的专性厌氧菌，进而确定了母体肠道可能是婴儿肠道微生物的另一个起源位点 [93, 94]。

23.4　肠道微生物的干预与重塑

益生菌是有益于健康的微生物菌株，因其对肠道微生物群有调节作用，越来越得到广泛关注和应用。如今大多数益生菌产品都是由双歧杆菌、乳酸杆菌和其他乳酸菌（如乳球菌和链球菌）开发的。其他有潜在应用价值的益生菌包括芽孢杆菌属、大肠杆菌属、丙酸杆菌属和其他一些酵母属，主要是酵母菌，也在逐步开发中 [95]。有研究指出嗜酸乳杆菌、干酪乳杆菌、鼠李糖乳杆菌、瑞士乳杆菌等几种乳酸杆菌的种类和菌株，对人类和动物疾病的预防都起着积极作用，这些益生菌具有能够改变肠道微生物群中的微生物数量、控制肠道微生物群生态系统的功能 [96]。

23.4.1　益生菌有益于防治子痫前期

孕期给予益生菌能改善胎盘滋养层及全身炎症、降低血压 [97]，可能有益于防治子痫前期。

挪威一项纳入 33399 例对象的队列研究显示，校正 BMI、吸烟、社会经济状态、膳食、年龄、教育水平和身高等因素后，大量摄入含乳酸杆菌乳制品（＞ 200mL/d）能降低子痫前期发生风险（OR=0.79，95%CI：0.66 ～ 0.96），尤其是重度子痫前期风险（OR=0.61，95%CI：0.43 ～ 0.89）[98]。Asemi Z 等 [99] 发现，妊娠期补充益生菌酸奶显著增加红细胞谷胱甘肽还原酶、血浆总抗氧化剂、谷胱甘肽过氧化物酶、血浆谷胱甘肽等数量指标。氧化应激与子痫前期、低出生体重、早产等多种不良结局相关。此外，益生菌酸奶还能够降低血清总胆固醇、高密度脂蛋白、低密度脂蛋白以及甘油三酯水平 [100]。

23.4.2　肠道菌群干预在 GDM 的预防与治疗中的作用

益生菌在胰岛素抵抗和 T2DM 中的作用已被广泛研究 [101-104]。在一项给 GDM 孕妇服用嗜酸乳杆菌、干酪乳杆菌和双歧杆菌联合胶囊的随机对照试验（randomized controlled trial, RCT）中，每天 $2 \times 10^9 CFU/g$，添加或不添加发酵乳杆菌。治疗 6 周后，与接受安慰剂治疗的 GDM 孕妇相比，观察到胰岛素抵抗的改善和脂代谢的改善[105, 106]。血糖、胰岛素、胰岛素抵抗的稳态模型评估（HOMA-IR）和极低密度脂蛋白胆固醇（very low density lipoprotein cholesterol, VLDL-C）水平的降低表明了这一点[105, 106]。补充益生菌后，PPAR-γ 基因表达增加，促炎细胞因子水平降低，这表明益生菌可以通过 PPAR 途径缓解胰岛素抵抗和慢性炎症。

合生元是益生菌和益生元的组合，被认为比单独使用更有益[107]。妊娠中期的 GDM 孕妇服用安慰剂或由嗜酸乳杆菌（$5 \times 10^{10} CFU/g$）、植物乳杆菌（$1.5 \times 10^{10} CFU/g$）、发酵乳杆菌（$7 \times 10^{10} CFU/g$）、加瑟乳杆菌（$2 \times 10^{10} CFU/g$）和低聚果糖 38.5mg 组成的胶囊治疗 6 周[108]。合生元对氧化应激和脂质代谢的调节表现出积极的作用，总抗氧化能力和 HDL 的水平增加，而低密度脂蛋白胆固醇（low density lipoprotein cholesterol, LDL-C）的水平降低[108]。然而，合生元并没有改善 GDM 孕妇的胰岛素敏感性。另一种由嗜酸乳杆菌、干酪乳杆菌和双歧杆菌各 $2 \times 10^9 CFU/g$ 及 0.8g 菊粉组成的联合生物补充剂持续补充 6 周，也可以缓解胰岛素抵抗和氧化应激。与安慰剂组相比，胰岛素水平、HOMA-IR 水平降低[109, 110]。

然而益生菌补充在 GDM 预防方面的效果并不理想，一项纳入 6 项随机对照试验（RCT）研究包括 1440 名参与者的分析显示，与安慰剂相比益生菌是否对妊娠糖尿病的发生风险有影响尚不确定（RR=0.80，95%CI：0.54 ~ 1.20；低确定性证据）。由于大量的异质性和广泛的顺应性，证据的确定性很低，既包括明显的益处，也包括明显的损害。与安慰剂相比，益生菌增加了先兆子痫的风险（RR=1.85，95%CI：1.04 ~ 3.29；高确定性证据），并可能增加妊娠期高血压疾病的发生风险（RR=1.39，95%CI：0.96 ~ 2.01）。在其他结果方面，两组之间的差异很小。益生菌对剖宫产的发生风险几乎没有影响（RR=1.00，95%CI：0.86 ~ 1.17；高度肯定的证据），对孕妇孕期体重增加几乎没有影响（MD=0.30kg，95%CI：0.67 ~ 1.26kg；中等确定性证据）。益生菌对大于胎龄儿的发生率也几乎没有影响（RR=0.99，95%CI：0.72 ~ 1.36；中等确定性证据），对新生儿肥胖症的影响很小，甚至没有影响（低确定性证据）[111]。

总之，益生菌或合生元在改善 GDM 患者的胰岛素敏感性、脂代谢以及降低氧化应激方面发挥着至关重要的作用，这是通过改变肠道菌群的组成来实现的。益生菌或合生元可以缓解胰岛素抵抗和慢性炎症，但与安慰剂组相比，这些治疗未能显著降低血糖，也未对 GDM 的发生率发挥明显的改善作用[112, 113]。另一项研究报告称益生菌补充剂并不能降低超重女性的 GDM 发病率[114]。因此，益生菌补充对降低 GDM 发病率是否有效及是否给予 GDM 孕妇益生菌或合生元补充仍然存在争议。

23.4.3　婴幼儿时期肠道菌群的干预

新生儿肠道菌群从出生开始定植，并在婴儿期持续，有研究显示在新生儿时期使用特定益生菌菌株，可以改善疾病症状、降低过敏和感染性疾病的发生风险[115]。其机制可能是通过益生菌来调节肠道微生态的平衡、维护肠道屏障功能以及控制炎症反应[116]。在新生儿时期，以降低继发性疾病发生风险为目的而进行的益生菌干预，其临床适用性的评估涉及一个关键问题：这种干预是促进宿主防御系统的健康发展和维持，还是限制肠道微生物群的自然变异。一项包含了 132 名新生儿的芬兰的研究，通过检测婴儿的粪便样本中最重要的早期肠道菌群——双歧杆菌、乳酸杆菌 / 肠球菌、拟杆菌属和梭菌属的细菌数量，确定产后 6 个月服用益生菌是否会影响婴儿的胃肠道症状、哭闹和肠道微生物群的组成发育。结果发现在生命最初几个月进行益生菌干预的耐受性良好，并对肠道微生物群的长期组成或数量没有明显干扰[117]。

随着近年来对肠道菌群的深入研究，国内外学者发现并证实婴幼儿过敏性疾病也与肠道菌群的紊乱有关。已有研究表明，过敏婴儿与非过敏婴儿肠道微生物菌群组成存在差异，且其肠道微生物菌群的变化早于过敏性疾病的临床表现，提示改善婴儿期肠道微生态环境可能有助于婴儿期过敏性疾病的预防[118]。如：补充罗伊乳杆菌能够显著增加干扰素-γ 的产生和降低白介素-4 的水平，降低过敏原特异性细胞因子 TH2/TH1 的产生，从而改善过敏、湿疹等表现[118]。在一项纳入 188 个家庭的临床试验研究中，孕妇本人或胎儿的父亲有湿疹、哮喘、胃肠道过敏、过敏性荨麻疹或过敏性鼻炎等疾病史。研究采用随机、双盲和安慰剂对照的试验方法，让孕妇在分娩前 4 周每天服用 5 滴含罗伊乳杆菌 DSM 17938 的滴液，新生儿出生后让其连续服用至 1 岁，并随访观察 1 年。研究发现，经罗伊乳杆菌菌株 DSM 17938 干预后，IgE 相关湿疹在新生儿中的发生率显著降低，具有过敏性母亲的婴儿的效果更明显[119]。从上述研究不难看出，围产期和生命最初几个月使用益生菌，可能对婴儿发育产生长期有益的影响，使特应性疾病的发生风险降低。目前临床上多种儿童疾病，也均开始采用益生菌、益生元或具有相关特性的营养素辅助干预和治疗。

肠道微生物通过分解代谢和免疫调节作用，广泛参与免疫及代谢性疾病的发病过程。妊娠期女性肠道菌群改变与肥胖、血脂异常、胰岛素抵抗等密切相关。目前的研究表明，孕期益生菌调节肠道菌群作为一种安全的策略，可能发挥防治妊娠期并发症的潜在作用，但效果尚存在争议。因此，未来的研究除需深入阐明肠道菌群对人类，尤其是对生命早期的潜在影响及作用机制，还迫切需要进行大规模、精细设计的随机对照临床试验，进一步明确肠道菌群在生命早期对母体和胎儿的近远期健康状况的影响。

（王佳，李光辉）

参考文献

[1] Mojzsis S J, Arrhenius G, McKeegan K D, et al. Evidence for life on Earth before 3,800 million years ago. Nature, 1996, 384(6604): 55-59.

[2] Kappler A, Pasquero C, Konhauser K O, et al. Deposition of banded iron formations by anoxygenic phototrophic Fe(Ⅱ)-oxidizing bacteria. Geology, 2005, 33(11): 865-868.

[3] Rosenberg E, Zilber-Rosenberg I. Microbiotas are transmitted between holobiont generations. The hologenome concept: human, animal and plant microbiota. Cham: Springer, 2013: 41-54.

[4] Dominguez-Bello M G, Godoy-Vitorino F, Knight R, et al. Role of the microbiome in human development. Gut, 2019, 68(6): 1108-1114.

[5] Ochman H, Worobey M, Kuo C H, et al. Evolutionary relationships of wild hominids recapitulated by gut microbial communities. PLoS Biol, 2010, 8(11): e1000546.

[6] Hancock A M, Witonsky D B, Ehler E, et al. Colloquium paper: Human adaptations to diet, subsistence, and ecoregion are due to subtle shifts in allele frequency. Proc Natl Acad Sci U S A, 2010, 107(Suppl 2): 8924-8930.

[7] Bosch T C. Rethinking the role of immunity: Lessons from *Hydra*. Trends Immunol, 2014, 35(10): 495-502.

[8] Davidson S K, Stahl D A. Transmission of nephridial bacteria of the earthworm *Eisenia fetida*. Appl Environ Microbiol, 2006, 72(1): 769-775.

[9] Hillman E T, Lu H, Yao T M, et al. Microbial ecology along the gastrointestinal tract. Microbes Environ, 2017, 32(4): 300-313.

[10] Ridaura V K, Faith J J, Rey F E, et al. Gut microbiota from twins discordant for obesity modulate metabolism in mice. Science, 2013, 341(6150): 1241214.

[11] Turnbaugh P J, Hamady M, Yatsunenko T, et al. A core gut microbiome in obese and lean twins. Nature, 2009, 457(7228): 480-484.

[12] Boulangé C L, Neves A L, Chilloux J, et al. Impact of the gut microbiota on inflammation, obesity, and metabolic disease. Genome Med, 2016, 8(1): 42.

[13] Takagi T, Naito Y, Kashiwagi S, et al. Changes in the gut microbiota are associated with hypertension, hyperlipidemia, and type 2 diabetes mellitus in Japanese subjects. Nutrients, 2020, 12(10): 2996.

[14] Kuang Y S, Lu J H, Li S H, et al. Connections between the human gut microbiome and gestational diabetes mellitus. Gigascience, 2017, 6(8): 1-12.

[15] Koren O, Goodrich J K, Cullender T C, et al. Host remodeling of the gut microbiome and metabolic changes during pregnancy. Cell, 2012, 150(3): 470-480.

[16] DiGiulio D B, Callahan B J, McMurdie P J, et al. Temporal and spatial variation of the human microbiota during pregnancy. Proc Natl Acad Sci USA, 2015, 112(35): 11060-11065.

[17] Rosenbaum M, Knight R, Leibel R L. The gut microbiota in human energy homeostasis and obesity. Trends Endocrinol Metab, 2015, 26(9): 493-501.

[18] Patterson E, Ryan P M, Cryan J F, et al. Gut microbiota, obesity and diabetes. Postgrad Med J, 2016, 92(1087): 286-300.

[19] Santacruz A, Collado M C, García-Valdés L, et al. Gut microbiota composition is associated with body

weight, weight gain and biochemical parameters in pregnant women. Br J Nutr, 2010, 104(1): 83-92.

[20] Collado M C, Isolauri E, Laitinen K, et al. Distinct composition of gut microbiota during pregnancy in overweight and normal-weight women. Am J Clin Nutr, 2008, 88(4): 894-899.

[21] Pouteau E, Nguyen P, Ballèvre O, et al. Production rates and metabolism of short-chain fatty acids in the colon and whole body using stable isotopes. Proc Nutr Soc, 2003, 62(1): 87-93.

[22] Turnbaugh P J, Ley R E, Mahowald M A, et al. An obesity-associated gut microbiome with increased capacity for energy harvest. Nature, 2006, 444(7122): 1027-1031.

[23] Ley R E, Turnbaugh P J, Klein S, et al. Microbial ecology: Human gut microbes associated with obesity. Nature, 2006, 444(7122): 1022-1023.

[24] Strozzi G P, Mogna L. Quantification of folic acid in human feces after administration of *Bifidobacterium* probiotic strains. J Clin Gastroenterol, 2008, 42 (Suppl 3 Pt 2): S179-S184.

[25] Paul H A, Bomhof M R, Vogel H J, et al. Diet-induced changes in maternal gut microbiota and metabolomic profiles influence programming of offspring obesity risk in rats. Sci Rep, 2016, 6: 20683.

[26] Phipps E A, Thadhani R, Benzing T, et al. Pre-eclampsia: Pathogenesis, novel diagnostics and therapies. Nat Rev Nephrol, 2019, 15(5): 275-289.

[27] Chaiworapongsa T, Chaemsaithong P, Yeo L, et al. Pre-eclampsia part 1: Current understanding of its pathophysiology. Nat Rev Nephrol, 2014, 10(8): 466-480.

[28] Pennington K A, Schlitt J M, Jackson D L, et al. Preeclampsia: Multiple approaches for a multifactorial disease. Dis Model Mech, 2012, 5(1): 9-18.

[29] Chiarello D I, Abad C, Rojas D, et al. Oxidative stress: Normal pregnancy versus preeclampsia. Biochim Biophys Acta Mol Basis Dis, 2020, 1866(2): 165354.

[30] Chen X, Li P, Liu M, et al. Gut dysbiosis induces the development of pre-eclampsia through bacterial translocation. Gut, 2020, 69(3): 513-522.

[31] Chen H J, Gur T L. Intrauterine microbiota: Missing, or the missing link? Trends Neurosci, 2019, 42(6): 402-413.

[32] Wang J, Gu X K, Yang J, et al. Gut microbiota dysbiosis and increased plasma LPS and TMAO levels in patients with preeclampsia. Front Cell Infect Microbiol, 2019, 9: 409.

[33] Liu J, Yang H, Yin Z, et al. Remodeling of the gut microbiota and structural shifts in preeclampsia patients in South China. Eur J Clin Microbiol Infect Dis, 2017, 36(4): 713-719.

[34] Lv L J, Li S H, Li S C, et al. Early-onset preeclampsia is associated with gut microbial alterations in antepartum and postpartum women. Front Cell Infect Microbiol, 2019, 9: 224.

[35] Rubinstein M R, Wang X, Liu W, et al. Fusobacterium nucleatum promotes colorectal carcinogenesis by modulating E-cadherin/β-catenin signaling via its Fad A adhesin. Cell Host Microbe, 2013, 14(2): 195-206.

[36] Holder B S, Tower C L, Jones C J, et al. Heightened pro-inflammatory effect of preeclamptic placental microvesicles on peripheral blood immune cells in humans. Biol Reprod, 2012, 86(4): 103.

[37] Weinert L S. International Association of Diabetes and Pregnancy Study Groups recommendations on the diagnosis and classification of hyperglycemia in pregnancy: Comment to the International Association of Diabetes and Pregnancy Study Groups Consensus Panel. Diabetes Care, 2010, 33(7): e97.

[38] Grandi S M, Filion K B, Yoon S, et al. Cardiovascular disease-related morbidity and mortality in women with a history of pregnancy complications. Circulation, 2019, 139(8): 1069-1079.

[39] Li L J, Tan K H, Aris I M, et al. Retinal vasculature and 5-year metabolic syndrome among women with gestational diabetes mellitus. Metabolism, 2018, 83: 216-224.

[40] Daly B, Toulis K A, Thomas N, et al. Increased risk of ischemic heart disease, hypertension, and type 2 diabetes in women with previous gestational diabetes mellitus, a target group in general practice for preventive interventions: A population-based cohort study. PLoS Med, 2018, 15(1): e1002488.

[41] Hod M, Kapur A, McIntyre H D. Evidence in support of the International Association of Diabetes in Pregnancy study groups' criteria for diagnosing gestational diabetes mellitus worldwide in 2019. Am J Obstet Gynecol, 2019, 221(2): 109-116.

[42] Huynh J, Xiong G, Bentley-Lewis R. A systematic review of metabolite profiling in gestational diabetes mellitus. Diabetologia, 2014, 57(12): 2453-2464.

[43] Schneider S, Hoeft B, Freerksen N, et al. Neonatal complications and risk factors among women with gestational diabetes mellitus. Acta Obstet Gynecol Scand, 2011, 90(3): 231-237.

[44] Wang J F, Zheng J Y, Shi W Y, et al. Dysbiosis of maternal and neonatal microbiota associated with gestational diabetes mellitus. Gut, 2018, 67(9): 1614-1625.

[45] Ponzo V, Ferrocino I, Zarovska A, et al. The microbiota composition of the offspring of patients with gestational diabetes mellitus (GDM). PLoS One, 2019, 14(12): e0226545.

[46] Zheng W, Xu Q, Huang W Y, et al. Gestational diabetes mellitus is associated with reduced dynamics of gut microbiota during the first half of pregnancy. mSystems, 2020, 5(2): e00109-e00120.

[47] Liu H, Pan L L, Lv S T, et al. Alterations of gut microbiota and blood lipidome in gestational diabetes mellitus with hyperlipidemia. Front Physiol, 2019, 10: 1015.

[48] Liu Y, Qin S T, Feng Y, et al. Perturbations of gut microbiota in gestational diabetes mellitus patients induce hyperglycemia in germ-free mice. J Dev Orig Health Dis, 2020, 11(6): 580-588.

[49] Ye G Y, Zhang L, Wang M, et al. The gut microbiota in women suffering from gestational diabetes mellitus with the failure of glycemic control by lifestyle modification. J Diabetes Res, 2019, 2019: 6081248.

[50] Xu Y J, Zhang M, Zhang J Z, et al. Differential intestinal and oral microbiota features associated with gestational diabetes and maternal inflammation. Am J Physiol Endocrinol Metab, 2020, 319(2): E247-E253.

[51] Wu Y X, Bible P W, Long S Z, et al. Metagenomic analysis reveals gestational diabetes mellitus-related microbial regulators of glucose tolerance. Acta Diabetol, 2020, 57(5): 569-581.

[52] Crusell M, Hansen T H, Nielsen T, et al. Gestational diabetes is associated with change in the gut microbiota composition in third trimester of pregnancy and postpartum. Microbiome, 2018, 6(1): 89.

[53] Cortez R V, Taddei C R, Sparvoli L G, et al. Microbiome and its relation to gestational diabetes. Endocrine, 2019, 64(2): 254-264.

[54] Roselli M, Devirgiliis C, Zinno P, et al. Impact of supplementation with a food-derived microbial community on obesity-associated inflammation and gut microbiota composition. Genes Nutr, 2017, 12: 25.

[55] Pascale A, Marchesi N, Govoni S, et al. The role of gut microbiota in obesity, diabetes mellitus, and effect of metformin: new insights into old diseases. Curr Opin Pharmacol, 2019, 49: 1-5.

[56] Cardona Gloria Y, Latz E, De Nardo D. Generation of Innate Immune Reporter Cells Using Retroviral Transduction. Methods Mol Biol, 2018, 1714: 97-117.

[57] Rosadini C V, Kagan J C. Early innate immune responses to bacterial LPS. Curr Opin Immunol, 2017, 44: 14-19.

[58] Hasan A U, Rahman A, Kobori H. Interactions between host PPARs and gut microbiota in health and disease. Int J Mol Sci, 2019, 20(2): 387.

[59] Liu T F, Li J, Liu Y X, et al. Short-chain fatty acids suppress lipopolysaccharide-induced production of

nitric oxide and proinflammatory cytokines through inhibition of NF- κ B pathway in RAW264.7 cells. Inflammation, 2012, 35(5): 1676-1684.

[60] Natividad J M, Agus A, Planchais J, et al. Impaired aryl hydrocarbon receptor ligand production by the gut microbiota is a key factor in metabolic syndrome. Cell Metab, 2018, 28(5): 737-749. e4.

[61] Soderholm A T, Pedicord V A. Intestinal epithelial cells: at the interface of the microbiota and mucosal immunity. Immunology, 2019, 158(4): 267-280.

[62] Scott S A, Fu J J, Chang P V. Microbial tryptophan metabolites regulate gut barrier function via the aryl hydrocarbon receptor. Proc Natl Acad Sci USA, 2020, 117(32): 19376-19387.

[63] Huse S M, Ye Y Z, Zhou Y J, et al. A core human microbiome as viewed through 16S rRNA sequence clusters. PLoS One, 2012, 7(6): e34242.

[64] Perez-Muñoz M E, Arrieta M C, Ramer-Tait A E, et al. A critical assessment of the "sterile womb" and "in utero colonization" hypotheses: Implications for research on the pioneer infant microbiome. Microbiome, 2017, 5(1): 48.

[65] Hansen R, Scott K P, Khan S, et al. First-pass meconium samples from healthy term vaginally-delivered neonates: An analysis of the microbiota. PLoS One, 2015, 10(7): e0133320.

[66] Gomez de Agüero M, Ganal-Vonarburg S C, Fuhrer T, et al. The maternal microbiota drives early postnatal innate immune development. Science, 2016, 351(6279): 1296-1302.

[67] Romano-Keeler J, Weitkamp J H. Maternal influences on fetal microbial colonization and immune development. Pediatr Res, 2015, 77(1-2): 189-195.

[68] Hoffman D J, Reynolds R M, Hardy D B. Developmental origins of health and disease: Current knowledge and potential mechanisms. Nutr Rev, 2017, 75(12): 951-970.

[69] Weaver I C, Korgan A C, Lee K, et al. Stress and the emerging roles of chromatin remodeling in signal integration and stable transmission of reversible phenotypes. Front Behav Neurosci, 2017, 11: 41.

[70] Yu X S, Zhao B, Su Y H, et al. Association of prenatal organochlorine pesticide-dichlorodiphenyltrichloroethane exposure with fetal genome-wide DNA methylation. Life Sci, 2018, 200: 81-86.

[71] Montrose L, Padmanabhan V, Goodrich J M, et al. Maternal levels of endocrine disrupting chemicals in the first trimester of pregnancy are associated with infant cord blood DNA methylation. Epigenetics, 2018, 13(3): 301-309.

[72] Blaser M J, Dominguez-Bello M G. The human microbiome before birth. Cell Host Microbe, 2016, 20(5): 558-560.

[73] Kimura I, Miyamoto J, Ohue-Kitano R, et al. Maternal gut microbiota in pregnancy influences offspring metabolic phenotype in mice. Science, 2020, 367(6481): 8429.

[74] Smith C L, Dickinson P, Forster T, et al. Identification of a human neonatal immune-metabolic network associated with bacterial infection. Nat Commun, 2014, 5: 4649.

[75] Palmer C, Bik E M, DiGiulio D B, et al. Development of the human infant intestinal microbiota. PLoS Biol, 2007, 5(7): e177.

[76] Dominguez-Bello M G, Costello E K, Contreras M, et al. Delivery mode shapes the acquisition and structure of the initial microbiota across multiple body habitats in newborns. Proc Natl Acad Sci USA, 2010, 107(26): 11971-11975.

[77] Pannaraj P S, Li F, Cerini C, et al. Association between breast milk bacterial communities and establishment and development of the infant gut microbiome. JAMA Pediatr, 2017, 171(7): 647-654.

[78] Chen X. Human milk oligosaccharides (HMOs): Structure, function, and enzyme-catalyzed synthesis. Adv

Carbohydr Chem Biochem, 2015, 72: 113-190.

[79] Ninonuevo M R, Park Y, Yin H F, et al. A strategy for annotating the human milk glycome. J Agric Food Chem, 2006, 54(20): 7471-7480.

[80] Engfer M B, Stahl B, Finke B, et al. Human milk oligosaccharides are resistant to enzymatic hydrolysis in the upper gastrointestinal tract. Am J Clin Nutr, 2000, 71(6): 1589-1596.

[81] Marcobal A, Sonnenburg J L. Human milk oligosaccharide consumption by intestinal microbiota. Clin Microbiol Infect, 2012, 18(Suppl 4): S12-S15.

[82] Chen Y Y, Zhao X, Moeder W, et al. Impact of maternal intrapartum antibiotics, and caesarean section with and without labour on *Bifidobacterium* and other infant gut microbiota. Microorganisms, 2021, 9(9): 1847.

[83] Meng D, Sommella E, Salviati E, et al. Indole-3-lactic acid, a metabolite of tryptophan, secreted by Bifidobacterium longum subspecies infantis is anti-inflammatory in the immature intestine. Pediatr Res, 2020, 88(2): 209-217.

[84] Taft D H, Lewis Z T, Nguyen N, et al. *Bifidobacterium* species colonization in infancy: A global cross-sectional comparison by population history of breastfeeding. Nutrients, 2022, 14(7): 1423.

[85] Sjögren Y M, Tomicic S, Lundberg A, et al. Influence of early gut microbiota on the maturation of childhood mucosal and systemic immune responses. Clin Exp Allergy, 2009, 39(12): 1842-1851.

[86] Demers-Mathieu V, Underwood M A, Beverly R L, et al. Comparison of human milk immunoglobulin survival during gastric digestion between preterm and term infants. Nutrients, 2018, 10(5): 631.

[87] Richards A F, Baranova D E, Pizzuto M S, et al. Recombinant human secretory IGA induces *Salmonella typhimurium* agglutination and limits bacterial invasion into gut-associated lymphoid tissues. ACS Infect Dis, 2021, 7(5): 1221-1235.

[88] Binsker U, Lees J A, Hammond A J, et al. Immune exclusion by naturally acquired secretory IgA against pneumococcal pilus-1. J Clin Invest, 2020, 130(2): 927-941.

[89] Kazimbaya K M, Chisenga C C, Simuyandi M, et al. In-vitro inhibitory effect of maternal breastmilk components on rotavirus vaccine replication and association with infant seroconversion to live oral rotavirus vaccine. PLoS One, 2020, 15(11): e0240714.

[90] Yang Y, Palm N W. Immunoglobulin A and the microbiome. Curr Opin Microbiol, 2020, 56: 89-96.

[91] Huus K E, Petersen C, Finlay B B. Diversity and dynamism of IgA-microbiota interactions. Nat Rev Immunol, 2021, 21(8): 514-525.

[92] Nakajima A, Vogelzang A, Maruya M, et al. IgA regulates the composition and metabolic function of gut microbiota by promoting symbiosis between bacteria. J Exp Med, 2018, 215(8): 2019-2034.

[93] Jost T, Lacroix C, Braegger C P, et al. Vertical mother-neonate transfer of maternal gut bacteria via breastfeeding. Environ Microbiol, 2014, 16(9): 2891-2904.

[94] Davis E C, Wang M, Donovan S M. Microbial interrelationships across sites of breastfeeding mothers and infants at 6 weeks postpartum. Microorganisms, 2022, 10(6): 1155.

[95] He M Q, Shi B Y. Gut microbiota as a potential target of metabolic syndrome: The role of probiotics and prebiotics. Cell Biosci, 2017, 7: 54.

[96] Kitazawa H, Alvarez S, Suvorov A, et al. Recent advances and future perspective in microbiota and probiotics. Biomed Res Int, 2015, 2015: 275631.

[97] Agerholm-Larsen L, Raben A, Haulrik N, et al. Effect of 8 week intake of probiotic milk products on risk factors for cardiovascular diseases. Eur J Clin Nutr, 2000, 54(4): 288-297.

[98] Brantsaeter A L, Myhre R, Haugen M, et al. Intake of probiotic food and risk of preeclampsia in primiparous

women: The Norwegian mother and child cohort study. Am J Epidemiol, 2011, 174(7): 807-815.

[99] Asemi Z, Jazayeri S, Najafi M, et al. Effect of daily consumption of probiotic yogurt on oxidative stress in pregnant women: a randomized controlled clinical trial. Ann Nutr Metab, 2012, 60(1): 62-68.

[100] Asemi Z, Samimi M, Tabasi Z, et al. Effect of daily consumption of probiotic yoghurt on lipid profiles in pregnant women: a randomized controlled clinical trial. J Matern Fetal Neonatal Med, 2012, 25(9): 1552-1556.

[101] Mobini R, Tremaroli V, Ståhlman M, et al. Metabolic effects of *Lactobacillus reuteri* DSM 17938 in people with type 2 diabetes: A randomized controlled trial. Diabetes Obes Metab, 2017, 19(4): 579-589.

[102] Simon M C, Strassburger K, Nowotny B, et al. Intake of Lactobacillus reuteri improves incretin and insulin secretion in glucose-tolerant humans: A proof of concept. Diabetes Care, 2015, 38(10): 1827-1834.

[103] Kobyliak N, Falalyeyeva T, Mykhalchyshyn G, et al. Effect of alive probiotic on insulin resistance in type 2 diabetes patients: Randomized clinical trial. Diabetes Metab Syndr, 2018, 12(5): 617-624.

[104] Thiennimitr P, Yasom S, Tunapong W, et al. Lactobacillus paracasei HII01, xylooligosaccharides, and synbiotics reduce gut disturbance in obese rats. Nutrition, 2018, 54: 40-47.

[105] Karamali M, Dadkhah F, Sadrkhanlou M, et al. Effects of probiotic supplementation on glycaemic control and lipid profiles in gestational diabetes: A randomized, double-blind, placebo-controlled trial. Diabetes Metab, 2016, 42(4): 234-241.

[106] Babadi M, Khorshidi A, Aghadavood E, et al. The effects of probiotic supplementation on genetic and metabolic profiles in patients with gestational diabetes mellitus: A randomized, double-blind, placebo-controlled trial. Probiotics Antimicrob Proteins, 2019, 11(4): 1227-1235.

[107] Murphy K, Ross R P, Ryan C A, et al. Probiotics, prebiotics, and synbiotics for the prevention of necrotizing enterocolitis. Front Nutr, 2021, 8: 667188.

[108] Nabhani Z, Hezaveh S, Razmpoosh E, et al. The effects of synbiotic supplementation on insulin resistance/sensitivity, lipid profile and total antioxidant capacity in women with gestational diabetes mellitus: A randomized double blind placebo controlled clinical trial. Diabetes Res Clin Pract, 2018, 138: 149-157.

[109] Ahmadi S, Jamilian M, Tajabadi-Ebrahimi M, et al. The effects of synbiotic supplementation on markers of insulin metabolism and lipid profiles in gestational diabetes: a randomised, double-blind, placebo-controlled trial. Br J Nutr, 2016, 116(8): 1394-1401.

[110] Karamali M, Nasiri N, Taghavi Shavazi N, et al. The effects of synbiotic supplementation on pregnancy outcomes in gestational diabetes. Probiotics Antimicrob Proteins, 2018, 10(3): 496-503.

[111] Davidson S J, Barrett H L, Price S A, et al. Probiotics for preventing gestational diabetes. Cochrane Database Syst Rev, 2021, 4(4): CD009951.

[112] Masulli M, Vitacolonna E, Fraticelli F, et al. Effects of probiotic supplementation during pregnancy on metabolic outcomes: A systematic review and meta-analysis of randomized controlled trials. Diabetes Res Clin Pract, 2020, 162: 108111.

[113] Taylor B L, Woodfall G E, Sheedy K E, et al. Effect of probiotics on metabolic outcomes in pregnant women with gestational diabetes: A systematic review and meta-analysis of randomized controlled trials. Nutrients, 2017, 9(5): 461.

[114] Pellonperä O, Mokkala K, Houttu N, et al. Efficacy of fish oil and/or probiotic intervention on the incidence of gestational diabetes mellitus in an at-risk group of overweight and obese women: A randomized, placebo-controlled, double-blind clinical trial. Diabetes Care, 2019, 42(6): 1009-1017.

[115] Isolauri E, Sütas Y, Kankaanpää P, et al. Probiotics: Effects on immunity. Am J Clin Nutr, 2001, 73(2 Suppl):

S444-S450.

[116] Rautava S, Isolauri E. The development of gut immune responses and gut microbiota: Effects of probiotics in prevention and treatment of allergic disease. Curr Issues Intest Microbiol, 2002, 3(1): 15-22.

[117] Rinne M, Kalliomäki M, Salminen S, et al. Probiotic intervention in the first months of life: Short-term effects on gastrointestinal symptoms and long-term effects on gut microbiota. J Pediatr Gastroenterol Nutr, 2006, 43(2): 200-205.

[118] Di Costanzo M, Carucci L, Berni Canani R, et al. Gut microbiome modulation for preventing and treating pediatric food allergies. Int J Mol Sci, 2020, 21(15): 5275.

[119] Rosenfeldt V, Benfeldt E, Nielsen S D, et al. Effect of probiotic *Lactobacillus strains* in children with atopic dermatitis. J Allergy Clin Immunol, 2003, 111(2): 389-395.

第 24 章

环境污染物与生命早期代谢性
疾病研究的新进展

　　随着全球经济的快速发展和城市化进程的不断加速，环境污染问题日益严重，
已经成为影响人类健康、出生人口质量和生态平衡的严重问题之一。近年来，越来
越多的研究表明，环境污染物与生命早期代谢性疾病之间存在密切关系。生命早期
代谢性疾病主要包括孕妇的妊娠期高血压疾病及子痫、妊娠糖尿病、孕妇超重肥胖、
孕妇血脂异常、巨大儿、胎儿生长受限和婴幼儿超重肥胖及消瘦等，这些疾病的发
生和发展受到遗传、环境、生活方式等多种因素的影响。其中，环境因素越来越引
起人们的关注，尤其是污染物对生命早期代谢性疾病的影响。接下来将按空气污染
物、重金属污染物、持久性有机污染物、环境内分泌干扰物和新兴污染物五个部分
详细介绍环境污染物对生命早期代谢性疾病的影响。

24.1 空气污染物与生命早期代谢性疾病

空气污染物是指室内外空气中可能威胁人类和生态健康的物理、化学和生物有害因素，目前已明确颗粒物（PM）、臭氧（O_3）、二氧化氮（NO_2）、二氧化硫（SO_2）和一氧化碳（CO）能够对人体健康造成危害，对于孕妇与新生儿这一特殊群体，已有研究也证明空气污染物会对其健康造成重要危害，并且随着工厂排放管控力度的加强、监测手段的进步与研究的不断深入，近年来颗粒物对生命早期健康造成的危害受到了更多的重视 [1, 2]。

24.1.1 可吸入颗粒物（PM_{10}）与妊娠期代谢性疾病的关联

PM_{10} 是指空气动力学直径小于等于 10μm 的颗粒物，包括了粗颗粒物（直径在 2.5 ~ 10μm 之间）和细颗粒物（直径小于等于 2.5μm），由于其能进入呼吸道因此被称为可吸入颗粒物。可吸入颗粒物的暴露会对胎儿生长造成系列不良影响，包括出生体重下降、低出生体重和小于胎龄儿等。Nyadanu 等 [3] 的一项伞状系统综述表明，整个孕期的 PM_{10} 暴露每增加 10μg/m³，出生体重会下降 8 ~ 10g，低出生体重的风险会增加约 5%；孕早期暴露每增加 10μg/m³，低出生体重的风险增加 1% ~ 6%；孕晚期暴露每增加 10μg/m³，出生体重会下降 2 ~ 7g。同时一篇基于队列研究的系统综述还指出整个孕期 PM_{10} 的高暴露会导致小于胎龄儿的发生风险增加 4%[4]。对于妊娠期代谢性疾病，两篇 2020 年的系统综述未发现 PM_{10} 的孕期暴露与妊娠糖尿病或妊娠高血压的发病风险存在关联 [5, 6]。但是一篇更早期的系统综述则指出，孕期 PM_{10} 的暴露每增加 10μg/m³，妊娠高血压的发病风险会显著增加 13%[7]。同时 2022 年两项大规模的队列研究也指出，孕期 PM_{10} 的暴露可能会增加妊娠糖尿病的发病风险 [8, 9]，并且有研究提示孕期 PM_{10} 暴露有可能导致孕中期口服葡萄糖耐量试验（OGTT）空腹血糖水平显著增加 0.04 ~ 0.09mmol/L[10, 11]，因此 PM_{10} 暴露与妊娠期代谢性疾病的关联仍不能忽视。

24.1.2 细颗粒物（$PM_{2.5}$）与妊娠期代谢性疾病的关联

$PM_{2.5}$ 是指空气动力学直径小于等于 2.5μm 的颗粒物，相比可吸入颗粒物进入呼吸道，细颗粒物能够进入更深的肺泡，因此相比 PM_{10}，$PM_{2.5}$ 对人体健康的影响更大。$PM_{2.5}$ 暴露会对胎儿生长发育造成不良影响，主要表现为低出生体重和小于胎龄儿。Nyadanu 等[3] 的伞状系统综述表明，整个孕期 $PM_{2.5}$ 暴露每增加 $10\mu g/m^3$，出生体重可能会下降 20g 左右，低出生体重的风险增加约 5%～10%，小于胎龄儿的发生风险增加约 15%；孕早期的暴露每增加 $10\mu g/m^3$，出生体重会下降 5g 左右；孕中期的暴露每增加 $10\mu g/m^3$，出生体重会下降 5～10g，小于胎龄儿的发生风险增加约 6%；孕晚期的暴露每增加 $10\mu g/m^3$，出生体重会下降 10～15g，低出生体重的发生风险增加约 5%～20%，小于胎龄儿的发生风险增加约 6%。三篇系统综述分析了 $PM_{2.5}$ 暴露与妊娠高血压和妊娠糖尿病的关联，其中两篇研究妊娠高血压的系统综述发现孕早、中期 $PM_{2.5}$ 的暴露每增加 $5\mu g/m^3$，妊娠高血压的患病风险增加 18%～50%，先兆子痫的风险增加约 30%[5, 7]；两篇研究妊娠糖尿病的系统综述则未发现 $PM_{2.5}$ 暴露与妊娠糖尿病之间存在显著关联 [5, 6]。但 2022 年国内的两项大型队列研究指出，孕期 $PM_{2.5}$ 的暴露可能会增加妊娠糖尿病的发病风险 [8, 9]，同时也有研究提示 $PM_{2.5}$ 暴露可能会导致孕中期 OGTT 空腹血糖水平显著上升 0.05～0.14mmol/L[10, 11]，未来仍需关注孕期 $PM_{2.5}$ 暴露对妊娠期代谢疾病的影响。

24.1.3 二氧化氮与妊娠期代谢性疾病的关联

二氧化氮的主要来源是汽车尾气和工业排放，是酸雨形成的重要原因之一。Nyadanu 等[3] 的伞状系统综述指出，整个孕期二氧化氮的暴露每增加 10×10^{-9}，出生体重可能会下降 5～10g，低出生体重的风险增加 3%；孕早期的暴露每增加 10×10^{-9}，出生体重可能会下降 2～20g；孕晚期的暴露每增加 10×10^{-9}，出生体重可能会下降 3～4g。对于妊娠期代谢性疾病而言，两篇研究妊娠期高血压疾病的系统综述表明，孕早、中期二氧化氮的暴露每增加 10×10^{-9}，妊娠高血压的发病风险会增加 16%～20%，先兆子痫的发病风险会增加 7%～10%[7, 12]，然而最近一篇基于队列研究的系统综述则未发现二氧化氮的暴露与妊娠高血压有关 [5]，未来仍需更进一步的循证医学证据来探讨二者之间的关联。对于妊娠糖尿病而言，相关的两项系统综述未发现孕期二氧化氮的暴露与妊娠糖尿病有关 [5, 6]。

24.1.4 臭氧与妊娠期代谢性疾病的关联

空气中的臭氧主要是人为排放的氮氧化物和可挥发性有机物在光化学反应下生成的 [13]。两项系统综述指出，孕期暴露于空气中的臭氧可能会导致出生体重下降，整个孕期臭氧的暴露每增加 10×10^{-9}，出生体重可能会下降约 5g，低出生体重发生风险上升约 5%；孕晚期臭氧暴露每增加 10×10^{-9}，低出生体重发生风险上升 1%～10%[3, 14]。对于妊娠期代谢性疾病而言，一篇针对妊娠期高血压的系统综述发现孕早期臭氧暴露浓度每增加 $10×10^{-9}$，妊娠高血压发病风险增加约 9%[12]，但针对妊娠糖尿病的两篇系统综述则未发现臭氧的危害作用 [5, 6]。

24.1.5　二氧化硫与妊娠期代谢性疾病的关联

二氧化硫主要来源于火山喷发、工业排放和化石燃料燃烧，是酸雨的主要成因之一，已有研究表明孕期二氧化硫的暴露可能会对生命早期健康造成危害。Nyadanu 等 [3] 的伞状系统综述指出，整个孕期二氧化硫的暴露浓度每增加 $10×10^{-9}$，低出生体重的发生风险会增加 6% ～ 12%；孕早期的暴露浓度每增加 $10×10^{-9}$，低出生体重的风险增加 5%；孕中期的暴露浓度每增加 $10×10^{-9}$，低出生体重的风险增加 2%。妊娠期代谢性疾病方面，虽然两篇系统综述得到的风险比例变化差异较大，分别为 4% 和 40%，但两篇系统综述均认为孕早期二氧化硫的暴露浓度增加会导致妊娠糖尿病发生风险上升 [5, 6]。同时两项针对糖代谢稳态的队列研究也指出孕期二氧化硫的暴露会导致孕中期 OGTT 空腹血糖浓度增加 0.1 ～ 0.2mmol/L，这也进一步提示二氧化硫对糖代谢稳态的干扰作用 [10, 11]。

24.1.6　一氧化碳与妊娠期代谢性疾病的关联

一氧化碳主要来源于化石燃料的不完全燃烧，正常大气环境中的一氧化碳浓度不会引起急性毒性反应。不同于其他空气污染物与出生体重存在明显关联，Nyadanu 等 [3] 的伞状系统综述并未发现一氧化碳对出生体重的影响，仅发现整个孕期一氧化碳的暴露浓度每增加 $100×10^{-9}$，低出生体重的风险增加约 1%。而对于妊娠期代谢性疾病，一项系统综述发现孕早期一氧化碳的暴露浓度每增加 $1×10^{-6}$，妊娠高血压的发病风险上升 79%[12]；另一项基于队列研究的系统综述则未发现其与妊娠糖尿病存在关联 [5]。整体而言，虽有研究发现一氧化碳的长期暴露对于生命早期健康会造成一定影响，但相比其他污染物，一氧化碳往往需要更大的浓度变化才会危害生命早期的健康状态。

24.2　重金属污染物与生命早期代谢性疾病

重金属是一类重要的环境污染物，由于其不能被微生物分解，会长期累积于环境中，并通过土壤、大气或水域进入食物链，进而在人体内蓄积，此外人体还会通过接触环境介质直接暴露于重金属 [15]。铅、汞、镉和砷作为有毒重金属的典型代表，已被列为国内重点防控的重金属污染物，相关研究已经明确重金属过量暴露会对母婴健康造成严重危害，并且部分重金属还会通过物质形式变化导致其毒性进一步加强[16, 17]。另外，由于这四种重金属具有内分泌干扰特性，所以也被归类为内分泌干扰物，显示出潜在的代谢毒性[18]。

24.2.1　砷暴露产生的影响

砷的暴露来源主要是受污染的地下水和食物，主要的暴露标志包括自来水、血液和尿液砷浓度，已有研究提示孕期砷暴露可能与妊娠期糖代谢异常和胎儿出生体重下降存在关联[19, 20]。胎儿生长方面，两项系统综述均认为孕期砷的暴露可能会导致胎儿出生体重下降，其中一篇进行了 Meta 分析的文献结果显示，与低暴露水平相比，砷的高暴露可能会导致出生体重下降 53.2g（95%CI：11.4 ~ 94.9g），但另一篇关注了小于胎龄儿这一不良妊娠结局的系统综述未发现砷暴露与其存在关联的研究证据[20, 21]。孕期代谢性疾病方面，早期的一项研究提示孕期砷暴露可能与孕24 ~ 28 周的葡萄糖耐量受损相关[22]，更进一步的，近期一项 Meta 分析结果显示，孕期砷暴露可能会导致妊娠糖尿病的发病风险上升（OR=1.56，95%CI：1.23 ~ 1.99），并且按暴露标志物（饮用水、血液和尿液）分层后汇总结果仍是肯定的[19]。

24.2.2　汞暴露产生的影响

汞暴露主要分为无机汞暴露和有机汞暴露，对于孕妇和新生儿这类非职业人群，汞中毒主要由意外导致的无机汞蒸气吸入（如体温计破裂）和食物链中鱼类对有机汞（如甲基汞）的富集所导致[17]。目前较为明确的是过量的甲基汞暴露会导致水俣病的发生，其体现出明确的神经系统毒性，对于孕期代谢性疾病和胎儿生长方面，目前的研究结果存在一定差异，部分研究发现孕期汞暴露可能与低出生体重发生风险上升有关，但也有部分研究未能发现汞的暴露水平与出生体重之间的关联[23, 24]。由于汞的暴露主要源于摄入的鱼类，而鱼类通常富含多不饱和脂肪酸等营养物质，这可能在一定程度上会减轻汞的毒性，故未来需要联合考虑鱼类中营养物质的保护作用与汞的毒性作用的交互联系以更加明确汞，尤其是有机汞的膳食暴露毒性[24]。

24.2.3　铅暴露产生的影响

铅的主要暴露标志为全血铅浓度，对于婴幼儿健康而言，铅造成的最大危害为神经发育毒性，早期的铅暴露会导致儿童智力缺陷、注意力缺陷等[25]。孕期代谢性疾病方面，现有的文献综述和美国疾控中心的部分报告认为孕期铅暴露可能会增加妊娠高血压的发生风险，但现有证据并不足以支持铅暴露与先兆子痫之间存在关联[26, 27]。胎儿生长方面，既往的一项研究显示较高水平的铅暴露可能会增加包括低出生体重、小于胎龄儿和宫内生长受限的发生风险[28]，同时职业暴露于铅的孕妇生产低出生体重胎儿的发生风险也更高[26]。由于铅的最主要毒性为神经发育毒性，且其不存在安全阈值，故应尽最大可能避免生命早期重金属铅的暴露。

24.2.4　镉暴露产生的影响

镉的主要暴露来源为烟草和食物，孕期吸烟或被动吸烟均会导致镉暴露的浓度增加[27]。对于胎儿生长而言，两项系统综述与 Meta 分析均认为孕期镉的高暴露会导致出生体重下降，并且会增加低出生体重的发生风险，其中一篇 Meta 分析指出孕期镉的高暴露会导致低出生体重的发生风险增加 21%[29, 30]。但对于孕期代谢性疾病，相关研究的证据力度则较弱。一篇关于镉暴露与先兆子痫的系统综述指出，现有研究以横断面研究为主，且研究统计方法和研究结果有较大差异，考虑到镉与普通高血压之间的联系存在较有力证据，尚不能明确镉与妊娠高血压和先兆子痫之间的关系[31]。两篇探讨孕期镉暴露与妊娠糖尿病系统综述的主要结果并未发现二者之间的关联，但由于纳入研究间较大的异质性，Meta 分析敏感性结果并不稳健，考虑到镉在动物实验中已经被证明对胰岛 β 细胞具有损伤作用，两篇文章的作者都建议未来进行更多前瞻性高质量研究探讨孕期镉暴露与妊娠糖尿病发病风险的关系[32, 33]。

24.3　持久性有机污染物与生命早期代谢性疾病

持久性有机污染物（persistent organic pollutants, POPs）是一类具有高毒性，进入环境后难以降解，可在生态系统和生物体内累积，并通过大气、水、生物等环境介质能够远距离迁移，对人类健康和环境造成危害的天然的或人工合成的有机污染物。POPs 具有四个重要特性，环境持久性、生物累积性、高毒性、远距离传输性。POPs 主要是指《持久性有机污染物的斯德哥尔摩公约》中严格限用的物质，包含农药、工业化学品、无意副产物三类物质，最初包含多氯联苯（PCB）、滴滴涕（DDT）、多氯二苯并对二噁英（PCDD）等 12 种物质，后又新加了全氟和多氟烷基物质（PFAS）至31种物质。POPs具有较长的半衰期，可通过呼吸、膳食和皮肤接触等途径进入人体，从而产生生殖发育毒性、内分泌干扰作用、神经行为毒性以及致癌作用[34]。

POPs多为亲脂类物质，可以穿过胎盘屏障，这也为母体暴露的POPs经胎盘转移到胎儿体内提供了可能[35]。脐带血中和早孕期母体血浆POPs水平可以反映胎儿期POPs的暴露水平。在来自上海的一项母子队列研究中[36]，共检测了1154份脐带血样本POPs的暴露水平，其中六氯苯（HCB）、β-六氯环己烷（β-HCH）、p, p'-二氯二苯基二氯乙烯（p, p'-DDE）具有超过75%的检测率，血清平均浓度分别为0.55μg/L、0.65μg/L、2.59μg/L，进一步证明了POPs能够越过胎盘从而对子代产生影响。

多哈理论认为，生命早期母体或胎儿暴露于不良的环境因素将会对子代的生长发育产生不利影响。生命早期POPs暴露会导致不良妊娠结局，影响子代神经系统和生殖系统的发育。

24.3.1 持久性有机污染物对妊娠结局的影响

24.3.1.1 早产

早产是指在满28孕周至37孕周之间的分娩，此时娩出的新生儿称早产儿，早产儿存活率较低，约15%的早产儿于新生儿期死亡。

多项研究表明孕期暴露于全氟和多氟烷基物质（PFAS）与早产之间存在潜在联系。全氟烷基物质和多氟烷基物质自20世纪50年代以来已广泛用于工业和商业产品，例如表面活性剂、灭火泡沫和食品包装上的防油涂层。人们通过饮用水、食用红肉和海鲜等食物以及接触家庭灰尘暴露于PFAS。对PFAS的研究主要集中在全氟辛烷磺酸（PFOS）和全氟辛酸（PFOA）。在Yu等[37]开展的一项出生队列研究中，母亲在妊娠期间体内血液样本中较高的PFOA浓度（OR=1.51，95%CI：1.27～1.80）、PFOS浓度（OR=2.07，95%CI：1.70～2.52）与较高的早产率相关。

一项Meta分析结果显示孕妇暴露于全氟辛烷磺酸（PFOS）可能与早产呈正相关（OR=1.20，95%CI：1.04～1.38），但在其他PFAS与流产、死产和早产之间未发现这种显著关联[38]。还有多项研究均表明暴露于全氟烷基物质和多氟烷基物质将增加早产风险[39, 40]。在山西省进行的一项前瞻性巢式病例对照研究中，Liu等[41]收集了144名SPB（自发性早产）病例和375名对照在第4～22周妊娠期间的母体血液样本，全氟辛酸（PFOA）、全氟辛烷磺酸（PFOS）中位浓度分别为

0.79ng/mL、1.79ng/mL，然而在调整潜在混杂因素后发现血浆 PFAS 与自发性早产（SPB）发生风险之间没有显著关联。PFAS 对人类健康的影响复杂，且包含化合物种类较多，不同的物质对早产的影响不同，需要更多的样本进一步研究来验证这些发现。

24.3.1.2　低出生体重

普遍认为，出生体重小于 2500g 的婴儿为低出生体重婴儿。越来越多的流行病学研究报告了全氟烷基物质（PFAS）暴露与出生人体测量值下降之间的关联。在动物模型中怀孕的 Sprague-Dawley 大鼠从妊娠第 4 天到第 20 天通过饮用水暴露于全氟辛烷磺酸，结果显示随着 PFOS 暴露剂量的增加，胎儿体重也相应降低[42]。有研究[43]指出在男婴中 PFOA 与肥胖呈现正相关，而仅降低女婴的年龄别体重。

母亲接触有机氯农药（OCP）混合物与胎儿生长减慢有关，在一项含有 2284 名来自 4 个种族孕妇的研究中，以头围、腹围、骨长为测量指标，结果显示 OCP 混合物与大多数胎儿生长指标呈负相关，使胎儿的头围减少 4.7mm（95%CI：−6.7 ～−2.8mm），腹围减少 3.5mm（95%CI：−4.7 ～ −2.2mm）和股骨长度减少 0.6mm（95%CI：−1.1 ～ −0.2mm）[44]。武汉一项队列研究[45]结果显示，产前接触 OCP与出生后 12 个月、24 个月 BMI 增加和婴儿超重状态风险增加相关，与 6 个月BMI 增加呈现负相关，这提示 POPs 对子代生长发育的影响在母体和出生后的机制不同，与在 PFAS 中观察到的结果相似的是，这种影响同样存在性别差异，OCP与女孩中超重风险的关联性更强。

POPs 对出生体重的影响常在性别间存在差异，有研究表明较高的血清 PFAS将诱导较高的异种雌激素活性[46]，不同 POPs 导致子代出生体重异常的机制还需更多研究进一步探索。

24.3.2　持久性有机污染物对子代神经系统的影响

目前已有一些研究证实 POPs 对子代的神经行为和认知行为产生不利影响。多氯联苯（PCBs）是亲脂性化学物质，可以通过膳食在母乳中积累，婴儿通过母乳吸收 POPs，加重婴儿的长期神经行为发育异常，导致神经行为疾病[47]。多氯联苯可分为二噁英类多氯联苯（DL-PCB）和非二噁英类多氯联苯（NDL-PCB），回顾从动物模型到流行病学的研究，得出结论非二噁英类（NDL）多氯联苯是造成与多氯联苯相关的神经发育毒性的主要原因[48]。多氯联苯很容易穿透胎盘和血脑屏障，在胎盘中的积累会破坏胎儿胎盘单位并影响内分泌功能[49, 50]，尤其是甲状腺激素和多巴胺系统，从而影响中枢神经系统中重要神经递质的合成和活性，以及脑组织的发育[49, 51]，具体表现为运动减少和语言、孤独症谱系障碍等。Sietske A Berghuis 等[52] 的研究发现脐带血中高 PCBs 水平的儿童，三个月大时手臂和腿部运动减少。多位研究者在挪威母婴队列研究（MoBa）中开展母亲膳食与子代语言发育的关联研究，均发现高水平 PCBs 暴露与女孩较差的语言表达能力显著相关[53, 54]。在南加州开展的一项病例对照研究发现孤独症谱系障碍儿童母亲孕中期血清样本中多氯联苯的浓度高于对照组及一般人群，调整混杂因素后的两者关联强度为 1.82（95%CI：1.10 ～ 3.02）。在挪威 HUMIS 出生队列中，研究了 1199 对母子，共有 55 名儿童被临床诊断为多动症（ADHD），在测量的 27 种 POPs 中，全氟辛烷磺酸（PFOS）和 β-六氯环己烷（β-HCH）的母乳浓度与 ADHD 概率增加相关：概率比 OR=1.77（95%CI: 1.16 ～ 2.72）和 OR=1.75（95%CI: 1.22 ～ 2.53），与男孩相比，女孩 PFOS 浓度与 ADHD 之间的关联更强，提示 PFOS 在神经毒性方面也具有性别特异性[55]。综合以上结果，POPs 暴露会对神经系统发育产生不利影响。

24.3.3 持久性有机污染物对子代生殖系统的影响

二噁英是各种燃烧和工业生产过程中产生的不良产物，释放到大气中，分布到土壤和水等环境基质中，并在食物链中积累，主要蓄积在动物的脂肪组织中。二噁英和多氯联苯具有生殖毒性，胎儿期宫内暴露可能会对生殖系统发育产生影响[56]。Su 等[57] 开展了一项二噁英和多氯联苯暴露对 8 岁儿童生长发育的研究，共随访了 56 名儿童，其中包括 23 名男孩、33 名女孩，暴露于高水平二噁英儿童的雌二醇浓度显著降低，男孩的性别特征不受胎儿期二噁英和多氯联苯暴露水平的影响，而暴露于高水平二噁英的女孩生殖发育延迟，说明在宫内暴露于高水平的二噁英和多氯联苯可能会导致女孩的生殖发育受损。

在二噁英暴露的小鼠模型中，二噁英暴露导致后代的子宫对黄体酮的敏感性降低，这可能会增加子宫内膜异位症，减弱子宫内膜组织的抗侵袭的能力，易导致子代发生不良妊娠结局和自然流产率升高[58]，研究者进一步探究相同剂量水平下的暴露对连续几代雌性小鼠生育能力的影响，F1 小鼠后代的 F2 小鼠的不育率与它们的母亲相似，且母亲两次暴露的 F2 小鼠在生育能力方面表现更差，F3 小鼠为第一代未暴露于二噁英的小鼠，也表现出不育和自发性流产，这表明可遗传的表观遗传改变是由祖先接触这种毒物引起的[59]，二噁英暴露可对子代多代的生育能力产生不利影响。

24.4 环境内分泌干扰物

24.4.1 环境内分泌干扰物简介

环境内分泌干扰物（environmental endocrine disruptors, EDCs），又称环境类激素，是一类可能会干扰内源性激素的合成、分泌、运输、代谢、受体结合或消除，从而影响内分泌系统平衡的外源性物质[60]。由于在工农业及日常生活中的广泛应用，EDCs广泛分布于环境中，通过多种途径调节或破坏体内激素的动态平衡，改变人体内分泌系统功能，进而可能对生物体整体、后代及种群造成负面影响。

不同种类的EDCs虽然结构和性质差异很大，但其具有一些共同的生物学特点，如在环境中化学性质稳定[61]，不容易被生物降解，大多是亲脂性的物质，容易被机体吸收并通过食物链在生态系统内进行生物富集而蓄积，最终在人体脂肪组织中累积浓集，从而增强其浓度和生物药效性。

24.4.2 环境内分泌干扰物分类及作用机制

EDCs主要是现代工业污染的产物，主要来源于石油、电子、塑料、涂料、农药、医药等产品和某些食品中，在造纸、冶炼、化工、垃圾处理、汽车尾气排放、吸烟和制药等过程中产生。这些物质散布在人类的生活环境之中，通过摄食、呼吸、皮肤吸收暴露等途径[62]被人摄入体内后，不断累积，逐步造成危害。

EDCs按其来源总的可分为天然和人工合成化学物两大类[63]。天然的EDCs主要是一些在人体和动植物中发现的天然化学物质如植物激素（大豆异黄酮、木酚素等）；人工合成的EDCs也是我们重点关注的易对人体健康产生危害的物质，主要包括用作工业溶剂或润滑剂的合成化学品及其副产品（如多氯联苯、多溴联苯、二噁英等）、塑料（如双酚A）、增塑剂、农药（如DDT、呋喃丹、除虫菊酯等）、杀菌剂（如烯菌酮）和一些药物（如类固醇类、己烯雌酚、避孕药）等。

EDCs具有与内源性激素相同的特征，它们以某种方式干扰体内正常激素的代谢过程从而改变内分泌功能，对人类的健康产生不利影响。研究人员从动物实验中观察到的EDCs可能干扰内分泌系统并改变激素功能的可能机制为[63, 64]：①模仿或部分模仿内生激素的效果；②作为拮抗剂与体内的内源性激素受体结合，阻断正常的内源性激素与受体结合的过程；③破坏内生激素正常的合成与代谢；④干扰内生激素受体的合成。

母体的内分泌系统在孕期会发生较大的变化，这些变化是由母体、胎盘和胎儿激素的动态变化共同驱动的 [65]。从着床、维持妊娠到分娩，激素（包括孕激素、绒毛膜促性腺激素、糖皮质激素、促肾上腺皮质激素释放激素以及雌二醇和催产素）严格调控着妊娠的每个阶段。目前已有证据表明，EDCs 会破坏母体激素平衡 [66]，对妊娠过程产生不利影响。

24.4.3　环境内分泌干扰物与生命早期代谢性疾病

虽然已知代谢性疾病的发生与生活方式因素（如体力活动减少和高能量膳食）和遗传易感性高度相关，但目前已有许多实验数据和流行病学证据表明 [67, 68]，环境中 EDCs 的增加也可能是代谢性疾病（肥胖、胰岛素抵抗、2 型糖尿病、肝损伤、血脂异常和心血管疾病）发生的重要原因之一。激素在妊娠维持和胎儿发育的过程中起着重要作用，而充当激素模拟物或干扰内源性激素作用的 EDCs 就极有可能对母胎环境造成影响从而导致诸多妊娠期并发症及不良妊娠结局 [65]。尽管人群中 EDCs 的暴露属于长期低剂量接触模式，但最终可能出现的累积效应对母婴结局均会产生明显的不良影响。

24.4.3.1　EDCs 与子痫前期

子痫前期（pre-eclampsia, PE）是一种常见的妊娠期疾病，发病率为3%～5%[69]，通常表现为高血压、蛋白尿、水肿、全身多脏器（包括肾、肝、肺）功能损害等，是导致孕产妇和围产儿死亡的主要原因之一。由于患有子痫前期的孕妇出现早产和胎儿宫内生长受限的风险更高，新生儿的死亡率也随之升高。目前临床上还没有能够治疗子痫前期的有效方法，一般是进行对症治疗，并需要根据孕周和病情轻重、治疗反应等，及时终止妊娠。

子痫前期发病的生理机制目前尚不清楚，但一般认为与滋养层锚定入侵子宫内膜不足和妊娠早期母体螺旋动脉重塑有关。已有动物实验和人群流行病学证据表明，在胎儿发育的关键阶段，如胚胎发生和着床时期，暴露于 EDCs 能够调节细胞免疫反应，导致炎症免疫过度激活，从而导致子痫前期的发生 [70]。一项在前瞻性出生队列研究中开展的针对子痫前期患者的嵌套病例对照研究 [71] 显示，孕妇尿液中双酚 A（BPA）和邻苯二甲酸酯代谢产物的浓度与子痫前期发生风险增加显著相关。类似地，Leclerc 等 [72] 在一项小型横断面研究中发现，与正常对照组相比，子痫前期妇女胎盘中 BPA 浓度升高。Ye 等 [73] 在动物实验中也发现令小鼠产前口服暴露于 BPA 会导致胎盘形成受损并引起孕鼠出现子痫前期样特征。

胎盘在子痫前期的发生中起关键作用，低浓度的 EDCs 暴露可以改变动物的胎盘结构，诱导体外培养的人类滋养层细胞凋亡和炎症[74]，这说明了 EDCs 暴露与子痫前期存在病理上的潜在机制联系。

24.4.3.2　EDCs 与妊娠糖尿病

妊娠糖尿病（gestational diabetes mellitus, GDM）是指妊娠期间首次发生或发现的糖尿病或糖耐量降低，是妊娠期最常见的并发症之一，全球范围内 GDM 的患病率一直在持续升高[75]。GDM 不仅显著增加了胎儿畸形、死产、难产、新生儿低血糖、新生儿呼吸窘迫综合征的发生风险[76-79]，还可能导致患者将来发展成 2 型糖尿病以及后代心血管疾病的发生风险增加。

目前已知的易诱发 GDM 的高危因素包括孕产妇高龄、糖尿病家族史、肥胖、既往分娩巨大儿以及多囊卵巢综合征等[79-84]。GDM 的发生离不开人口学因素以及生活方式的影响，但有证据表明环境中 EDCs 暴露可能会破坏体内葡萄糖的稳态从而导致 GDM 的发生[85]。在成人的横断面研究和测量宫内暴露的前瞻性研究中就曾发现[86]，EDCs 能破坏过氧化物酶体增殖物激活受体、雌激素受体、甲状腺激素受体和其他代谢通路。

然而目前关于 EDCs 与 GDM 的关联，相关的研究还未能得到一致的结论[86]。对孕妇尿液中的 EDCs 进行检测发现，GDM 与尿液中多种元素（如 Ni、As、Sb、Co、V）存在极强的正相关，与尿液中的三氯生的浓度呈负相关。而来自中国、美国、加拿大、丹麦、西班牙的 6 项队列研究和 2 项病例对照研究均发现孕期暴露于全氟和多氟烷基物质（PFAS）与 GDM 和糖耐量受损显著相关[87-91]。另外，多项研究证据表明孕期暴露于邻苯二甲酸酯（DEHP）会引起 GDM、血糖异常和糖耐量受损[92-94]，但加拿大的一项队列研究[95]却显示孕期接触 DEHP 与 GDM 没有关联。综合来看，EDCs 暴露与 GDM 的相关性似乎取决于暴露的时间，孕妇在孕早期的 BPA 和 DEHP 水平与 GDM 没有相关性，但孕中期的 BPA 水平和孕晚期的 DEHP 水平分别与血糖浓度升高和 GDM 相关。

24.4.3.3　EDCs 与胎儿生长发育异常

新生儿的出生体重和大小不仅是新生儿发病率和死亡率的重要参考标准，也是健康与疾病的发育起源（DOHaD）假说预测的后代长期健康的重要预测因素[94]。胎儿的生长发育受母体内分泌因素、母体营养环境以及胎盘和胎儿因素的相互作用和调节[96]，EDCs 暴露对胎儿生长发育的负面影响可能是通过对胎儿的直接作用或通过对母体环境和胎盘功能的影响间接介导的，成年人可以有效地清除部分 EDCs 暴露带来的健康危害，但未出生的胎儿和胎盘没有类似成人体内的酶机制来保护它们免受 EDCs 暴露的影响[70]。一些 EDCs 可以跨越胎盘屏障直接影响胎儿，而另一些 EDCs 则可以诱导胎盘激素的生物合成和功能的变化，破坏胎盘内的稳态 [97]，从而间接影响胎儿的发育轨迹。

一些流行病学研究报告了孕期暴露于 EDCs 与胎儿生长发育之间的相关性，但这些流行病学研究的结果并不一致。部分动物实验和人群流行病学调查的结果显示 [98, 99]，妊娠期暴露于镉（Cd）、增塑剂（邻苯二甲酸盐代谢物）以及有机磷农药与胎儿体重降低有关，但仅在按胎儿性别分层时，孕早期和孕晚期尿液中邻苯二甲酸盐与胎儿宫内生长受限（IUGR）的相关性才具有显著性。另外，EDCs对出生体重的影响也取决于 EDCs 的种类，以及暴露于 EDCs 的时间、测量 EDCs的时间和胎儿性别。有人群研究结果显示，由于含有 EDCs 物品使用量的提高，人群中小于胎龄儿（SGA）的发生率明显增高 [100]；上海的一项病例对照研究也发现 SGA 组中母血和脐血邻苯二甲酸二丁酯（DBP）的含量显著高于对照组，具有统计学意义，此外，除小于胎龄儿之外，健康新生儿体内也存在 EDCs 蓄积的证据。但另一些针对人群开展的调查 [101, 102] 却认为有的 EDCs，如全氟辛烷磺酸、多氯联苯、多溴联苯醚、有机氯、有机磷和砷对出生体重没有影响，妊娠早期和晚期孕妇尿中 BPA 水平也与低出生体重无关。

目前对于人群暴露于 EDCs 的具体水平以及 EDCs 影响人体不同部位的具体机制还没有明确的结论，为了应对 EDCs 引起的不良健康效应，可能后续需要进行更多的相关研究和实验。但就目前的研究证据来看，所有类别的 EDCs 都有可能通过改变母体和胎儿胎盘的稳态和功能，对怀孕环境产生影响，导致不良的怀孕、分娩结局甚至是后代长期的健康影响。

24.5 新兴污染物

新兴污染物是指近年来被人们意识到并开始研究和关注的一些环境污染物质，它们不一定是新出现的化学物质，也可能是一直存在但未被充分研究过的物质 [103]。由于其毒性和危害性的不确定性，新兴污染物被认为对人类健康有着潜在的危险。

新兴污染物种类繁多，主要包括部分药物、全氟和多氟化合物、新型溴化阻燃剂、微塑料以及工程纳米材料等 [104]。但目前有关新兴污染物对生命早期代谢性疾病影响的研究较少，多集中于工程纳米材料。工程纳米材料通常是指商业用途中粒径为 $1 \sim 100nm$ 的纳米材料，包括金属纳米材料（如纳米 Ag）、纳米氧化物（如纳米 TiO_2、纳米 SiO_2、纳米 ZnO）和碳纳米材料（如碳纳米球、碳纳米管等）等 [105]。例如纳米 TiO_2 粒子，它被广泛应用于化妆品、涂料及生物医药产品，是日常接触最多的纳米材料之一 [106]。研究发现，暴露于纳米 TiO_2 的 ICR 小鼠（美国癌症研究所的实验小鼠）母体血清、胎盘和胎儿中的 Ti 浓度增加；与对照组相比，实验组小鼠母体体重增加，胎盘重量、胎儿体重降低[107]。这些工程纳米材料对人类生命早期健康的影响尚缺乏流行病学证据，但一些动物研究表明，它们可能在子宫和胎盘中累积，从而导致胎盘发育异常、功能下降及代谢改变。除此之外，由于其小粒径的特点使其通过胎盘屏障的能力增加，它们还可能对胚胎发育产生不利影响[108, 109]。这些结果均提示工程纳米材料对生命早期代谢性疾病的潜在负面影响，但还需更多的研究对此进行考证。

新兴污染物和生命早期代谢性疾病之间的关系目前仍有很多未知的领域等待探索。随着科学技术的不断发展，我们期待更多的体内外实验研究来揭示这些污染物的影响机制。同时，未来可能会看到更多的流行病学研究，更好地了解新兴污染物和生命早期代谢性疾病之间的关系，并提供更好的预防和治疗方法。此外，公众教育和环境保护政策也将发挥重要作用，以减少人们的污染物暴露，保护母婴健康。

24.6　对环境污染干预措施的展望

总之，环境污染和早期代谢性疾病之间的联系是一个复杂而多方面的问题。本章讨论的五种环境污染物均对生命早期健康造成不同程度和形式的危害。虽然环境污染物对生命早期代谢性疾病的影响不容忽视，但是有一些预防措施可以帮助我们减少其对健康的影响。首先，为了有效地应对环境污染对生命早期健康的影响，必须采取综合性的方法。制定严格的污染物排放标准，加强环境污染物的监管和治理，以促进环境的净化。对于可能对特殊人群造成健康危害的物质，应对其生产应用和产品使用进行监管或限制，从而降低人群的暴露水平。其次，个人也应该在怀孕期间增强自我保护意识，尽量远离导致生命早期代谢性疾病的污染物；当不得不面临可能的环境污染物暴露时，及时采取保护措施。

未来需要进一步在毒理学、流行病学和环境科学等领域开展交叉研究，从而更好地了解环境污染物导致生命早期代谢性疾病的机制。最终，通过制定有效的干预措施，预防或减轻接触污染物所导致的负面健康影响。

（陈俊熹，李媛，李智文）

参考文献

[1] World Health Organization. WHO Global Air Quality Guidelines [EB/OL]. 2021-9-22. [2023-4-13].

[2] Zhang Q L, Meng X, Shi S, et al. Overview of particulate air pollution and human health in China: Evidence,

challenges, and opportunities. Innovation (Camb), 2022, 3(6): 100312.

[3] Nyadanu S D, Dunne J, Tessema G A, et al. Prenatal exposure to ambient air pollution and adverse birth outcomes: An umbrella review of 36 systematic reviews and meta-analyses. Environ Pollut, 2022, 306: 119465.

[4] Ju L L, Hua L, Xu H B, et al. Maternal atmospheric particulate matter exposure and risk of adverse pregnancy outcomes: A meta-analysis of cohort studies. Environ Pollut, 2023, 317: 120704.

[5] Bai W, Li Y Y, Niu Y L, et al. Association between ambient air pollution and pregnancy complications: A systematic review and meta-analysis of cohort studies. Environ Res, 2020, 185: 109471.

[6] Zhang H H, Wang Q, He S M, et al. Ambient air pollution and gestational diabetes mellitus: A review of evidence from biological mechanisms to population epidemiology. Sci Total Environ, 2020, 719: 137349.

[7] Pedersen M, Stayner L, Slama R, et al. Ambient air pollution and pregnancy-induced hypertensive disorders: a systematic review and meta-analysis. Hypertension, 2014, 64(3): 494-500.

[8] Sun Y, Li X, Benmarhnia T, et al. Exposure to air pollutant mixture and gestational diabetes mellitus in Southern California: Results from electronic health record data of a large pregnancy cohort. Environ Int, 2022, 158: 106888.

[9] Yan M L, Liu N N, Fan Y F, et al. Associations of pregnancy complications with ambient air pollution in China. Ecotoxicol Environ Saf, 2022, 241: 113727.

[10] Yao M N, Liu Y, Jin D, et al. Relationship between temporal distribution of air pollution exposure and glucose homeostasis during pregnancy. Environ Res, 2020, 185: 109456.

[11] Lin Q M, Zhang S Y, Liang Y, et al. Ambient air pollution exposure associated with glucose homeostasis during pregnancy and gestational diabetes mellitus. Environ Res, 2020, 190: 109990.

[12] Hu H, Ha S D, Roth J, et al. Ambient air pollution and hypertensive disorders of pregnancy: A systematic review and meta-analysis. Atmos Environ (1994), 2014, 97: 336-345.

[13] Chen J, Guo L Q, Liu H M, et al. Modification effects of ambient temperature on associations of ambient ozone exposure before and during pregnancy with adverse birth outcomes: A multicity study in China. Environ Int, 2023, 172: 107791.

[14] Li C L, Yang M, Zhu Z J, et al. Maternal exposure to air pollution and the risk of low birth weight: A meta-analysis of cohort studies. Environ Res, 2020, 190: 109970.

[15] 杨克敌. 环境卫生学. 8 版. 北京：人民卫生出版社，2017.

[16] 生态环境部. 关于进一步加强重金属污染防控的意见（环固体〔2022〕17 号）. 2022-3-7. [2023-4-10].

[17] Jannetto P J, Cowl C T. Elementary overview of heavy metals. Clin Chem, 2023, 69(4): 336-349.

[18] Rahman A, Kumarathasan P, Gomes J. Infant and mother related outcomes from exposure to metals with endocrine disrupting properties during pregnancy. Sci Total Environ, 2016, 569-570: 1022-1031.

[19] Salmeri N, Villanacci R, Ottolina J, et al. Maternal arsenic exposure and gestational diabetes: A systematic review and meta-analysis. Nutrients, 2020, 12(10): 3094.

[20] Quansah R, Armah F A, Essumang D K, et al. Association of arsenic with adverse pregnancy outcomes/ infant mortality: A systematic review and meta-analysis. Environ Health Perspect, 2015, 123(5): 412-421.

[21] Rahman A, Granberg C, Persson L. Early life arsenic exposure, infant and child growth, and morbidity: A systematic review. Arch Toxicol, 2017, 91(11): 3459-3467.

[22] Ettinger A S, Zota A R, Amarasiriwardena C J, et al. Maternal arsenic exposure and impaired glucose tolerance during pregnancy. Environ Health Perspect, 2009, 117(7): 1059-1064.

[23] Tsai M S, Chen M H, Lin C C, et al. Children's environmental health based on birth cohort studies of Asia. Sci Total Environ, 2017, 609: 396-409.

[24] Saavedra S, Fernández-Recamales Á, Sayago A, et al. Impact of dietary mercury intake during pregnancy on the health of neonates and children: A systematic review. Nutr Rev, 2022, 80(2): 317-328.

[25] Cantor A G, Hendrickson R, Blazina I, et al. Screening for elevated blood lead levels in childhood and pregnancy: Updated evidence report and systematic review for the US Preventive Services Task Force. JAMA, 2019, 321(15): 1510-1526.

[26] Centers for Disease Control and Prevention. Guidelines for the Identification and Management of Lead Exposure in Pregnant and Lactating Women [EB/OL]. 2010-11. [2023-4-10].

[27] Stone J, Sutrave P, Gascoigne E, et al. Exposure to toxic metals and per- and polyfluoroalkyl substances and the risk of preeclampsia and preterm birth in the United States: A review. Am J Obstet Gynecol MFM, 2021, 3(3): 100308.

[28] Bellinger D, Leviton A, Rabinowitz M, et al. Weight gain and maturity in fetuses exposed to low levels of lead. Environ Res, 1991, 54(2): 151-158.

[29] Huang S H, Kuang J, Zhou F K, et al. The association between prenatal cadmium exposure and birth weight: A systematic review and meta-analysis of available evidence. Environ Pollut, 2019, 251: 699-707.

[30] Amegah A K, Sewor C, Jaakkola J J K. Cadmium exposure and risk of adverse pregnancy and birth outcomes: A systematic review and dose-response meta-analysis of cohort and cohort-based case-control studies. J Expo Sci Environ Epidemiol, 2021, 31(2): 299-317.

[31] Pollack A Z, Ranasinghe S, Sjaarda L A, et al. Cadmium and reproductive health in women: A systematic review of the epidemiologic Evidence. Curr Environ Health Rep, 2014, 1(2): 172-184.

[32] Lin Y, Li T, Xiao J B, et al. The association between cadmium exposure and gestational diabetes mellitus: A systematic review and meta-analysis. Front Public Health, 2021, 9: 555539.

[33] Zhou M Q, Peng L Q, Wang J M, et al. Cadmium exposure and the risk of GDM: Evidence emerging from the systematic review and meta-analysis. Environ Sci Pollut Res Int, 2022, 29(51): 77253-77274.

[34] Jones K C. Persistent organic pollutants (POPs) and related chemicals in the global environment: Some personal reflections. Environ Sci Technol, 2021, 55(14): 9400-9412.

[35] Vukavić T, Vojinović Miloradov M, Mihajlović I, et al. Human milk POPs and neonatal risk trend from 1982 to 2009 in the same geographic region in Serbia. Environ Int, 2013, 54: 45-49.

[36] Wang S-S, Lu A-X, Cao L-L, et al. Effects of prenatal exposure to persistent organic pollutants on neonatal Outcomes: A mother-child cohort (Shanghai, China). Environ Res, 2022, 203: 111767.

[37] Yu Y J, Qin X D, Bloom M S, et al. Associations of prenatal exposure to perfluoroalkyl substances with preterm birth: A family-based birth cohort study. Environ Res, 2022, 214(Pt 1): 113803.

[38] Deji Z M, Liu P, Wang X, et al. Association between maternal exposure to perfluoroalkyl and polyfluoroalkyl substances and risks of adverse pregnancy outcomes: A systematic review and meta-analysis. Science of The Total Environment, 2021, 783: 146984.

[39] Liao Q, Tang P, Song Y Y, et al. Association of single and multiple prefluoroalkyl substances exposure with preterm birth: Results from a Chinese birth cohort study. Chemosphere, 2022, 307(Pt 1): 135741.

[40] Gardener H, Sun Q, Grandjean P. PFAS concentration during pregnancy in relation to cardiometabolic health and birth outcomes. Environ Res, 2021, 192: 110287.

[41] Liu X T, Chen D, Wang B, et al. Does low maternal exposure to per- and polyfluoroalkyl substances elevate the risk of spontaneous preterm birth? A nested case-control study in China. Environ Sci Technol, 2020, 54(13): 8259-8268.

[42] Dangudubiyyam S V, Mishra J S, Song R, et al. Maternal perfluorooctane sulfonic acid exposure during

rat pregnancy causes hypersensitivity to angiotensin Ⅱ and attenuation of endothelium-dependent vasodilation in the uterine arteries. Biol Reprod, 2022, 107(4): 1072-1083.

[43] Starling A P, Adgate J L, Hamman R F, et al. Prenatal exposure to per- and polyfluoroalkyl substances and infant growth and adiposity: The healthy start study. Environ Int, 2019, 131: 104983.

[44] Ouidir M, Buck Louis G M, Kanner J, et al. Association of maternal exposure to persistent organic pollutants in early pregnancy with fetal growth. JAMA pediatrics, 2020, 174(2): 149-161.

[45] Yang C H, Fang J, Sun X J, et al. Prenatal exposure to organochlorine pesticides and infant growth: A longitudinal study. Environ Int, 2021, 148: 106374.

[46] Kashino I, Sasaki S, Okada E, et al. Prenatal exposure to 11 perfluoroalkyl substances and fetal growth: A large-scale, prospective birth cohort study. Environ Int, 2020, 136: 105355.

[47] Naveau E, Pinson A, Gérard A, et al. Alteration of rat fetal cerebral cortex development after prenatal exposure to polychlorinated biphenyls. PloS one, 2014, 9(3): e91903.

[48] Klocke C, Lein P J. Evidence implicating non-dioxin-like congeners as the key mediators of polychlorinated biphenyl (PCB) developmental neurotoxicity. Int J Mol Sci, 2020, 21(3): 1013.

[49] Seegal R F, Brosch K O, Okoniewski R J. Coplanar PCB congeners increase uterine weight and frontal cortical dopamine in the developing rat: Implications for developmental neurotoxicity. Toxicol Sci, 2005, 86(1): 125-131.

[50] Ahmed R G, El-Gareib A W, Shaker H M. Gestational 3, 3′, 4, 4′, 5-pentachlorobiphenyl (PCB 126) exposure disrupts fetoplacental unit: Fetal thyroid-cytokines dysfunction. Life Sciences, 2018, 192: 213-220.

[51] Curran C P, Nebert D W, Genter M B, et al. In utero and lactational exposure to PCBs in mice: Adult offspring show altered learning and memory depending on Cyp1a2 and Ahr genotypes. Environ Health Perspect, 2011, 119(9): 1286-1293.

[52] Berghuis S A, Soechitram S D, Hitzert M M, et al. Prenatal exposure to polychlorinated biphenyls and their hydroxylated metabolites is associated with motor development of three-month-old infants. Neurotoxicology, 2013, 38: 124-130.

[53] Caspersen I H, Aase H, Biele G, et al. The influence of maternal dietary exposure to dioxins and PCBs during pregnancy on ADHD symptoms and cognitive functions in Norwegian preschool children. Environ Int, 2016, 94: 649-660.

[54] Caspersen I H, Haugen M, Schjølberg S, et al. Maternal dietary exposure to dioxins and polychlorinated biphenyls (PCBs) is associated with language delay in 3year old Norwegian children. Environ Int, 2016, 91: 180-187.

[55] Lenters V, Iszatt N, Forns J, et al. Early-life exposure to persistent organic pollutants (OCPs, PBDEs, PCBs, PFASs) and attention-deficit/hyperactivity disorder: A multi-pollutant analysis of a Norwegian birth cohort. Environ Int, 2019, 125: 33-42.

[56] De Angelis M, Schramm K-W. Perinatal effects of persistent organic pollutants on thyroid hormone concentration in placenta and breastmilk. Mol Aspects of Med, 2022, 87: 100988.

[57] Su P H, Huang P C, Lin C Y, et al. The effect of in utero exposure to dioxins and polychlorinated biphenyls on reproductive development in eight year-old children. Environ Int, 2012, 39(1): 181-187.

[58] Bruner-Tran K L, Osteen K G. Developmental exposure to TCDD reduces fertility and negatively affects pregnancy outcomes across multiple generations. Reprod Toxicol, 2011, 31(3): 344-350.

[59] Brun N R, Panlilio J M, Zhang K, et al. Developmental exposure to non-dioxin-like polychlorinated biphenyls promotes sensory deficits and disrupts dopaminergic and GABAergic signaling in zebrafish.

Commun Bio, 2021, 4(1): 1129.

[60] Lauretta R, Sansone A, Sansone M, et al. Endocrine disrupting chemicals: Effects on endocrine glands. Front Endocrinol(Lausanne), 2019 (10): 178.

[61] Metcalfe C D, Bayen S, Desrosiers M, et al. An introduction to the sources, fate, occurrence and effects of endocrine disrupting chemicals released into the environment. Environ Res, 2022, 207: 112658.

[62] Patrick L. Thyroid disruption: Mechanism and clinical implications in human health. Alternative Med Rev, 2009, 14(4): 326-346.

[63] Diamanti-Kandarakis E, Bourguignon J P, Giudice L C, et al. Endocrine-disrupting chemicals: An endocrine society scientific statement. Endocr Rev, 2009, 30(4): 293-342.

[64] Wetherill Y B, Akingbemi B T, Kanno J, et al. In vitro molecular mechanisms of bisphenol A action. Reprod Toxicol, 2007, 24(2): 178-198.

[65] Padmanabhan V, Song W H, Puttabyatappa M. Praegnatio perturbatio-impact of endocrine-disrupting chemicals. Endocr Rev, 2021, 42(3): 295-353.

[66] Ishida J, Matsuoka T, Saito-Fujita T, et al. Pregnancy-associated homeostasis and dysregulation: lessons from genetically modified animal models. J Biochem, 2011, 150(1): 5-14.

[67] Giulivo M, De Alda M L, Capri E, et al. Human exposure to endocrine disrupting compounds: Their role in reproductive systems, metabolic syndrome and breast cancer. A review. Environ Res, 2016, 151: 251-264.

[68] Darbre P D. Endocrine disruptors and obesity. Curr Obes Rep, 2017, 6(1): 18-27.

[69] Bokslag A, Van Weissenbruch M, Mol B W, et al. Preeclampsia; short and long-term consequences for mother and neonate. Early Hum Dev, 2016, 102: 47-50.

[70] Basak S, Das M K, Duttaroy A K. Plastics derived endocrine-disrupting compounds and their effects on early development. Birth Defects Res, 2020, 112(17): 1308-1325.

[71] Cantonwine D E, Meeker J D, Ferguson K K, et al. Urinary concentrations of bisphenol A and phthalate metabolites measured during pregnancy and risk of preeclampsia. Environ Health Perspect, 2016, 124(10): 1651-1655.

[72] Leclerc F, Dubois M F, Aris A. Maternal, placental and fetal exposure to bisphenol A in women with and without preeclampsia. Hypertens Pregnancy, 2014, 33(3): 341-348.

[73] Ye Y Z, Tang Y, Xiong Y, et al. Bisphenol A exposure alters placentation and causes preeclampsia-like features in pregnant mice involved in reprogramming of DNA methylation of WNT2. FASEB J, 2019, 33(2): 2732-2742.

[74] Benachour N, Aris A. Toxic effects of low doses of bisphenol-A on human placental cells. Toxicology and Appl Pharmacol, 2009, 241(3): 322-328.

[75] Sweeting A, Wong J, Murphy H R, et al. A clinical update on gestational diabetes mellitus. Endocrine Rev, 2022, 43(5): 763-793.

[76] Esakoff T F, Cheng Y W, Sparks T N, et al. The association between birthweight 4000 g or greater and perinatal outcomes in patients with and without gestational diabetes mellitus. Am J Obstet Gynecol, 2009, 200(6): 672, e1-e4.

[77] Rosenstein M G, Cheng Y W, Snowden J M, et al. The risk of stillbirth and infant death stratified by gestational age in women with gestational diabetes. Am J Obstet Gynecol, 2012, 206(4): 309, e1-7.

[78] Stacey T, Tennant P, Mccowan L, et al. Gestational diabetes and the risk of late stillbirth: A case-control study from England, UK. BJOG, 2019, 126(8): 973-982.

[79] Dode M A, Santos I D. Risk factors for gestational diabetes mellitus in the birth cohort in Pelotas, Rio Grande do Sul State, Brazil, 2004. Cadernos De Saude Publica, 2009, 25(5): 1140-1151.

[80] Solomon C G, Willett W C, Carey V J, et al. A prospective study of pregravid determinants of gestational diabetes mellitus. JAMA, 1997, 278(13): 1078-1083.

[81] Di Cianni G, Volpe L, Lencioni C, et al. Prevalence and risk factors for gestational diabetes assessed by universal screening. Diabetes Res Clin Pract, 2003, 62(2): 131-137.

[82] Matta-Coelho C, Monteiro A M, Fernandes V, et al. Universal *vs.* risk-factor-based screening for gestational diabetesan analysis from a 5-Year Portuguese Cohort. Endocrine, 2019, 63(3): 507-512.

[83] Balani J, Hyer S L, Shehata H, et al. Visceral fat mass as a novel risk factor for predicting gestational diabetes in obese pregnant women. Obstetric Medicine, 2018, 11(3): 121-125.

[84] Nguyen T T, Dang T H, Tuan N N, et al. Gestational diabetes diagnosed in third trimester of pregnancy: An observation at a Hospital of Women and Children in Vietnam. Clinical Diabetology, 2020, 9(6): 411-415.

[85] Angueira A R, Ludvik A E, Reddy T E, et al. New insights into gestational glucose metabolism: Lessons learned from 21st century approaches. Diabetes, 2015, 64(2): 327-334.

[86] Kahn L G, Philippat C, Nakayama S F, et al. Endocrine-disrupting chemicals: Implications for human health. Lancet Diabetes & Endocrinology, 2020, 8(8): 703-718.

[87] Wang Y X, Zhang L, Teng Y, et al. Association of serum levels of perfluoroalkyl substances with gestational diabetes mellitus and postpartum blood glucose. J Environ Sci(China), 2018, 69: 5-11.

[88] Shapiro G D, Dodds L, Arbuckle T E, et al. Exposure to organophosphorus and organochlorine pesticides, perfluoroalkyl substances, and polychlorinated biphenyls in pregnancy and the association with impaired glucose tolerance and gestational diabetes mellitus: The MIREC Study. Environ Res, 2016, 147: 71-81.

[89] Jensen R C, Glintborg D, Timmermann C A G, et al. Perfluoroalkyl substances and glycemic status in pregnant Danish women: The Odense Child Cohort. Environ Int, 2018, 116: 101-107.

[90] Zhang C L, Sundaram R, Maisog J, et al. A prospective study of prepregnancy serum concentrations of perfluorochemicals and the risk of gestational diabetes. Fertility and Sterility, 2015, 103(1): 184-189.

[91] Liu X, Zhang L, Chen L K, et al. Structure-based investigation on the association between perfluoroalkyl acids exposure and both gestational diabetes mellitus and glucose homeostasis in pregnant women. Environ Int, 2019, 127: 85-93.

[92] James-Todd T M, Chiu Y H, Messerlian C, et al. Trimester-specific phthalate concentrations and glucose levels among women from a fertility clinic. Environ Health, 2018, 17(1): 55.

[93] James-Todd T M, Meeker J D, Huang T Y, et al. Pregnancy urinary phthalate metabolite concentrations and gestational diabetes risk factors. Environ Int, 2016, 96: 118-126.

[94] Fisher B G, Frederiksen H, Andersson A M, et al. Serum phthalate and triclosan levels have opposing associations with risk factors for gestational diabetes mellitus. Front Endocrinol, 2018, 9: 99.

[95] Santana M V D, Hankinson S E, Bigelow C, et al. Urinary concentrations of phthalate biomarkers and weight change among postmenopausal women: A prospective cohort study. Environ Health, 2019, 18(1): 20.

[96] Sferruzzi-Perri A N, Vaughan O R, Forhead A J, et al. Hormonal and nutritional drivers of intrauterine growth. Curr Opin Clin Nutr Metab Care, 2013, 16(3): 298-309.

[97] Gingrich J, Ticiani E, Veiga-Lopez A. Placenta disrupted: Endocrine disrupting chemicals and pregnancy. Trends Endocrinol Metab, 2020, 31(7): 508-524.

[98] Sabra S, Malmqvist E, Saborit A, et al. Heavy metals exposure levels and their correlation with different clinical forms of fetal growth restriction. Plos One, 2017, 12(10): e0185645.

[99] Ferguson K K, Van Den Dries M A, Gaillard R, et al. Organophosphate pesticide exposure in pregnancy in association with ultrasound and delivery measures of fetal growth. Environ Health Perspect, 2019, 127(8): 87005.

[100] Nugent B M, Bale T L. The omniscient placenta: Metabolic and epigenetic regulation of fetal programming. Front Neuroendocrinol, 2015, 39: 28-37.

[101] Woods M M, Lanphear B P, Braun J M, et al. Gestational exposure to endocrine disrupting chemicals in relation to infant birth weight: A Bayesian analysis of the HOME Study. Environ Health, 2017, 16(1): 115.

[102] Thomas S, Arbuckle T E, Fisher M, et al. Metals exposure and risk of small-for-gestational age birth in a Canadian birth cohort: The MIREC study. Environ Res, 2015, 140: 430-439.

[103] Richardson S D, Kimura S Y. Emerging environmental contaminants: Challenges facing our next generation and potential engineering solutions. Environmental Technology & Innovation, 2017, 8: 40-56.

[104] 张雪，高欢，王庆. 新兴环境污染物健康效应的研究进展. 毒理学杂志，2023, 37(1): 43-48, 53.

[105] Malakar A, Kanel S R, Ray C, et al. Nanomaterials in the environment, human exposure pathway, and health effects: A review. Sci Total Environ, 2021, 759: 143470.

[106] 张若愚，李雪宁，林冰洁，等. 纳米二氧化钛的蓄积作用与生物毒性研究进展. 医学综述，2021, 27(13): 2552-2557.

[107] Hong F S, Zhou Y J, Zhao X Y, et al. Maternal exposure to nanosized titanium dioxide suppresses embryonic development in mice. Int J Nanomedicine, 2017, 12: 6197-6204.

[108] 赵曼曼，侯田田，耿兴超，等. 纳米材料生殖发育毒性特点及体外替代模型的应用. 中国药事，2020, 34(10): 1180-1185.

[109] Prakash J, Venkatesan M, Sebastian Prakash J J, et al. Investigations on the in-vivo toxicity analysis of reduced graphene oxide/TiO_2 nanocomposite in zebrafish embryo and larvae (Danio rerio). Applied Surface Science, 2019, 481: 1360-1369.

附录

附录 1　母乳喂养与新型冠状病毒感染

　　严重急性呼吸综合征冠状病毒 2（SARS-CoV-2）导致的新型冠状病毒感染（corona virus disease 2019，COVID-19）的持续暴发已引起全球公共卫生的关注[1]。在 COVID-19 流行期间，孕妇和新生儿被视为高危人群[2, 3]，社会和家庭及围产医学界高度关注母婴垂直传播问题。由于我们对该病还不完全了解[4, 5]，怀孕期间的生理变化会对免疫系统、呼吸系统、心血管功能和凝血产生重大影响，这些可能会对 COVID-19 的进展产生正面或负面影响，需要高度关注并逐渐积累数据，解决是否存在母乳喂养期间的母婴传播、病毒是否能通过母乳传播，以及母乳中是否存在相关抗体的作用等。

F1.1　母乳喂养过程传播的可能性

　　母乳喂养是婴幼儿生存、营养与发育以及乳母健康的基石。世界卫生组织（WHO）建议在婴儿生后最初 6 个月要纯母乳喂养，然后继续母乳喂养的同时，补充适当的辅食，直至 2 岁及以上。世界卫生组织建议尽早且不间断地进行母婴的皮肤接触，母婴同室和袋鼠妈妈护理方式可显著改善新生儿存活率并降低发病率。然而，在 COVID-19 流行期间，人们担忧感染的母亲能否通过母乳喂养将 SARS-CoV-2 病毒传播给喂养儿。关于母婴接触和母乳喂养的建议，不仅要充分考虑婴儿患 COVID-19 的潜在风险，还要考虑非母乳喂养可能增加其他感染性疾病发病和死亡的风险。

　　在 WHO 2020 年 6 月 23 日发布的科学简报中，探讨了迄今为止通过母乳喂养将 COVID-19 从感染的母亲传播给婴儿的风险的证据，以及非母乳喂养对喂养儿带来健康风险的证据[6]。多项观察性临床研究结果显示，没有证明 COVID-19 会通过母乳进行传播，而且母乳喂养还可为新生儿提供潜在保护作用[7, 8]。由于在母乳中还未检测到具有传染能力的活病毒[9]，因此母乳可能不是 SARS-CoV-2 的传播载体[10]。而母乳中针对 SARS-CoV-2 的特异性抗体是婴儿配方食品（奶粉）喂养婴儿所不能获得的[9, 11, 12]。如果母亲患病太严重不能进行母乳喂养，且需要与新生儿隔离时，可以挤出新鲜母乳直接喂给新生儿，而不用进行巴氏消毒。

　　考虑到通过母乳喂养带来的营养和对病原体的强大被动免疫保护作用，世界卫生组织建议：应鼓励那些疑似或确诊为患 COVID-19 的母亲开始或继续母乳喂养婴儿，母乳喂养的好处远大于该病传播的潜在风险[13]。意大利新生儿学会等也支持即使受 COVID-19 影响的母亲也应继续母乳喂养，但要采取适当的卫生防护措施 [10]。鉴于广泛证明的母乳和母乳喂养对母亲、婴儿、社会和环境的好处 [14]，以及婴儿暴露 COVID-19 的可能性较低 [3]，即使儿童患了 COVID-19，大多数仅经历了轻度或无症状的疾病过程 [15, 16]。因此医疗保健专业人员应该充分利用这样的机会宣传母乳喂养；同时还需要充分认识到母乳和母乳喂养可有效改善生命早期开始出现的发育障碍等。

F1.2　病毒是否能通过母乳传播

在呼吸道飞沫、气溶胶、血液、尿液、粪便和唾液中已检测到该病毒，但尚未在其他体液如呕吐物、精液或母乳中检测到具有传染性的 SARS-CoV-2[17, 18]。COVID-19 流行期间，母乳喂养新生儿最大的担心就是该病毒通过母乳传播。然而，还没有足够证据 SARS-CoV-2 能通过母乳传播 [19]。至今为止的大多数证据来源于小样本研究和病例报告，没有大规模队列研究或病例对照研究系统评估 COVID-19 通过母乳传播的可能。例如，Centeno-Tablante 等 [20] 的母婴配对系统综述结果显示，检测了 46 名 COVID-19 阳性母亲乳汁中 SARS-CoV-2（其中婴儿 13 名 COVID-19 阳性），43 份母乳样品 COVID-19 病毒检测结果为阴性，仅 3 份母乳样品 TR-PCR 检测病毒颗粒呈阳性；在 3 份母乳样品阳性的婴儿中，只有 1 名婴儿 COVID-19 呈阳性，但无法确定其感染途径，另外两名婴儿的 COVID-19 测试为阴性（其中 1 名是母乳喂养）。在 Elshafeey 等 [21] 的系统综述中，来自 26 位母亲的所有母乳样品 COVID-19 检测结果均为阴性。需要说明，母乳中 COVID-19 病毒 RNA 与发现有活力和感染性的病毒不同。

Martins-Filho 等 [22] 的综述结果显示，通过 PCR 测试诊断为 SARS-CoV-2 感染的 24 位乳母，其后来的母乳样本病毒检测均为阴性。一位患 COVID-19 母亲的病例报告显示，分娩 6 天后母乳样品 PCR 病毒检测结果为阴性，而分娩 8 天后母亲的鼻咽拭子样品检测结果呈阳性 [23]。在另外一项研究中，对 9 例 COVID-19 患者中的 6 例羊水、脐带血和新生儿咽拭子以及母乳样本检测了 SARS-CoV-2，所有样本该病毒检测结果均呈阴性，结果表明来自患 COVID-19 母亲的母乳样本仍未感染 SARS-CoV-2[2]。与此相反，最近在轻症 COVID-19 患者的母乳中检测到 SARS-CoV-2 RNA，但是母乳中是否存在活病毒仍在研究 [24]。目前尚无经母乳传播病毒的证据，而且病毒 RNA 的检测仅在感染 SARS-CoV-2 妇女的母乳样本中偶尔发现 [9, 24-26]，还没有从母乳样本中分离出有活性的、具有复制能力（具有传染性）的病毒 [9]，因此多数研究建议感染 SARS-CoV-2 的母亲不应该放弃母乳喂养其孩子 [27, 28]。

F1.3　母乳中检出 COVID-19 特异性抗体的意义

关于母乳中的抗病毒成分，重要的是需要确定这些成分是否可使母乳喂养婴儿受益，并可能有助于对抗疾病或保护婴儿不感染疾病。在一项涵盖 800 多名患 COVID-19 且康复的产妇前瞻性研究中，参与者每 3～4 周提供一份母乳样本，纵向分析母乳中对 SARS-CoV-2 的免疫反应。初步分析结果显示，95% 的母乳样本含有抗 SARS-CoV-2 的 sIgA[11]。这些数据得到了 Pace 等 [12] 研究的支持。Flannery 等 [29] 在美国费城一项包括 1714 例产妇的队列研究中，通过分析血清匹配的母亲 / 新生儿配对样本，分娩时 1471 例妇女中 83 例检出了 SARS-CoV-2 IgG 和 / 或 IgM 抗体，83 例新生儿中有 72 例脐带血中检出了 IgG，而且脐带血 IgG 与母亲血中 IgG 浓度呈正相关（r=0.886，P<0.001），该研究结果提示，母源性 SARS-CoV-2 特异性抗体具有为新生儿提供预防 COVID-19 的潜能。感染母亲的母乳是抗 SARS-CoV-2 的 IgA 和 IgG 的来源，这些抗体可中和 SARS-CoV-2 的活性 [12]。

最近一项研究报告显示，1 名感染妇女产后 13 个月母乳中存在抗 SARS-CoV-2 的特异性 IgG 抗体，提示母乳喂养可能通过为婴儿提供被动免疫，对新生儿产生保护作用，而且直接喂哺母乳是安全的 [30]。这样的建议得到 Pereira 等 [31] 的研究支持，该研究提示患 COVID-19 的乳母进行母乳喂养，采取适当控制感染措施可避免母婴传染。然而，母乳中产生抗 SARS-CoV-2 抗体反应的机制尚不清楚。母乳中存在的 IgA 是母乳喂养保护婴儿免受感染和死亡的机制之一。在感染过 COVID-19 的母亲乳汁中已检测到对 COVID-19 病毒具有反应性的 IgA 抗体，但其强度和持久性尚需进一步研究。

新生儿免受感染的保护主要取决于新生儿的先天免疫反应和通过母乳获得的抗体。研究严重急性 COVID-19 诱导产生的母体抗体，以及这些抗体如何穿过胎盘或通过乳腺随乳汁进入母乳喂养婴儿体内，有助于了解 SARS-CoV-2 对新生儿的潜在影响。除了研究母乳中 SARS-CoV-2 特异性抗体外，还有学者研究母乳中抗菌肽、蛋白质（如乳铁蛋白）、脂肪酸和人乳寡糖等生物活性成分作为母乳中潜在抗病毒成分的作用 [32-34]。这些结果对于强调母乳在感染防护和预防疾病中的作用至关重要。

F1.4　母乳喂养期间的防护措施

已知该病毒可以通过感染个体的飞沫进行传播 [35]，因此感染母亲在母乳喂养期间呼出的污染飞沫可能是病毒传播给新生儿的重要来源 [36]。在这种情况下，中国国家卫生健康委员会建议将疑似或确诊的 COVID-19 产妇与新生儿隔离至少 14 天。

在 COVID-19 流行期间或母亲感染该病，如继续母乳喂养，乳母、家人和护理人员应采取一切可能的预防措施，如戴口罩，母乳喂养前用肥皂水洗手和清洗乳房，并在平时注意个人卫生等[30]。

F1.5 局限性

迄今为止，母婴配对研究喂养方式和 COVID-19 感染的数据，均来自病例报告或家庭聚类报告，因此，目前尚无法根据喂养方式来衡量和比较感染 COVID-19 的风险。大多数研究没有介绍母乳样品采集技术方面的确切信息，仅有个别研究连续几天测定了母乳样本的病毒。例如，Gross 等[25] 报告的 1 例母亲连续 4 天的母乳样本测定结果，分娩后第 10 天、第 12 天和第 13 天的母乳中检测到 SARS-CoV-2 RNA，之后的母乳样本检测结果均为阴性。Chambers 等[9] 报告在 SARS-CoV-2 RT-PCR 检测阳性前后采集不同时间点的 64 份母乳样本（每个乳母提供 1 ~ 12 份样本），仅在症状发作当天收集的 1 份母乳样本病毒检测结果为阳性，可检测到 SARS-CoV-2 RNA，但是症状发作前 2 天、发作后 12 天和 41 天后采集的母乳样本病毒 RNA 呈阴性。在所有样品中，包括对病毒 RNA 测试呈阳性的样品，均未检测到具有复制能力的病毒。另外，母乳样品病毒的检测系采用 RT-PCR 和扩增病毒遗传物质，不能提供有关病毒的生存力或传染性的信息，需要进一步研究。

F1.6 结论

迄今为止公开的有限数据，尚不足以得出通过母乳喂养会传播 COVID-19 的结论。基于目前 SARS-CoV-2 对婴儿胃肠道和呼吸道影响的研究结果，以及肠道对中断母乳喂养的反应，建议在 SARS-CoV-2 感染期间应继续保持母乳喂养，因为母乳喂养有助于保护新生儿免受胃肠道相关疾病的侵袭和 / 或缓解疾病症状[37]，而且在已发表的人群研究中还没有找到 SARS-CoV-2 通过母乳从母亲传播给孩子的证据[38, 39]。对于计划母婴分离时，医务人员应充分告知未进行母乳喂养和母子分离的婴儿可能感染其他疾病的后果，以及母乳喂养对母亲和新生儿健康的其他益处。同时还应密切关注和追踪研究母乳喂养是否可能存在垂直传播的风险。

致谢：在此非常感谢中国疾病预防控制中心营养与健康所妇幼营养室杨振宇主任对本文提出的修改意见。

（荫士安）

参考文献

[1] Zhu N, Zhang D Y, Wang W L, et al. A novel coronavirus from patients with pneumonia in China, 2019. N Engl J Med, 2020, 382(8): 727-733.

[2] Chen H J, Guo J J, Wang C, et al. Clinical characteristics and intrauterine vertical transmission potential of COVID-19 infection in nine pregnant women: a retrospective review of medical records. Lancet, 2020, 395(10226): 809-815.

[3] Bwire G M, Njiro B J, Mwakawanga D L, et al. Possible vertical transmission and antibodies against SARS-CoV-2 among infants born to mothers with COVID-19: A living systematic review. J Med Virol, 2021, 93(3): 1361-1369.

[4] Andrikopoulou M, Madden N, Wen T, et al. Symptoms and critical Illness Among Obstetric Patients With Coronavirus Disease 2019 (COVID-19) Infection. Obstet Gynecol, 2020, 136(2): 291-299.

[5] Breslin N, Baptiste C, Gyamfi-Bannerman C, et al. Coronavirus disease 2019 infection among asymptomatic and symptomatic pregnant women: two weeks of confirmed presentations to an affiliated pair of New York City hospitals. Am J Obstet Gynecol MFM, 2020, 2(2): 100118.

[6] Galindo-Sevilla N, Contreras-Carreto N A, Rojas-Bernabé A, et al. Breastfeeding and COVID-19. Bulletin De L'Academie Nationale De Medecine, 2020, 204: e140-e141.

[7] Dong Y Z, Chi X Y, Hai H, et al. Antibodies in the breast milk of a maternal woman with COVID-19. Emerg Microbes Infect, 2020, 9(1): 1467-1469.

[8] Lubbe W, Botha E, Niela-Vilen H, et al. Breastfeeding during the COVID-19 pandemic - a literature review for clinical practice. Int Breastfeed J, 2020, 15(1): 82.

[9] Chambers C, Krogstad P, Bertrand K, et al. Evaluation for SARS-CoV-2 in breast milk from 18 infected women. JAMA, 2020, 324(13): 1347-1348.

[10] Davanzo R, Moro G, Sandri F, et al. Breastfeeding and coronavirus disease-2019: Ad interim indications of the Italian Society of Neonatology endorsed by the Union of European Neonatal & Perinatal Societies. Matern Child Nutr, 2020, 16(3): e13010.

[11] Fox A, Marino J, Amanat F, et al. Evidence of a significant secretory-IgA-dominant SARS-CoV-2 immune response in human milk following recovery from COVID-19. medRxiv - Infectious Diseases, 2020.

[12] Pace R M, Williams J E, Jarvinen K M, et al. COVID-19 and human milk: SARS-CoV-2, antibodies, and neutralizing capacity. medRxiv, 2020.

[13] World Health Organization. Clinical management of COVID-19: Interim guidance (27 May 2020). Geneva: 2020.

[14] Bode L, Raman A S, Murch S H, et al. Understanding the mother-breastmilk-infant "triad". Science, 2020, 367(6482): 1070-1072.

[15] Wu Z Y, McGoogan J M. Characteristics of and important lessons from the coronavirus disease 2019 (COVID-19) outbreak in China: Summary of a report of 72314 cases from the Chinese Center for Disease Control and Prevention. JAMA, 2020, 323(13): 1239-1242.

[16] Zimmermann P, Curtis N. COVID-19 in children, pregnancy and neonates: A review of epidemiologic and clinical features. Pediatr Infect Dis J, 2020, 39(6): 469-477.

[17] Guan W J, Ni Z Y , Hu Y, et al. Clinical characteristics of coronavirus disease 2019 in China. N Engl J Med, 2020, 382(18): 1708-1720.

[18] Wang W L, Xu Y L, Gao R Q, et al. Detection of SARS-CoV-2 in different types of clinical specimens. JAMA, 2020, 323(18): 1843-1844.

[19] Marin Gabriel M A, Malalana Martinez A M, Marin Martinez M E, et al. Negative transmission of SARS-CoV-2 to hand-expressed colostrum from SARS-CoV-2-positive mothers. Breastfeed Med, 2020, 15(8): 492-494.

[20] Centeno-Tablante E, Medina-Rivera M, Finkelstein J L, et al. Transmission of SARS-CoV-2 through breast milk and breastfeeding: a living systematic review. Ann N Y Acad Sci, 2021, 1484(1): 32-54.

[21] Elshafeey F, Magdi R, Hindi N, et al. A systematic scoping review of COVID-19 during pregnancy and childbirth. Int J Gynaecol Obstet, 2020, 150(1): 47-52.

[22] Martins-Filho P R, Santos V S, Santos H P. To breastfeed or not to breastfeed? Lack of evidence on the presence of SARS-CoV-2 in breastmilk of pregnant women with COVID-19. Rev Panam Salud Publica, 2020, 44: e59.

[23] Dong L, Tian J H, He S M, et al. Possible vertical transmission of SARS-CoV-2 from an infected mother to her newborn. JAMA, 2020, 323(18): 1846-1848.

[24] Tam P C K, Ly K M, Kernich M L, et al. Detectable severe acute respiratory syndrome coronavirus 2 (SARS-CoV-2) in human breast milk of a mildly symptomatic patient with coronavirus disease 2019 (COVID-19). Clin Infect Dis, 2021, 72(1): 128-130.

[25] Gross R, Conzelmann C, Müller J A, et al. Detection of SARS-CoV-2 in human breastmilk. Lancet, 2020, 395(10239): 1757-1758.

[26] Costa S, Posteraro B, Marchetti S, et al. Excretion of SARS-CoV-2 in human breast milk. Clin Microbiol Infect, 2020, 26(10): 1430-1432.

[27] Fan C F, Lei D, Fang C C, et al. Perinatal transmission of COVID-19 associated SARS-CoV-2: should we worry? Clin Infect Dis, 2021, 72(5): 910.

[28] Wang S S, Guo L L, Chen L, et al. A case report of neonatal 2019 coronavirus disease in China. Clin Infect Dis, 2020, 71(15): 853-857.

[29] Flannery D D, Gouma S, Dhudasia M B, et al. Assessment of maternal and neonatal cord blood SARS-CoV-2 antibodies and placental transfer ratios. JAMA Pediatr, 2021, 175(6): 594-600.

[30] Yu Y Y, Li Y J, Hu Y Y, et al. Breastfed 13 month-old infant of a mother with COVID-19 pneumonia: A case report. Int Breastfeed J, 2020, 15(1): 68.

[31] Pereira A, Cruz-Melguizo S, Adrien M, et al. Breastfeeding mothers with COVID-19 infection: A case series. Int Breastfeed J, 2020, 15(1): 69.

[32] Fan H H, Hong B X, Luo Y Q, et al. The effect of whey protein on viral infection and replication of SARS-CoV-2 and pangolin coronavirus in vitro. Signal Transduct Target Ther, 2020, 5(1): 275.

[33] Chang R, Ng T B, Sun W Z. Lactoferrin as potential preventative and adjunct treatment for COVID-19. Int J Antimicrob Agents, 2020, 56(3): 106118.

[34] Campione E, Cosio T, Rosa L, et al. Lactoferrin as protective natural barrier of respiratory and intestinal mucosa against coronavirus infection and inflammation. Int J Mol Sci, 2020, 21(14): 4903.

[35] He F, Deng Y, Li W N. Coronavirus disease 2019: What we know? J Med Virol, 2020, 92(7): 719-725.

[36] Rasmussen S A, Smulian J C, Lednicky J A, et al. Coronavirus disease 2019 (COVID-19) and pregnancy: What obstetricians need to know. Am J Obstet Gynecol, 2020, 222(5): 415-426.

[37] da Costa A V, Goes C P, Gama P. Breastfeeding importance and its therapeutic potential against SARS-CoV-2. Physiol Rep, 2021, 9(3): e14744.

[38] Thanigainathan S, Kaliyaperumal V, Sivanandan S, et al. Is SARS-CoV-2 transmitted through breastfeeding? Indian J Pediatr, 2021, 88(8): 800-801.

[39] Ketabi K, Soleimanjahi H, Habibian A, et al. Pregnancy and SARS-CoV-2 infection with a focus on its vertical transmission, breastfeeding, cord blood banking, and vaccination during COVID-19 infection. J Immunoassay Immunochem, 2023, 44(5-6): 361-380.

附录 2　母乳喂养的误区及对策

母乳喂养的重要性，已经得到广泛认同。绝大多数妈妈也愿意坚持母乳喂养，并为成功进行母乳喂养而努力。然而，现实中母乳喂养中确实存在某些常见误区。因此需要了解存在哪些误区，探讨如何避开这些误区和需要采取的对策。

（1）单纯认为母乳就是解决孩子吃的食物　认为母乳喂养就是解决孩子吃的问题，用现代的婴儿配方奶粉喂养完全可以满足婴儿对能量和营养素的需求。

对策：人类的母乳喂养过程是心理、精神、神经与内分泌总汇集的一个多相的效应。生后最初 6 个月内纯母乳喂养婴儿，不仅是为喂哺的婴儿提供生长发育需要的营养成分，而且喂哺过程的母子亲密接触，有助于母子间情感交流，对儿童身心健康与发育均是非常有益的，这种影响甚至受益终身，包括改善儿童体格发育，降低儿童期和成人期超重与肥胖和其他慢性病的风险，有利于儿童的认知、行为、气质与运动发育，降低儿童期感染性疾病的易感性（如肺炎和腹泻等），预防营养缺乏（如贫血和佝偻病），降低儿童发病率和死亡率。

（2）由于初乳看似混有脓血，认为很脏　初乳，民间称为"血乳"，质地浓厚，黏度很高，呈橙黄带血色，味微苦，有腥味，过去的观念认为初乳可能不适合喂予新生儿。

对策：初乳是分娩后最初 7 天内产生的乳汁，量虽然很少，但是非常珍贵。初乳是纯母乳喂养婴儿营养成分和免疫成分的唯一来源，含有丰富的蛋白质、免疫球蛋白、非蛋白氮、长链多不饱和脂肪酸（如 DHA）、低聚糖类（益生元）、多种维生素和矿物质等；初乳是新生儿体内天然免疫的最有效助推剂和预防感染性疾病的保护剂，初乳还能帮助新生儿排出体内的胎粪、清洁肠道。因此，即使初乳再少或者准备不喂母乳的母亲也一定要把初乳喂给新生儿，可使其受益终身。

（3）产后母乳还没下来前让新生儿吃配方乳粉　传统上分娩后，在母乳下来之前，母婴分室，在新生儿病房喂予新生儿婴儿配方乳粉。

对策：这样的做法是错误的，将会严重影响母乳喂养。自 20 世纪 90 年代开始我国全面推广爱婴医院，母婴同室，婴儿出生半小时即可进行哺乳（开奶），每次可持续半小时，即使没有乳汁也应哺乳，多让新生儿吸吮乳头，不仅可增进母子间的感情，也会因吸吮的过程而促进乳汁分泌，有助于成功建立母乳喂养。多食用一些汤汁类，如鸡汤、鱼汤、排骨汤等，有一定增乳作用。鉴于情绪不良可导致泌乳量减少，甚至下奶延迟，产后产妇应保持良好的精神状态、愉快稳定情绪，而且还要有自己能胜任哺乳婴儿的信心和热情。

（4）母乳看似稀薄、营养成分不足，认为不能满足婴儿生长发育需要　有的母亲认为，自己的奶水很淡，不像有的妈妈的母乳那么浓，认为这种乳汁稀薄，营养成分不足，担心孩子吃不饱，不能满足婴儿的营养需求，可能添加婴儿配方乳粉或提前给孩子断奶。

对策：大多数乳母有能力用自己的乳汁喂哺婴儿，并具有根据婴儿的生长发育速度调节乳汁产量的能力。人工采取（挤出来或奶泵抽取）的绝大多数母乳，外观看似稀薄，像水一样，常常被误以为营养成分一定比不上浓厚的乳汁，然而情况并非如此。外观看上去清淡的乳汁营养并不一定比浓厚的乳汁差，只是乳汁的成分确有不同。例如产后 7 天内分泌的乳汁外观淡淡的似水，但这种初乳里富含蛋白质，特别是分泌性免疫球蛋白 A（sIgA），而脂肪较少，微量元素锌及免疫物质也都较后期分泌的成熟乳多。因此，看起来清淡的乳汁实际上对新生儿是非常珍贵的，容易被新生儿胃肠道消化吸收，可增强喂养儿肠道免疫功能，所以切勿弃掉产后最初几天的初乳，这是新生儿最珍贵的天赋食物！

母乳中的营养成分一直在动态变化中，初生（7 天之内的初乳）、几周（7 ~ 14 天的过渡乳，14 天之后的成熟乳）、1 岁甚至更大时，母乳的成分是不同的，甚至每一天不同的时间、一次哺乳中的前、中、后段乳汁中的营养成分也会显著不同。母乳是根据婴儿身体的生长发育需求产生的，婴儿的需求在变，母乳的营养成分也在变。

（5）担心母乳营养成分不足，过早导入辅食或添加婴儿配方乳粉　有的母亲认为用母乳喂养婴儿，担心孩子吃不饱，常常过早导入辅助食品或添加婴儿配方乳粉。

对策：这样的观点是错误的。世界卫生组织建议，婴儿出生后的前 6 个月尽可能用纯母乳喂养（不要添加水 / 饮料和食物），可满足婴儿的全部营养需求（个别需要补充的微量营养素除外，如维生素 D 和维生素 K）；6 个月之后，在继续母乳喂养（不需要添加婴儿配方乳粉或牛乳）的同时，及时合理添加辅助食品，应坚持母乳喂养两年或两年以上。这期间通过母乳提供的某些营养素，对婴儿的生长发育、预防营养缺乏病和抵抗感染性疾病是非常重要的，如提供的优质蛋白质和某些微量营养素（如维生素 A 等）。

母乳的质量和产量是根据喂养婴儿身体的需求不断变化的，随着婴儿不断生长发育，对营养成分的需求也在变化，伴随母乳的成分也在变。婴儿在不同发育阶段，有不同的营养需求，生后最初三四个月，婴儿长得特别快，母乳中的脂肪含量也特别高。这个时候挤出来的乳汁外观特别白、浓，营养成分也特别丰富；而到1～3岁时，幼儿的生长速度相对减慢，对营养的要求也不如最初阶段那样高，而且也开始导入辅助食品，所以母乳中的营养成分也没以前那么高，脂肪含量降低，外观上看乳汁也没那么浓了。不同阶段的乳汁是母体专门为婴儿相应阶段设计和生成的"配方食品"，其营养成分适合婴儿生长发育的需要，吸收利用率显著高于任何其他的辅食，如蔬菜、水果、稀饭、肉等。然而，从婴儿6月龄开始，应开始添加辅助食品了。

（6）婴儿6月龄大后，需要添加婴儿配方乳粉　对于母乳喂养的婴儿，认为6月龄后母乳的质量就差了，含有的营养不能满足婴儿需求（没有营养了），需要给婴儿添加婴儿配方乳粉。

对策：这样的想法不正确。母乳提供给婴儿的营养成分远多于其他的乳类，即使母乳喂养到婴儿6月龄之后，也仍然是这样。因此婴儿6月龄之后，只要继续还在吃母乳，就不需要添加婴儿配方乳粉或牛乳。

（7）将母乳挤出来用奶瓶喂予婴儿，可看到婴儿实际吃进去的母乳量　有些乳母认为直接母乳喂养不知道婴儿吃了多少奶，也无法知道孩子吃饱了没有。用人工的方法（电动吸奶泵或人工吸奶器），将母乳挤出或吸出，然后用奶瓶喂予婴儿。认为这样可以定量，直观看到婴儿每日实际摄入乳汁的量（甚至个别月嫂培训也是这样指导的！）。

对策：尽管把母乳吸或挤出来，可直观看到婴儿吃进去了多少乳汁，然而这是个非常严重的错误认识和做法。这样的做法会严重影响母乳喂养，使母乳喂养的重要有益效果完全丧失。母乳喂养并不仅仅满足婴儿的食物或营养需求，更重要的是通过母乳喂养过程，启动和促进婴儿肠道免疫功能的发育和成熟，帮助婴儿抵抗感染性疾病（如腹泻和呼吸道感染等）；母乳喂养过程可增加母子间的感情交流，有利于儿童的身心健康发育。而且母乳的产量是在动态生成过程中。人为的方法（吸奶器或挤）能获得多少母乳受很多因素影响，获得的乳量通常低于婴儿直接吸吮获得的母乳量；人工获取母乳的方法（电动吸奶器、人工吸奶器、人工挤压等）具有的压力、持续时间等均会影响乳汁分泌量；吸奶器吸出的奶只是一部分，将吸出来的奶用奶瓶喂予婴儿，婴儿便无法获得妈妈乳头上的有益菌了，而且还增加人为污染的风险。

目前在家庭状况下没有（也没必要）精确的体重秤测量出婴儿吃了多少奶。如何判断婴儿是否吃饱了，主要观察婴儿的生长发育状况，例如可定期测量婴儿的体重增长情况、睡眠状况。如果每次吃完奶后婴儿有满足感即为吃饱了。

（8）担心哺乳婴儿会影响乳房形状和体形　虽然人们知道母乳喂养婴儿的好处，然而有些年轻的女性担心长时间哺乳婴儿会影响乳房的形状，使乳房变得下垂、松弛难看，还可能影响体形。

对策：关于哺乳后乳房是否变形以及对乳母体形的影响，这个问题受多方面因素影响，与哺乳前和哺乳期间乳房的保养和护理情况有关。用母乳哺乳婴儿本身并不会引起乳房变形，而且哺乳过程可促进母体分泌催产素，催产素可增强乳房悬韧带的弹性。实际上，正确的喂奶姿势、持续时间，以及乳房的科学保养和护理，有助于消耗孕期体内储存的脂肪；具有闭经作用（只要持续泌乳，避孕效果可达98%）；促进产后子宫复原和身体康复；预防慢性病（骨质疏松、生殖系统相关肿瘤等）。

产后乳房的变形可追溯到自受精卵着床那一刹那就已开始，体内激素水平开始发生显著变化，乳房也开始相应地胀大，例如乳腺组织增加和脂肪储备增加等。从这一时期开始，如果胀大后的乳房护理不好，易发生松弛。因此为预防产后乳房变形，应从怀孕期就要开始注意乳房的保养和护理，如可使用宽带乳罩支撑乳房，注意乳房按摩或局部使用适合的皮肤护理油脂，可降低发生乳房变形的可能性。

（9）为了分泌足够的乳汁，乳母必须多吃一点　有些乳母担心膳食不好，或几天没吃好，会影响到乳汁的质量，因此会尽可能多吃些。

对策：其实没有必要！即使摄取能量比较低的女性，也能够合成和分泌足够多的乳汁，满足婴儿的需要，除非能量摄入长期严重缺乏时才会影响到泌乳量和乳汁营养成分。日常膳食小的变化一般不会影响到泌乳量和乳汁营养成分的含量。然而，哺乳期间，尤其是坐月子期间，母体产后身体恢复和哺乳婴儿，对能量和大多数营养素的需要量明显增加，如此应根据自己的食欲，适当增加食物消费量，但是要注意食物多样化和平衡膳食、合理营养。

（10）生病了不能哺乳　有的乳母认为，自己生病了（如流感），担心会传染给母乳喂养的婴儿，或影响母乳的质量。

对策：有些乳母患感染性疾病时，可能会考虑停止母乳喂养，其实这样的想法是错误的。只有极端少数的情况例外（如艾滋病），大多数情况下，持续母乳喂养对婴儿具有保护作用。当乳母出现发热（或咳嗽、呕吐、腹泻、出疹子等）症状时，可以戴口罩进行哺乳。目前的研究结果提示，除了艾滋病，绝大多数疾病情况下，乳母可以继续母乳喂养婴儿，即使是患了乙肝也不要紧，国家计划免疫规定，新生儿出生后就会进行乙肝疫苗接种，没有任何科学依据证明乙肝可通过母乳传播，而且分娩时新生儿感染乙肝的风险比喂母乳要大得多。

（11）乳母吃了药不能/不应哺乳　有相当部分的乳母认为通常吃了药就不能哺乳了。

对策：大部分药物服用后，只有微量能进入乳汁，这样的剂量通常不会对喂养的婴儿产生明显影响，因此无须担心。哺乳期间的妇女不能服药并不完全正确，当然哺乳期间最好不要吃药。如果哺乳期间的妇女患病需要服用某些药物时，服用前需要咨询专业医生，自己不可随意服用药物。如果因某种疾病必须服用药物时，应咨询医师寻求安全且有效的药物。

（12）为了保持乳房清洁，每次喂奶前后需清洗乳房　常听到有的乳母说为了保持乳房清洁，喂奶前后经常使用香皂清洁乳房 / 乳头及周围皮肤。

对策：这样的做法是不对的，母乳喂养过程是有菌喂养，婴儿可将妈妈乳头上的益生菌、共生菌吸入胃肠道（肚子）中，这些细菌有利于启动婴儿的肠道免疫、建立益生菌为主的优势菌群、维持肠道菌群平衡、促进肠道免疫功能发育完善。每次喂奶前后使用香皂或其他清洁剂清洁乳头，不仅仅是增加了麻烦（对乳房保健无益），也会洗掉乳头上的有益菌，降低乳房局部防御感染的能力，导致乳头容易干裂而招致细菌感染。为了保持哺乳期乳房局部卫生，让婴儿获得充足的母乳，可以用温水清洗（不用香皂，更不要用酒精之类的消毒剂），每次哺乳后可用少许乳汁涂抹于乳头表面，对乳头有保护作用。

（13）乳房不胀了，乳汁不够了　有的乳母发现到婴儿 3 ～ 4 个月时，乳房没有胀感或胀感不明显了，担心是否乳汁分泌不足了。

对策：这时乳母乳房的泌乳量（生成乳汁的能力）已经跟婴儿的需要达到供需平衡了，所以乳房的状态是软的，胀感减轻或消失。这是因为刚生完孩子时，产妇与乳汁合成和分泌有关的激素水平骤然增高，产奶量通常超过婴儿的需求，所以常常会感觉到乳房发胀。

（14）吃到后面乳房瘪了，就没有乳汁生成了　孩子吸吮乳房一定时间后，开始充盈的乳房会看起来不饱满，表示里面乳汁少或没有了。

对策：这种说法是错误的。因为乳汁在不断合成中，通常乳汁多不多，在于婴儿能否吸吮到以及他的感觉，而不在于乳房是否感觉饱满。虽然到后面乳房瘪了，但是婴儿的吸吮会刺激乳房产生泌乳反射，生成乳汁，婴儿还会吃到很多的奶。这是因为母体的血液一直在循环，所以乳房会一直生成乳汁，可能产生乳汁的速度变慢了，但仍会一直产奶，而且现产的奶中含有较多的脂肪，此时的乳汁使婴儿感觉到油腻和饱腹感，婴儿会自动终止吸吮。

（15）攀比、虚荣心　在现实社会中，常常听到产妇或乳母谈论用什么品牌的乳粉喂养孩子，攀比用什么样的"好"乳粉喂养婴儿，更有甚者说"要选用全世界最好的乳粉喂养其孩子"。

对策：在我国经济快速发展的今天，物质极大丰富，各种各样的婴儿配方乳粉琳琅满目，加上生产厂家的夸大宣传，严重干扰和影响了母乳喂养。尤其是在那些贫困地区刚富裕起来的家庭，总想为后代提供最好的食品，认为婴儿配方乳粉，尤其是国外名牌产品可以更好地满足婴儿的需要，而且会与左邻右舍攀比喂予婴儿乳粉的品牌。其实对新生儿和婴儿最好的食品就在你身边——母乳。

（16）婴儿睡觉不好，夜里醒好几次是因为母乳不够　在早期，特别是分娩后前两个月，可能存在婴儿夜里醒来多次频繁吃奶的问题，认为是母乳分泌量不足导致的。

对策：出现这个问题与多种原因有关。①婴儿的胃很小，一次喂奶胃内容量有限，再加上母乳又很容易被婴儿胃肠道吸收，所以表现出婴儿吃过奶没多久肚子很快又空了的现象；②婴儿，尤其是生后最初半年生长发育速度非常快，6 个月内体重翻倍，所以婴儿对母乳的需求量比较大，而且逐渐增加；③分娩后，新生儿多次 / 频繁吸吮乳房，有帮助妈妈催奶的作用。所以此时不用担心奶不够，妈妈只要按照新生儿和婴儿的需求来做就可以了。

（17）认为公共场合喂奶很不庄重　社会上有些偏见认为，在公共场合给婴儿喂奶很不庄重，妈妈们只能在家里或者哺乳室给婴儿喂奶。

对策：这种说法对哺乳的妈妈是一种歧视，哺乳是一件重要而美丽迷人的行为，全社会都应为母乳喂养婴儿营造良好的氛围，在公共场合，如工作场所、学校、机关、机场和车站等设置"哺乳室"，为乳母提供可以进行母乳喂养的基础设施。

（18）乳母上班了，乳汁的质量就会变差了　现代的乳母中有人认为产后 4～6 个月后，开始上班了，由于不能像以往那样频繁喂奶了，泌乳量和乳汁的质量就没有保证了，因此常常过早地给婴儿断奶。

对策：即使开始工作，只要持续让婴儿吸吮乳房或在工作期间用吸奶器吸出已生成的乳汁，应能够维持一定的泌乳量，母乳还是营养丰富的。可能存在的问题是，如果工作的精神压力大，那么泌乳量会减少。但是这种现象通常是一过性的，随着压力减轻或工作完成，泌乳量可恢复。如果确实泌乳量减少，乳母可连续用几天时间频繁挤奶或用吸奶泵吸，如每 1.5h 挤 5min 左右，也可以选择周末休息时频繁喂奶后，每次再挤 1min。也可以在医生的指导下，尝试服用某些催乳药，可能会收到很好的效果。

（19）要一侧乳房吸吮十几分钟，然后再换一侧乳房　认为先让婴儿吸空一侧乳房内生成的乳汁（如 10～15min），然后再吸另一侧的乳房，这样可保证泌乳量的持续。

对策：实际上并不需要这样做。建议可以让婴儿自己决定或选择一侧乳房吸吮多长时间或多长时间换另一侧乳房。当婴儿自己不吃了，或者睡着了，妈妈可以试一下让孩子吸吮另一侧的乳房，有的婴儿会继续吸吮，但有时或有的婴儿不需要了，此时也不用强迫孩子非要吸吮。确实有的妈妈乳房容量相对较小，婴儿仅吸吮一侧乳房可能吃不饱，那就要两侧了；或者一侧要吸吮很长时间，这都没有关系。而有的妈妈，她孩子的胃口小，而她的乳房容量或产奶量很多，那只要一侧乳房的乳汁就可满足婴儿的需要了。因此乳房容量（产奶量）、婴儿胃容量、生长发育速度、遗传因素等都会影响婴儿吸吮乳房的时间和方式。婴儿会告诉我们，他什么时候吃饱了、什么时候还要吃，以及什么时候需要吸吮另一侧乳房。

（20）每次喂哺婴儿后，要把乳房中残留的乳汁挤出　有人认为，为了能生成较多的乳汁，每次喂奶后，应该将乳房中残留的乳汁挤出。

对策：这也是个误区。尽管每次喂奶后，使乳房排空有助于乳汁分泌，但是乳汁产生得太多了，也存在问题，有可能增加患乳腺炎、乳腺闭塞的风险。而且如果产生的乳汁太多了，婴儿常常还没有吃到后面富含脂肪的乳汁，就饱了，可能会出现大便呈绿色，会有泡沫，也可能会有胀气；由于前乳比较稀，婴儿可能会频繁要求吃奶，这样吃的次数越多，妈妈就挤得越多，挤得越多奶也越多，这样的循环对母婴并没有太多的好处。鼓励妈妈在喂哺婴儿时，应顺其自然，如果没有感觉到乳房太胀，就不用频繁挤奶了。